현대 건강 백과 6

남성의 활력을 되찾아주는 건강의 지름길

前立腺 疾患의
전립선 질환
豫防과 治療法
예방 치료법

황 종 찬 지음

(보건학 박사 · 전 서울대 교수)

太乙出版社

□ 책 머리에

건강한 노년(老年)을 보내기 위해서

전염병은 줄고 장수국이 되는 것은 좋은 일임에 분명하다. 그러나 사람들의 장수와 함께 소위 노인병(老人病)이 늘어나고 있는 것은 사실이다.

기왕 오래 산다면 쾌적하고 건강하게 지내고 싶은 것이 사람들의 마음일 것이다. 그러나 현실적으로 그것은 쉽지 않다.

식생활이 좋으면 당연히 당뇨병(糖尿病)이나 심근경색(心筋梗塞) 등이 증가하고 비뇨기과 영역에서는 전립선비대증(前立腺肥大症)이나 전립선암(前立腺癌)이 증가한다. 이 전립선 질환은 대하기가 쉽지 않은 듯하다.

많지 않은 나이여서 열심히 일하고 사회적으로도 그 나름대로 영향력 있는 지위에 있고 아이들도 진로를 정해 안정을 찾는 시기에 생기는 병이기 때문에 더욱 곤란하다.

갑자기 심한 동통(疼痛)이 엄습한다거나 혈뇨(血尿)가 나오는 등의 증상이 있으면 서둘러 병원에 가지만 배뇨에 장애가 있고 하복부에 개운치 않은 느낌이 있다 해도 좀 뭐한 감이 있어 남과 쉽게 상의하기도 어려운 것이 사실이다.

그런 까닭에 이 책에서는 다소라도 배뇨 장애 등 전립선비대증이나 기타 전립선 질환이 생긴 것은 아닐까 하고 걱정되는 사람들이 자신의 증상을 명확히 자각하고 전문의에게 진찰을 받을 수 있도록 어려운 의학적 지식과 용어들을 일반적으로 평이하게 풀어썼다.

또한 여러 가지 전문 용어를 가능한한 피하여 이해를 쉽게 하였다. 다만, 충분한 설명을 위하여 필요한 그림을 삽입하였으니 참조하기 바란다.

이 책은 전립선 질환에 관한 기본적인 지식을 얻기 위한 것이다. 단, 초보자가 그 지식에 의존하여 자기 식대로 자신의 증상을 진단하는 것은 곤란하다. 진단과 치료는 비뇨기과 전문의에게 맡기기 바란다.

지은이 씀.

차 례

제6장 전립선비대의 특효술, TURP …………………… 213

🍎획기적인 수술법, TURP ………………………………… 215

🍎TURP 치료 체험담 ……………………………………… 243

제 1 장

전립선의 구조와 하는 일

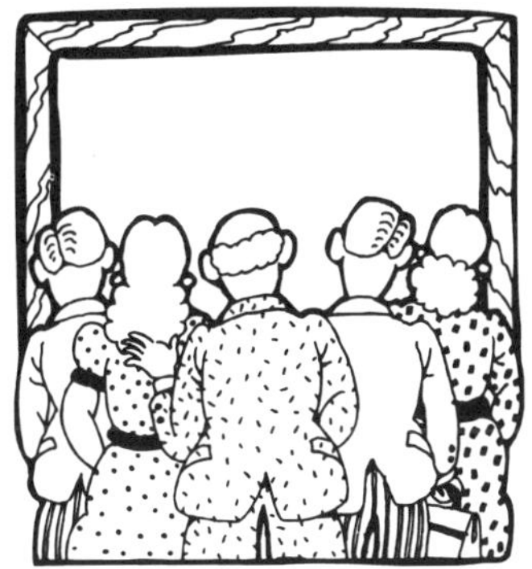

전립선(前立腺)의 구조(構造)

전립선(前立腺)은 남성의 부성기(副性器)로 전립선 주변의 해부도인 [그림 1-2]과 같이 방광 출구에서 요도(尿道)를 감싸고 있는 존재이다.

남성의 방광 아래에 있으며, 그 속을 요도가 통과하고 있다. '선(腺)'이라는 말에서도 알 수 있듯이 전립선액을 분비하는 기관으로, 여성에게는 없다. 남성만의 전유물이다.

이 전립선은 소변의 흐름과 깊은 관계가 있다.

신장에서 만들어진 소변은 요관(尿管)을 통과해서 일단 방광에 모인다. 모인 소변은 요도를 지나서 체외로 나간다.

전립선은 방광에서 나온 소변이 지나는 파이프, 즉 요도를 에워싸듯이 존재한다.

그림을 보면 잘 알 수 있으리라고 생각하지만 모양은 밤을 거꾸로 한 느낌이다.

열매가 불룩한 윗쪽은 방광에 접해 있고, 뾰족한 아래쪽은 요도, 즉 소변 출구에 가깝게 되어 있다. 요도는 밤과 같은 전립선 속을 통과하고 있는 것이다.

우부신(右副腎)
우신(右腎)
하대정맥(下大靜脈)
복부대동맥(腹部大動脈)
요관(尿管)
방광(膀胱)
정낭(精囊)
정관(精管)
전립선(前立腺)
외요도괄약근
(外尿道括約筋)
정구(精丘)
=정부(精阜)
부고환
(副睾丸)
고환
(睾丸)
요도(尿道)

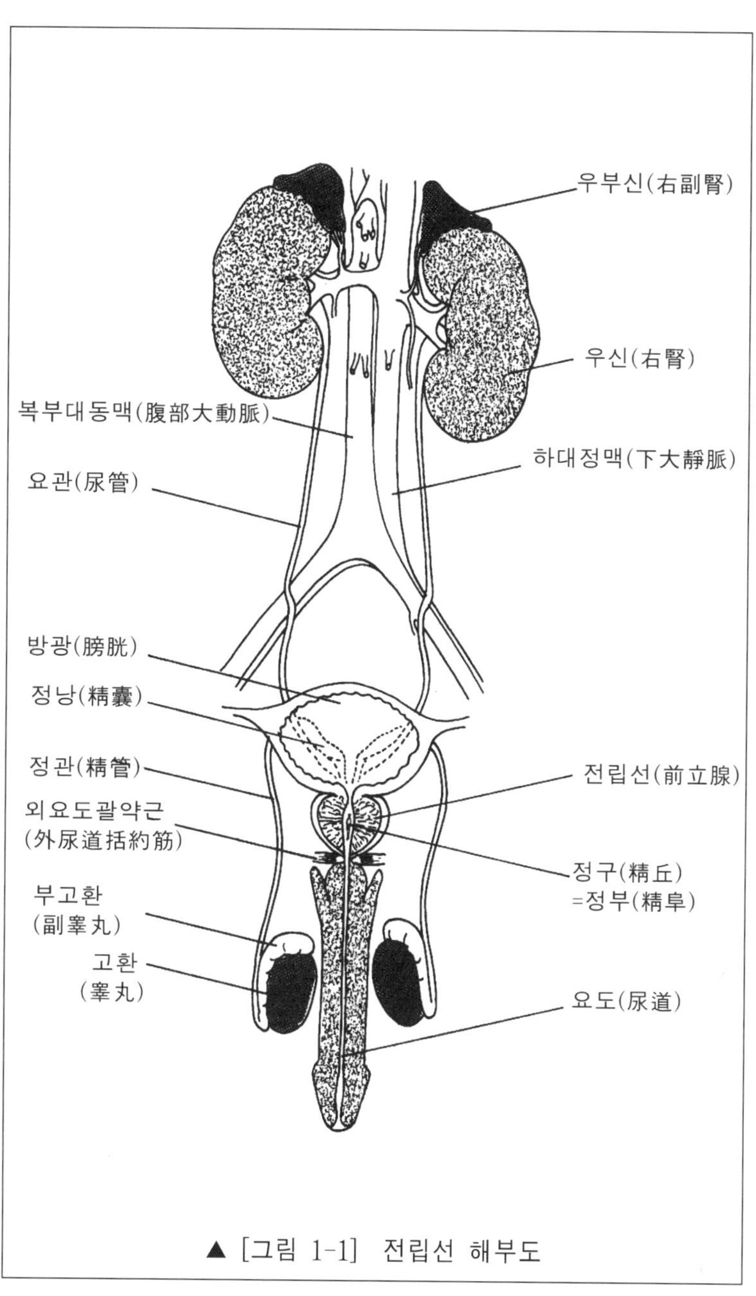

▲ [그림 1-1] 전립선 해부도

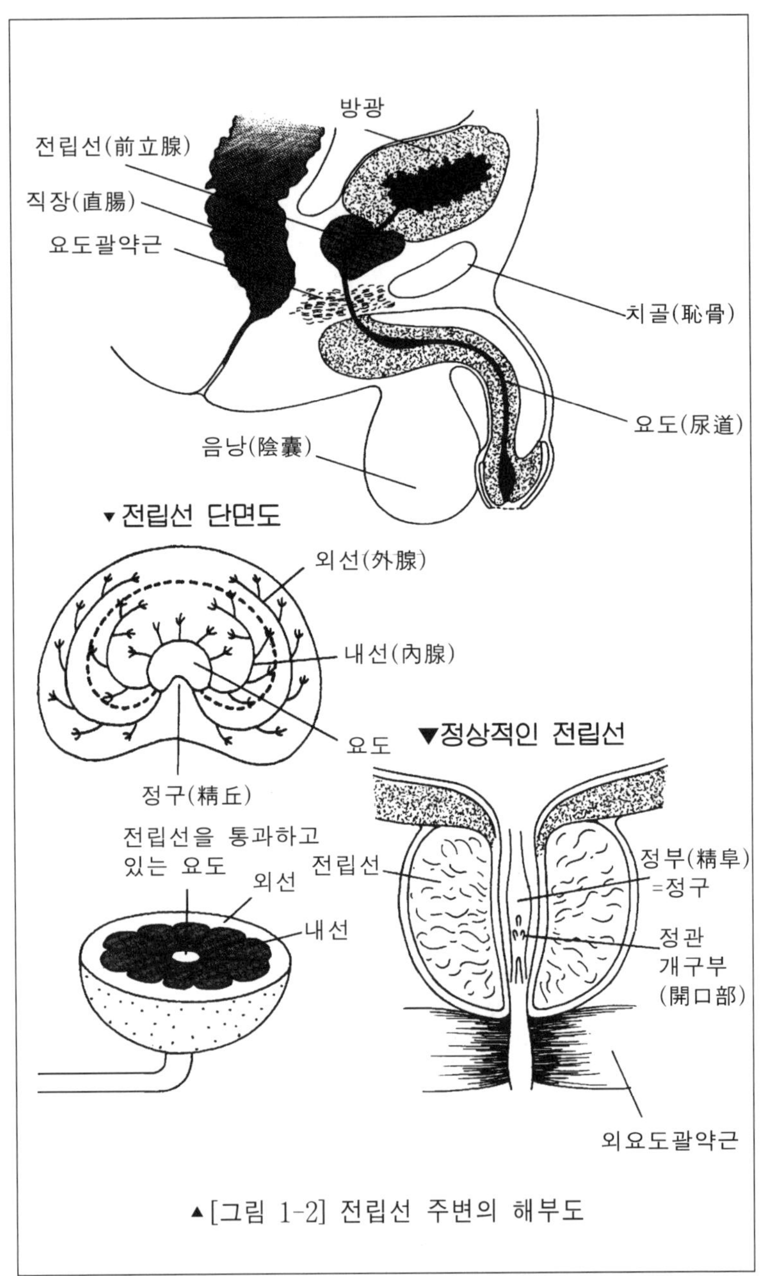

▲[그림 1-2] 전립선 주변의 해부도

정구(精丘 ; 혹은 정부 - 精阜라고도 한다)는 전립선 속을 통과하고 있는 전립선부요도(前立腺部尿道)에 있어서, 흔히 '남성 자궁'이라고 불리는 부위다. 그리고 정구의 남성 자궁 약간 아래쪽에 좌우의 사정관이 벌어져 있다. 더욱이 전립선부요도 출구쪽에는, 외요도괄약근이라는 것이 있다. 이 괄약근은 매우 중요해서 우리들이 소변을 흘리지 않기 위해서 필요한 중요한 작용을 하고 있다.

다음에 자세히 설명하겠지만, 전립선 적제술인 TURP수술 때에, 이곳을 다치면 요실금이 되어 버리는 경우도 있다.

전립선의 기초가 되는 부위는 폭이 약 4cm이며 길이는 약 3cm이다. 또한 앞과 뒤의 두께는 약 2.5cm인데, 크기는 밤톨만하며 모양도 밤톨과 비슷하다.

정상적인 성인 남성의 전립선의 무게는 20g정도로서 전립선의 실질적인 내부를 요도 외에 양쪽 사정관(射精管)이 관통하고 있다.

전립선의 실체는 이 양쪽 사정관과 요도에 의해 3부분(선엽 ; 腺葉)으로 나뉘어진다. 즉 사정관 윗쪽이 중엽(中葉)이고 그 아래는 좌우의 측엽(側葉)으로 되어 있다.

전립선엽은 또 다시 30~50개의 소엽(小葉)으로 나뉘어지고 그 배설관은 [그림 1-4]의 정구(精丘) 부근에 모여 있고 요도강(尿道腔)으로 개구(開口)되어 있다. 그 배설관구(排泄管口)에 싸여 있는 정구(精丘)에는 양쪽 사정관(射精管)이 개구(開口)되어 있다.

전립선 뒷면은 직장(直腸)과 접해 있는데 그 양자(兩者) 사이

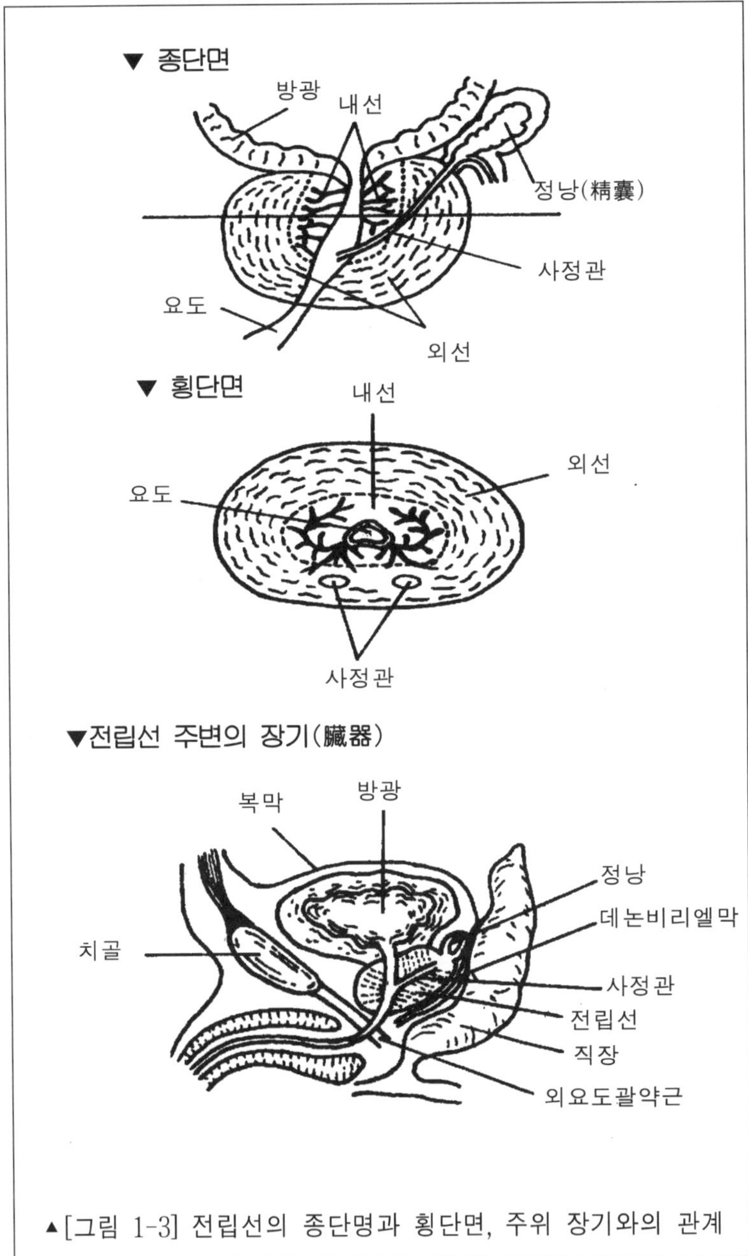

▲[그림 1-3] 전립선의 종단명과 횡단면, 주위 장기와의 관계

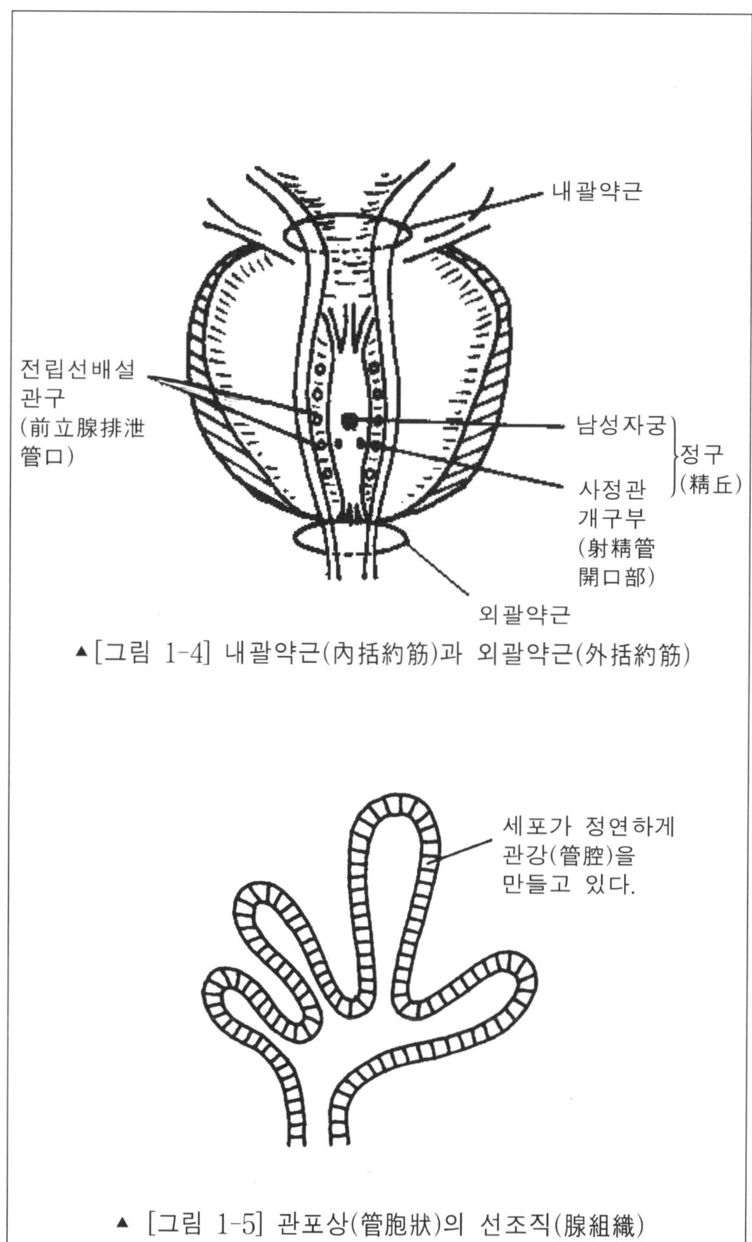

▲[그림 1-4] 내괄약근(內括約筋)과 외괄약근(外括約筋)

▲ [그림 1-5] 관포상(管胞狀)의 선조직(腺組織)

에는 디논비리엘막이라는 단단한 막(膜)이 있다.

전립선은 남성 정액(精液)의 약 33%를 차지하는 전립선액을 만들어내고 있는데 사정(射精) 작용과 배뇨(排尿) 작용, 즉 소변을 보게 하는 기능에 있어서 매우 중요한 역할을 분담하고 있다.

전립선은 관포상(管胞狀 : 그림 1-5 참조)의 선(腺)조직과 그 사이의 지지조직인 근(筋)조직과 결합조직으로 구성되어 있다. 선조직은 외선(外腺)과 내선(內腺)이라고 불리워지는 두 종류의 분비선(分泌腺)으로 되어 있다.

이 외선(外腺)이 원래의 전립선이고, 내선(內腺)은 방광경부선(膀胱頸部腺)에 해당된다. 각 조직의 명칭을 붙일 때 다소 오해가 있어 이해하기 힘든 이름이 붙고 말았다.

나중에 설명할 전립선암(前立腺癌)의 발생 근원지는 바로 위에서 말한 외선(外腺)이고 전립선비대증(前立腺肥大症)이 발생하는 근원지는 내선(內腺)이다.

아울러 전립선의 구조에 대해 미국 맥닐이라는 사람은 위의 설명들과 다소 다른 의견을 펴고 있으나 그것까지 설명하다 보면 전문적이 되어 버리므로 여기에서는 언급하지 않기로 하겠다.

◆ 전립선의 작용

전립선은 영어로, Prostate(프로스테이트)라고 한다.

이 '전립'이라는 번역의 이미지가 있기 때문일까. 연세든 분에게 오해가 있는 것 같다. 소변의 배출이 생각대로 되지 않으면 발기 능력이 떨어졌다, 전립선질환에 걸리면 발기하지 않게 된다고 인식되어 버리는 경향이 있었다. 오늘날에도 그런 오해를 하고 있는 사람이 많은 것 같다.

전립선의 작용과 발기(勃起)와는 관계가 없다는 사실을 여기서 말해두겠다. 전립선에 비대(肥大)가 생겨서, 배뇨 곤란 등의 다소의 장애가 발생하는 것은 60대부터다.

남성은 이 연대가 되면 연령에 맞게 남성 기능이 조금씩 저하되어 간다. 이런 이유 등도 오해의 원인일지도 모르겠다.

남성 기능에 관한 얘기와는 별도로 전립선은 원래 남성의 생식기능과 깊은 관계가 있다. 전립선액이라는 분비액을 만들어 내는 조직이기도 하기 때문이다. 이 분비액은 정액의 일부가 되고 있다.

원래 정액 중에서도, 액체부분(精漿 ; 정장이라고 한다)과 정자가 만들어지는 장소는 완전히 다르다.

정자는 좌우 고환에서 만들어진다. 이것이 정관을 거쳐 정관과 정낭에 가까운 정관 팽대부(膨大部), 더욱이 사정관을 거쳐서 정장과 함께 전립선부요도(前立腺部尿道)에 사정된다.

정낭은 정확하게 방광 안쪽에 있다. 고환에서 만들어진 정자와 정낭이나 전립선이나 요도선에서 만들어진 분비액(정장 ; 精漿)이 섞여서 정액이 만들어지게 되는 것이다.

전립선에서의 분비액은, 정액 전체의 약 13%~33%를 차지한다고 한다. 이 분비액은 정자에 대해서 어떤 역할을 하고 있는 것일까. 아무래도 정장은 정자의 운동을 활발하게 해서 정자가

사는 얼마간의 원동력이 되는 작용을 하고 있는 것 같다.

더욱이 전립선액에는 세균에 대한 살균능력이 있다. 전립선 액이 요도 안에 분비됨으로써 요로감염(尿路感染)을 어느 정도 예방할 수가 있는 것이다.

정리해 보면 전립선은,

첫째, 정액의 일부를 만든다,

둘째, 요로감염의 방어의 일익을 담당한다,

와 같이 중요한 역할을 한다. 따라서 발기력이 약해진다는 문제와는 관계가 없는 조직이다.

정상적이라면 소변은 전립선 한가운데를 통과하고 있는 요도를 지나서 힘차게 나간다. 이것이 '잘 나오지 않는다', '나오지 않는다'고 하게 되면 전립선에 약간의 문제가 발생했다는 얘기가 된다.

물론 소변의 줄기가 나오는 힘이나 상태, 기세는 전립선의 문제뿐만 아니라 방광의 장애나 요도가 좁아졌을 때 등에도 나빠지지만 자세한 것은 다음 본문에서 차차 설명하기로 한다.

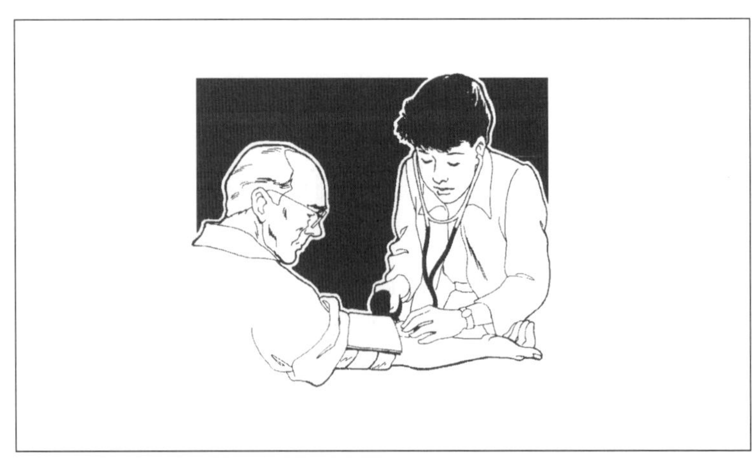

전립선(前立腺) · 배뇨(排尿) · 사정(射精)

전립선과 방광(膀胱), 요도(尿道)의 관계는 앞에서 설명한 것과 같다. [그림 1-4]와 같이 방광에 소변을 담아두기 위해서는 방광경부(膀胱頸部)를 닫아두고 배뇨 때에는 그것을 여는 괄약근(括約筋)이라는 것이 필요하다.

괄약근에는 외요도괄약근(外尿道括約筋)과 내요도괄약근(內尿道括約筋)이 있다.

배뇨시에는 양쪽의 괄약근이 열리지만 사정시(射精時)에는 내요도괄약근은 닫혀 있고 외요도괄약근만 열림으로써 정액이 외요도구(外尿道口)를 통해 나오는 것이다.

내요도괄약근이 닫히지 않으면 정액은 방광 안으로 들어가버린다. 만일 그렇게 되면 역행성사정(逆行性射精)이 된다. 선천적으로 역행성사정을 타고나서 그것이 원인이 되어 불임증(不姙症)에 걸리는 사람도 있다.

전립선 선조직(腺組織)을 감싸서 그것을 지지(支持)하고 있는 간질(間質)에는 평활근(平滑筋 ; 사지를 의식적으로 움직이는 횡문근)이 도톰하게 들어차 있다.

또한 전립선 실질(腺조직과 間質 등의 모든 것)을 덮는 피막

(被膜)에도 평활근이 함유되어 있고 이 피막은 방광경부의 내요도괄약근과 연결된다.

전립선은 정액의 생산과 분비라는 정적(靜的)인 기능 외에 평활근 성분에 의한 동적(動的)인 기능도 갖고 있는 것이다.

전립선의 평활근에는 교감신경(부교감 신경에 대응하는 자율신경)이 분포되어 있어 그 말초에 놀아드레날린이라는 물질이 방출된다.

그것은 α-렙셉터(수용체)를 끼고 전립선의 간질(間質)이나 피막(被膜)에 수축반응을 일으킬 수 있다.

실제로 사정 때에는 교감신경(交感神經)의 흥분에 의해 전립선 전체를 강하게 수축시켜 전립선액, 정낭액(精囊液) 및 정자를 요도 내로 방출하는 것이다. 동시에 전립선 피막과 연속되는 내요도괄약근(內尿道括約筋)도 수축함으로써 방광경부가 폐쇄되어 사정 때에는 정액이 방광 안으로 역류하는 것을 방지하는 것이다.

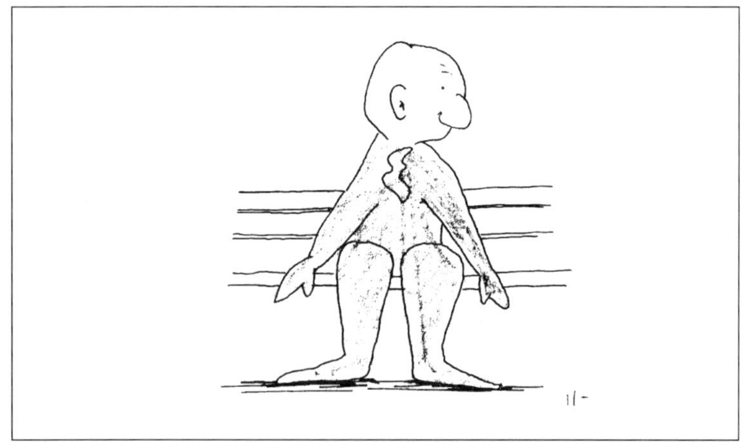

전립선의 크기와 연령의 상관성

전립선(前立腺)은 태어나서 사춘기까지는 거의 크기가 달라지지 않지만 사춘기 이후 20대에 갑자기 커진다.

그 후 40대 전반까지는 주춤하지만 40대 후반부터 전립선은 그 크기가 커지는 사람과 거의 변함이 없는 사람으로 나뉘어진다. 즉 40대 후반부터 전립선비대증(前立腺肥大症)이 시작되는 것이다.

이것에 대해서는 전립선비대증 항목에서 자세히 설명하기로 한다.

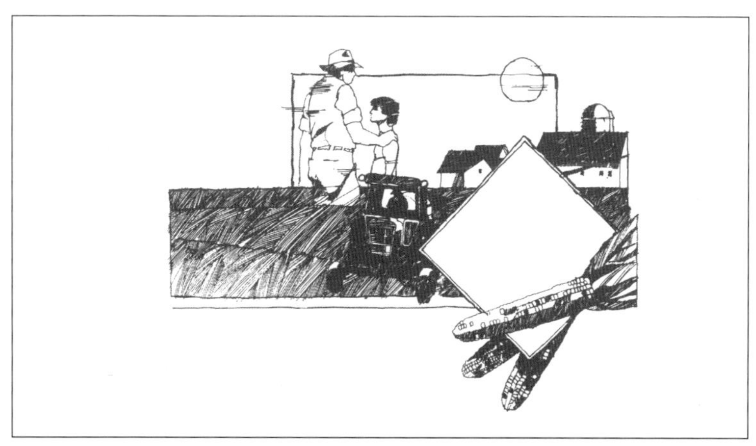

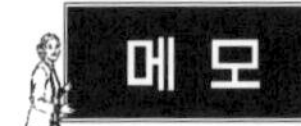

▶요로(尿路)의 질환에는 물을 많이 마셔야

신기능장애(腎機能障碍)가 있을 때는 마시는 물의 양을 줄여야 한다. 이런 경우에는 당연히 의사로부터 제한이 있다.

그러나 신우신염(腎盂腎炎)·방광염·요도염의 경우에도 소변 보는 것을 두려워한 나머지 물을 피하는 사람이 있는데 이것은 잘못이다.

이런 경우 신기능장애는 없으므로 많은 물을 먹어 소변으로써 요로(尿路)를 씻어 내는 것이 좋다. 화학 요법제를 복용하고 있으면 그것이 소변에 섞여 소독 작용을 한다. 작은 결석(結石) 정도는 밀어낼 수도 있다.

배뇨통(排尿痛)이 진해지면 도리어 요도를 자극해서 통증을 심하게 하는 수도 있다.

물을 많이 마셔서 소변의 양을 많게 하여 배뇨(排尿)를 촉진시키는 것이 이상적이다.

또 비뇨기과에서 취급되는 신장결석·신장결핵 따위의 신장병이나 네프로제 등과는 달라서 단백질·염분의 제한은 필요없다.

신장병이라 하면 곧 염분 제한을 연상하는 것이 상식처럼 되어 있는데 이것은 잘못이다.

제 2 장

전립선 질환(疾患)의 종류

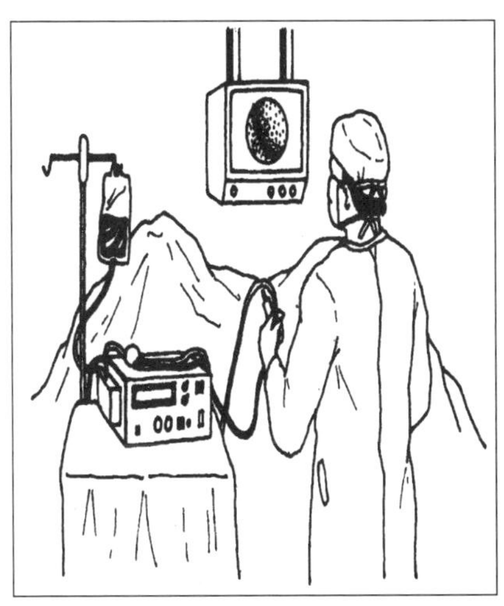

전립선의 질환(비대증·암 이외)

전립선 질환에는 여러 가지가 있다. 일반적으로는 전립선비대증이나 암이 유명하지만 그 외에도 급성염증, 만성염증, 결석(結石), 결핵(結核), 육종(肉腫) 등이 있다.

나중에 자세히 설명할 것이므로 여기에서는 극히 간단히 그 특징에 대해 언급하겠다.

◆ 급성전립선염(急性前立腺炎)

급성전립선염은 대장균 감염에 의한 것이 가장 많고 성인에게 갑자기 40도 이상의 고열이 나고 오한(惡寒)과 전율(戰慄)을 일으키며 발병한다. 진단은 비뇨기과 전문의에게 있어서는 비교적 용이하지만 다른 외과 의사의 경우에는 방광염이나 신우염과 혼동하는 수가 있다.

안정을 취하고 적절한 화학요법을 받으면 좋아진다. 단, 열이 내린 뒤에 화학요법을 바로 멈추면 쉽게 재발하므로 주의한다.

◆ 만성전립선염(慢性前立腺炎)

만성전립선염에는 세균성(細菌性)과 비세균성(非細菌性)이 있는데, 이 두 가지를 확실히 구별하기는 힘들다.

전신적(全身的)으로 일어나는 증상은 약하다. 그러나 빈뇨(頻尿), 배뇨시의 통증, 잔뇨감(殘尿感), 배뇨 후 불쾌감, 배뇨 곤란 등의 요로증상(尿路症狀)과 함께 후부(後部) 요도(尿道), 방광부, 회음부 등에서 요부나 대퇴부에 걸친 동통(疼痛), 성욕 감퇴, 발기 부전 등 다양한 증상이 있다.

그러나 대부분의 증상은 항균제(抗菌劑) 등에 의한 화학요법과 전립선 마사지 등에 의해 치료한다.

가볍지만 불쾌한 증상이 장기간 계속될 때는 진찰하는 의사의 입장에서 보았을 때, 때로는 정신적인 병이 아닐까 하는 의심이 드는 경우도 있다고 한다.

◆ 전립선결석(前立腺結石)

전립선결석은 주로 부어오른 전립선의 내선과 외선 사이에서 생긴다. 이 돌이 다발증대했을 경우에는 증상이 나타나는 경우도 있지만, 일반적으로는 돌만으로 인한 증상은 없다.

배뇨곤란, 빈뇨, 배뇨통, 잔뇨감 등의 증상이 강할 때에는 치료의 대상도 되지만 그런 경우의 대부분은 전립선비대증 등의 치료를 겸해서 수술 등이 실시된다.

◈ 전립선결핵(前立腺結核)

전립선결핵은 보통 증상이 없는 것이 특징이다. 대부분의 경우, 결핵성 정소상체염(結核性 精巢上體炎)의 합병증에 의하여 발견하게 된다.

치료는 결핵에 대한 화학요법이 주(主)가 된다. 신장이나 방광결석(膀胱結石)을 동반하는 경우도 많은데 약 2년 정도 치료를 계속하게 된다.

그러나 전립선결핵이 일어났다고 해서 모두가 다 수술을 하는 일은 없다.

◈ 전립선육종(前立腺肉腫)

전립선육종은 매우 드문 질환이다. 그러나 이 병에 걸리면 거의 100% 생명을 잃는 무서운 병이다.

12~25세가량의 젊은이 또는 유아에게 발생한다.

배뇨(排尿) 곤란 등 전립선에 동반되는 직접적 증상도 나타나지만 대부분은 요추(腰椎)를 중심으로 한 골전이(骨轉移)를 동반하는 동통(疼痛)이 계기가 되어 발견된다. 조기(早期)에 발견하여 아직 넓게 퍼지지 않았다면 수술도 가능하다.

화학요법이나 방사선요법도 어느 정도 효과가 있으나 완치되는 경우는 거의 없다.

전립선 이상(異狀)으로 나타나는 증상

이 책에서는 가능한 한 이해하기 쉬운 표현을 하려고 노력하고 있지만 의학용어라서 일반인이 충분히 이해할 수 없는 경우도 있으리라고 본다.

예를 들면 '뇨(尿 ; 소변·오줌)가 가까워진다'와 같은 경우에는 빈뇨(頻尿)라고 해도 충분히 이해할 수 있으므로 본문에서는 빈뇨라고 쓰겠다.

그럼 전립선 질환의 특징적 증상을 이야기하겠다.

앞에서도 이야기했듯이 전립선은 방광 출구 가까이에서 요도(尿道)를 감싸듯 존재하고 있어 전립선에 그 어떤 변화가 있으면 방광이나 요도에 관련되는 증상이 많이 나타난다.

◆ 빈뇨(頻尿)

정상인은 하루에 약 5~6차례 정도 소변을 보게 된다. 1회의 양이 300㎖라면 1일 1500㎖의 소변을 내보내는 것이 된다. 이것은 정상인이라면 방광에 대략 300㎖를 담아둘 수 있다는 말이다.

소변을 자주 보는 것을 빈뇨라고 한다. 하루의 소변량이 2000㎖ 이상인 다뇨(多尿)에 빈뇨가 되는 경우도 있으나 전립선 질환의 경우에는 대부분 방광의 삼각부(三角部)에서 경부(頸部 ; 그림 2-1) 등의 자극에 의한 것이다.

예를 들면 전립선비대증(前立腺肥大症)이면 삼각부에서 경부에 걸쳐 방광 안을 향해 전립선이 돌출해간다. 전립선염이면 이들에 염증이 금방 파급된다. 이 자극에 의해 우선 소변이 자주 마려운 빈뇨증상이 나타난다. 물론 방광염(膀胱炎)에 걸려도 소변을 자주 보지만 방광염의 경우엔 배뇨 때 통증이 동반되는 일이 많다.

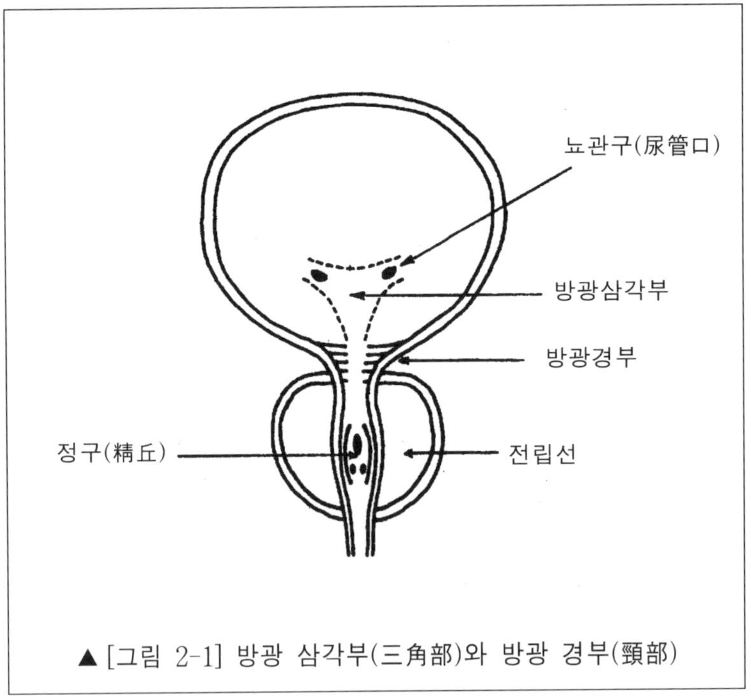

▲ [그림 2-1] 방광 삼각부(三角部)와 방광 경부(頸部)

◈ 야뇨(夜尿)가 잦다

밤중에 잠을 자면서 소변을 자주 보는 것도 전립선비대증의 특징 증상이다. 낮에는 비록 10차례 정도 화장실에 간다해도 그다지 힘들지 않지만 밤중에 몇번씩 화장실에 간다는 것은 고통스러운 일이다.

이것은 간단히 방광 삼각부 등의 자극만으로는 설명할 수 없다. 전립선비대증이 되는 연령의 사람은 동맥경화도 어느 정도 진행되어 있고 신장 기능도 저하되어 있다.

밤에 심신을 안정시켰을 때는 낮에 몸을 움직일 때보다 오줌의 양이 느는 것도 사실이다. 이것이 겹쳐 야간 빈뇨(頻尿)가 일어나는 것이다.

어느 정도 나이를 먹은 장년층 남성들이라면 소변을 보기 위해 밤중에 일어났다가 그 뒤, 좀처럼 잠을 이루지 못하고 뒤척였던 경험이 많을 것이다.

젊었을 때는 휴일에도 낮잠을 잘 때 오줌을 누기 위해 깨는 일은 없었다. 그러니 야간 빈뇨를 호소하는 환자들의 고통을 십분 이해할 만하다.

◈ 잔뇨감이 있다

젊었을 때는 소변을 방광 가득 담아 두었다가 배뇨(排尿)하면 쾌감이 있었다.

그러나 전립선비대증 등이 생기면 배뇨를 해도 담겨 있던 오줌의 전부가 나오지 않아 방광에 소변이 남게 된다.

그래서 배뇨를 해도 산뜻하지 않고 소변이 남은 듯한 느낌, 즉 잔뇨감(殘尿感)이 든다.

즉, 정상은 잔뇨(殘尿)는 제로이지만 이렇게 뭔가 문제가 생기면 소변이 남아서 그것이 점차 더해져 100㎖가 되면 방광의 용량도 그만큼 적어져 잔뇨감뿐만 아니라 빈뇨(頻尿)와 같은 증상이 생기게 되는 것이다.

◆ 배뇨 곤란(排尿困難)

소변이 잘 나오지 않는 것을 배뇨 곤란이라고 한다. 배뇨 곤란의 증상에는 다음과 같은 여러 가지가 있다.

◑ 소변의 줄기가 가늘다

이것은 요선세소(尿線細小)라고 한다. 보통 성인 남자의 요도내강(尿道內腔)의 굵기는 직경 8㎜ 정도이고 평소에는 거의 닫힌 상태이지만 배뇨 때에는 그 굵기까지 커진다. 그러나 전립선이 부어 있으면 요도의 내강이 좁아져 나오는 소변의 선이 가늘어진다. 물론 요도협착 때도 같은 증상이 나타난다.

◑ 방뇨력(放尿力)이 약하다

방뇨력이 약한 것을 우리는 방뇨력 감퇴라고 한다. 젊었을 때는 모래사장에서 소변을 보면 모래가 파일 정도의 힘이 있지만 나이가 들면 그 힘이 약해진다. 원인은 요도내강이 좁아지기 때문이며 방광 근육의 탄력이 전체적으로 나빠지기 때문이다.

◑ 소변이 나오기까지 시간이 걸린다

이것은 배뇨 개시 시간의 지연이라고 한다. 보통은 배뇨 준비를 한 후 10초 이내에 배뇨가 시작되는데 전립선이 부어서 방광의 근력이 약해지면 좀체로 소변이 나오지 않는다. 1분 가까이 경과한 후 나오기 시작하는 경우도 있다.

◑ 소변을 보는 시간이 길다

이것은 배뇨 시간의 연장이라고도 한다. 소변이 시작되는 요선(尿線)이 가늘고 힘이 약하면 당연히 장시간이 걸린다. 공중화장실에서 줄을 서 있을 때 노인 뒤에 서는 것은 좋지 않다고 하는데 보통 사람들이 생각하는 것 이상으로 시간이 걸린다. 정상인은 아무리 소변이 모인다고 해도 20초 이내에 깨끗이 배뇨할 수 있다.

◑ 소변이 방광에 차 있어도 소변이 나오지 않는다

이런 상태를 요폐(尿閉)라고 한다. 자기 혼자 도저히 할 수 없을 때는 카테텔이라는 관(管)으로 소변을 빼낸다.

전립선비대증 때문에 요폐가 되면 수술을 생각할 시기이다. 요폐와 마찬가지로 소변이 나오지 않는 증상으로는 무뇨(無尿)가 있다. 이것은 방광에 소변이 차지 않는 상태로서 방치할 수 없는 상황이다.

요폐(尿閉)와 무뇨(無尿)는 확실히 구별해야 한다.

◑ 배뇨 때 소변 줄기가 갈라져 나온다

이것을 요선(尿線)의 분열이라고 한다. 정상인은 요선이 하나인데, 이것은 둘로 갈라지거나 해서 나오는 상태이다.

◖ 배뇨 도중 자신의 의사와 관계없이 배뇨가 중단된다

이것은 요선중절(尿線中絕)이라고 한다. 앞서 설명한 요선세소(尿線細小)나 방뇨력(放尿力) 감퇴와 동시에 일어난다. 원인은 같다.

◖ 소변이 샌다

잔뇨(殘尿)가 점차 많아져 소변이 방광에 지나치게 쌓여 괄약근이 방광 내압에 견디지 못하면 소변이 흘러 넘친다. 이 상태를 기이성요실금(奇異性尿失禁)이라고 한다.

대부분 비대증과 관계된다.

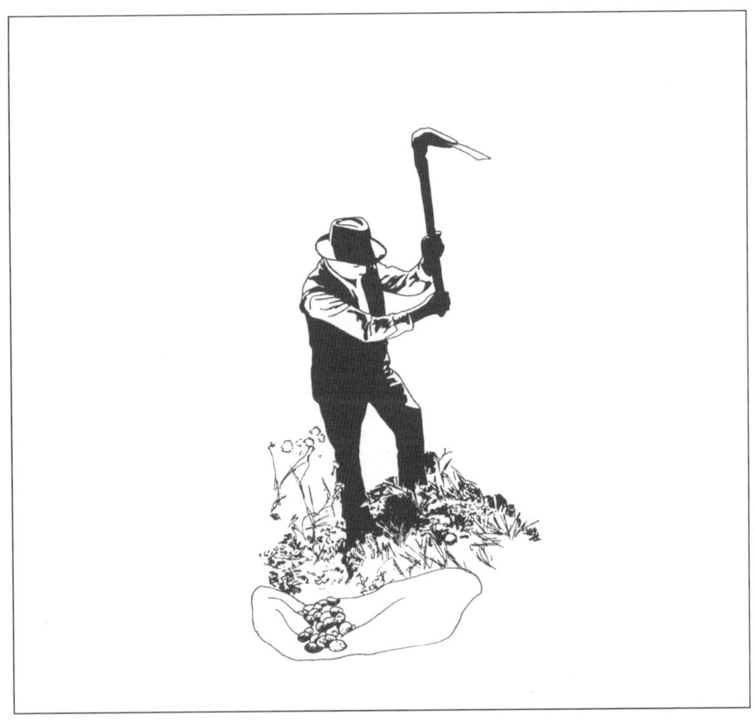

어떤 치료를 할 것인가?

전립선 질환에 의해 이런 여러 가지 증상이 나타나는데 대부분은 폐색성(閉塞性)이다.

물론 전립선염(前立腺炎)에 대해서는 항생물질을 투여하고 전립선암(前立腺癌)에 대해서는 암 그 자체에 대한 치료도 필요하다. 그러나 잘 생각해 보면 우선 먼저 요도의 폐색병변(閉塞病變)을 제거하는 노력을 해야 한다.

요도를 둘러싸고 있는 전립선이 커져 요도를 압박하면 배뇨 곤란이 발생한다.

그것을 방치해 두면 방광에 쓸데없는 힘이 가해져 방광벽이 비후(肥厚)해져 탄력성이 없어진다. 배뇨 후에도 방광 내에 소변이 남고 그것이 점차 증가한다. 강물도 그렇듯이 흐름이 나빠지면 물이 탁해진다. 요로도 폐색이 있어 잔뇨가 많아지면 감염을 일으켜 결석이 되기 쉽다. 그러므로 폐색병변은 가급적 빨리 제거해야 한다.

빈뇨나 잔뇨감 등은 어느 정도 약으로 치료할 수 있고 소변의 선이 가늘고 방뇨감(放尿感)이 약한 것도 증상을 가라앉힐 수 있다.

 그러나 요폐(尿閉)는 고통이 동반된다. 만일 요폐가 일어났으면 도뇨(導尿) 즉, 카테텔을 요도에 삽입하여 방광에 쌓인 소변을 제거할 필요가 있다. 그리고 반복할 필요가 있을 때는 방광 내에 벌룬을 이용하여 퇴치하는 '벌룬카테텔'이라는 것을 장치하기도 한다.

 이에 대한 상세한 것은 나중에 이야기하겠다.

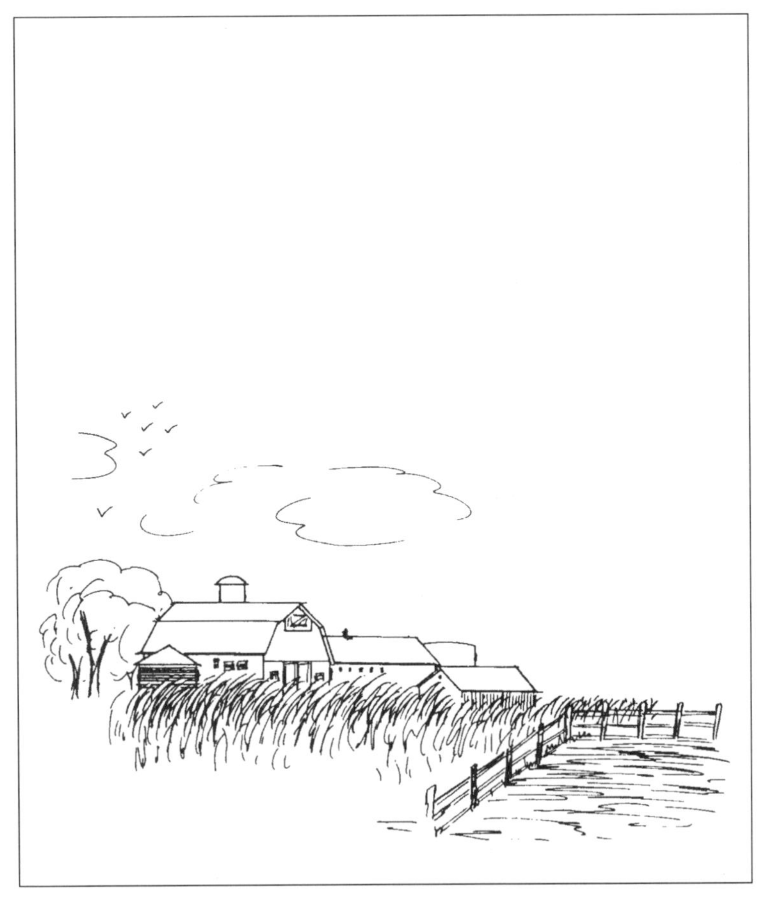

아하, 이것이 전립선비대증!

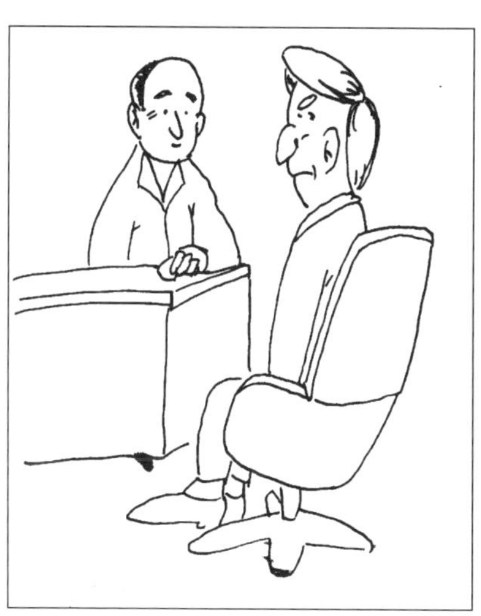

우연히 알게 된 전립선비대증

수년전, 필자가 일본의 신쥬쿠역 화장실에 갔었을 때의 일이다. 사람들로 가득찬 화장실에는 어느 줄이나 10명 정도 줄을 서 있었다.

간신히 내 차례가 와서 소변을 보고 있는데 뒤에 서 있는 젊은이가 작은 목소리로 '빨리 좀……요.'하는 것이었다.

'아아, 이 청년도 꽤 급한 모양이군.'

라고 생각하고 서둘러서 복근에 힘을 주었지만 소변 줄기가 가늘게, 옆사람은 끝났는데도 아직도 찔끔찔끔 나오는 것이 아닌가……. 그 다음은 그때의 목소리가 신경 쓰여서, '나이를 먹어서 소변 줄기가 가늘어졌구나!'라고 생각하게 되었다. 그 일이 있고 얼마 안 되어 밤에 서너 차례 일어나게 되자, 이상하다 싶어서, ≪의학백과≫ 등을 읽고, 전립선비대라는 사실을 알 수 있었다.

그런데 그런 가정의학서는 증상이나 악화의 진행과정 등에 대해서는 쓰여 있지만 전립선비대의 예방법이나 치료법은 없고 약도 없으며 '수술 이외에 방법은 없다'고 일방적으로 단정하고 있었다. 그것을 보았을 때, '이 나이에 꼭 수술을 해야 되나?' 하는 불안한 마음이 들었다. 그래서 뭔가 치료법이 없을까, 진행을 멈추는 약이라도 없을까? 하고 찾기 시작했다. 우선 약방을 여러 군데 돌아다녀 보았다.

뭔가 좋은 약이 있을 거라고 생각했기 때문이다. 그런데 전립선비대에 대해서만은 열이면 열, 한결같이 '약이 없다'고 말했으며, 이를 계기로 필자는 우리나라에 널리 알려지지 않은 전립선의 질환과 예방, 치료법에 대하여 깊은 관심을 가지고 국내 및 일본, 미국 등의 해외 자료까지 수집하게 되었다.

이런 관심을 갖기 시작하면서 아는 사람이나 친구, 제자 중에 나와 같은 병을 가진 사람이 많다는 사실에 놀랐다. 수술을 한 사람도 5명이나 있었다.

그 사람들도 나와 마찬가지로 '수술 이외에 방법이 없다'는 말만 믿고 단념하지 않을 수 없게 되어 하루하루 지내는 사이에 어느날 갑자기 소변이 나오지 않게 되었으며 괴로워하던 끝에 결국은 구급차에 실려가서 수술을 했다는 식이었다.

혹은 일이 바빠서 입원도 못하고 밤에 화장실을 수십번이나 들락거리다가 화장실 옆으로 잠자리를 옮기게 되어서야 하는 수 없이 수술을 한 사람도 있었다.

이것은 모두 전립선 질환에 관한 정보의 부재와 수술에 대한 두려움 탓이라고 해도 과언이 아니다.

따라서 이 책에서는 전립선비대증뿐만 아니라 전립선에 관련된 구체적인 정보(기능, 구조, 관련 질환 등)를 가급적 상세히 수록해 두었다.

노년층 남성, 90%가 위험신호

◆ 시원하게 나오지 않는 가는 소변

예전 노인들의 말 중에는 '소변 1정(一町), 대변 8정(八町)'이라는 것이 있다. 1정이라는 것은 대략 요즘 수치의 100미터에 해당된다.

즉, 소변을 보고 있으면 일행에 100미터는 뒤처지며 대변을 보고 있으면 800미터 뒤처진다. 따라서 행군 등을 할 때에는 미리 봐두라는 뜻이다.

이 말에서도 알 수 있듯이 소변의 시간은 짧다.

보통은 죽 늘어서서 보면 곧 '좌 — 악 —'하고 굵고 힘찬 분출이 있는데 그 시간은 보통 200㎖ 나오는데 10초 정도면 끝나고 개운하니 상쾌한 기분이 된다.

그런데 50세 정도가 되면 그것이 좀 달라진다. 성기를 꺼내고 막상 소변을 보려고 해도, 곧 쏴 — 하고 나오지 않는다. 이제 곧, 이제 곧 하고, 흠칫흠칫하면서 3~4초 걸려 천천히 소변이 나온다.

다음은, 한 번의 소변 시간이 길어진다. 이런 경우엔 쉽게 깨닫기 힘들지만 역 화장실 등에서 옆사람과 비교하면 어렵쇼 하는 생각이 든다. 한 사람 반 정도, 혹은 두 사람 반 정도 걸린다.

뒤에서 젊은이로부터 '빨리 하세요!' 라는 말을 듣는 것은 그 때문이다.

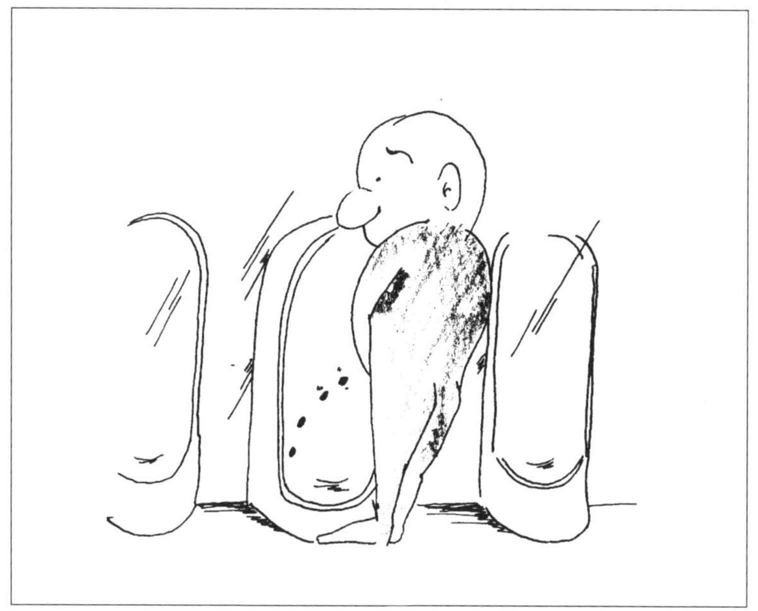

어쨌든 소변이 가늘다, 방뇨의 힘이 약하다, 마지막은 끊어지고 그 후, 두세 번 복근에 힘을 주었다가 힘을 주지 않으면 완전하게 나오지 않는 다는 등의 증상이 생긴다.

따라서 보통의 2배나 걸리게 된다. 그렇게 되면 이미 이것은 전립선비대라고 생각해도 된다.

◆ 빈뇨현상은 제1기다

다음은 빈뇨(頻尿), 즉 소변이 자주 마려운 현상이다. 보통 의학적으로 남자는 하루에 1,500㎖, 여자는 1,200㎖ 방출하는 것이 정상으로 하루에 2,000㎖ 이상, 혹은 500㎖ 이하가 되면 요량, 즉 소변량 이상이라고 한다.

그리고 방광은 일정량, 즉 300㎖만 모이면 자율신경이 배뇨작용 명령을 내려서 방뇨하지만 200㎖ 모이면 약간의 요의(尿意)를 느끼게 한다.

따라서 민감한 사람은 여기서 소변을 보게 된다. 그래서 수학적으로 계산해도 배뇨횟수는 정상적인 사람은 하루 몇 차례(5~6차례)에 그친다.[1]

그런데 나이를 먹으면 소변이 잦아진다. 2시간마다 혹은 3시간 걸러서 화장실에 간다. 본인은 깨닫지 못하고 화장실에 가 있는 경우도 있다.

게다가 밤에는 한 번밖에 가지 않았던 것이 2번, 3번, 4번으로 횟수가 많아진다. 이것은 이미 분명히 전립선비대이다.

밤에는 3번에서 4번 가게 되고 더구나 때로는 소변이 실처

---

[1] 저자는 방광 용량을 '일정량'이라고 표현하고 있는데 오해를 부르기 쉬우므로 설명해 두겠다. 정상인은 400㎖ 정도 들어가는 것이 보통으로 300㎖ 정도 들어가면 강한 요의(尿意)를 유발한다. 그러나 개인차가 크다. 400㎖라도 아무렇지 않은 사람도 있지만 200㎖도 못 참는 사람도 있다.

방광은 교감신경, 부교감신경(자율신경)의 지배를 받고 있지만 자율신경은 불수의(不隨意) 신경이기 때문에 명령은 내리지 못한다. 만일 배뇨 동작이 자율신경지배뿐이라면 소변이 모여서 차츰 실금(失禁)해 버릴 것이다.

방광에 소변이 모여도 정상인은 자신의 의지로 어느 정도 참을 수가 있다. 화장실에 가서 소변을 봐도 되는 환경이 되면 대뇌의 명령으로 외요도괄약근의 긴장이 느슨해져서 벌어진다. 그리고 복근도 배뇨동작을 보조하기 위해 긴장한다(요도괄약근이나 복근은 수의신경지배를 받고, 자율신경 즉 불수의신경의 지배를 받는 것이 아니다). 게다가 방광 자체의 수축운동(자율신경지배)이 더해져서 배뇨운동이 성립한다.

럼 가늘어지고 오래 걸려서 졸립기 때문에 앞 창문에 양손을 짚고 소변을 보는 때도 있다.

이와 같이 자주 소변을 보러 가는 것을 빈뇨라고 한다. 야간 빈뇨나 배뇨력이 약해 장소변(長小便)이 되고 소변의 줄기가 가늘고 소변을 본 후, 아직 뒤에 남아 있는 듯한 느낌(잔뇨감)이 있다.

이것이 전립선비대의 초기증상으로 이것은 전립선비대증의 제1기라고 한다.

이 시기를 눈치채고 의사한테 가면 수술을 하지 않고 약으로 치료할 수가 있다.[2]

◈ 잔뇨(殘尿)가 많아지면 제2기가 된다

이 제1기를 지나서 몇 개월인가, 혹은 진행이 느린 사람은 몇 년인가 지나면 이 소변이 가늘다 못해 잘 안 나오게 되다가(배뇨 곤란), 빈뇨의 도가 점점 더해진다.

게다가 잔뇨(殘尿)라고 해서 소변을 본 후에도 소변이 남아 있는 듯한 불쾌감이 든다. 그것은 사실 소변이 방광에서 완전히 나오지 않기 때문이다. 30㎖에서 50㎖나 남아 있으면 그것은 분명히 전립선비대 제2기다. 나의 경우는 대개 제1기에서 제2기가 되기까지 3년반 정도 걸렸다.

소변이 완전히 나오지 않는다, 뒤에 남아 있는 듯한 불쾌감이 있다. 그래서 양손으로 방광 주변을 꽉 누르면서 소변을

---

2) 정확하게는 약으로 치료되는 경우도 있다는 뜻이 된다. 약을 써도 계속 진행되는 사람도 적지 않다.

본다. 그러면 10센티 정도의 소변 줄기가 튀어나온다. 이것을
두세 번 하자, 잔뇨감이 가셨다.

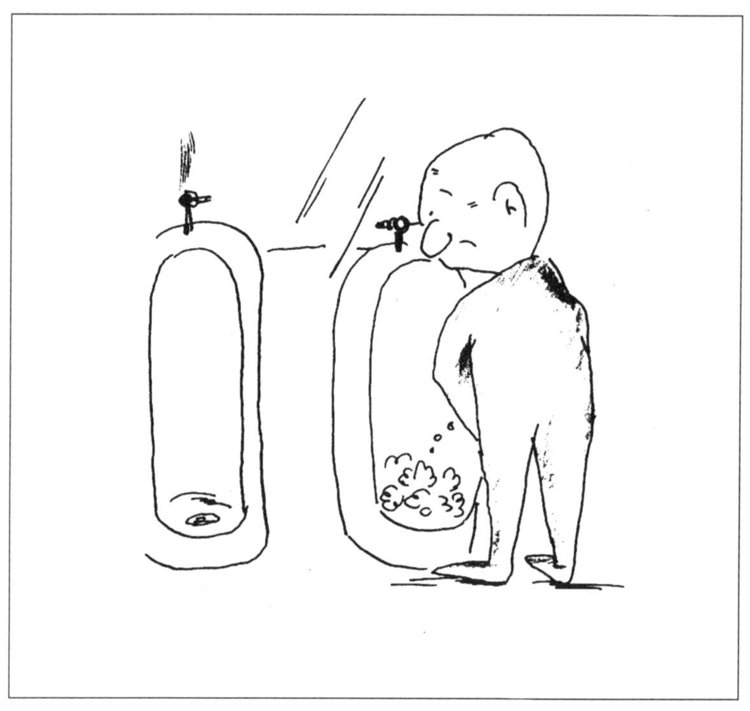

더구나 배뇨 곤란의 도(度)도 더해졌다. 소변이 나오기까지
몇 초 걸렸던 것이 더욱 길어지고 게다가 불쾌감마저 느끼게
되었는데, 조금 아픈 듯이 막혀 있는 부분을 무리하게 밀어내
는 듯한 마찰과 같은 불쾌한 기분이 들었다. 이것이 바로 배
뇨곤란이다.

강연 등을 갈 때도 소변을 볼 일이 무척 걱정되어 당일은
아침부터 차도 마시지 않고 강연 전에는 몇 번이고 화장실이
있으면 간다고 하는 식으로 항상 소변에 대한 생각이 머리에

서 떠나지 않게 되었다. 이 정도가 되면 분명히 제2기에 들어선 것이다.

이와 같은 제2기가 되면 전립선은 상당히 커져서 계란크기나 아니면 귤 크기만 해져 있다.

◆ 소변 스톱으로 괴로워하는 것도 제2기

다음에 이것을 방치해 두면 비대는 더욱 커진다. 그러면 잔뇨량이 많아져서 100㎖나 된다. 소변을 봐도 반은 남아 있다는 얘기가 된다. 그렇게 되면 금방 또 소변 보러 가게 되고 상당한 불쾌감을 수반한다.

더구나 방광은 부푼 그대로 있어서 소변은 탁하고 노이로제 기미를 보인다. 그리고 어느날 갑자기 소변이 나오지 않게 된다. 이것을 요폐(尿閉)라고 한다.

내 친구 중에 빈뇨나 잔뇨는 그저 늙은 증거(노화현상)라고 말하고 있었는데 어느날 밤 소변이 마려운데도 한 방울도 나오지 않았으며 그래서 괴로운 나머지 이리저리 뒹굴었더니 가족들이 깜짝 놀라서 구급차로 옮겨 고무관(카테텔)을 통해서 소변을 내보냈으며 곧 입원해서 각종 검사를 한 지 3주일만에 수술을 했다는 경우도 있다.3)

---

3) 의학적으로 고통스러운 나머지 이리저리 뒹구는 것은 요폐가 극도의 배뇨곤란인 경우로 이것은 이미 제2기에 일어난다고 보아도 좋다.

제3기는 방광확장기라고도 하는 단계로, 배뇨 부전(不全)에 방광이 져버리고 스스로 토해내는 힘도 약해져서 소변이 모이는 대로 그냥 내버려 두게 되며 1,000㎖ 혹은 1,500㎖ 이상까지도 방광에 쌓이기도 한다. 그렇게 되면 당연히 신장의 기능에도 장애를 미치고 요독증(尿毒症)에 걸릴 우려가 높아진다. 그러나 이 무렵에는 방광의 고통은 오히려 적어진다. 이런 제3기가 되면 전립선 수술을 해도 방광의 기능이 충분히 회복되기 어려우므로, 제2기 중에 수술을 하도록 권장한다.

또 한 친구는 잡지 편집장인데, 일이 바빠서 1기, 2기 전반은 지나고 빈뇨의 도는 나날이 더해 밤에는 열 번이나 화장실에 들락거리고 그때마다 불쾌하기 이를데 없는 느낌을 맛보았다고 한다.

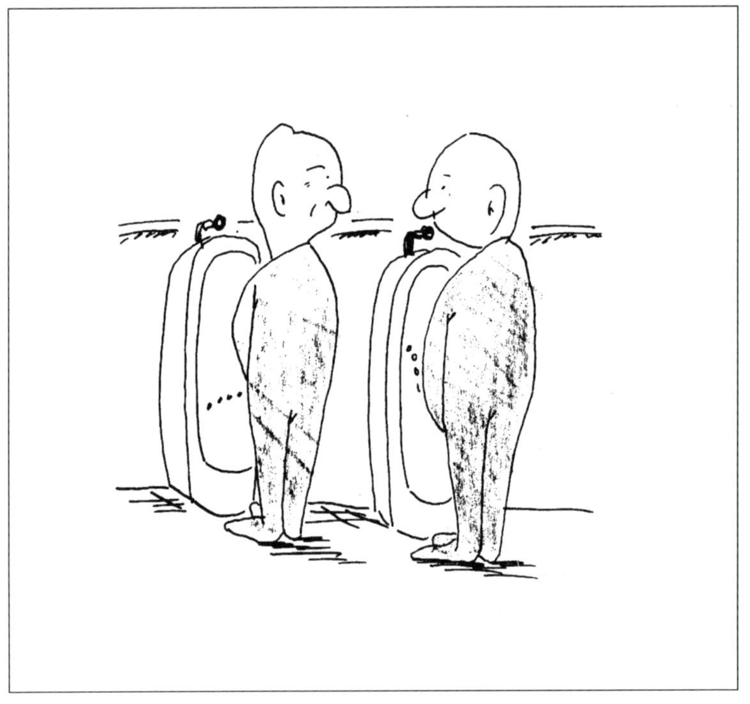

그러다가 마지막에는 하룻밤에 20번이나 화장실에 들락거리게 되자 마침내 화장실 앞에 담요를 갖고 가서 주저앉게 되었으며 얼마 안 있어 발열하게 되자 마침내 입원하여 수술한 경우도 있었다.

이 단계까지 오면 소변이 200㎖나 모여(잔뇨) 있기 때문에 신장으로부터의 소변이 내려가기 어려워져서 신장의 작용이 쇠약해지고 목은 마르고 피부는 버석버석하게 되어 마침내 신부전(腎不全)에서 요독증(尿毒症)으로 발전하고 마침내는 그 때문에 목숨을 잃는 경우도 있다.

그래서 이런 전조가 있었을 경우는 적어도 2기 전반 정도까지 의사의 진찰을 받고 응급조치를 받는 것이 좋다.

'전립선비대에는 약이 없다, 응급조치 방법도 없다, 수술뿐이다!' 라는 옛날 사고방식을 버리고 한시라도 빨리 진찰을 받기 바란다.

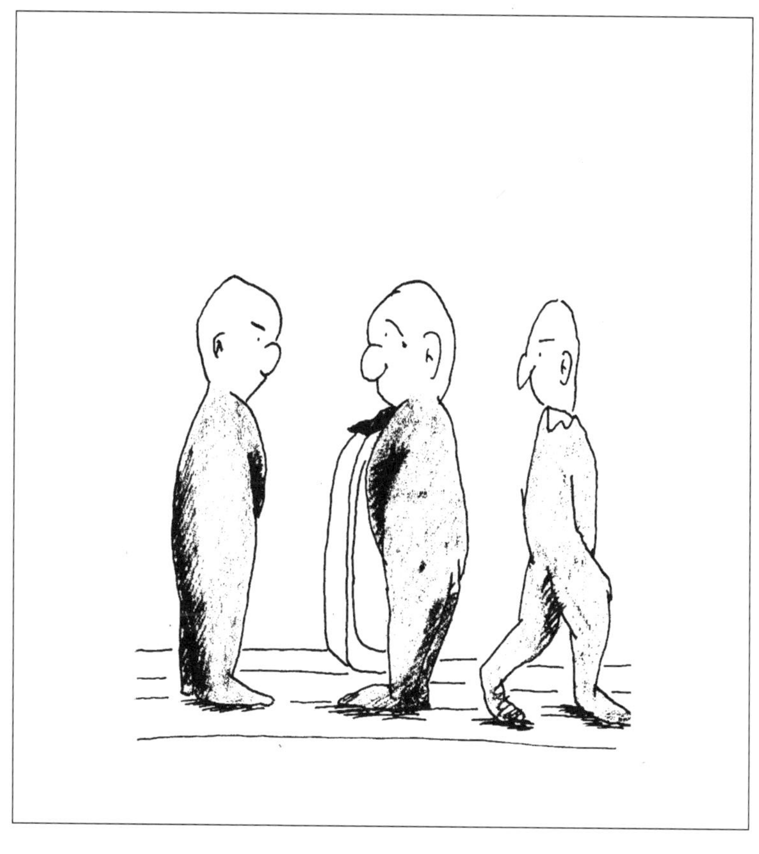

의사를 두려워할 필요는 없다

◈ 비뇨기과를 싫어하는 심리

60세 이상의 남성 70%는 전립선비대에 걸려 있다. 70세를 넘으면 80%라고 해도 좋을 만큼, 이 병에 걸려 있다. 따라서 노인병이라고도 한다.

그런데 이 정도 연령의 사람이 전립선비대를 깨달으면서 비뇨기과 의사의 진찰을 주저하는 것은 금전적인 문제가 아니다. 이 사람들은 노인이라서 무료에 가깝다. 달리 주저하는 이유가 두 가지 있다.

첫째, 비뇨기과라는 것은 옛날 임병이나 매독을 진찰하는 곳이라는, 별로 깨끗하지 않은 이미지가 있었다. 이 연배의 사람은 그것을 잘 알고 있다. 따라서 비뇨기과 의사한테 가는 것은 가족에게나 외부에 알리고 싶지 않은 심정인 것이다. 그래서 그만 자꾸 미루게 된다.

둘째, '이 나이가 되어서까지 통증을 맛보기 싫다!' 라는 공포심 때문이다.

◆ 손가락에 의한 촉진으로 충분

우선 반드시 실시하는 검진은 고무장갑을 낀 의사가 손가락을 환자의 항문에 깊이 삽입해서 전립선이 부어 있는지 어떤지를 확인하는 것이다. 이것이 손가락에 의한 촉진이다.

이것은 결코 아프지도 가렵지도 않다. 오히려 기분좋을 정도다. 흔히 '관장하는 것보다 고통스러운가?' 하는데 그것보다도 훨씬 간단하다.

걱정되면 스스로 해보면 된다. 손을 깨끗이 씻고 가능하면 바세린 등을 바르고 쓱 항문에 집어넣어 보는 것이다. 그리고 항문벽을 빙글빙글 손가락으로 문질러 보면 된다. 처음에는 잘 모르겠지만 차츰 직장(直腸)의 장벽 내에 응어리가 있는 것이 느껴진다.

보통 비교연구가 불가능하기 때문에 그것이 전립선의 비대인지 아니면 괄약근인지 모른다. 하지만 이것을 해 보면 의사의 촉진 등은 아프지도, 가렵지도 않다는 사실을 알 수 있다.

이 촉진으로 의사는 전립선비대인지, 아닌지를 판정할 수 있다. 또한 전립선이 커져 있음을 알았을 경우 그것이 암(癌) 종류의 것인지, 그렇지 않은지도 판단할 수 있다.

여기서 가벼우면 다음 진찰은 하지 않는 것이 일반적이다. 따라서 제1기라면 이것만으로 충분하다. 소변이 오래 걸리고 힘이 없어지면 당장 의사를 찾아가면 간단하고 효과적인 약에 의한 보존요법이 가능하다. 따라서 우선 조기진찰이 가장 먼저다.

　그런데 필자의 경우처럼 약에 의한 치료법은 없다고 믿고 있는 사람은 수술이 무섭기 때문에 그만 하루하루를 미루면서 2기 중반까지 참는다. 그리고 얼마 안 있어 '암일지도 모른다'라는 기사를 보고서야 비로소 두려워져서 병원에 간다고 하게 된다.

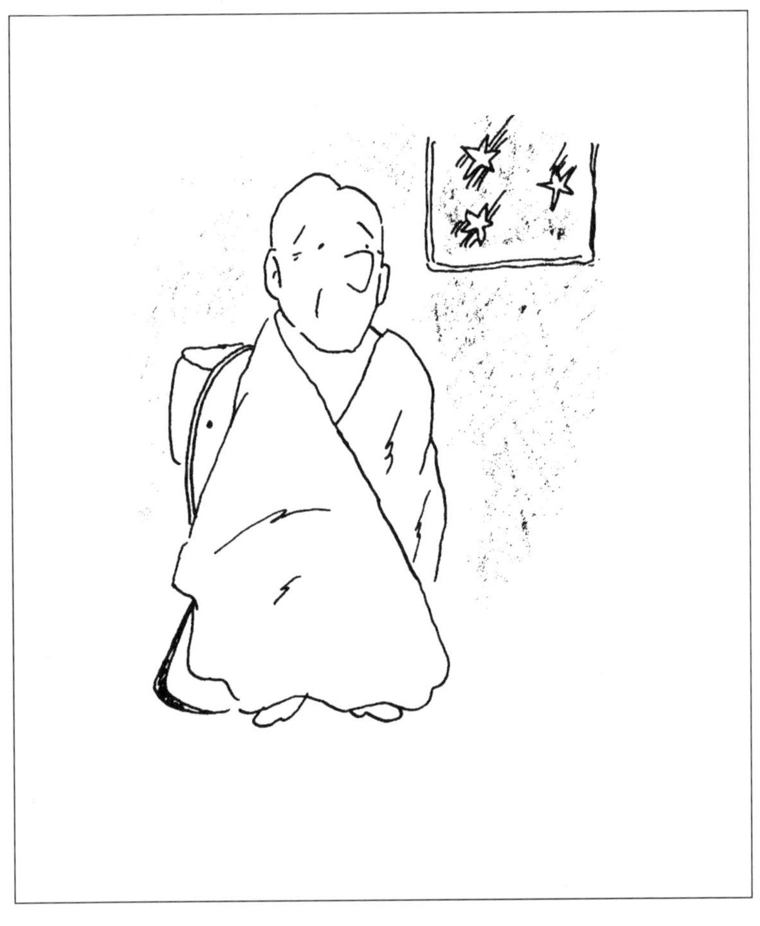

그 무렵이 되면 촉진으로도 알 수 있을 만큼 커져 있다. 보통은 밤크기만한 것이 귤크기만해져 있다. 자신이 손가락을 넣어봐도 알 수 있을 정도가 된다.

◈ 아프지 않은 제 2의 검진

이렇게 되면 제2의 검진이 필요하게 된다. 나의 경우 촉진 후 옆방에서 기다리라고 간호사가 준비해 주었다.

'결국은 요도로 카메라를 삽입해서 내부를 보는구나'라고 생각하자 공포감이 밀려왔다. 산부인과 진찰과 마찬가지로 침대에 눕자 하반신만 밖으로 나오고 그 중간에는 막을 치기 때문에 어떤 방법으로 하는지 알 수 없었다. 그래서 공포심이 점점 더 커졌다.

얼마 안 있어 간호사가 요도 입구를 열었는지, 쉬―익 하는 소리가 나더니 차가운 액체 같은 것을 주입한 것 같은 기분이 들었다.4) 아프지는 않았다. 나중에 안 사실인데 이 분무가 마취약이었다.

그 후 10분~20분 정도 그대로 휴식하고 있는데 이윽고 요도에 관끝에 달린 요도방광경을 삽입했다. 하지만 아프지는 않았다. 다만 상상하고 있었기 때문에 기분은 좋지 않았다.

'윽―'하고 약간 하복부에 힘이 주어졌다.

하지만 위내시경을 넣은 적이 있는데 그것보다는 훨씬 편했다. 이 정도라면 처음부터 걱정할 필요는 없다고 생각했다. 하

---

4) 보통은 국소마취제가 들어간 젤리를 주입한다.

지만 의사의 말을 듣고 깜짝 놀랐다.

"당신의 경우는 매우 커져 있습니다. 그것이 방광 안까지 밀어올려서 방광의 모양까지 바뀌었고 위험합니다. 따라서 이 것은 수술을 해야 합니다. 일주일 후에 정밀검사를 할 테니까 그때 다시 오십시오."

정말 불쾌한 기분이 들었으며 좀더 빨리 왔으면 좋았을 것을…… 그런 후회를 하게 되었다.

◈ 위내시경보다 편한 정밀검사

당일도 역시 걱정이었다. 뭔가 조영제(造影劑)를 넣거나 요도로 공기를 넣고 엑스레이 사진을 찍는데 30분 정도 걸린다고 했다.

당일은 쭈뼛거리면서도 '그까짓것' 하는 각오를 하고 병원으로 갔다.

단, 거기까지가 걱정이었던 것이다. 자신의 상상으로 이렇듯 공포심을 부채질하고 있었다. 그것이 가장 괴로웠던 생각이다.

실제로 해보면 통증이 없다. 자신에게는 보이지 않기 때문에 물이나 공기를 넣어도 모른다. 가끔 '윽' 하고 하복부에 힘이 들어가는 정도로 매우 간단히 끝나버렸다.

끝나고 나서는 '뭐야, 괜히 걱정했잖아' 하는 기분이었다. 그리고 병원을 나오자마자 사무실에 가서 평상시와 같이 일을 했다.

전체적으로 말해서 위 내시경을 찍는 것보다는 장치가 약간

더 번거롭지만 위내시경을 넣고 사진을 찍는 것보다는 훨씬 편했다.

같은 병을 앓는 사람들에게 하고 싶은 말은 나처럼 상당히 비대해 있어도 이 정도라는 얘기다. 따라서 55세가 되면 전립선에 걸려 있든 아니든, 한 번 의사의 촉진을 받는 편이 바람

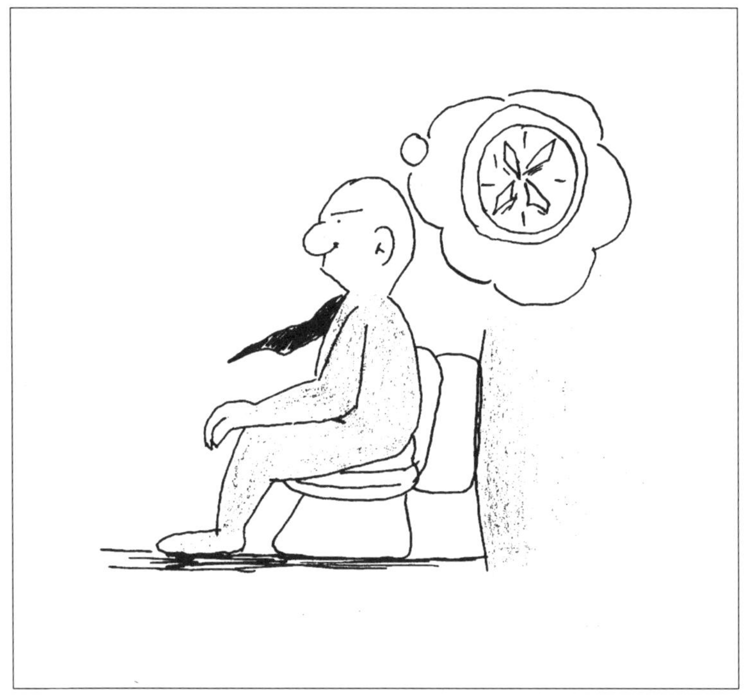

직하다. 빠르면 빠를수록 좋다.

위암은 몇 만명에 한 명도 안 되는데 1년에 한 번은 검진을 받고 있다.

하물며 노년 남성의 70% 가량이 전립선비대 경향이 있다는 사실을 잊지 말자. 손가락으로 하는 촉진만이라도 빨리 받아

보기를 권하고 싶다.

　그리고 수술을 피해 보존요법 수단을 빨리 취해야 한다.

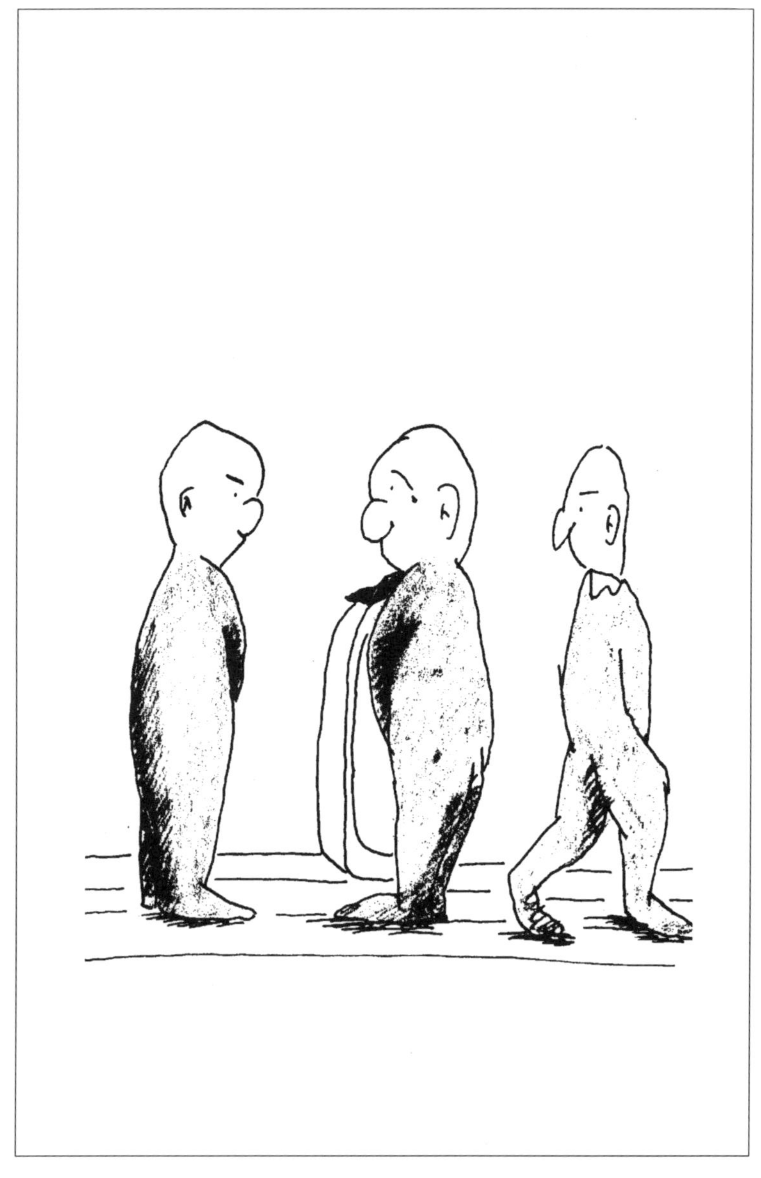

전립선비대증과 그 진단

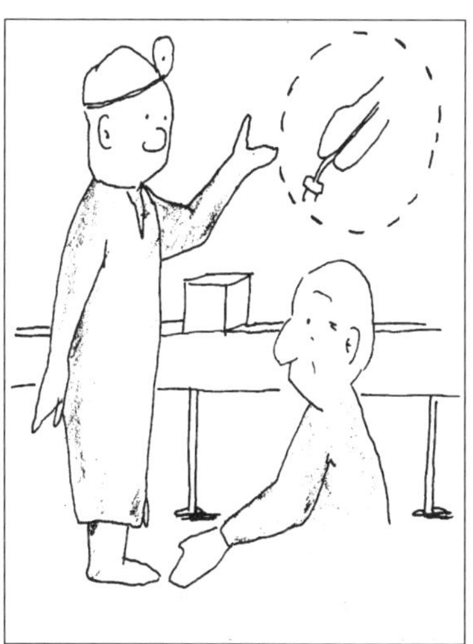

전립선비대란 어떤 병인가

◆ 전립선은 어디쯤에 있는가

신체 중에는 여러 가지의 액체가 분비되는 선(腺)이 많다. 가장 잘 알려져 있는 것이 음식물을 입안에서 씹을 때 입안에 타액을 분비하는 타액선이다.

그 다음에 바세도우씨병 등의 원인이 되는 갑상선이라는 것도 비교적 잘 알려져 있다. 그 중의 하나가 전립선이다.

다음의 그림과 같이 두 개의 신장(1)(1)′에서 걸러 내보낸 소변을 두 개의 관(수뇨관(2)(2)′)을 통해 방광(3)이라는, 소변을 모으는 자루에 모아서 그것이 300㎖ 정도 모이면 음경(페니스) 속의 요도(4)를 통해 밖으로 내보낸다.

그 방광 밑에 마치 밤알을 거꾸로 한 모양에 또 그만한 크기이 달려 있는데, 마치 귤처럼 부드럽다. 그것이 바로 전립선(5)이다.

밤 모양을 한 부드러운 전립선 한가운데에 구멍이 뚫려 있어서 그 속을 요도가 통과하여 음경(페니스)으로 이행한다는 형상이 된다.

그래서 전립선 횡단면을 보면 그 한가운데에 요도(尿道)가 통과하고 있다. 전립선의 주변 부위인 직장이나 고환 등과의 관계를 그림으로 나타내면 다음의 그림과 같다.

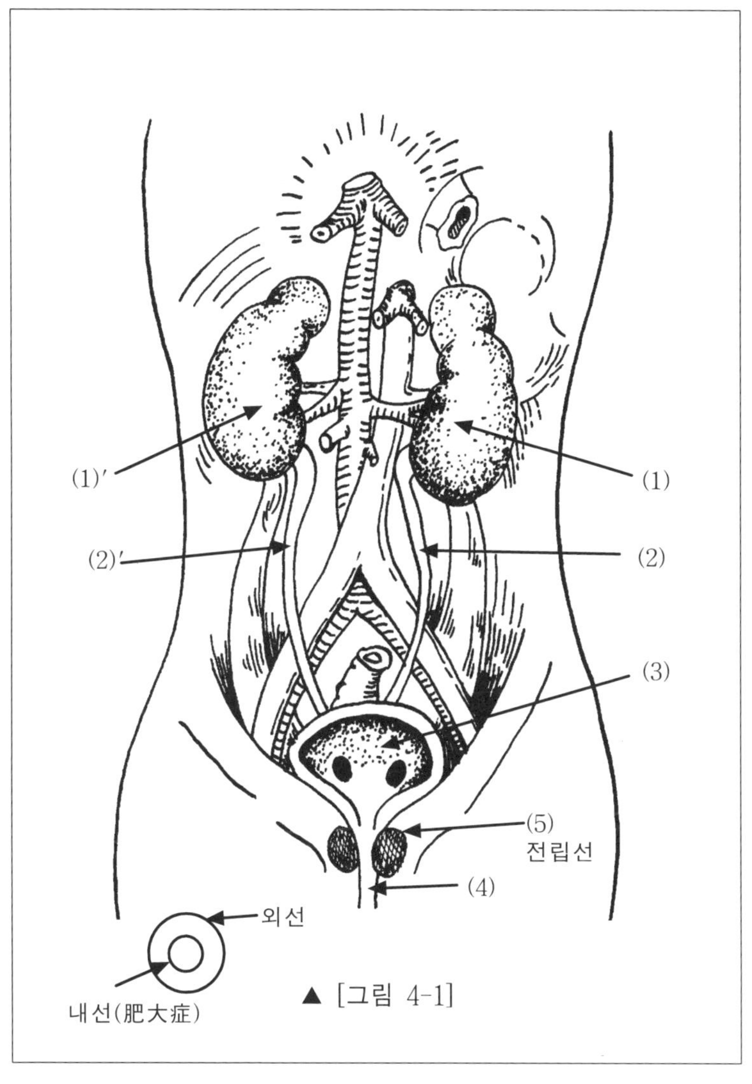

▲ [그림 4-1]

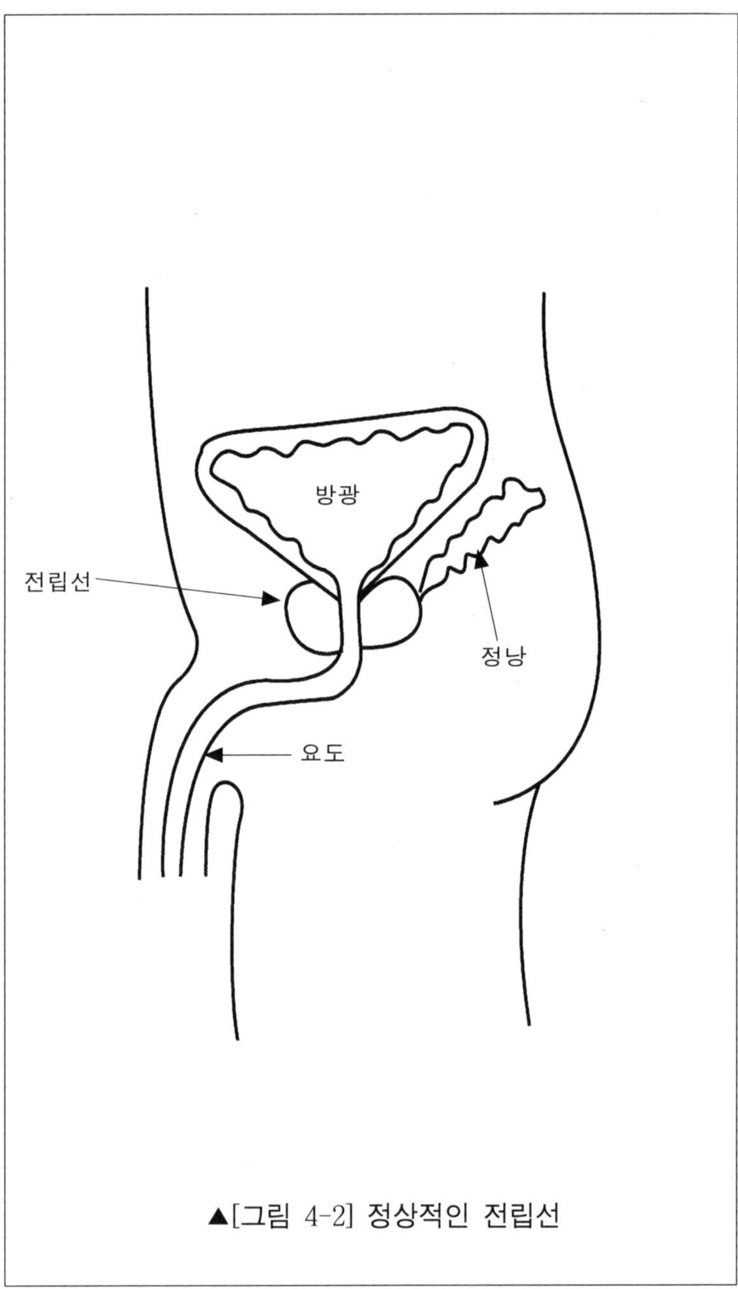

▲[그림 4-2] 정상적인 전립선

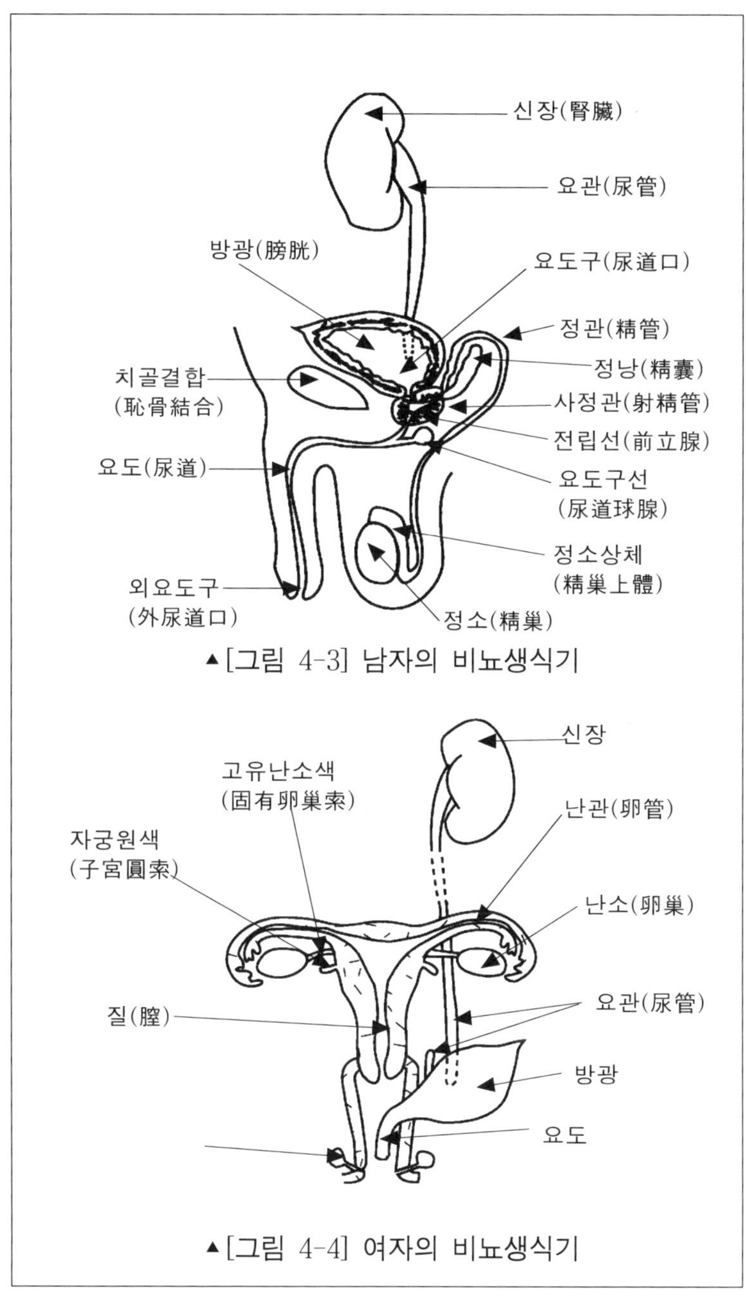

▲[그림 4-3] 남자의 비뇨생식기

▲[그림 4-4] 여자의 비뇨생식기

◈ 전립선은 전립선액을 분비한다

전립선이라는 것은 이름 그대로 분비선(分泌腺)으로 어떤 액을 끊임없이 분비하고 있다.

그것은 마치 타액선이 있어서 음식물을 씹는다든가, 신것을 상상하면 많은 타액을 세선에서 분비하듯이 남자가 여자와 성교를 하게 되면 전립선도 활발히 활동해서 전립선액을 활발하게 분비한다.[5]

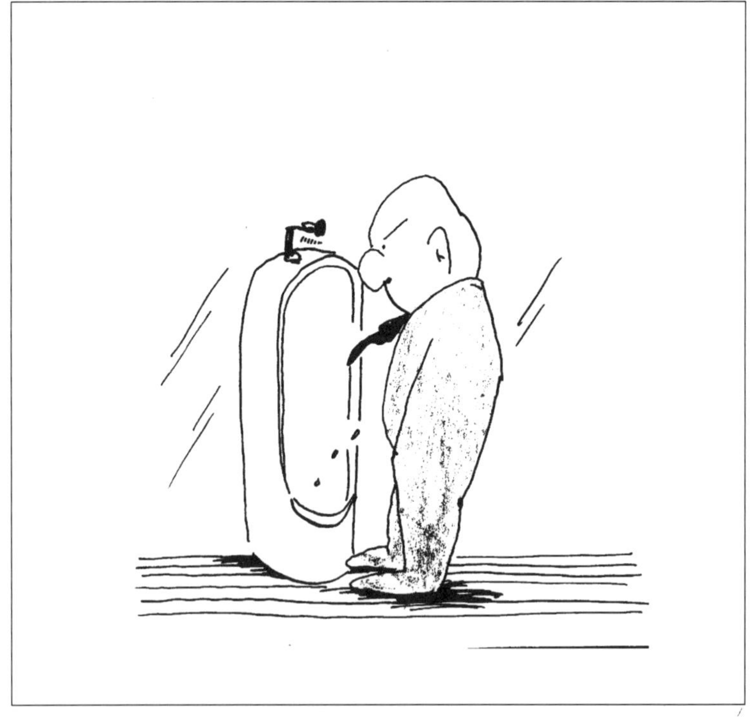

---

5) 전립선액 = 정액이 아니다. 그 밖의 것도 소량은 섞이지만, 정자 + 전립선액 = 정액이 된다. 즉, 전립선액은 정액의 액체 성분의 주요 부분을 차지하게 된다. 또한 전립선 속에 정자는 섞여 있지 않다.

그리고 사정에 이르면 고환에서 만들어진 올챙이와 같은 작은 정자가 몇 억 개 이상으로 수정관(輸精管)으로부터 쏟아져 나와서 전립선액과 섞여 정액이 되어 사출된다.

정자는 이 전립선액 속에서 헤엄치면서 이곳에서 양분을 섭취하고 운동에너지를 얻어 활발한 운동을 한다.

즉, 전립선이라는 것은 이 중요한 전립선액을 분비하는 선(腺)이라고 하겠다.

아기가 어머니가 분비하는 젖으로 자라듯이 그 전세대에서 정자는 전립선액으로 길러지는 것이다.

그뿐만이 아니다. 질내에 사출(射出)된 정자가 힘차게 여성의 자궁을 향해 들어가는 운동력을 주는 것도 전립선액이라고 한다.

따라서 매우 중요한 일을 하고 있는 것이다. 불가사의한 것은 전립선이 밤톨과 같은 모양의 밤만한 크기라고 하는데, 거기에서 나오는 전립선액을 다량으로 포함한 정액 역시 밤꽃 향기와 비슷하다는 것은 만인이 다 아는 사실로 참으로 신기한 기분이 든다.

발명 등에 흥미있는 의사가 있다면, ‘전립선비대에는 뜻 밖에도 밤꽃 추출액이나 그 꽃가루에서 추출한 액을 삼킨다면 순식간에 완쾌하지 않을까?’ 하는 연상을 할 것이다.

누군가 한번 실험을 해 볼 수 없을까? 밤꽃이 피었을 무렵, 그것을 계속 먹어보고, 그 결과를 발표해 줬으면 한다. 아니, 밤을 먹어도 좋아지지 않을까?

하찮은 것도 믿게 되면 귀하게 느껴진다는 말이 있다. 밤을 먹을 때는 '이것을 먹으면 전립선에 효과가 있다'고 생각하면 한결 유쾌해질 것이다.

그리고 이와 같은 발상을 우습게 여겨서는 안 된다. 왜냐하면 현대의약품 중에서 이런 발상에서 탄생한 것이 상당히 많기 때문이다.

◆ 그렇다면 왜 전립선은 비대(肥大)해지는가?

나이를 먹으면 모든 기관은 위축하는데 왜 전립선만은 커지는 것일까?

인간을 제외한 다른 동물에게는 전립선비대라는 것이 없다고 하는데 왜 사람에게만 이런 증상이 나타나고 있는 것일까.

어쩌면 인간 이외의 대부분의 동물이 인간보다 오래 살 수 없기 때문일지도 모른다. 어쨌든 인간은 70세가 되면 거의 모두 전립선비대를 일으키고 있다.

그 이유가 무엇일까? 그 점에 대해서는 현대의학일지라도 무엇 하나 명확하게 규명하지 못하고 있다. 고환을 잘라 버리면 전립선비대는 일어나지 않는다는 통계도 있다. 그렇다면 남성호르몬을 없애면 어떻게 될까?

그것이 불가능하다면 여성호르몬을 다량 주사해서 남성호르몬을 줄이면 되지 않을까.

어쨌든 현재는 '노인이 되면 남성호르몬과 여성호르몬의 균형이 무너지기 때문에 전립선이 비대한다'고 알려져 있다.

하지만, 어떤 식으로 균형이 무너지는지, 그런 구체적인 사실에 대해서는 아직 확실히 모르고 있다.

따라서 이쯤부터 시행착오를 거듭하면서 그 균형을 찾아내면 거기에서 새로운 약이 탄생할 가능성이 있다.

비뇨기과 의사들의 모임에서 비정기적으로 출간되고 있는 모 논문에 보면 다음과 같은 내용이 적혀 있다.

'사람은 누구나 60세, 70세가 되면 성생활이 둔화한다. 일주일에 한 번이었던 것이 10일에 한 번이 되고, 한 달에 한 번으로 점점 줄어든다.

그러면 전립선 조직에서 분비한 액의 배출 횟수는 적어진다. 그것이 전립선 속에 모이고 더구나 계속 쌓여서 비대를 일으키게 된다.

그래서 생각한 사실이지만 그 분비를 적당히 배출시키면 전립선도 전체적으로 다른 기관과 마찬가지로 축소하지 않을까 한다.'

라는 요지의 내용을 어려운 의학적 표현으로 발표하고 있다.

여기에서도 생각할 수 있는 것은 분비한 액을 어떻게 배출시킬까? 성욕이 감퇴한 노인에게 배출시킬 수 있다면 그것이 치료법의 기원이 되지 않을까?

약에 의해 분비액을 없애야 할까? 아니면 국부에 격렬한 운동을 시켜 소화시킬 수 없을까? 혹은 성행위의 이미지를 최면술과 같은 심리학으로 처리할 수 없을까? 그런 여러 가지 방법을 생각해 보고 연구의 방향을 잡아 갈 것이다.

어쨌든 그런 대담한, 겁이 없는 힌트는 비전문가가 생각해 내야 한다. 아니면 환자가 자기 자신에게 시험해 보고 힌트를

닐 수밖에 없다.

◈ 비대하면 왜 소변이 나오지 않게 되는가

전립선비대의 이유는 남녀 호르몬의 균형이 무너졌기 때문이라는 사실 이외는 모르고 있다.

그러나 성생활이 쇠퇴하면 반드시 일어난다는 사실은 분명하다. 70세에서는 80%가 비대해 있고 80세에서는 99%가 전립선비대라고 한다. 이것은 분명히 성교 횟수가 크게 영향을 미치고 있다는 얘기가 된다.

최근은 50대에도 비대증에 걸려 있는 사람이 많다고 한다.

여기에서 다음과 같은 사실을 생각할 수 있다. 매주 한 번 사출(정액방출)하고 있을 때는 이 병에 잘 걸리지 않는다는 것이다.

그런데 그것이 10일에 한 번이 되면 슬슬 위험신호가 다가오고 있는 것이라고 봐야 할 것이다.6)

그리고 15일에 한 번, 즉 한 달에 두 번밖에 사정할 수 없게 되면 젊은 부인이 화를 내듯이 전립선도 '내가 한 달에 두 번밖에 못 나가다니 조치를 취하자'고 심술을 부리게 된다. 그 심술이 쌓이고 쌓여서 비대해지는 것이다. 통계적으로 보면 그런 생각도 든다.

물론, 월 2회니 3회니 하는 숫자의 비율은 개인차도 있지만

---

6) 실제로는 성생활이 왕성한 사람 중에도 전립선비대에 걸리는 사람이 상당수 있다. 단, 나이가 들어서도 젊게 성생활을 계속하고 있으면 남성호르몬 분비 기관인 고환의 쇠약이 느려져서 결과적으로 호르몬의 균형이 무너지는 속도가 늦춰지는 경우는 생각할 수 있다.

어쨌든 현대에서는 연령으로 결정하는 것이 아니고 각자가 '여성과의 접촉과는 거리가 먼 생활……혹은 최근 도무지 무소식' 이라고 하게 되면 전립선비대를 걱정해야 한다.

50세 미만이라도 결코 방심하지 않도록 많은 노력을 해 주기 바란다.

여담은 그만두고 비대해지면 왜 소변이 잘 안 나오게 될까? 그것은 앞서 설명한 것들을 참조하면 이해가 될 것이다.

어쨌든 전립선은 점점 커지게 마련이다. 의학적으로는 밤 크기에서 비둘기알 크기가 되고, 다음은 계란크기 그리고 거위알 크기로 분류되고 있다.

그러나 사과 크기일 때에는 갓난애의 머리 크기만하게 되는 경우도 있다고 한다.

전립선이 증식하면 외부로 점점 커져 간다. 하지만 전립선은 귤처럼 외피(外皮)가 내부의 과실보다도 강하다.

따라서 수술을 할 때에는 이 껍질을 조금 자르고 속에 손가락을 넣어서 끄집어 내는 방법도 가능하다고 할 정도다. 그 때문에 비대하면 아무래도 내부에 압력이 가해진다.

그러면 요도의 출구가 꽉 조여서 가늘어지기 때문에 소변의 줄기가 가늘어지고 소변의 내부 통로를 거쳐 밖으로 나오기까지 시간이 걸리는 것이다.

그것이 더욱 가늘어지면 방광 압력으로는 전부 다 나올 수 없게 되어 잔뇨(殘尿)가 생기게 된다. 처음은 20㎖에서 30㎖ 정도였던 것이 귤만해지고 사과만해지면, 점점 더 출구가 좁아져서 50㎖, 100㎖로 잔뇨가 많아지게 된다. 그렇게 되면 방광은 늘 부풀어 있게 되어 하루에 몇 번이고 화장실에 들락거리게 된다.

더구나 요도의 단면은 동그란 원(圓) 상태이지만 비대의 상황에 따라서는 그것이 초생달 모양으로 편평해지고 또한 얇아지게 되기 때문에 한층 더 소변이 막히기 쉬워진다.

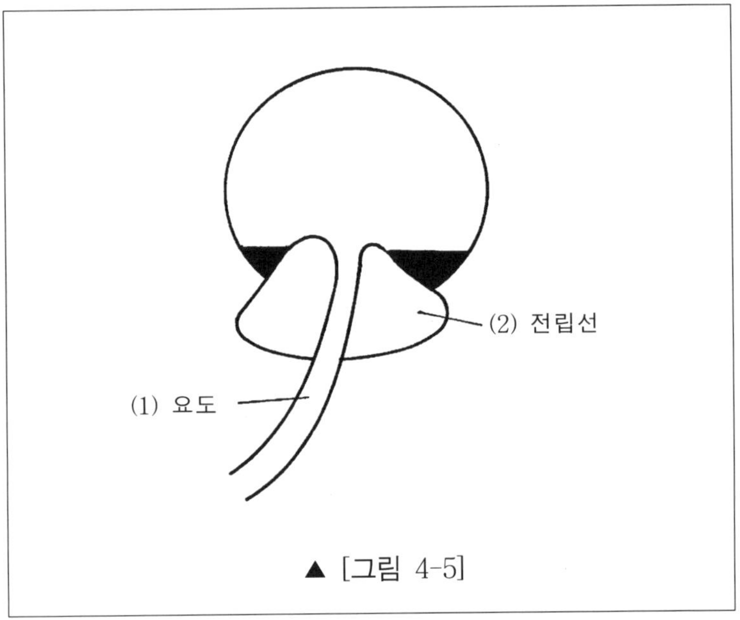

▲ [그림 4-5]

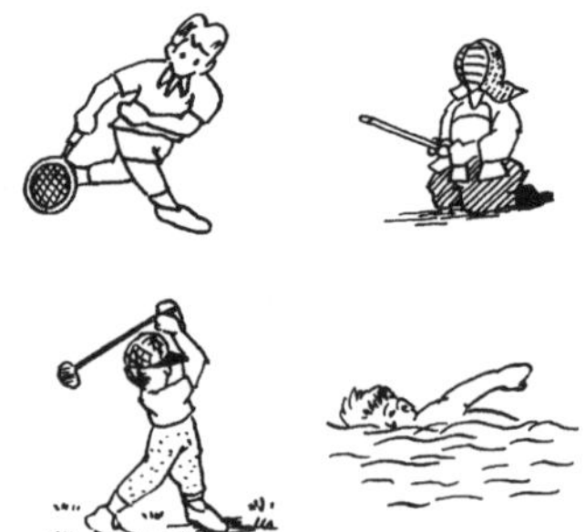

◈ 변형해서 비대하면 어떻게 되는가

하지만 그것보다도 상황이 더 나쁜 것은 그 비대하는 상황이 변형적이 되어 방광 안으로 돌출해 가는 경우이다.

그렇게 되면 앞의 그림에 표시된 양쪽의 전립선 (1)(2)에 소변을 배출해도 잔뇨(殘尿)가 생겨서 밖으로 나오는 일이 없게 된다. 복압(腹壓)이 높아지면 높아질수록 요도가 좁아져서 잔뇨가 많아진다.

그리고 항아리의 물이 오래 두면 부패하듯이 여기에 모인 소변은 오염된다. 이것은 병원에서 처음에 나오는 소변과 마지막으로 나오는 소변의 비교실험을 하면 잘 알 수 있다.

오염되면 거기에 세균이 침입해서 방광염이 되는데 그것이 요관을 역행해서 신장에 이르게 되면 신우염(腎盂炎)이라는 병도 일으킨다.

이와 같이 전립선비대는 악순환의 연속으로 정말로 성가신 병이다. 의사가 보여주는 엑스레이 사진을 보고 그런 상태라는 소리를 들었을 때, 대부분의 환자들은 수술을 서두를 수밖에 없음을 깨닫게 되는 것이다.

◈ 아이디어맨이라면 이렇게 한다

그러나 의사가 아무리 뭐라고 말해도 수술을 받는 것은 자신이다. 따라서 그런 조건을 제시받아도 그에 대해서 '어떻게든 잘 되지 않을까?' 하고, 낙관적인 사고를 거듭하는 것도 하나의 방법이다.

그래서 전립선비대증에 걸렸던 P박사가 취한 첫째 수단은 배뇨 후 양손으로 배의 하부, 즉 방광이 있는 부위를 꾹 손가락 끝으로 누르는 것이었다. 그러면 전립선 바닥에 남아 있던 소변이 어느 정도 나오게 되고 그리고 거기에 위에서 새로운 소변이 들어와서 오염이 희석되었다는 것이다.

또한 P박사는 한 가지 궁리를 했다. 집에서 소변을 볼 때는 반드시 그 전에 똑바로 누워서 양다리와 엉덩이를 높이 천장으로 들어 올리고 다리 끝을 자전거 페달을 밟듯이 회전시켜 흔드는 운동을 하였다.

비전문가 생각이지만 바닥에 고여서 오염되어 있던 소변은 몸이 거꾸로 되어 있기 때문에 새로운 소변이 들어 있는 방광 쪽으로 내려와서 섞인 후 소변으로 나간다. 그렇게 하면 바닥에 며칠이나 고이는 일은 없다고 생각한 것이다.

P박사의 경우, 의사에게 가는 날은 전날부터 몇번이나 이 운동을 하였기 때문에 의사는 고개를 갸웃거렸다고 한다.

최초로 채취한 소변과 다음에 채취한 소변, 그리고 마지막에 나온 소변이 각각 백혈구와 단백질 등에 있어서 큰 차이가 있었고, 마지막 채취한 소변의 오염은 상당히 개선되어 있었다. 그 결과 최근의 시험에서는 그것마저 없어서 요즘은 의사도 그다지 수술하라는 말을 하지 않게 되었다고 한다. 역시 자신의 병에 대해서는 의사의 설명을 잘 듣고, 자신은 자신 나름대로 연구를 해야 한다.

P박사와 같은 비대증을 겪고 있는 사람은 매우 많으니까

시험삼아 해보기 바란다. 그것은 방광을 위해서도, 오염된 소변을 위해서도 뜻밖의 효과를 보이는 경우가 있으리라고 생각한다.

다만 이런 것은 체질이나 개인차에 따라 다르기 때문에 일률적으로 말할 수는 없고, '타산지석'으로써 참고로 삼아 자신에게 알맞은 방법을 생각해 보는 편이 바람직하다. 그것이 수술을 피하는 길이기도 하다.

이와 같이 전립선은 비대(肥大)하기 때문에 그것이 직장(直腸) 쪽으로도 튀어나온다. 그래서 직장 속에 손가락을 넣어 만져 보면(고환 쪽에) 거기에 돌출해 있는 부드러운 덩어리가 느껴진다.

P박사도 처음에는 손가락으로 만져보았더니 중지 끝부분에서 괄약근 때문에 직장이 가늘어져 있다고만 생각하고 있었다. 그런데 사실은 전립선이 부풀어서 직장을 눌러 가늘어져 있었던 것이다.

스스로 실험해 보는 것은 , 병을 적극적으로 생각하는 자세로 중요한 일이라고 생각한다. P박사는 화장실에 갈 때마다 직장(直腸)을 통해 손가락으로 비대부(肥大部)를 마사지하고 있다고 한다. 그리고 이것이 상당한 효과를 보이고 있다고 스스로는 믿고 있다. 이것이 또한 기분 좋은 것이다.

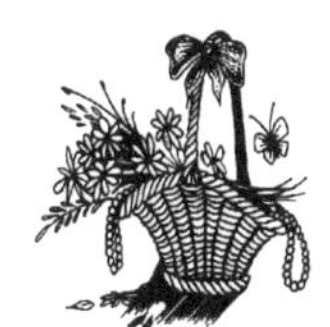

전립선암도 두렵지 않다

◈ 비대 그 자체에서 암으로 옮겨 가지는 않는다

소변이 가늘어졌다. 시간이 오래 걸린다. 소변이 자주 마려워 밤에 몇번이나 잠이 깬다. 잔뇨감이 있다. 이런 전립선비대 증상이 일어나도, '노인이니까 당연한 현상……' 하고 대부분의 사람은 의사의 진찰을 받지 않는다.

그런데 필자를 비롯해서 그 중의 많은 사람이 그다지 고통스럽지도 않은데 의사를 찾는 가장 큰 이유는 '전립선비대라고 생각하고 있는 사람 중에는 전립선암인 사람이 많다' 라는 기사를 보거나 친구한테서 듣거나 했기 때문이다.

'이거 큰일났군. 암이라면 목숨과 관계 있는데, 조기 발견해서……' 라는 공포심 때문이다.

그런데 의학적으로 말하자면 전립선비대 그 자체에서 전립선암(前立腺癌)으로 옮겨가는 일은 없다. 따라서 의사로부터 전립선비대라는 진단을 받으면 그 다음은 암에 걸리는 일은 없다고 생각해도 좋으니까 안심이다.

필자도 진찰결과를 알아보러 며느리를 보냈는데, 일말의 불안이 있었기 때문이다.7)

전립선비대는 60세부터가 많지만, 전립선암은 이것보다도 조금 빨리 50세에 걸리는 병이다.

◈ 암(癌)은 손가락 촉진으로 알 수 있다

그런데 전립선암이라는 것은 전립선 바깥쪽(껍질 부분)에서 일어나기 때문에 의사가 항문으로 손가락을 넣어서 조사하면 곧 알 수 있다. 이것은 전립선비대에만 걸려 있다면 부드럽지만 암이라면 오돌오돌하고 딱딱한 느낌이 들고, 좌우의 크기가 다르기 때문이다.

따라서 비뇨기과 전문의라면 누구나 발견할 수 있다. 이웃 일본인의 경우 통계자료에 따르면 전립선암은 아직 적은 편으로, 남성의 암 사망순위로 보면 8번째로, 인구 10만명당 1년에 2명 정도의 비율이라고 한다.

그런데 요즘 그것이 급속히 증가하고 있다고 한다. 미국 등은 암 사망 순위의 두 번째를 차지한다고 하는데 일본에서도 지금 제7위, 6위로 급속한 증가추세를 보이고 있다고 한다. 우리나라도 예외는 아니리라.

전립선암은 바깥쪽에서부터 생기기 때문에 이것이 안쪽까지

---

7) 전립선비대에서 암으로 이행하지 않는다고 흔히 말하는데 오해를 부르기 쉬우므로 설명해 두겠다. 전립선에는 내선과 외선이 있으며, 비대는 이 내선 부분이 커진 것이다. 한편 암은 외선 부분에서 일어난다. 전립선비대가 있는 사람이라도 외선은 반드시 비대한 선종(腺腫) 바깥쪽에 있다. 이 부분에서 암이 발생할 우려는 있다. 또한 한번 외선에서 발생한 암은 차츰 내선(비대 부분) 쪽으로도 침입해 가게 된다.

생겨서 요도를 압박하여 소변이 자주 마렵거나 배뇨 곤란 등
의 전립선비대 증상과 같아지면 이미 그것은 매우 진행해서
다른 부위로 전이(轉移)해 있다고 볼 수 있다.

그래서 남성들의 경우 50세가 되면 전립선비대 증상이 없더
라도 1년에 한 번의 정기검진 때는 반드시 이 방면에도 주의
해두기 바란다.

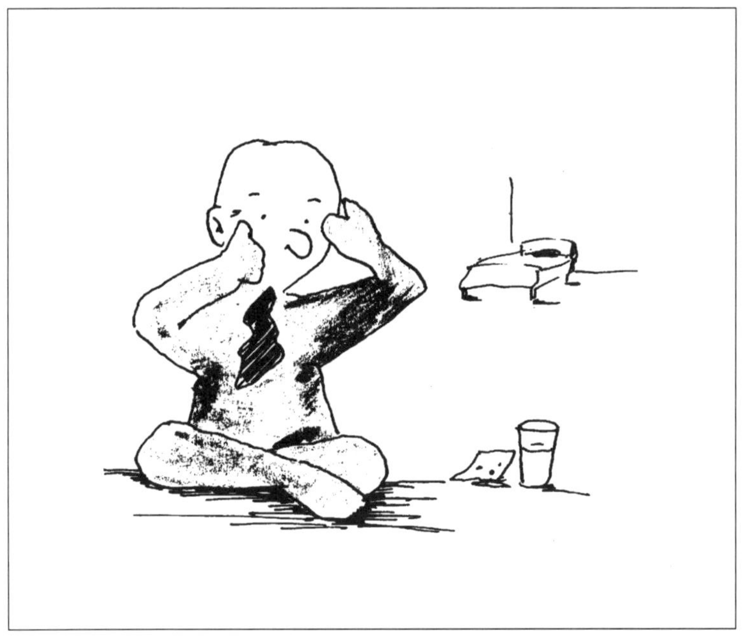

직장(直腸) 안에 손가락을 넣기만 하면 알 수 있고 1분이면
통증도 없고 가렵지도 않게 알 수 있으므로 회사 등의 신체검
사 등을 통해 그것을 제안해 두는 것이 좋다.

집단검진을 하지 않으면 가까운 비뇨기과 의사에게 가서 손
가락 촉진(觸ㅋ診)을 받고 암 예방을 해야 한다.

◆ 다른 암(癌)보다는 훨씬 쉽다

그러나 만일 전립선암이라는 진단을 받았다고 하더라도 조기 발견하기만 하면 다른 암보다는 수술로 손쉽게 완전히 치료된다고 한다.

또한 만일 그것이 늦어져서 전립선 내부 전체에 암이 퍼져서 다른 부위에 전이해 있다고 해도 다른 위암 등보다는 훨씬 대응하기 쉽다고 한다. 수술이 불가능한 경우라도 여성호르몬을 다량으로 투여하면 눈에 띄게 작아진다.

그리고 좀더 적극적인 수단으로서는 고환을 제거해서 남성호르몬을 분비하지 못하게 하면 한층 효과가 있다.

일본의 저명한 비뇨기과 의사인 유카와 박사 등도 이 수단으로 전립선암이 눈에 띄게 작아졌다고 한다. 유카와 박사가 죽은 것은 암이 아니라 다른 병이 원인이었다. 이와 같이 다른 암에 비하면 구제방법이 많다.

하지만 어쨌든 남성이 50세가 되면 비뇨기과를 찾아가서 손가락을 항문에 삽입하는 촉진(즉, 직장진)을 받아야 한다.

바륨을 마시고 엑스레이를 찍거나 하는 위암 검진보다 훨씬 간단하다.

그 검사만으로 암의 조기 발견이 가능하고 완치가 가능할 뿐만 아니라 전립선비대의 조기 발견도 가능하다. 자각증상이 없을 때에 비대증이 계속해서 일어나는 기미가 있으면 약 등의 보존요법으로 예방하면 진행을 막을 수 있고 수술을 받지 않아도 되는 길도 많이 열리게 된다.

전립선 크기 및 무게의 연령적 변화

◆ 50세 이상에서 4명에 1명이 비대

아무래도 소변이 잦다, 가늘다, 힘이 약해졌다, 전부 다 나오지 않는다…….

이런 증상을 호소하는 사람은 예나 지금이나 변함없다. 하지만 이것이 전립선비대증이라는 고령자 특유의 병이라고 밝혀진 것은 그리 오래된 일은 아니다.

널리 일반에게 알려지게 된 것은, 60년쯤 전에 스에이어라는 사람이 ≪전립선의 성장곡선≫이라는 책을 내서 이것이 출발점이 된 것 같다.

그때까지는 소변에 관한 문제는 '그저 단지 나이를 먹은 증거'라고 치부되고 있었다.

우리나라에서도 최근까지는 이런 풍조가 있었다. 옛날처럼 평균 연령이 60대이던 시절에는 전립선이 비대해서 여러 가지 증상이 나타나기 전에 죽어 버렸기 때문에 전립선비대증은 별로 문제가 되지 않았다고 할 수도 있을 것 같다.

청년시절에는 힘차게, 그야말로 튀듯이 나오던 소변이 고령이 되어 샘이 마르듯이 잘 나오지 않게 된다. 그래서 연령과 함께 크기가 변화하는 전립선에 대해서 설명해 보기로 한다.

전립선은 신생아 단계부터 존재하지만 원래 매우 작다. 사춘기가 되면 남성호르몬의 영향으로 조금씩 커진다. 약 25세 전후에 하나의 절정에 달해 20g 정도의 크기가 된다.

인간의 장기에는 연령의 진행과 더불어 점점 위축되는 것이 있다. 조금 전에도 말했듯이 사람에 따라서는 전립선도 작아진다.

그런데, 성가시게 커지는 남성도 많이 있다. 그리고 배뇨의 상태가 나빠진다. 이것이 전립선비대증의 전형적인 패턴이라고 해도 좋을 것이다.

전립선의 크기(중량)의 연령에 따른 변화를 보는 데는 2가지 방법이 있다.

하나는 전립선에 병이 없고 다른 원인으로 사망한 사람의 해부 때 전립선을 직접 계측하는 방법이다.

또 한 가지는 초음파를 이용하여 경직장적(經直臟的)으로 계측하는 방법(직장 속에 초음파를 발사하는 프로브라는 것을 삽입하여 전립선의 모양이나 크기를 계측하는 방법)이다.

직접 계측에 의한 중량(重量) 변화는 신생아에서 30대까지는 나이와 함께 증가한다고 하는데 특히 10대에 그 증가가 뚜렷하다고 한다.

40대 이후 전립선 중량 변화는 50대, 60대에는 거의 증가하지 않고 오히려 감소하는 경우와 40대, 50대, 60대에는 거의 같은 중량이고 70대에 증대하는 경우가 있었다고 한다.

그 결과를 과거의 보고와 비교하면 전립선은 어느 연령층에서나 중량이 증가하고 이것은 체격 향상과 더불어 나타나는 변화라고 이야기할 수 있다.

특히 신장이나 체중 증가에 비해 전립선의 중량 증가는 2배

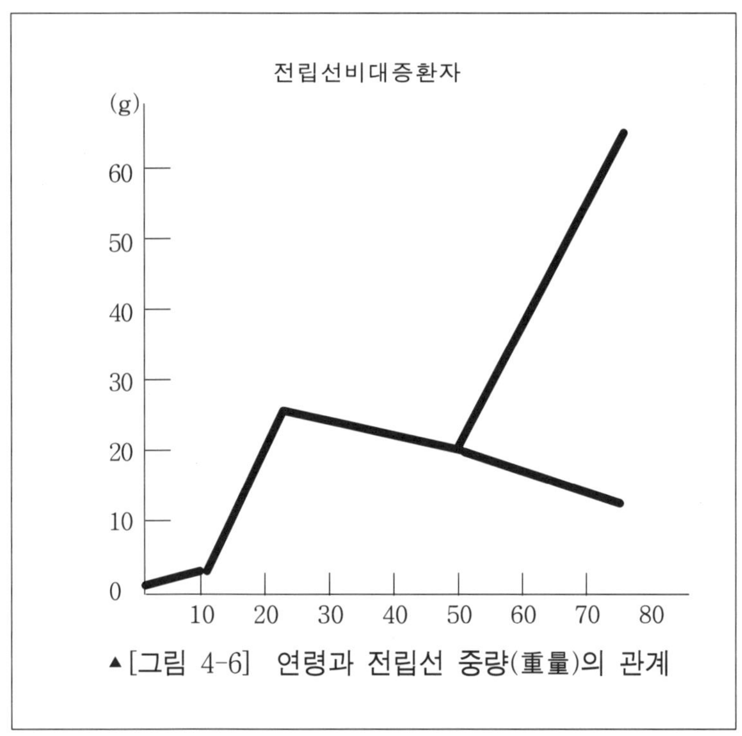

▲[그림 4-6] 연령과 전립선 중량(重量)의 관계

이상이고 그 증가가 현저한 듯하다. 그리고 서구의 계측 결과와 비교해도 그 차이는 거의 다름이 없는 것 같다.

이것은 식생활과 생활 환경의 서구화와 큰 관계가 있는 것일 것이다.

한편 일상 임상에 있어서 생체의 전립선 상태를 판정하는 데 이용되고 있는 경직장식(經直臟式) 초음파단층법에 의한 연령별 전립선 중량 변화에 대한 데이터가 있다.

그 자료에 의하면 태어난 때부터 사춘기까지는 완만하게 증가하고 사춘기 이후 20대를 경계로 급격한 증가를 보인다. 그후 30대에서 40대까지는 거의 변화가 없으나 이 시기 이후는 전립선비대를 보이는 예와 함께 거의 변화가 없는 예를 볼 수 있다고 한다. 앞에서 이야기한 직접 계측 결과와 비슷하다.

그런데 전립선비대증은 내선(內腺)에서 발생한다고 여겨지고 있는데 경직장식 초음파단층법에서는 그 내선의 계측도 가능하다.

전립선 전체의 추정 중량은 50세 전후부터 거의 변화가 없는 경우에서부터 현저하게 증대하는 것까지 폭넓게 분포되어 있고 내선도 같은 경향을 나타낸다.

한편 외선(外腺)은 20대부터 35세 무렵까지 증가 경향을 보이지만 그 후에는 거의 변하지 않는 듯하다.

따라서 50대 이후 전립선 중량의 증가는 내선의 증대 때문임을 알 수 있다.

결국 전립선은 신체의 성장과 함께 발육되고 성숙하여 남성의 부성기로서의 역할을 담당한 후 점차 위축되는 군(정상 전립선)과 증식성 변화를 나타내는 군(전립선비대증이나 전립선암)이 있다고 생각된다.

이것은 이미 1944년 영국의 스에이어가 다수의 병리해부 사례의 연구로 연령과 전립선 중량의 관계를 알기 쉽게 보고함으로써 널리 알려지게 되었다.

◆ 연령과 전립선의 크기 관계

연령과 전립선의 관계는 다음의 두 가지 타입으로 분류할 수 있다.

① 비대해지지 않는 전립선.

② 비대증이 되어 가는 전립선.

① 타입에 대해서는 청장년기인 25세정도까지 커지고 그 후는 변화가 없다. 계속 답보상태가 이어지다가 40대 후반부터 50세정도가 되어도 비대증에는 이르지 않는다. 이 타입의 전립선은 오히려 조금씩 작아진다.

② 타입은 원인은 잘 모르지만 어쨌든 40대 후반부터 조금씩 커진다. 그리고 50대부터 60대가 되어 비대증이 거의 완성되어 버린다.

그럼 비대증에 걸리는 사람과 그렇지 않은 사람의 비율은 어떨까.

데이타에 따르면 50세이상 남성의 25%가 전립선이 커지고 있다. 크기는 가지각색이지만 4명에 1명이 어려운 문제를 안고 있다는 얘기가 된다.

더욱이 고령이 되면 퍼센테이지가 높아져서 어느 데이타에 따르면 '80세 이상의 남성의 경우는, 반수 혹은 60%에 이른다' 고 한다. 상당히 놀라운 숫자다.

여기서 한 가지의 포인트가 되는 것은 우리들이 전립선 조직을 현미경으로 자세히 보았을 때의 소견이다. 고령자의 전립선을 자세히 살펴보니 실제로 전립선이 커지지 않는 사람이라도 비대증과 같은 변화를 볼 수 있다.

80대가 되면 남성의 90% 정도가 전립선이 비대증 모양으로 되어간다는 보고도 있을 정도다.

또한 여러 가지 병으로 사망한 사람의 전립선을 조사한 결과 전립선이 분명히 비대해 있는데, 소변이 잘 안 나왔던 사람은 훨씬 적다는 보고도 있다. 이는 비대증 진단을 받아야 하는 사람이라도 일상의 배뇨에는 문제가 없었다는 경우가 많다는 뜻이다.

이것은 아직 확실히 밝혀지지 않았지만, 다음과 같은 결론은 내릴 수 있는 것 같다.

'50세 이상 남성의 4명에 1명은 다소라도 전립선비대증의 가능성이 있다' 라고.

말할 필요도 없이, 이 가능성은 연령과 더불어 높아진다.

배뇨가 생각대로 되지 않는다는 고민은, 아무리 고령이 되어도 다른 사람한테는 좀체로 말할 수가 없다.

무시하거나 '노인은 소변이 조금 잘 안 나오는 것이 당연해' 하는 경향이 바로 15년 전쯤까지 있었던 것 같다.

증상 그 자체는 노화현상의 하나라고는 해도 앞으로 점점 더 고령화사회를 맞는 오늘날, 전립선비대증에 대해서 정확한 인식을 가져야 한다.

◆ 전립선 비대증과 남성호르몬의 관계

전립선이 비대해지는 원인은 아직 명확히 밝혀지지 않았다. 대충은 성(性)호르몬과 관계가 있는 것으로 추측되고 있지만 구체적으로 호르몬이 어떻게 관여하는지에 대해서는 상세한 내용이 규명되지 않았다.

앞에서도 한 번 애기했지만 예전에 궁궐에서 일하던 환관들의 생활상을 참고로 들 수 있다. 그들은 지엄한 궁중 법도에 따라 인위적으로 고환을 제거하여 거세된 상태로 생활할 수밖에 없었다.

따라서 그들은 아무리 고령에 달해도 전립선비대증에 걸리지 않았다고 기록되어 있다. 또한 이와 같은 예로 비대증 환자가 거세했더니 치료되었다는 경우나 노년기에 이르기 이전에 어떤 병 때문에 양쪽 고환을 제거한 사람이 이 병에는 걸리지 않는다는 연구 보고도 있다.

또한 남성호르몬이 원래 적은 사람이나 병 때문에 남성호르몬이 적어진 사람의 대부분은 비대증에 걸리지 않는다는 사실도 확실하다.

아무래도 남성호르몬이 원인이 아닐까 싶지만, 그렇다면 남성호르몬이 많은 사람은 잘 걸리고, 적은 사람은 걸리지 않느냐 하면, 일률적으로 그렇다고는 말할 수 없다.

또한 남성호르몬 원인설 외에 전립선비대증이 되는 근본원인에 대해서는 여러 가지 설이 있다.

혈액형이라든가, 성생활, 사회적 환경, 결혼, 혹은 그 사람이

놓인 경제적 사정 등등.

따라서 독일에서는 예전에 이 전립선비대증을 부자의 병이라고 했다.

인종에 따라서도 조금 차이는 있다. 동남아시아인보다는 백인이 조금 많고, 백인보다도 흑인이 조금 많다. 이것은 어디까지나 역학적인 데이타로 실제로 전립선비대증이 일어나는 구조는 아직 불분명한 부분이 많다.

동물실험 사례로서는 개를 모델로 해서 전립선비대증을 만들 수 있다.

이것은 남성호르몬과 여성호르몬의 균형을 무너뜨림으로써 가능한데, 이 연장선상에서 보면 남성에게도 여성호르몬이 조금 있기 때문에 결국은 호르몬의 혼란이 일어나 이것이 원인이 아닐까 하고 생각하는 것이다.

흔히 '과도한 성생활을 하는 사람은 걸리기 쉽다, 생선을 먹지 않아서 걸렸다'고 하는데 이런 것들과 직접 연관시키는 것은 바람직한 생각이 아니다.

남성들은 어느 일정한 나이에 이르면 전립선이 커지는 것은 숙명이다. 이것은 자신의 탓도, 타인의 탓도 아니라고 이해하는 것이 무난할 것이다.

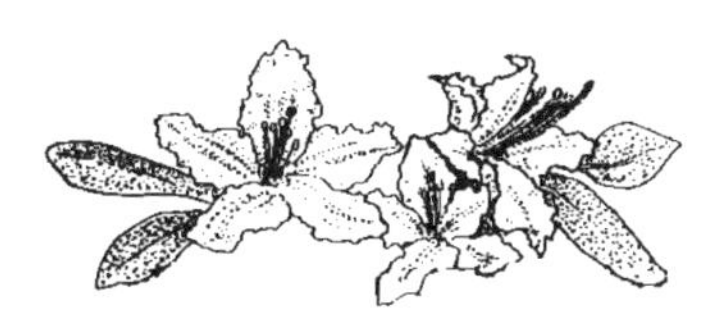

전립선비대증(前立腺肥大症)이 일어나는 과정

전립선비대증(前立腺肥大症)의 조직 변화에 대하여 생각해 보자.

전립선비대증의 조직을 현미경으로 살펴보면 크게 나누어 결절성(응어리) 증식을 보이는 결절형과 결절 형성이 없는 증식을 보이는 비결절형 두 가지로 나눌 수 있다.

생전에 비뇨기과적 처치를 받지 않았던 사람들(뒷장 도표)의 해부 사례를 대상으로 한 데이터에서는 353인의 사례 중 조직학적으로 전립선비대라고 진단할 수 있는 예는 188건(件)이었고 연령상으로 가장 적은 사람은 34세였다.

30대에 전립선비대 변화가 있었다는 것은 놀라운 일이지만 이것은 스와이어 박사도 이미 보고했었다.

조직에 비대증의 변화가 있어도 일상적 치료 대상이 되느냐 아니냐는 다른 문제이다.

다음의 도표는 연령 분포와 연령대 비대증 조직의 출현률을 잘 보여주고 있다.

즉 출현빈도는 40대에 52.5%로 최고치가 보여진다. 이후 50

대 한때 일시적으로 39.8%로 감소하지만 60대 이후에는 나이
와 함께 증가를 보인다.

연령	병증의 수	비대증의 사례	결절형 비대	비결절형 비대
0~ 9	9			
10~19	5			
20~29	6			
30~39	18	4(22.2)	1(5.5)	3(16.7)
40~49	40	21(52.5)	7(17.5)	14(35.0)
50~59	83	33(39.8)	17(20.5)	16(19.3)
60~69	87	56(64.4)	43(49.4)	13(14.9)
70~79	78	54(69.2)	46(59.0)	8(10.3)
80~	27	20(74.1)	19(70.4)	1(3.7)
계	353 사례	188 사례	133 사례	55 사례

(괄호 안은 %)

▲ [표 4-1] 연령별로 나타난 비대증 조직의 출현률

그리고 비결절형(非結節型) 증대는 젊은이에게 많고 40대에
35.0%로 최고치에 이른다. 한편 결절형 비대는 30대부터 나이
와 함께 출현비율이 증가한다.

중량이 증가하여 조직학적으로 전립선비대증이라고 진단할
수 있는 사례가 40대에 일시적으로 그 비율이 증가하고 50대
부터 나이와 함께 다시 출현률이 증가한 것은 40대에 일시적
으로 비결절형 비대증이 증가하기 때문이다.

30~40대의 전립선비대와 60대이상의 전립선비대는 조직 소
견이 다른 것 같다.

전자는 외측영역(外側領域)을 중심으로 전체적인 선관(腺管)
의 증가를 볼 수 있는 사례가 많고 이 조직상은 현미경으로는
전립선비대라고 진단할 수 있지만 임상적으로는 과연 비대증

이라고 할 수 있을지 없을지는 단정할 수 없다.

한편 후자는 내측영역(內側領域)에 결절형성을 동반하여 증가함으로써 30대에 시작하여 점차로 출혈률이 증가하고 60대 이후에는 그 나이대의 반수 이상에게서 볼 수 있다고 한다.

이 후자쪽이 임상적으로 경험하는 전립선비대의 연령 분포와 거의 같은 출현률의 경향을 보이고 있다. 따라서 임상적인 전립선비대의 성립에는 이제까지의 많은 보고처럼 내측영역의 결절형성(結節形成)이 중요한 역할을 하고 있음을 추측할 수 있는 것이다.

아무튼 조직학적으로 비대(肥大)가 있어도 임상적으로 아무런 증상도 없는 경우는 얼마든지 있으므로 앞으로 양자의 관계를 좀더 깊이 연구해야 할 것이다.

이제까지의 설명을 간추리자면 좀 빠른 사람이라면 비대해지는 기미가 이미 30대에 발생하고 45세 무렵이 되면 큰 비대결절(肥大結節)을 형성하여 임상증상을 보인다는 것을 알았을 것이다.

사람에 따라 개인차는 있으나 오래 살다보면 남성은 전립성비대증이 된다고 할 수 있다. 사실 해부영역에서는 70세 이상이 되면 전원에게서 비대결절이 확인되었고 집단검진에서도 60세 이상의 반이 직장 진찰로 전립선비대증을 확인할 수 있었다는 보고도 있다.

배뇨장애가 심해 치료를 필요로 하는 경우는 이 가운데 4분의 1정도라고 생각된다.

전립선비대증은 양성질환이고 그 자체가 악성화되는 경우는 없다. 그러나 드물지만 증대가 계속되어 때로는 100그램을 넘는 크기가 될 때가 있다.

요도에 접하는 내선부(內腺部)에서 증대하면 어느 정도의 크기가 되면 빈뇨(頻尿)가 된다. 그리고 요도나 방광경부의 경우 압박으로 배뇨 장애가 나타난다.

배뇨는 방광배뇨근(膀胱排尿筋)과 요도(尿道)·방광경부(膀胱頸部) 저항과의 밸런스에 의해 성립된다. 처음에는 가벼운 배뇨 장애라도 전립선이 계속하여 증대하면 배뇨 장애는 더 진전되고 방광 안에 잔뇨가 많아져 감염이 발생한다.

방치하면 잔뇨(殘尿)는 수백 밀리리터로 증가하고 소변의 정체와 감염은 신장에 영향을 미쳐 만성신우염(慢性腎盂炎)에서 신부전(腎不全)으로 진전된다.

방광을 저수지라고 생각하자. 보통은 이 저수지에 일정량이 담겨지면 수문(水門)을 열어 흘려보낸다.

언제나 전부 흘려보내면 물도 깨끗하지만 수문의 일부가 파손되어 충분히 보내지지 않으면 바닥에 물이 남게 된다(잔뇨 발생).

이렇게 되면 수조(水藻) 등이 생긴다(감염). 계속 물이 남게 되면 상류(신장)에도 영향을 미친다.

이것이 바로 전립선비대증으로 인한 신장(腎臟) 침윤의 전형적인 과정인 셈이다.

전립선비대증에 걸리기 쉬운 사람

전립선비대증은 흔한 질병이지만 그것이 직접 사망원인이 되지 않기 때문인지 역학적인 연구는 충분치 않다.

이제까지의 보고 결과로 인종으로는 흑인·백인·동양인 순이면서 고령자이고 높은 사회적 지위에 있고 좋은 식생활을 하고 있는 사람에게 많은 경향이 있다고 할 수 있다.

한편 통계학적으로 다음과 같은 결과도 있다.

전립선 비대증인 사람은 정상인에 비해 매일 육식을 하고 우유를 먹지만 야채나 과일 섭취가 적고 아이 수가 많은 편이었다. 또한 성생활에서는 이른 시기에 사정을 경험했고 1개월 이상의 임포텐스 경험은 없었다는 것이다.

간단히 말하자면 식생활에서는 한식보다 양식을 즐기고 성생활은 빨리 시작했으며 왕성한 성생활을 유지하고 있는 사람이 많고 고학력, 고수입인 사람이 전립선비대증에 걸리기 쉽다는 것이다.

전립선비대증의 증상

전립선이 커지면 전립선 한가운데를 통과하고 있는 요도를 비대해진 전립선이 바깥쪽에서 압박한다. 당연히 요도가 좁아져서 이 때문에 소변이 잘 안 나오게 된다. 이것이 전립선비대증을 가장 알기 쉽게 설명한 것으로 이 병(病)의 포인트는 여기에 있다.

한편 전립선은 바깥쪽에도 커져서, 전후 좌우로 비대해 간다. 요도에 접해 있지 않는 바깥쪽에 대해서는 별 악영향은 없지만 방광쪽을 향해 비대하기 시작하면 방광 아래 부분이 들어올려져서 여러 가지 문제가 생긴다. 자극증상이 나타나거나 잔뇨가 나오거나 하는 것이다.

전립선 증상의 분류에는 여러 가지의 설이 있다. 또한 반드시 모두에게 적용되는 것도 아니다. 물론 증상과 치료는 일치하지 않는 경우도 많다.

여기서는 전립선비대증에서 가장 일반적으로 여겨지고 있는 프랑스의 기용이 주장한 '기용의 분류'를 이용해서 설명하기로 하겠다.

전립선비대증이 되면 어떤 증상이 나타날까.

증상을 세 가지 병기(病期)로 나누어 생각할 수 있다(다음의 도표 참조).

◆ 제1병기(第一病期 ; 자극기)

전립선의 가장 가벼운 증상으로 우선 소변의 횟수가 늘어난다. 특히 야간의 소변 횟수가 2회 이상이 되기 때문에 야간 빈뇨가 특징적이라고 하겠다.

이것은 조금 비대해진 전립선이 방광 출구나 요도를 압박하거나 자극하기 때문에 일어나는 증상이다.

야간 빈뇨에 대해서는 본래 밤중에는 화장실에 가기 위해 한 번도 일어나지 않는 것이 정상이지만 이것이 2회, 3회가 되고 심한 사람은 4회, 5회 즉 2시간걸러 혹은 1시간걸러 화장실에 간다는 매우 고통스러운 증상을 보인다.

낮에도 일상생활이 여러 가지로 불편해진다. 어쨌든 화장실 생각이 머리에서 떠나지 않는다. 어디에 외출을 해도 가장 먼저 화장실을 확보하려는 생각뿐이다.

이 시기에는 소변이 잦아질 뿐만 아니라 매우 다급한 느낌(요의절박 ; 尿意切迫)을 받거나 실제로 화장실에 도착하기 전에 조금 새어 버리거나(절박성 요실금 ; 切迫性 尿失禁) 하는 경우도 있다.

이 증상은 제1병기에만 나타나는 것은 아니지만 대부분의 전립선비대증 환자는 처음에 이 증상을 호소한다.

그와 동시에 이 제1기에는 가벼운 배뇨 곤란도 나타난다. 전립선이 요도를 압박하기 때문에 소변이 잘 나오지 않게 되는 현상이다.

대표적인 증상은 다음의 두 가지다.

① **천연성(遷延性) 배뇨**

화장실에 가도 금방 소변이 나오지 않게 된다. 소변이 나오기 시작할 때까지 시간이 걸리는 것을 말한다.

② **염연성(冉延性) 배뇨**

소변을 보고 있는 시간이 길어져서 옆사람이 끝나도 그칠줄 모르고 줄줄 나온다. 즉, 요선(尿線)이 가늘어져서 나오기 시작하고부터 끝날 때까지의 시간이 젊을 때보다 오래 걸리는 것이다. 하지만 방광에는 소변이 남지 않는다.

옛부터 나이가 들면 소변을 자주 본다고 했다. 분명히 대부분의 남성은 50세 이후부터 소변을 보는 횟수가 잦아지고 소변도 잘 나오지 않는다.

비대한 전립선에 의해 방광 출구에서 요도에 걸쳐 자극되기 때문에 요도 뒷쪽이나 회음부의 불쾌감, 중압감이 느껴지고 빈뇨가 된다. 드디어 야간에도 소변을 자주 보게 되고 더 지나가면 배뇨 곤란을 자각하게 된다.

한마디로 배뇨 곤란이라고 하지만 여러 가지 형태가 있다. 위의 설명처럼 우선 배뇨하려고 자세를 잡은 뒤 소변이 나오기까지 시간이 걸리고 소변의 줄기가 가늘어지며 배뇨 개시에서 종료까지 시간이 걸린다.

	증 상	부가 요소
제1기	·빈뇨(頻尿 ; 밤중에) ·배뇨곤란 ·소변줄기의 가늘어짐	잔뇨는 없다.
제2기	·배뇨곤란의 정도가 심해짐 ·잔뇨감(殘尿感) ·급성완전요폐(急性完全尿閉)	잔뇨 발생.
제3기	·일류성(溢流性) 요실금(尿失禁)	잔뇨가 매우 많아지고 신장기능의 장애.

▲[표 4-2] 전립선비대증의 증상

그러나 이 시기라면 아직 배뇨는 정상에 가까우므로 잔뇨(殘尿)도 거의 없고 소변도 탁하지 않다.

◆ 제2병기(第二病期 ; 잔뇨 발생기)

제1기의 증상이 조금 강해지는 것으로 배뇨 곤란의 예를 들면 배에 힘을 주지 않으면 소변이 잘 나오지 않는 복압 배뇨(腹壓排尿)라는 상태가 되거나 한다.

한편 소변이 전부 다 나오지 않고 방광 속에 잔뇨가 고이는 등의 문제가 일어난다. 제1기와 다른 점은 잔뇨가 생긴다는 것이다.

정상적인 배뇨란 방광 속에 전혀 소변이 남지 않는, 이른바 잔뇨가 제로(zero)인 상태가 되지만, 제2기가 되면 이것이 50㎖, 80㎖, 100㎖로 서서히 늘어난다.

목욕탕 물에 비유해 보자. 목욕탕 물을 뺄 때, 물을 다 빼지 않고 마개를 막아 버리면 욕조의 물은 곧 다시 가득해져 버린다. 이것과 마찬가지로 소변을 다 배출하지 않고 마개를 막아 버리기 때문에 잔뇨라는 형태로 방광에 고이게 되는 것이다.

이것이 다시 빈뇨의 원인도 된다. 예를 들면 방광에 300㎖의 용량이 있다고 해도 100㎖의 소변이 남아 버리면 실제로 방광에 소변을 저장하거나 배출하거나 하는 용량은 300㎖ - 100㎖ = 200㎖가 된다. 그 분량만큼 소변의 횟수가 늘어나 버리는 것이다.

방광은 어떻게든 잔뇨를 줄이려고 노력한다. 그러면 방광의 근육은 점점 더 두꺼워지지만 차츰 지쳐서 탄력성이 없어져 상당히 강한 힘으로 방광을 수축시키려고 해도 생각대로 되지 않는다. 이것이 악순환이 되어 계속 방광은 무리를 하게 되는 것이다.

이런 잔뇨의 상태가 나타나는 것이 제2기다.

또한 이 단계부터 나타나기 시작하는 증상에는 요폐가 있다. 요폐는 배뇨 곤란의 증상 중에서는 최악으로 소변을 보고 싶어서 못 견디겠는데 한 방울도 나오지 않게 된다는 심각한 증상이다.

요폐는 어느날 갑자기 일어난다. 원인이 확실하지 않은 경우도 있지만 술을 마신 후, 장시간 앉은 채 정력을 쏟아서 일을 한 후, 극도의 긴장을 했을 때, 혹은 소변을 너무 많이 모아 두고 있었을 때 등에 일어나는 경우가 있다.

특히 음주 후와 장시간 앉아 있었더니 요폐가 되었다는 경우가 많은 것 같다.

약의 복용으로도 드물게 일어난다. 감기약이나 위장약 중에는 장의 움직임을 억제하는 작용을 하는 것이 있는데 동시에 방광의 수축에도 악영향을 끼치는 경우가 있다.

또한 위의 내시경 검사나 엑스레이 검사를 할 때에 위장의 연동을 억제하는 약을 주사하는데 이것이 원인이 되어 요폐(尿閉)가 되는 경우도 있다.

제1기의 증상이 없는 채로 증상이 나타나면서 느닷없이 제2기로 들어가는 경우도 있다. 그러나 이 시기에는 신장의 기능은 괜찮다.

어쨌든 배뇨 곤란의 정도가 점차 악화되면 배뇨 후에도 방광에 있던 소변의 일부가 남게 된다. 젊었을 때는 잔뇨가 없지만 잔뇨가 조금씩 증가하여 50㎖를 넘으면 항상 하복부에 불쾌감이 있고 배뇨를 해도 산뜻하지가 않게 마련이다.

자신도 모르는 사이에 50~100㎖ 이상의 잔뇨가 있게 되면 그만큼 방광 용량도 적어져 빈뇨가 되는 것이다. 그러면 요도의 감염을 일으키기가 쉽고 신장 기능에도 악영향을 미친다.

이와 같이 이 시기에 특징적인 것은 소변이 방광에 가득차 있음에도 불구하고 갑자기 소변이 한 방울도 나오지 않는 급성요폐증상(急性尿閉症狀)이 나타난다는 것이다.

요폐는 반드시 잔뇨량이나 전립선의 크기와 관계있는 것은 아니다. 겨울에 많고 음주 후에 많으며 전립선부(前立腺部)의 충혈이나 울혈에 의한 것일 수도 있다.

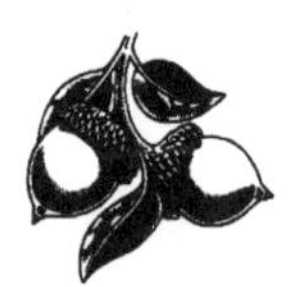

◆ 제 3 병기(第三病期 ; 방광 확장기)

제3기는 방광확장기(膀胱擴張期) 혹은 만성요폐기(慢性尿閉期)라고도 한다.

이때는 배뇨가 보다 곤란해져서 항상 대량의 소변이 방광 속에 남아 버린다.

이 상태가 진행하면 방광의 수축력이 약해져서 배변에 비유하자면 쾌변이라는 느낌에서는 거리가 멀어진다. 경우에 따라서는 이미 소변이 모였다(방광에 모아짐)는 감각조차 없어wu 버린다.

그런가 하면 반대로 소변이 잘 나오지 않는데 목욕탕의 물이 욕조에서 넘치듯이 소변이 줄줄 새어 버리는 경우도 있다.

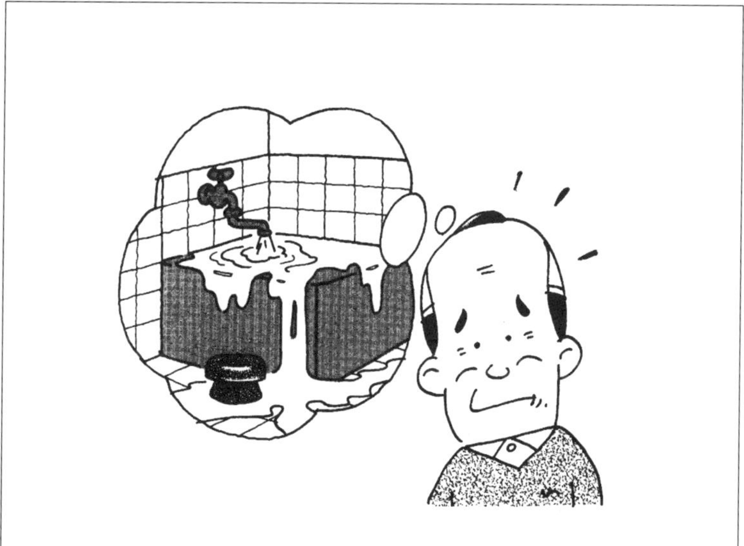

▲ 목욕탕의 물이 욕조에서 넘치듯 소변이 줄줄 새어버린다.

몸의 다른 기관에도 악영향을 미치는 것이 이 제3기다. 비대한 전립선이 방광을 아래쪽에서부터 들어올리면 신장에서 소변을 방광으로 흘려보내는 요관 하단(방광의 출구)이 눌리거나 좁아지거나 해서 이번에는 방광에서 윗부분, 즉 신장이라든가 요관에 소변이 고이는 상태가 되는 것이다.

이것은 수신증(水腎症)이나 수뇨관증(水尿管症)이라고 하는 상태로 심한 경우에는 요독증이 되는 경우도 있다. 즉 이 제3기는 신장 기능에 장애가 생기는 시기다.

하나의 실례를 소개하겠다.

소변이 잦고 찔끔찔끔 샌다고 호소하는 사람이 병원에 찾아갔다고 한다. 이 증상은 급격히 악화하지 않고 서서히 진행하는 것 같다. 그래서 별로 고통을 호소하는 경우는 없는데 그 사람을 진찰해 본 결과 좀 이상했다고 한다.

치골(恥骨) 상부, 즉 하복부가 불룩하고 매우 딱딱한 덩어리 같은 것이 잡혔다. 아랫배가 불룩 튀어나와 있어서 본인이나 가족은 암이 아닐까 걱정하고 있었지만 진단결과 그 부분은 방광이었던 것이다.

요도로 고무관을 넣어서 소변을 채취했더니(카테텔로 소변을 빼냄) 무려 980㎖나 소변이 고여 있었다는 것이다.

인간이 방광 내에 모을 수 있는 소변은 아무리 참아도 600㎖라고 한다. 이 사람은 900~1,000㎖의 소변을 아무렇지 않게 모을 수 있는 상태, 즉 만성요폐였던 것이다.

이 경우에서 알 수 있듯이 제3기의 완전요폐라는 상태는 급성이 아닌 점이 하나의 특징이다. 옛날에는 이런 상태의 사람이 많았는데 최근에는 줄어들었다.

정보화 사회와 더불어서 건강에 대한 일반인의 지식도 상당 수준이 되었기 때문일 것이다. 그래도 아직까지 이런 사람이 간혹 있다.

제2병기까지의 잔뇨는 겨우 150㎖ 이지만 이 시기에 들어오면 300~400㎖ 이상이 된다. 그리고 많은 예에서 신장 기능 장애를 보인다.

잔뇨가 더욱 증가하면 방광은 극도로 확장되고 배뇨근(排尿筋)의 힘만으로는 배뇨할 수 없게 된다. 외괄약근이 방광 내압(內壓)에 지게 되어 무의식중에 소변이 흐르는 상태가 되고 만다.

이 상태를 일류성뇨실금(溢流性尿失禁) 또는 기이성요실금(奇異性尿失禁)이라고 한다. 이를 계속 방치하면 신장 기능은 악화되어 요독증(尿毒症)이 된다.

진찰실을 찾는 것은 제2병기, 즉 잔뇨 발생기에 들어선 사람이 가장 많고 제3병기인 사람도 가끔 있다.

◆ 급성요폐(急性尿閉)

급성요폐란 제3기의 만성요폐와는 달리 말 그대로 갑자기 소변이 안 나오게 되는 증상이다. 이런 증상은 곤란하게 장소와 시간을 가리지 않고 갑자기 나타난다. 그 결과 본인은 진땀을 흘리며 괴로워하게 된다.

어떤 사람은 비행기 안에서 급성요폐가 찾아와서 지옥의 고통을 맛보았다면서 두 번 다시 그런 고통을 겪고 싶지 않다며 한숨을 쉬었다.

이 상태는 제1기부터 제3기라는 과정과는 별 관계없이 작은 전립선비대를 가진 사람이라도 일어난다.

전립선비대증 환자 중에서 급성요폐를 경험하는 사람은 현재 10%정도가 아닐까 생각되고 있을 만큼 요주의(要注意) 증상이다.

하지만 외래를 찾는 전립선비대증 환자 중에서 급성요폐로 고생하는 사람은 옛날에 비하면 상당히 줄어든 점도 덧붙여 둔다.

그렇지만 전립선이 조금이라도 비대해 있는 사람은, 언젠가는 이 요폐를 일으킬지도 모르는 위험을 지고 있다는 사실은 확실하다.

왜 갑자기 요폐가 되는 것일까. 관련 분야의 의료팀들이 연구한 바로는 전립선의 비대만이 원인은 아닌 것 같다.

이 증상은 단순히 전립선이 커져서 요도를 압박하는 것이 아니고 그 압박의 방법이 몸의 상황(때와 경우)에 따라서 변화하기 때문인 것 같다.

예를 들면 요폐(尿閉)는 술을 마셨을 때에 갑자기 일어난다든가, 크고 작은 다양한 이유로 발생하지만 한두 번 병원에서 도뇨(導尿 ; 카테텔)를 받으면 그 후는 언뜻 아무렇지도 않게 소변이 나오는 경우가 흔히 있다.

전립선비대증 환자는 커진 전립선이 갑자기 작아지거나 어제에 비해 오늘은 갑자기 커지거나 하는 것은 아니지만 물리적인 압박뿐만 아니라 그 시점의 교감신경의 자극상태, 혹은 전립선의 충혈이라든가, 부종(浮腫) 등에 의해서 어느 일정 시간에 강한 폐색(閉塞) 작용이 일어난다고 생각된다.

급성요폐에 빠졌을 경우는 밤중이라도 당장 병원에 가서 도뇨를 받을 필요가 있다. 일단락해도 안심하지 말고 그 후 어떻게 하면 좋은지, 정확한 진단을 받는 것도 중요하다.

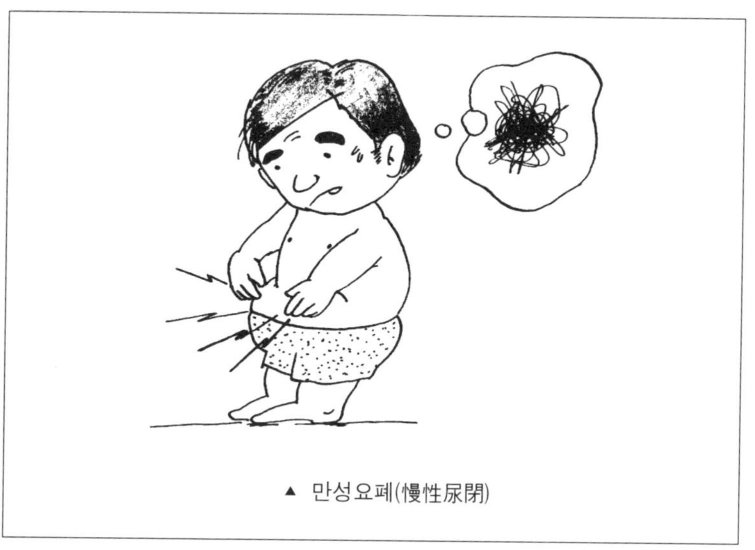

▲ 만성요폐(慢性尿閉)

◆ 요실금(尿失禁)

전립선비대증의 경우에 소변이 새어 버리는 증상에는 두 가지의 원인이 있다.

하나는 절박성(切迫性) 요실금으로 방광이 전립선에 의해 자극을 받고 있기 때문에 방광이 불안정해져서 제멋대로 쉽게 수축한다. 방광 수축이 자극으로 인해 강해지는 것이다.

그 때문에 소변이 잦아지고, 타이밍을 놓쳐서 새어버리는 것이다. 소변이 점점 힘없이 나오게 되었는데다가 화장실에 가는 타이밍을 놓쳐서 소변이 새어버리는 것은 참으로 비참한 일이다.

의료진들의 연구에서는 전립선비대증의 4분의 1에서 3분의 1의 환자에게 불안정 방광이 인정되었다. 이와 같은 사람들은 빈뇨의 경향이 강해서 조금만 소변을 참거나 깜박 시간을 놓치기라도 하면 소변이 새어 버리는 경우도 있다.

또 하나의 원인은 '기용의 분류'에서 말하자면 제3기가 된다. 상당히 나빠진 상태다.

목욕탕 물에 비유하자면 욕조 마개가 도중에 막혀 버렸는데도 수도물을 계속 틀어 두면 반드시 물이 넘치게 되는 것과 같은 이치이다. 즉 위에서 흘려보내는 소변으로 인해 소변이 넘치듯이 흘러나오게 되는데 이런 현상을 가리켜 일류성(溢流性) 요실금이라 한다.

절박성 요실금과 달리 이쪽은 방광 근육이 약해져 있다.

이전에는 전립선비대증에 따르는 요실금은 이 일류성 요실금이 대부분이라고 했는데 최근에는 이 증상(일류성 요실금)을 보이는 사람이 상당히 줄어들었다. 따라서 상대적으로 절박성 요실금이 늘어나고 있는 것이다.

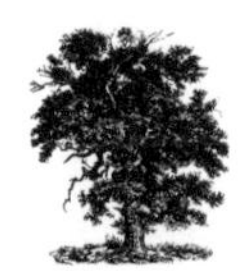

전립선비대증의 합병증

지금까지 살펴본 증상 이외에 전립선비대증에는 다음과 같은 합병증이 나타나는 경우가 있다.

◈ 요로감염증(尿路感染症)

강물의 흐름이 정체되면 탁해져 버리듯이 잔뇨가 있으면 세균의 발생은 물론 번식에도 좋은 조건이 된다. 잔뇨에 의해 세균이 늘어나면 방광이나 전립선에 염증이 생기고 때로는 고열이 난다는 증상이 나타나기도 한다. 경우에 따라서는 신우염(腎盂炎)이 되거나 하는 경우도 있다.

◈ 신(腎) 기능장애

전립선비대가 신기능 장애를 일으키는 것은 다음의 3가지 경우가 있다.

첫째, 전립선이 커져서 방광이 밀려 올라가면 인접한 요관이나 요관구(尿管口)도 밀려 올라가서 그 결과 요관구가 압박을 받아 이 부분의 요관(尿管)이 낚시바늘 모양으로 구부러져 버린다.

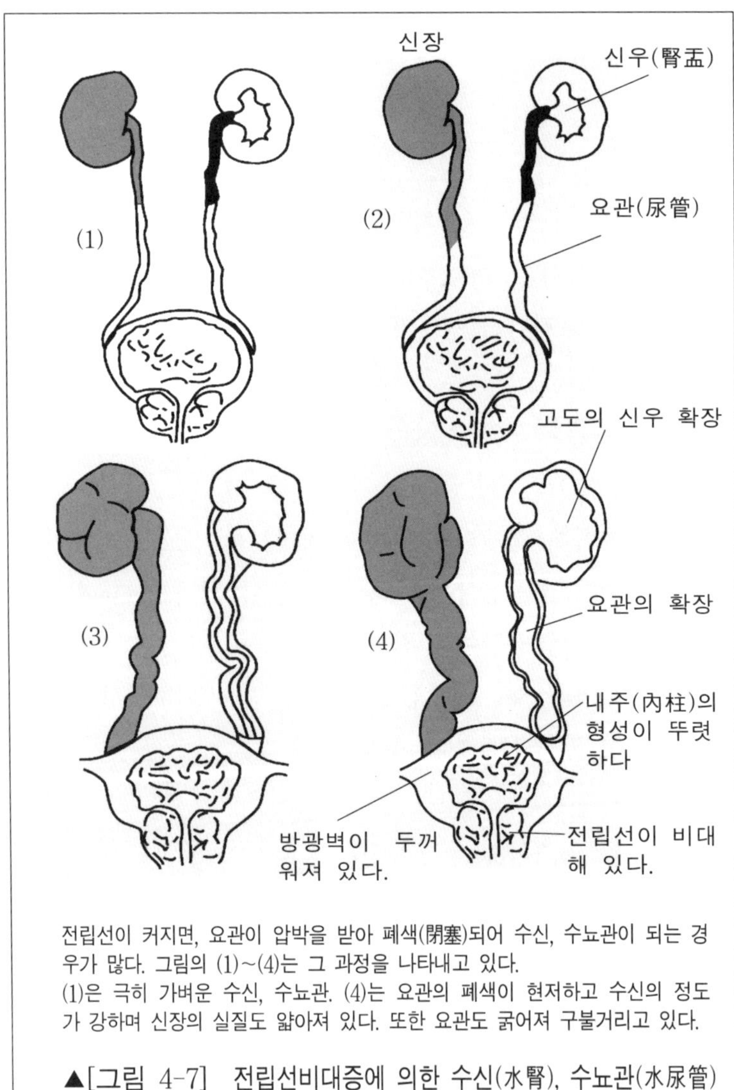

전립선이 커지면, 요관이 압박을 받아 폐색(閉塞)되어 수신, 수뇨관이 되는 경우가 많다. 그림의 (1)~(4)는 그 과정을 나타내고 있다.
(1)은 극히 가벼운 수신, 수뇨관. (4)는 요관의 폐색이 현저하고 수신의 정도가 강하며 신장의 실질도 얇아져 있다. 또한 요관도 굵어져 구불거리고 있다.

▲[그림 4-7]　전립선비대증에 의한 수신(水腎), 수뇨관(水尿管)

이 때문에 신장에서 흘러야 할 소변이 제대로 방광으로 흘러들어가지 못하므로 신장이나 요관이 조금씩 소변의 정체 때문에 부어 버린다.

둘째, 그 다음은 방광벽이 비대해 버리는 경우다. 소변이 잘 안 나오고 방광에 부담을 주면 방광의 근육은 두꺼워진다. 그러면 요관 하단에서 요관이 압박을 받아 소변이 배출되기 어려워진다.

셋째, 더욱이 방광의 내압(內壓)이 높아지면 압력의 관계로 소변이 방광 안으로 완전히 들어가지 못하게 된다. 이 때문에 신장의 기능이 저하하게 된다.

이런 증상은 확실하게 치료하지 않으면 요독증(尿毒症)이 되는 경우까지 있다.

◆ 혈뇨(血尿)

비대한 전립선은 혈관이 굵어져 있다. 이것이 더욱 충혈되거나 하면 작은 자극으로도 혈뇨가 많이 나오는 경우가 있다.

내시경으로 살펴보면 전립선부 요도나 방광 경부(頸部)의 혈관이 굵어져서 찢어지기 쉬운 상태로 되어 있는 경우도 있다. 전립선비대증 환자 중에는 걷기만 해도 피가 섞인 소변(혈뇨)을 보게 되기 때문에 항상 택시를 탄다는 사람도 있었다. 비대한 전립선은 혈관에까지 악영향을 미친다.

출혈이 시작되면 혈액은 방광으로 들어가는 경우도 있어서 이것이 방광 안에서 핏덩어리(血栓)를 만들어서 내요도구(內尿

道口)를 막기 때문에 이렇게 되면 소변은 더욱 배출되기 어려워져 버린다.

혈뇨(血尿)에는 여러 가지의 원인이 있다. 전립선비대증 때문만은 아니다. 만일 혈뇨가 나오면 반드시 비뇨기과에 가서 어디에서 출혈을 일으키고 있는지, 소변이 지나는 길은 어떻게 되어 있는지를 조사해볼 필요가 있다.

혈뇨가 나오는 병은 많이 있다. 중요한 병인 암(癌), 즉 전립선은 물론이거니와 신장, 요관, 방광 등, 어디에 암이 생겨도 혈뇨가 나온다. 40세 넘어서 혈뇨가 나오면 암일 가능성도 생각하고 검사를 받으라고 할 정도이다.

암 검사를 해서 아무데도 암의 조짐이 없으면, 다음에 생각할 수 있는 것은 전립선비대증이다. 만일 전립선이 크게 비대해 있으면 분명히 여기에서 출혈을 일으키고 있을 거라는 얘기가 된다.

암 외에 결석(結石)이라든가 염증 등이라도 혈뇨가 일어난다. 이 경우는 증상이 확실하기 때문에 비교적 간단한 검사로 구별이 가능하다.

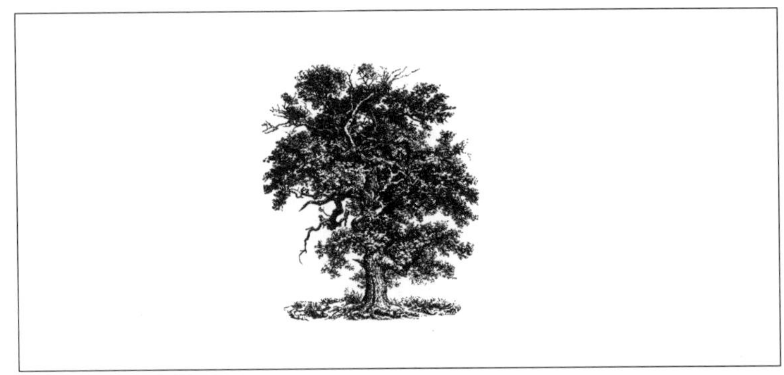

전립선비대증 진단은 어떻게 하는가

아무래도 소변이 나오는 상태가 이상하다, 전립선이 비대해 있는 것은 아닐까……, 이런 고민을 안고 환자들은 병원을 찾게 된다. 앞에서 말했듯이 50대 이상 남성의 4명에 1명은 전립선이 커져 있다.

만일 눈에 띄는 증상이 있었다면 주저하지 말고 비뇨기과에서 검사를 받아 보기 바란다.

일찌감치 진찰을 받고 검사를 하면 증상이 가벼울 때 치료 방침을 세울 수 있다. 만일 전립선암(前立腺癌)이 의심스러워도 초기라면 완치시킬 수도 있다.

50세 이상의 남자이면서 앞에서 설명한 것과 같은 증상을 호소하며 찾아온 경우, 보통 시진(視診)이나 촉진(觸診)을 하고 소변검사(검뇨 ; 檢尿)에 의한 요로(尿路) 감염의 유무를 확인한다.

그 외 전립선비대증 진단에 필요한 특수한 방법에 대해 순서대로 설명하기로 한다.

◈ 자각 증상 스코어

최근에 전립선비대증 환자의 자각증을 일정 스코어로 나타내자는 의견이 있다.

이제까지는 환자의 호소를 대강 들었으나 그것은 단순히 진단에 참고로 할 뿐이었다. 그러나 수술 이외에도 여러 가지 치료법이 등장했고 전립선의 크기와 자각증상이 반드시 일치하지 않는 등 여러 가지 이유로 환자의 호소, 즉 자각증상을 스코어로 나타내어 임상적 평가에 쓰고자 하는 것이다.

그를 위한 국제회의가 열려 미국 비뇨기과학회(AUA)에 의한 증상평가법이 채용되게 되었다.

이는 국제전립선증상스코어(International Prostate Symptom Score : I-PSS)라고 불리운다.

I-PSS는 배뇨에 관한 다음 7가지 질문으로 되어 있다.

① 지난 1개월 이내 배뇨 후 소변이 아직 남아 있는 느낌이 있었는가.

② 지난 1개월 이내 배뇨 후 2시간 이내에 다시 화장실에 간 적이 있었는가.

③ 지난 1개월 이내 소변을 참아내기가 힘들었던 적이 있었는가.

④ 지난 1개월 이내 소변 도중에 소변이 갑자기 끊겼던 적이 있었는가.

⑤ 지난 1개월 이내 소변의 힘이 약했던 적이 있었는가.

⑥ 지난 1개월 이내 소변을 보기 위해서 배에 힘을 주어야

했던 적이 있었는가.

⑦ 지난 1개월 이내 잠자리에 든 뒤 도중에 보통 몇 차례 정도 배뇨를 위해 깨었는가.

이 7개의 질문에 대한 회답은 0~5점의 스코어식으로 스코어 합계치는 무증상(無症狀)에서 중증까지 0~35점이 된다.

구체적으로는 없다(0), 5회에 1회 미만(1), 2회에 1회 미만(2), 2회에 1회(3), 2회에 1회 이상(4), 거의 언제나(5)의 0~5점으로 평가한다.

다음에 소개되는 그림(자각증상평가표)과 같이 이 질문지를 환자에게 주고 환자 자신이 기입하는 것을 원칙으로 한다.

현재의 스코어에 의한 중증도(重症度) 분류에는 표준적인 것은 없다.

다만 하나의 기준으로써, 0~7 : 가벼운 증상, 8~19 : 중간 정도의 증상, 20~35 : 중증이라고 생각할 수 있다.

한번 자신의 증상을 평가해보기 바란다. 만일 13 이상이라면 병원에 가는 것이 좋다.

I-PSS스코어 이외에 QOL스코어라는 것도 이용되고 있다. 이것은 '퀄리티 어브 라이프(Quality of Life),' 즉 생활의 질(質)이라는 것을 스코어로 나타낸 것이다. 질문 하나로써 '현재의 배뇨 상태가 앞으로 평생 계속된다면 어떤 느낌이겠는가?' 이다.

이에 대한 대답도 '기쁘다'에서 '괴롭다'까지의 0~6점의 스코어를 붙이는 것이다.

환자명 ________ 생년월일 ________ 환자번호 ________ 평가일 ________
초진시, 치료중 (치료법   ) 치료후 (치료법   )

I-PSS

구 분	없음	5회에 1회 미만	2회에 1회 미만	2회에 1회 정도	2회에 1회 이상	거의 언제나
1. 과거 1개월 이내에 배뇨 후 잔뇨감을 느낀 적이 있습니까?	0	1	2	3	4	5
2. 과거 1개월 이내에 배뇨 후 2시간 이내에 소변이 마려운 적이 있습니까?	0	1	2	3	4	5
3. 과거 1개월 이내에 배뇨 도중에 소변이 끊긴 적이 있습니까?	0	1	2	3	4	5
4. 과거 1개월 이내에 배뇨를 참기 힘들었던 적이 있습니까?	0	1	2	3	4	5
5. 과거 1개월 이내에 소변의 힘이 약했던 적이 있습니까?	0	1	2	3	4	5
6. 과거 1개월 이내에 배뇨 개시까지 힘을 주어야 했던 적이 있습니까?	0	1	2	3	4	5
	0회	1회	2회	3회	4회	5회 이상
7. 과거 1개월 이내에 잠자리에 든 뒤 이른 아침까지 배뇨를 위해 보통 몇 번이나 깨어났었습니까?	0	1	2	3	4	5

▲ [표 4-3]　자각증상평가표(I-PSS)

초진 때뿐만이 아니라 치료시의 평가에도 가능한 한 이 스코어를 이용하여 환자의 자각증상의 변화를 살펴려고 하고 있다.

◆ 직장진(直腸診 : 직장 안에 손가락을 넣어 검진)

보통 병 검사는 비교적 간단하고, 별 통증이 없는 방법부터 진행되어 간다. 전립선비대증이 의심스러운 사람은 먼저 직장진(直腸診)부터 출발한다.

직장진, 즉 직장 안에 손가락을 집어넣어 검진하는 방법으로 비뇨기과에서는 극히 일반적인 진찰법이다.

직장은 대장 중에서 가장 항문에 가까운 부분으로 그 출구가 항문이 된다. 다음의 그림에서도 알 수 있듯이 직장, 즉 항문의 전벽(前壁) 속에 전립선이 있다. 거기로 항문에 손가락을 집어넣어서 손가락으로 정성껏 만져서 진단하는 방법이 직장진이다.

보통은 좌우 대칭성으로 알밤 크기로 돌출한 전립선이 만져진다. 비대증일 경우에는 그것이 크고 반구상(半球狀)으로 돌출해 있고 중앙에 있어야 할 고랑이 없어져 있으며 탄력있는 단단함을 느낄 수 있어 주위와 확실하게 구별된다.

암의 경우에는 돌 같이 단단한 좌우 비대칭의 응어리가 만져진다. 여기에 염증이 생기면 압통(壓痛)이 생기게 된다.

검진할 때는 구체적으로 환자는 엎드리거나 똑바로 누워서 양무릎을 손으로 감싸듯이 구부리고 좌우로 벌려 힘차게 엉덩

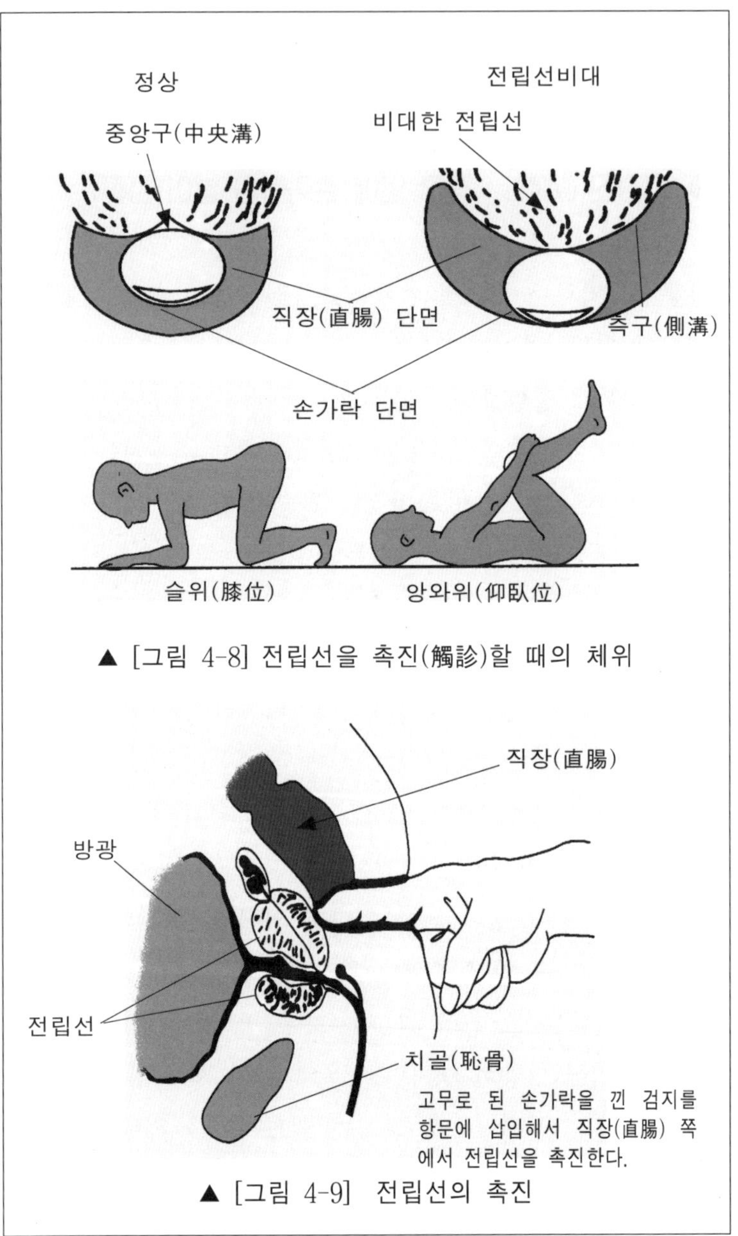

▲ [그림 4-8] 전립선을 촉진(觸診)할 때의 체위

고무로 된 손가락을 낀 검지를
항문에 삽입해서 직장(直腸) 쪽
에서 전립선을 촉진한다.

▲ [그림 4-9] 전립선의 촉진

이를 들어올리는 듯한 자세가 된다.

의사는 장갑을 끼고 검지에 젤리를 발라서 항문으로 살짝 손가락을 넣는다. 그리고 직장 앞의 벽 너머로 전립선을 만지게 된다.

전립선 전체를 만질 수는 없어도 전립선의 직장쪽 면을 만져 보고 크기, 모양, 표면이 울퉁불퉁한지, 눌러보아 통증은 있는지 등을 확인한다.

앞에서 설명했듯이 정상적인 전립선은 호두(밤톨)정도만한 크기다. 그 이상으로 커지면 당연히 손가락으로 느낄 수 있다.

크기는 아주 작은 것부터 큰 것까지 다양해서 밤만한 것부터 달걀, 더욱이 거위알만한 것도 있다. 최대급으로는 귤만한 것도 있다.

또한 정상적인 경우에는 세로에 홈 같은 패임이 만져지는데 전립선이 커져 있으면 한가운데의 패임이 없어져서 전체적으로 매끄러운 느낌으로 표면은 울퉁불퉁하지 않다.

이 직장진에서는 아울러 암의 가능성도 염두에 두고 조사한다. 전립선에 암이 생기면 표면의 일부가 딱딱해진다. 전립선비대증과 같이 탄력성있게 딱딱한 것이 아니라 울퉁불퉁한 뼈와 같이 딱딱해지는 것이 특징이다. 또한 상당히 진행한 것은 표면이 상당히 울퉁불퉁하다.

전립선비대증 그 자체만으로는 눌렀을 때 아프지 않다. 그러나 전립선비대증에 전립선염이 합병하고 있는 경우는 상당한 통증이 있다.

도대체 이 검사로 전립선비대증이나 암을 얼마나 정확하게 알 수 있을까. 대답은 약 80% 전후다.

이런 의미에서 직장진은 전립선의 병 진단에는 절대 빼놓을 수 없는 중요한 검사라고 하겠다.

이 검사의 문제점이라면 전립선의 후면밖에 모른다는 점이다. 실제로 어느 정도의 힘으로 요도를 누르고 있는지, 혹은 방광속에 돌출해 있는 타입의 것인지는 이 직장진으로 판단하기 곤란하다. 또한 아주 초기의 전립선암도 알아내기 어려운 경우가 있다.

◆ 요유량(尿流量)과 잔뇨(殘尿) 측정

전립선비대증에는 잔뇨(殘尿)가 수반된다고 할 수 있다. 그 양은 때와 상황에 따라서 차이가 있지만 배뇨 후에 잔뇨량이 어느 정도인지, 두 가지의 방법으로 조사할 수 있다.

첫번째는 자신의 힘으로 소변을 본 후, 부드러운 고무관(카테텔)을 요도로부터 방광까지 밀어 넣어 방광에 남아 있는 소변을 전부 채뇨해서 그 양을 재는 방법이다.

두번째 방법은 초음파 기계를 하복부 위에 대고 대강의 잔뇨량을 계산한다.

비뇨기과 의사 중에는 이 잔뇨를 매우 중시하는 사람이 있다. 잔뇨가 80㎖이면, '상당히 악화해 있다'고 판단하여 적극적으로 치료하고 경우에 따라서는 수술까지도 생각할 수 있다고 한다.

그러나 잔뇨를 그다지 중시하지 않는 의사도 있어 일률적으로 말하기는 곤란하다.

어쨌든 잔뇨가 50㎖를 넘으면 의사로서는 신경 쓰인다. 그도 그럴 것이 잔뇨가 있으면 요로감염을 일으키기 쉬울 뿐만 아니라 그만큼 방광이 소변을 내보내려고 하는데도 불구하고, 전부 다 내보내지 못하게 되어 있다는 증명이 되기 때문이다. 더욱이 앞으로는 신장까지 영향을 미치지 않을까 하는 걱정도 해야 한다.

수술을 결정하는 경우, 잔뇨를 얼마나 중시하느냐는 담당의사에 따라서 각기 다르지만 유력한 참고자료가 되는 것만은 확실하다.

배뇨 상태를 객관적으로 관찰하기 위해서는 요유량계(尿流量計)를 이용하여 1초당 배뇨량을 연속적으로 측정하는 방법도 있다.

이 검사로 배뇨량, 배뇨 시간, 최대 요유량률, 평균 요유량률 등을 알 수 있다. 정상적인 성인의 최대 요유량률은 배뇨량이 200㎖ 이상일 경우는 1초당 20㎖ 이상이다.

전립선비대증이 심해짐에 따라 배뇨 시간이 연장되고 최대 요유량률은 저하된다.

다음에 소개된 그림은 정상인과 전립선비대증 환자의 요유량곡선(尿流量曲線)이다. 두 그림을 통해 비교해 보기 바란다.

다른 곳에서도 이야기했으나 정상인은 배뇨하려고 자세를 취하면 10초 이내에 개시되고 20초 이내에 종료된다. 전립선비대증이 되면 이것이 크게 변한다는 것을 곡선으로 읽을 수가 있다.

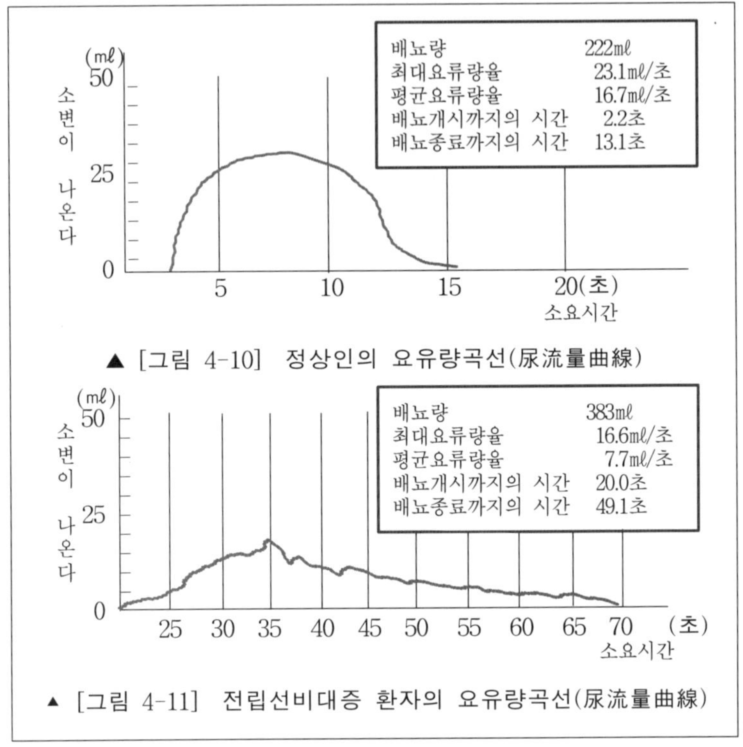

▲ [그림 4-10] 정상인의 요유량곡선(尿流量曲線)

▲ [그림 4-11] 전립선비대증 환자의 요유량곡선(尿流量曲線)

이 검사에서 배뇨량이 적을 때는 요유량률이 낮다고 반드시 배뇨 이상이 있다고는 할 수 없다. 적어도 150㎖ 의 배뇨량이 있을 때 검사해야 한다.

이 방법은 환자가 호소하는 자각증상을 객관적으로 평가하는 방법으로써 매우 높은 가치가 있다. 요유량(尿流量) 측정에 이어 방광 내에 잔뇨가 있는지, 있으면 얼마나 있는지를 본다.

잔뇨 측정에는 대부분 일정한 굵기의 카테텔을 요도(尿道)에 삽입하여 측정한다.

이에 의해 잔뇨 측정과 동시에 요도 길이도 알 수 있다. 최

전립선이 부어있지 않은 사례

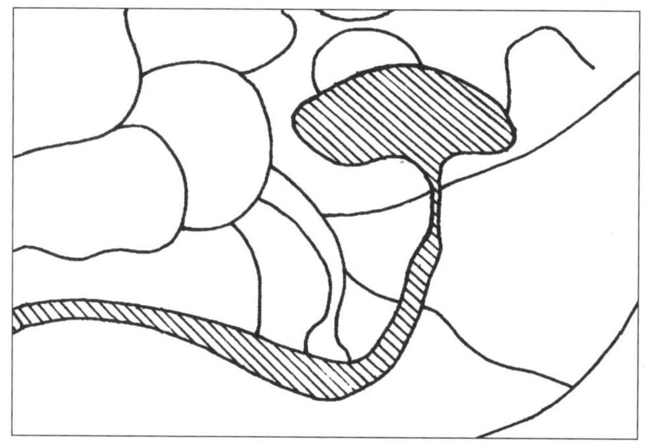

전립선비대증의 사례

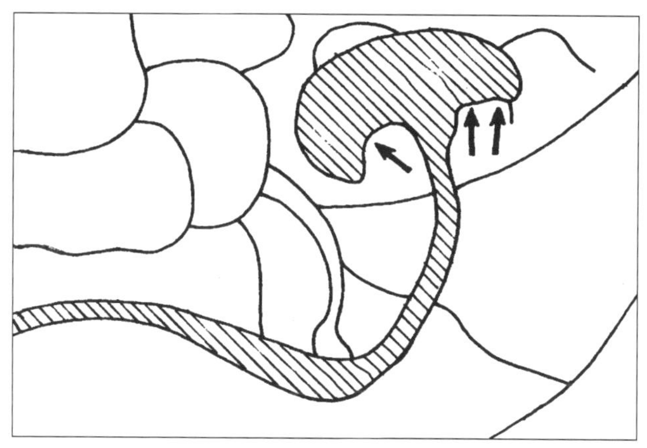

비대증에서는 ↑↑↑처럼 전립선이 방
광저부(膀胱低部)를 들어올린다.

▲[그림 4-12]　요도방광조영상(尿道膀胱造影像)

근에는 초음파 진단으로도 잔뇨량을 측정할 수도 있으나 다소 부정확하다.

◆ 엑스레이 검사

엑스레이 검사에서는 요도방광조영(尿道膀胱造影), 방광조영(膀胱造影), 배설성 신우조영(排泄性 腎盂造影) 등이 행해진다.

요도방광조영은 요도에 조영제(造影劑)를 주입하고 요도상(尿道像)과 방광상(膀胱像)을 찍는 방법이다. 이에 의해 전립선부 요도의 연장, 압박, 전방(前方)으로의 경사, 방광 저부(底部)의 상승 등을 볼 수 있다.

[그림 4-12] 는 거의 전립선이 부어 있지 않은 예와 큰 전립선비대증 예의 요도방광조영상을 나타낸 것이다. 후자에서 전립선부 요도의 연장, 압박, 전방으로의 요도의 경사 등을 분명하게 확인할 수 있다. 방광조영은 방광 안으로 조영제나 공기를 주입하여 방광 안으로의 선종(腺腫) 등의 돌출상태나 방광 내벽의 상태를 보려는 검사인데 최근에는 그다지 이용되지 않는 편이다.

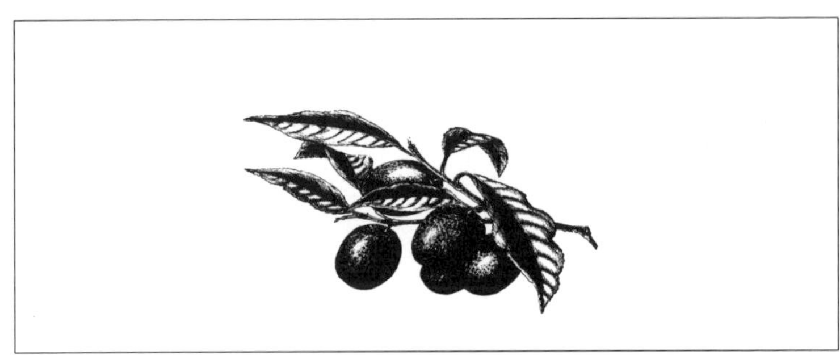

[그림 4-13] 정맥성(靜脈性) 신우조영(腎盂造影) ; 정상인의 경우 정상적인 신우(腎盂), 요관(尿管), 방광의 모습을 찍고 있다.

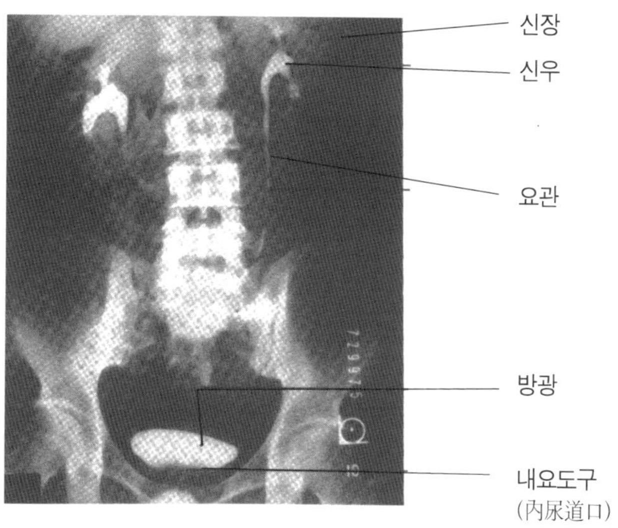

전립선부요도

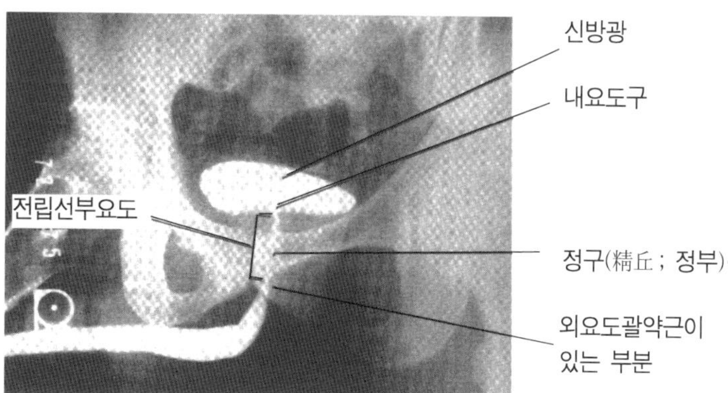

[그림 4-14] 정맥성 신우조영
전립선비대의 증례 A

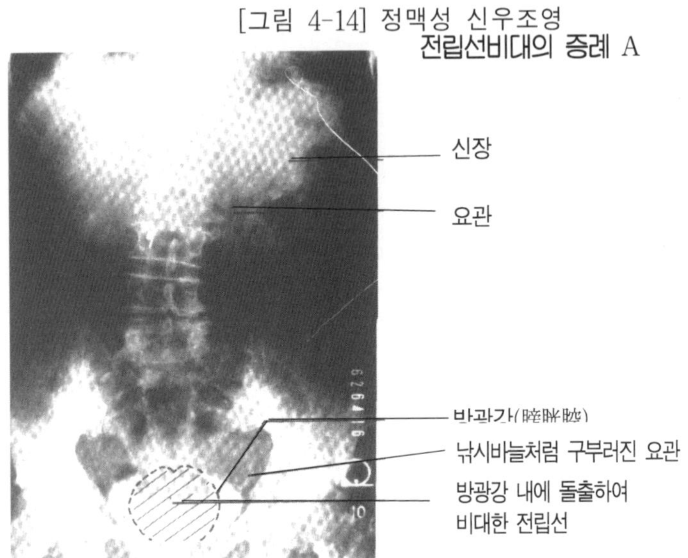

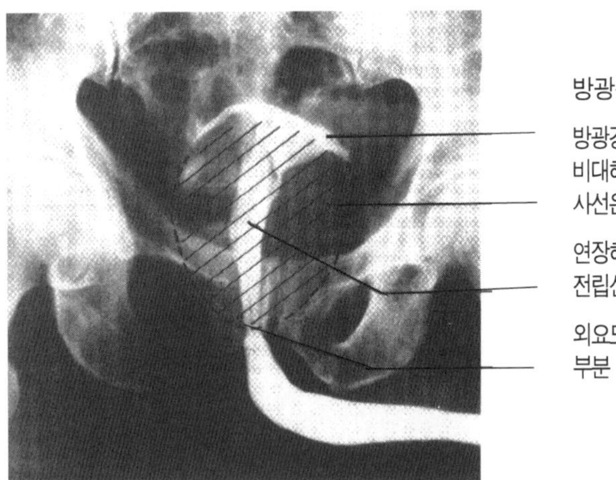

[그림 4-15] 정맥성 신우조영-증례 B

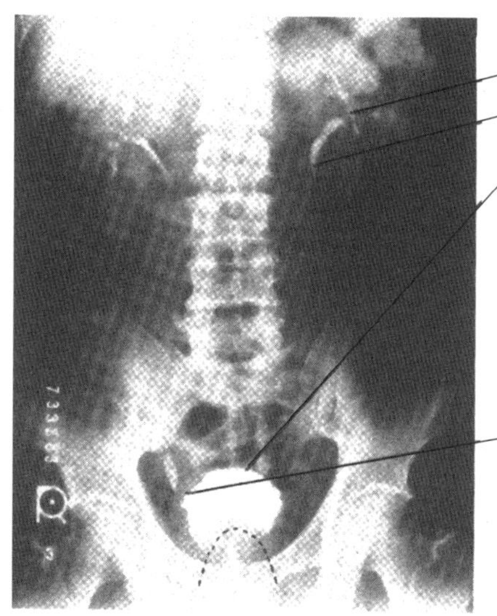

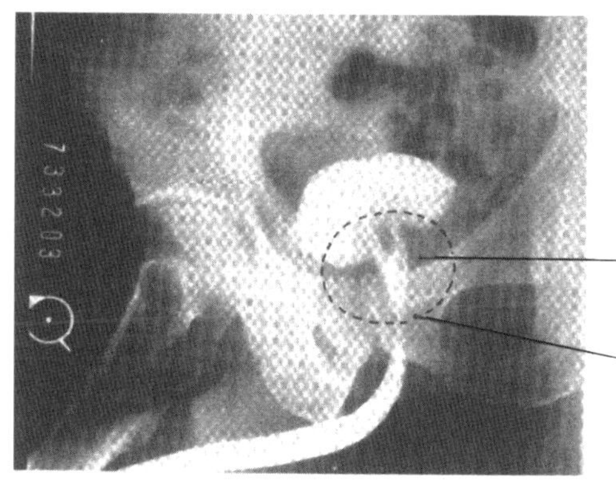

　배설성 신우조영(排泄性 腎盂造影 ; IVP)은 신장에서 배설되는 조영제를 정맥에 주사하여 그것이 배설되는 상태를 엑스레이로 촬영하는 방법이다. 이에 의해 신장의 기능과 형태 양쪽을 화면상으로 볼 수 있다. 그래서 일명 '정맥성 신우조영'이라고도 한다.

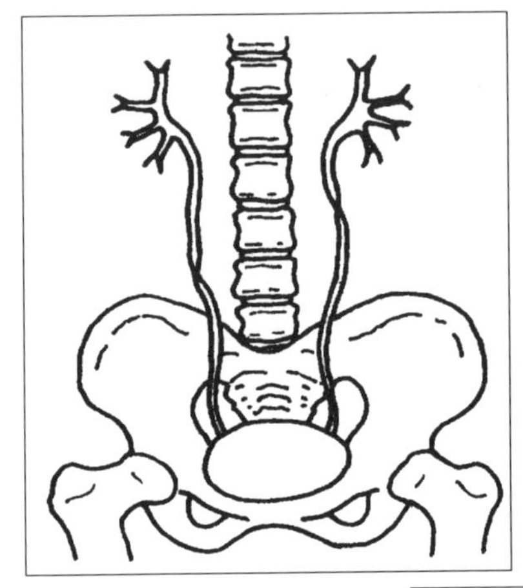

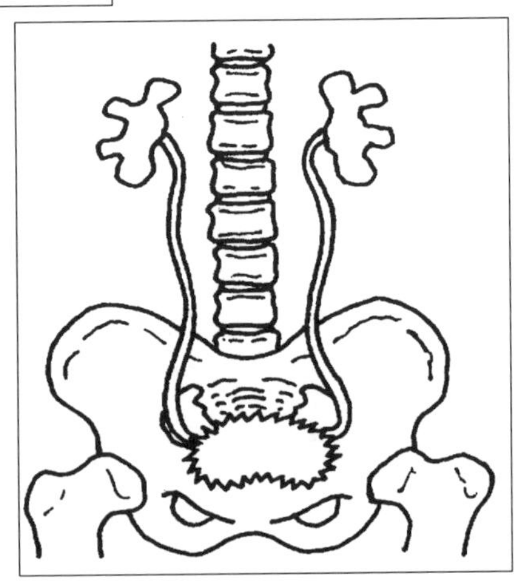

▲ [그림 4-16]　정상적인 IVP(왼쪽)와 전립선 비대증인 IVP(오른쪽)

[그림 4-16]은 정상적인 IVP와 전립선비대증인 IVP에 대한 그림이다. 후자에서도 신장에는 아직 영향은 없으나 요관의 하단에 비대증에 의한 변화와 방광벽에 올록볼록한 부정(不整) 변형이 나타나고 있다.

정맥으로 조영제를 주사해서, 그 조영제가 신장에서부터 소변에 섞여서 나올 때의 상태를 엑스레이로 촬영하여 진단하는 정맥성 신우조영법은 5분, 10분, 15분 후에 1장씩 사진을 찍으면 신장, 요관, 방광의 순으로 엑스레이에 찍힌다.

이 검사에서는 가장 먼저 신장이나 요관의 모양을 본다. 전립선비대증이 심해지면 앞에서도 말했듯이 비대한 전립선이 요관 출구를 압박해서 소변이 방광으로 흘러들어갈 수가 없게 되기 때문에 신장이 붓는다. 그 붓는 정도(수신증의 정도)는 이 엑스레이 검사로 알 수가 있다.

다음에 방광을 본다. 정상적인 방광은 대개 타원형으로 벽도 매끄럽게 찍히지만 전립선비대증이 진행해 있으면 방광 바닥은 전립선에 밀려 올라가서 버섯구름 같은 모양이 된다.

게다가 방광벽이 타원형이 아니라 까칠까칠하게 찍혀 있는 것을 알 수 있다. 이것을 전문용어로 육주(肉柱) 형성이라고 한다.

또한 비대한 전립선이 방광의 바닥부를 들어올리게 되면 요관의 끝쪽이 윗쪽으로 구부러져서 낚시바늘 같은 모양으로 보인다.

끝으로 배뇨 후에 선 채 다시 한 번 엑스레이를 찍어서 잔뇨가 있는지 어떤지도 판단한다.

종래에는 이 검사에 따른 조영제(造影劑)로 인하여 구토나 발진 등의 가벼운 부작용이 흔히 있었지만 요즘에는 조영제가 개선되어 이런 부작용은 거의 없어졌다.

요도방광조영법은 전립선을 조사하는 엑스레이 검사에서 매우 중요한 검사다.

이것은 소변의 출구 부분에서부터 방광까지 주사기로 조영제를 넣어서 그것을 엑스레이로 촬영하는데 이것으로 요도의 모양과 방광의 모양이 나온다. 그 모양을 보고 간접적으로 전립선의 대강의 상태를 추측하는 것이다.

전립선이 비대하면 요도가 전립선에 압박되어 찌부러진 듯한 모양이나 또는 길게 늘어난 모양, 밑에서 밀려 올라간 방광이 버섯구름 모양 등으로 보이게 된다.

이것에 의해 전립선의 대강의 크기를 알 수 있지만 아무리 엑스레이라고 해도 전체상(全體像)을 확실히 볼 수는 없으므로 크기를 정확히 알 수는 없다.

이 검사는 전립선과 같은 증상을 보이는 요도협착과의 식별에도 이용된다. 요도협착은 요도의 상처 자국이나 예전에 임질(淋疾) 등을 앓았던 사람이 치료된 후에 나타나는 경우가 있는 병이다.

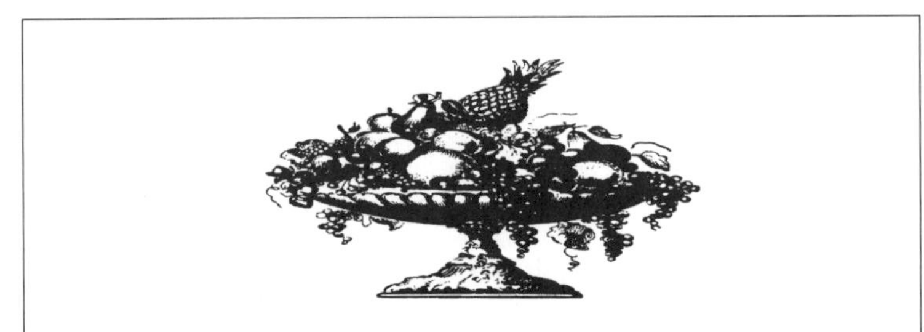

▼ [그림 4-17]　요도방광조영
　　　　　　— **전립선비대증의 증례**

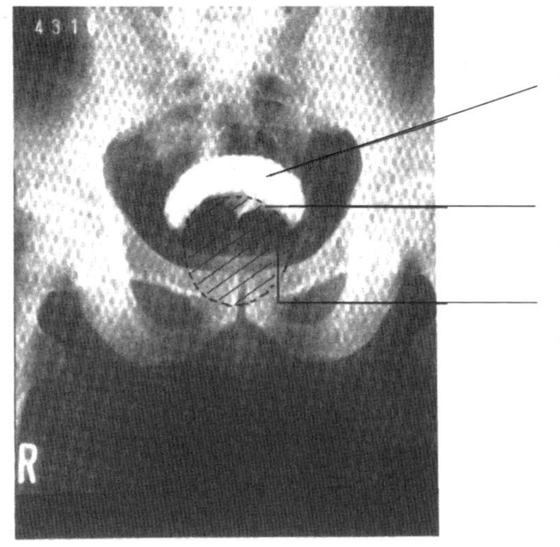

조영제로 채워진 방광
내강(內腔)

비대한 전립선에 의해
방광 바닥부분이 윗쪽
으로 들려 있다.

비대한 전립선의
추정상

조영제로 채워진 방광

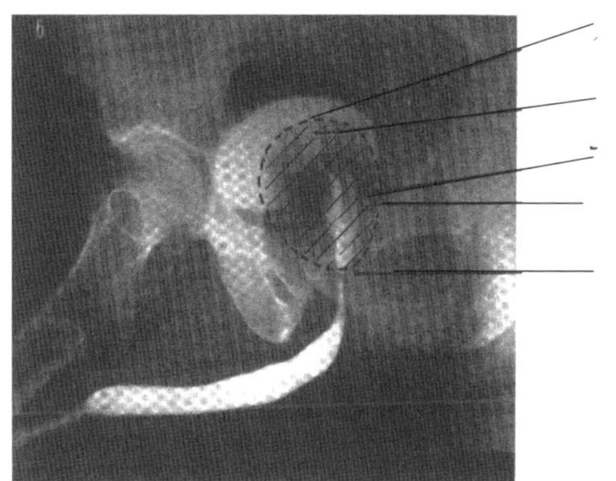

내강

비대한 전립선으로 방광
바닥이 들려 있다

압박받은 전립선부요도
비대한 전립선의 추정상

요도괄약근이 있는 부분

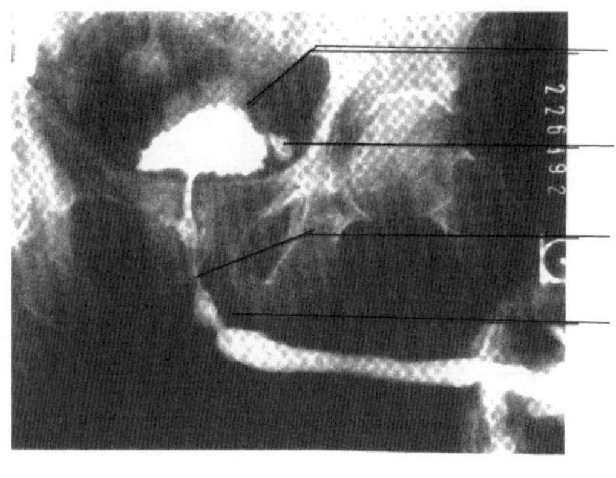

[그림 4-18] 요도조영 - 요도협착의 증례

◆ 내시경 검사

예전에는 내시경검사는 위험해서 실시할 것이 못 된다는 의
견도 있었으나 그것은 내부를 관찰하지 않고 방광경(膀胱鏡)
을 손으로 삽입하여 출혈을 초래하는 경우가 많았기 때문이
다. 현재는 요도 안을 관찰하면서 삽입하는 요도방광경을 사
용하기 때문에 안전하며 꼭 실시해야 할 검사로 보고 있다.

요도 뒷쪽으로부터 방광 출구에 걸쳐 전립선이 요도 안으로
돌출하여 요도를 압박하고 있는 상태를 잘 알 수 있다. 다음
에 소개되는 [그림 4-19], [그림 4-20]는 정상적인 전립선부
요도와 방광경부를 전립선비대증 환자의 그것과 대비한 것이
다. 비대증에 의해 전립선부 요도가 폐쇄되어 있는 상태를 확
인할 수가 있다.

이 검사는 1960년경부터 파이버스코프의 이용으로 인해 렌

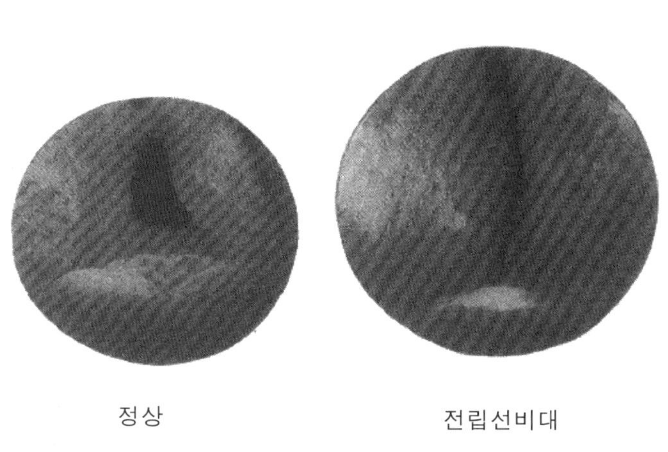

정상　　　　　　　　　전립선비대

▲ [그림 4-19]　전립선부 요도를 내시경으로 본 그림

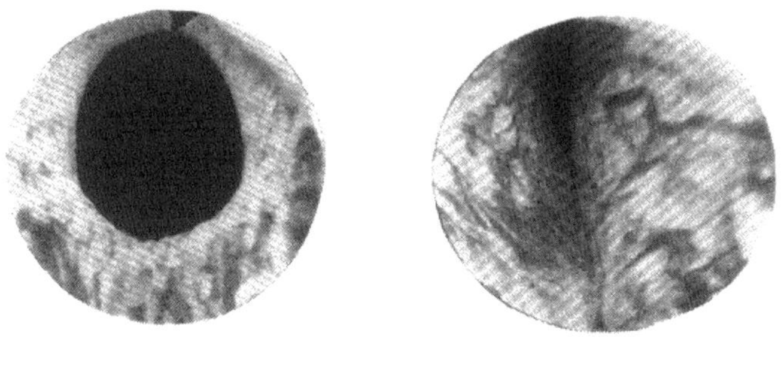

정상　　　　　　　　　전립선비대

▲[그림 4-20]　방광경부(膀胱頸部)를 내시경으로 본 그림

즈의 해상력이 향상됨으로써 검사 능력도 한층 상승했다.

실제로는 연필 굵기만한 요도경(尿道鏡), 즉 요도방광경을 국부마취를 한 요도에 천천히 넣는다.

그리고 렌즈의 끝을 밝게 빛나게 해서 속을 물로 씻으면서 요도나 방광 속을 본다.

내시경을 요도 속에 차차 집어넣으면 터널 모양으로 보이는 요도 중간에 어떤 지점부터 갑자기 좌우로 앞으로 나와 있는 전립선을 볼 수 있다. 더욱 내시경을 밀어넣으면 터널에서 '확' 하고 갑자기 넓은 곳으로 나온 듯한 느낌이 든다. 이곳이 방광이다.

이 내시경으로 전립선이 좌우에서 튀어나와 있는 상태, 방광 속에서 튀어나와 있는 상태, 그리고 전립선 점막의 상태, 충혈 상태 등, 여러 가지 사실을 조사할 수 있다.

게다가 방광 속을 보고 결석(結石)이 없는지 어떤지, 방광의 종양(암)이 합병해 있는지 어떤지, 또 방광벽이 울퉁불퉁해져 있는지 어떤지 등도 조사한다.

내시경으로 전립선암을 발견하는 일은 어렵지만 그래도 요도의 점막이 울퉁불퉁해져 있다든가, 보통의 전립선보다 상당히 딱딱한 느낌이 나는 경우는 발견할 수 있다.

◆ 초음파단층법(超音波斷層法)

항문으로 직장내(直腸內) 초음파 프로브(봉 형태의 초음파 발신기)를 삽입하여 전립선부의 단층화상을 얻는다. 이에 의해

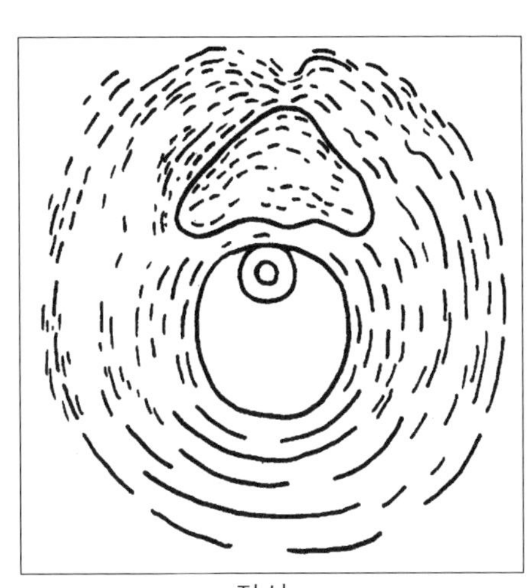

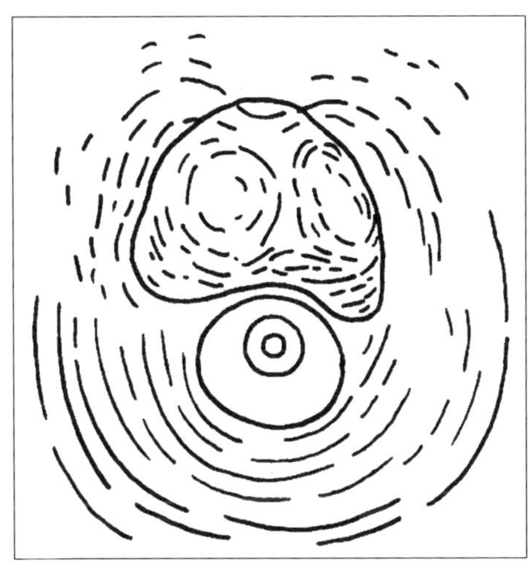

▲[그림 4-21] 전립선의 초음파단층법

전립선의 크기, 무게를 추정할 수 있고 또 암과의 식별에도 도움이 된다.

전립선의 수평단층상을 보면 정상적일 경우에는 전후로 평평한 전립선이지만 비대증이 되면 어깨가 뻗은 반달모양이 되고 더 진행되면 동그라미, 즉 원형에 가까워지는 것을 알 수 있다.

[그림 4-21]은 정상적인 전립선과 전립선비대증인 초음파단층상(超音波斷層像)이다. 그것을 보면 전립선이 크게 부어 있음을 알 수 있다.

이 검사와 처음에 이야기했던 일반적인 혈액검사(빈혈의 유무, 백혈구 수의 이상 유무, 간 기능, 신장 기능, 혈당치 이상 유무 등에 관한 혈액검사), 소변검사(검뇨; 檢尿)에 더해서 후술할 전립선암에 관한 종양마커 등도 검사한다.

진단으로서는 수술이 필요한지, 암(癌)이 공존하지는 않은지가 가장 문제가 된다.

◈ 방광의 내압(內壓) 측정

이것은 방광의 작용상태를 조사하는 검사다. 구체적으로는 요도로 부드러운 고무관을 방광까지 넣고 관끝으로 물이나 탄산가스를 1분간 100㎖ 정도의 비율로 주입시켜 간다.

천천히 실시하는 경우와 빨리 실시하는 경우가 있는데 방광에 주입한 물이나 탄산가스의 양에 따라서 방광의 내압이 얼마나 안정을 유지할 수 있는가, 혹은 도중에서 불안정해져서 방광이 제멋대로 수축해버리지 않는가, 하는 점을 조사하는 검사다.

물을 주입했을 경우는 뒤이어 실제로 배뇨(排尿)해 본다. 그 때의 방광의 압력도 조사해 둔다.

방광 자체에 병을 가진 사람은 물론이거니와 등골이라든가 말초신경, 머리 등, 여러 가지 신경병으로 인해 방광의 상태가 나빠지는 신경인성방광(神經因性肪胱)도 이 검사를 실시하는데 전립선비대증의 경우라도 방광이 안정되어 있는지 어떤지를 조사하기 위해서 이 검사를 하는 경우가 있다.

이 검사는 서서히 물이나 탄산가스를 주입하는데 처음에 소변을 보고 싶어지는 것은 몇 ㎖ 정도일 때인지, 참을 수 있는 한계까지 주입했을 경우, 방광의 최대용량은 어느 정도인지를 간단히 조사할 수가 있다.

이 검사를 통해 알려진 사실이지만 전립선비대증에 걸린 사람들의 약 3분의 1이 불안정(不安定) 방광이다.

불안정 방광이란 100~150㎖ 정도의 극히 소량의 소변에도 제멋대로 수축해 버리는 상태를 말한다.

전립선비대증이 아니더라도 이전에 뇌졸중을 앓은 사람 중에서 역시 소변이 잦아지거나 새거나 하는 경우가 이 상태의 전형적인 예다.

이와 같은 상태는 바꿔 말하자면 무억제 수축이라고도 한다. 말 그대로 자신의 의사로는 억제할 수 없는 방광의 수축이 있다는 뜻이다.

이것이 절박성 요실금(소변을 참으려고 해도 소변이 새어버린다)의 직접적인 원인이라고 생각된다. 전립선비대증의 경우, 약 3분의 1이 이 무억제 수축의 상태라고 한다.

전립선비대증의 경우, 소변이 잘 나오지 않는다는 증상뿐만 아니라 소변이 잦아지거나 화장실에 가는 시간을 못 기다려서 샌다는 방광 자극증상도 흔히 볼 수 있는 것은 이 현상으로 설명할 수 있다.

다른 측면에서 보자면 전립선이 비대해서 소변이 제대로 나오지 않게 되면 인간의 신체가 얼마간의 형태로 소변을 내보내도록 어떤 의미에서 잘 반응하고 있다고도 할 수 있다. 하지만 이 무억제 수축이 일어나는 자세한 구조는 구체적으로 알려지지 않고 있다.

비대증을 치료하면 이 상태가 치료되고 그것에 따라서 소변이 자주 마려운 증상이나 절박성요실금도 동시에 치료되므로 방광이 안정되는 것은 매우 중요한 일이다.

◆ 요도의 내압(內壓) 측정

이 검사는 극히 한정된 경우가 아니면 하지 않는다.

방법은 방광 내압 측정과 비슷하지만 그것보다 좀더 가는 관을 미리 방광에 넣어 두고 이 관을 기계로 일정한 속도로 천천히 끌어낸다.

요도 속을 관이 조금씩 끌려나가게 하면서 그 끝의 압력을 그래프로 그리게 하는 것이다.

그렇게 하면 전립선에 둘러싸여 있는 요도 부분만이 정상인에 비해 압력이 높아져 있기 때문에 그 부분이 전립선에 둘러싸여 있는 요도라고 알고 그 압력의 정도를 판단할 수 있다. 이 검사는 반드시 실시하는 것은 아니다.

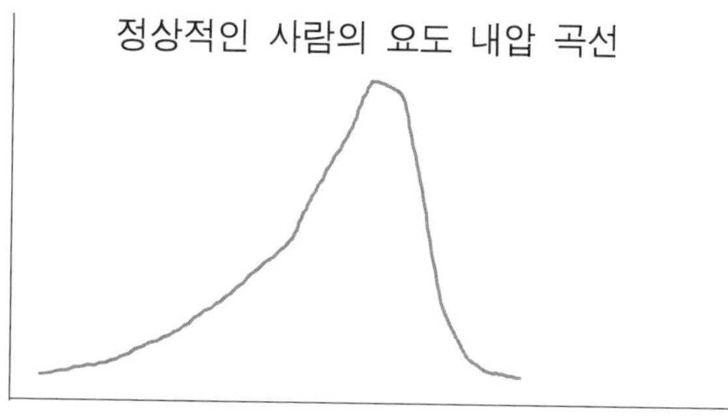

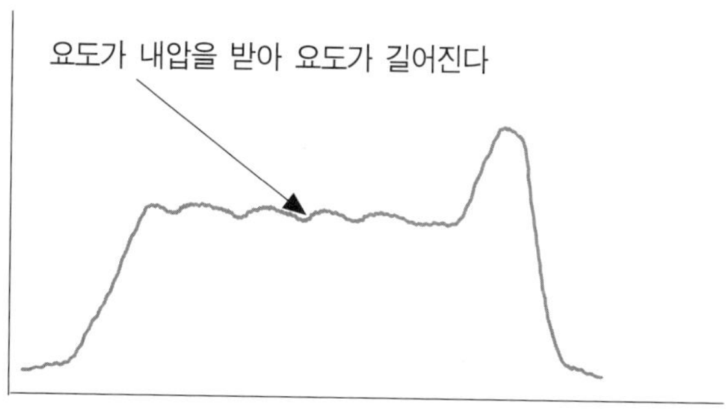

▲[그림 4-22] 요도내압의 측정

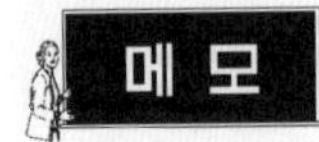

▶비뇨기과의 진찰을 받는 요령

비뇨기과(泌尿器科)병원이라 하면 성병을 중심으로 하는 병원이라 가기를 꺼리는 사람이 있다. 마음 속으로는 병원에 가서 속시원히 진찰해 보고 싶지만 '성병(?)'이라는 일반적인 인식 때문에 남의 눈을 의식하여 선뜻 나서지 못하는 경우가 많은 것이다. 그러나 '성병'일수록 신속하게 손을 쓰지 않으면 결국 남의 눈에 자신의 부끄러운 곳을 더 크게 개방(?)해야 하는 현실 앞에 놓이게 될 수도 있다는 사실을 알아야 한다.

신장의 병이라도 고혈압·단백뇨·부종 따위의 증상을 주로 하는 신염(腎炎)은 주로 내과에서 취급하고 있다.

비뇨기과는 옛날부터 외과와 더불어 비뇨기외과라는 인상이 남아있는 것 같다. 방광염·전립선비대증 따위의 중한 병일 때도 있으니 창피하다는 생각을 버리고 진찰을 받아야 한다.

어디가 어떻게 아픈가, 배뇨 시의 상황, 야간은 어떠한가를 상세하게 담당 의사에게 이야기해야 한다. 소변은 중요한 진단의 재료이니만큼 진찰 전에는 소변을 보지 말아야 한다. 특히 소변에 이상이 있거나 요도에 통증이 있거나, 음경과 같은 남성 성기의 이상이나 하복부의 통증 따위가 있을 때는 서슴없이 비뇨기과를 찾아야 한다.

제 5 장

전립선비대증의 치료 방법

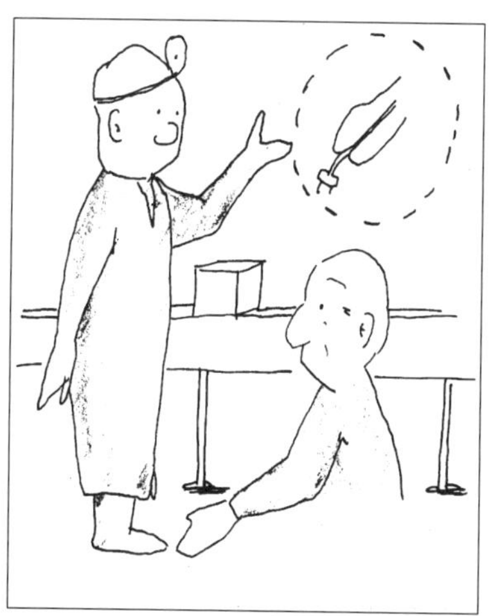

어떤 방법을 사용해야 할까?

◆ 검사에서 치료로

배뇨 곤란을 호소하는 사람이 병원을 찾는다. 앞에서 말한 검사결과, 전립선비대증 진단을 받으면 드디어 치료가 시작된다. 치료의 출발은 대부분의 경우 먼저 내복치료약이 된다.

하지만 약의 효과를 보면서 검사를 진행시키고 수술을 생각하는 경우와 처음부터 수술을 권하는 경우도 있다.

일반적으로 병은 뭐든지 그렇지만 병명(病名)이 중요한 것이 아니라 그 병의 정도나 심신에 미치는 영향이 중요하다. 폐암이 완치돼서 팔팔한 사람이 있는 반면, 폐렴이 악화돼서 죽는 사람도 있는 것과 마찬가지로 전립선암이 완치돼서 건강한 사람이 있는 반면, 전립선비대증이 신부전으로까지 발전하는 사람도 있다.

따라서 전립선비대증의 치료도 한 사람, 한 사람의 병상(病狀)이나 비대의 정도, 증상에 따라서 달라진다.

나중에 설명하겠지만 요폐(尿閉)나 수신증(水腎症) 등 전립선비대증의 합병증이 있는 경우는 '우선은 약부터'라고 느긋한 말을 하고 있을 시간이 없다.

하지만 요즘은 참고 참다가 상당히 심해지고 나서야 진찰을 받는 사람은 상당히 줄어들었다. 따라서 전립선비대증이라는 진단을 받아도 서둘러서 수술을 생각할 필요는 없을 것이다.

중요한 것은 믿을 수 있는 비뇨기과전문의에게 정확한 진단을 받고 설명을 잘 들은 후에 병의 성질을 이해하고 제시받은 치료법을 납득하는 것이다.

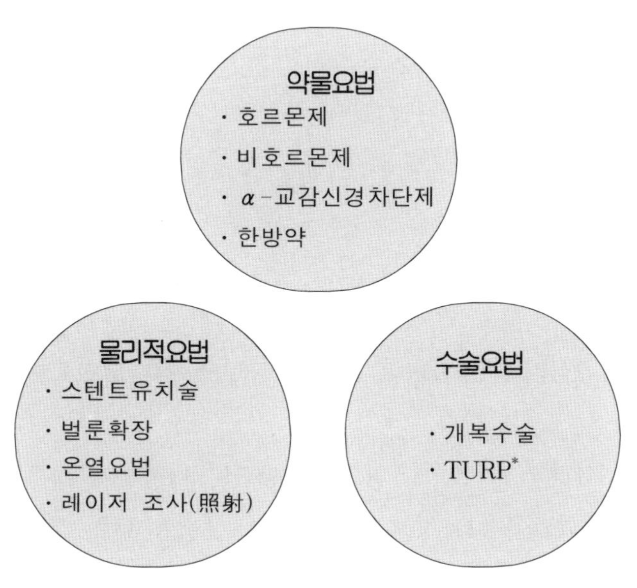

▲[그림 5-1] 전립선비대증 치료

◈ 60세 남성의 전립선비대증 사례

약 1년 전부터 조금씩 빈뇨(頻尿) 증상이 있다가 최근에는 한밤중에 1회 배뇨를 위해 일어나야 했기에 병원을 찾았다. 배뇨 곤란은 그다지 느껴지지 않는 듯했다. 자각증상 스코어는 8점이었다.

소변검사에서는 이상이 없고 최대요류량(最大尿流量)이 1초당 15.3㎖로 배뇨 종료시에 다소 요선(尿線)이 끊기는 듯하지만 160㎖ 배뇨 후 잔뇨(殘尿)는 14㎖였다.

전립선은 직장진(直腸診)으로 중앙 고랑이 얕아져 있었으나 탄력이 있었고 암(癌)의 소견은 없었다. 요도방광조영(尿道膀胱造影)에서도 전립선부 요도가 다소 압박받고 있을 뿐 종양마커에도 이상은 없었다.

의사는 전립선비대증의 제1기 증상이어서 큰 걱정을 하지 않도록 이야기했고 빈뇨를 강하게 느낄 때에 복용하도록 소량의 신경안정제를 투약했다. 그 후 약 1년 경과되었으나 거의 같은 증상이라고 한다.

이런 사람도 1~2년 후 갑자기 증상이 나빠지는 경우가 있다. 역시 반년에 1회 정도 정기적으로 진찰을 받는 것이 좋을 것이다.

증상이 더 악화될 경우에는 전립선비대증에 특유한 치료법이 필요하다.

자각증상 스코어가 13점 이상이 되면 약물요법을 시작해도 좋고 이보다 심해져서 최대요류량율(最大尿流量率)이 1초당

12㎖ 이하가 되면 수술적 치료를 실시해도 좋을 것이다.

전립선비대증 치료에는 여러 가지 방법이 있다. 크게 나눈다면 보존적(保存的) 치료법과 수술적 치료법으로 구분할 수 있다. 특히 요 몇 년간 새로운 치료법들이 개발되었으나 여기에서는 치료법 전체에 관해 자세히 설명하기로 하겠다.

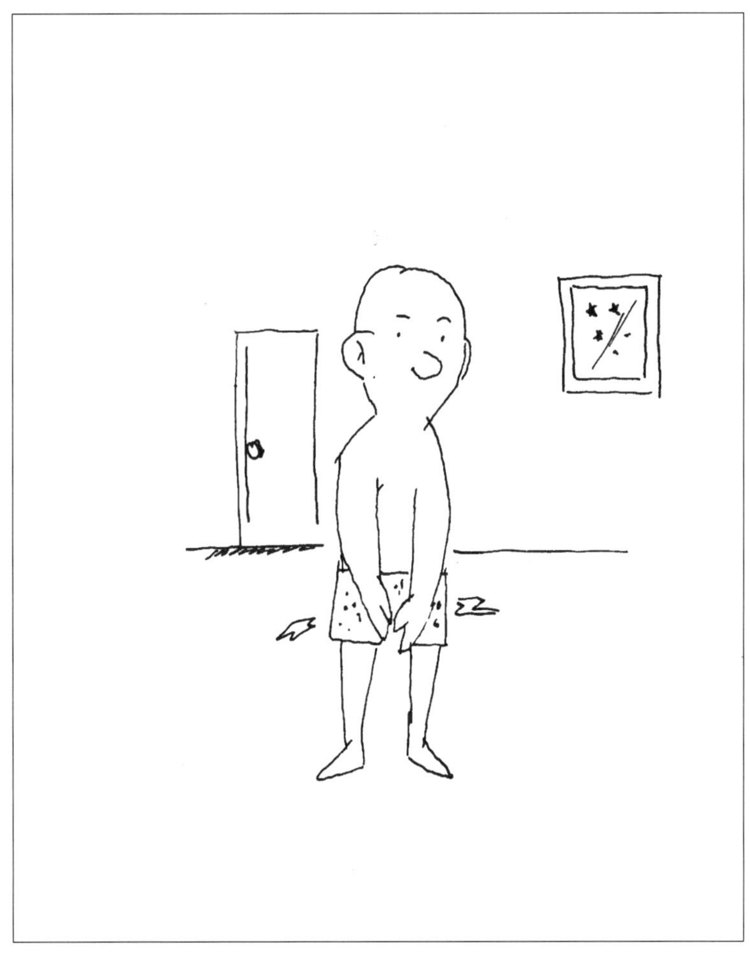

보존적 치료법(保存的治療法)

보존적 치료법에 대해서는 [표 5-1] 전립선비대증의 보존적 치료법을 보면 알 수 있다. 우선 약물요법으로써 α1-브로커(α-교감신경차단제), 호르몬계 제약, 그 외 온열요법, 아미노산제제, 식물 추출제 등이 있다. 그 외에도 요도벌룬(baloon)확장법, 요도스텐트·코일법 등이 있다.

◆ 약물요법(藥物療法)

우선 전립선비대증의 치료에 사용되는 약물은 다음과 같이 대략 4종류로 분류된다.

① α-교감신경차단제(α1-브로커)

② 호르몬계제약, 즉 항(恒)남성호르몬요법

③ 아미노산제제 식물추출제

④ 한방약

◗ α1-브로커(α-교감신경차단제)

인간의 몸에는 자율신경이라고 해서, 자신이 의식하지 못해도 제멋대로 작용하는 신경이 온몸에 분포해 있다.

예를 들면 심장이 그렇다. '심장이 많이 지쳤으니까 쉬게 하자'고 해서 심장을 멈출 수 있는 사람은 아무도 없다. 당연히 심장도 자율신경에 컨트롤되고 있는 것이다.

자율신경은 교감신경과 부교감신경으로 분류되는데 교감신경은 대충 말하자면 긴장상태, 흥분상태, 혹은 몸이 뭔가 활동적인 상태에서 작용한다.

한편 부교감신경은 릴랙스(relax)하거나, 쉬는 듯한 상태에서 작용한다. 이 양자의 균형으로 인간은 일상생활을 잘 운영하고 있다. 참고로 그러한 균형을 잡을 수 없게 된 병이 자율신경실조증(自律神經失調症)이다.

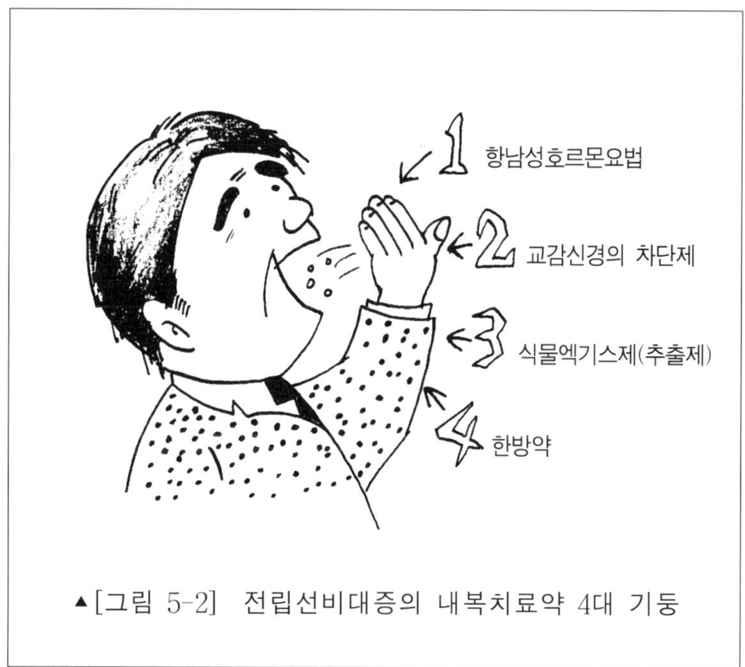

▲[그림 5-2] 전립선비대증의 내복치료약 4대 기둥

교감신경은 온몸에 분포해 있다. 예를 들면 혈관 주위에도 있어서 긴장하거나 하면 혈관이 수축해서 혈압을 올리는 작용을 한다. 반대로 릴랙스하면 혈압이 원래대로 돌아간다.

이상하게 전립선 조직 속에도 교감신경이 있어서 역시 긴장하거나 하면 전립선 속의 근육이 수축하게 되는 것이다.

여기서 '전립선 속의 근육'이라는 이상한 얘기가 나와서 잠깐 얘기가 옆길로 새는데 전립선 속의 세포 구조를 간단히 설명하자.

보통 '**선**(腺)'이라는 말은 분비액을 만들어서 그것을 밖으로 내보내는 장소를 나타내고 있다. 타액을 분비하는 타액선이나 눈물을 분비하는 누선(淚腺)을 떠올려 보자.

전립선도 그 **선**의 일종으로 전립선액을 분비하고 있다는 사실은 이미 앞에서 설명한 바와 같다.

이 **선**이라는 조직은 선세포뿐만 아니라 평활근이라는 어떤 종류의 근육세포나 이들 세포를 지탱하는 간질(間質)이라고 불리는 세포군으로 이루어져 있다. 이와 같은 이유로 전립선 속에도 근육이 존재한다.

하지만 팔이나 다리의 근육처럼 힘을 주면 단단해지는 것도 아니고 자신의 의지로 수축·이완시키거나 할 수도 없다.

다시 본론으로 돌아가자. 자율신경의 작용으로 전립선의 근육이 긴장한 상태가 되면 전립선 속에 있는 요도가 주위로부터 점점 더 눌려 버려서 결과적으로 배뇨 곤란이 더욱 강해진다는 것이다.

이 전립선의 긴장상태는 앞서 말했듯이 자율신경 안에서도 교감신경의 작용으로 생긴다. 따라서 이 신경의 작용을 억제하는 약(교감신경의 차단제)을 복용하면 전립선의 근육이 릴랙스(relax)해져서 요도가 조이지 않게 되고 소변이 편안하게 나오게 된다.

술을 마시거나 장시간 계속 앉아 있거나, 긴장했을 때에 갑자기 소변이 잘 안나오게 된다고 앞서 말했다. 이것은 전립선 자체의 충혈이나 부종 외에 이와 같은 교감신경의 작용에 의한 것이다.

이 약은 교감신경을 억제해 버리기 때문에 혈압을 내리는 목적으로 고혈압 환자에게 사용되고 있지만 전립선비대증에도 응용된다.

따라서 이 교감신경차단제로 혈압이 조금 내려가버린다는 부작용도 예상된다. 그렇게 되면 원래 혈압이 낮은 사람이라든가 너무나도 고령으로 혈압의 균형이 좋지 않은 사람에게는 사용하기 힘든 약이다. 한편 고혈압인 사람에게는 소위 일거양득이라고 할 수 있을 것이다.

교감신경차단제에는 미니프레스, 하루날, 데탄톨이라는 약이 있고, 하루 2~3회씩 계속 복용한다.

요즘은 하루 1~2회 복용하면 되는 약도 개발되고 있다. 또한 이 약은 식물제제, 아미노산제제와 마찬가지로 커진 전립선을 작게 하는 작용은 없다.

증상을 완화시키는 이른바 대증요법(對症療法)이라고 할 수 있다. 따라서 전립선은 그다지 크지 않지만, 배뇨상태가 좋지 않은 사람에게 적합할 것이다. 약 70%의 사람에게 유효성이 증명되고 있다.

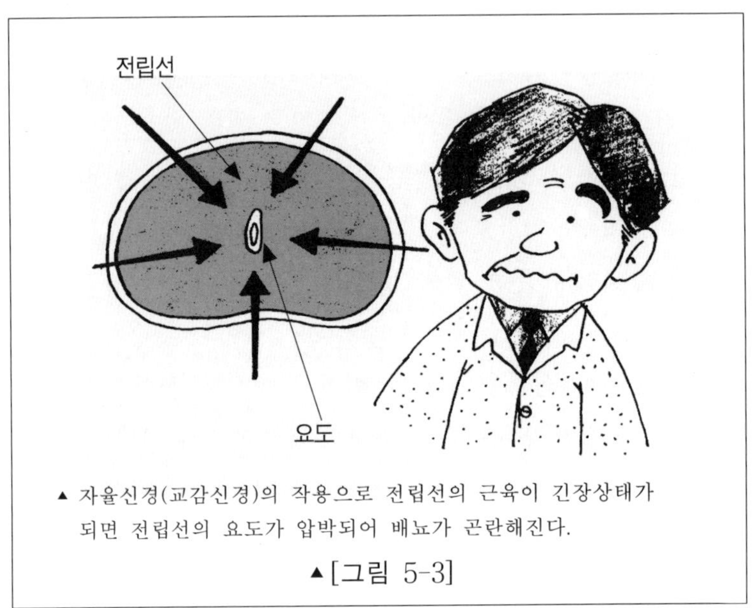

▲ 자율신경(교감신경)의 작용으로 전립선의 근육이 긴장상태가
되면 전립선의 요도가 압박되어 배뇨가 곤란해진다.

▲[그림 5-3]

α1-브로커가 왜 효과가 있는지를 이해하기는 다소 어려우므로 여기에서 간단히 설명하겠다.

앞에서 설명한 '전립선·배뇨·사정'의 항에서 전립선 평활근에는 교감신경이 분포되어 있기 때문에 그 말단에서 방출되는 놀아드레날린은 α-레셉터를 끼고 전립선의 간질(間質)이나 피막(被膜)에 수축 반응을 일으킬 수 있다고 했었다.

전립선을 비롯하여 하부의 요로(尿路)에 교감신경이나 α-레셉터가 분포되어 있고 이와 같이 기능적으로 중요한 역할을 하고 있다는 것은 1960년대 후반에야 알게 되었다.

그 후 α-레셉터를 평활근 근막(筋膜) 위에 있는 α1-레셉터와 교감신경절후선유종말(交感神經節後線維終末)에 있는 α2-

레셉터로 나누어 생각하게 되었다.

처음에는 $\alpha 1$과 $\alpha 2$의 이름은 해부학적인 위치를 나타내고 있었으나 여러 가지 약제(藥劑)에 다른 친화성을 갖고 있어 동일한 것으로 생각할 수 없는 까닭에 약리학적 성격을 나타내는 용어로 정의되기에 이른 것이다.

① 약물요법	· $\alpha 1$-브로커 · 호르몬계제제(주로 항안드로겐제) · 아미노산제제 · 식물추출제 · 장기추출제
② 온열요법과 고온도요법	
③ 요도 벌룬(balloon) 확장법	
④ 스텐트 · 코일	

▲[표 5-1] 전립선비대증의 보존적 치료법

전립선이 비대하여 선종(腺腫)이 커지면 당연히 기계적 폐색(閉塞)이 일어난다. 한편 그에 따라 비대해진 선종 안의 평활근 및 $\alpha 1$- 레셉터도 커지고 기능적 폐색의 주역을 연출하게 된다. 전립선비대증에서는 이 두 개의 질서가 각기 별도로 작용하는 것이 아니라 함께 작용해서 배뇨장애를 일으킨다고 생각되어지고 있다.

실제로는 요도 내압(內壓)의 40퍼센트가 $\alpha 1$-레셉터에 의한 내압이라고 일컬어진다.

그래서 $\alpha 1$-브로커(차단제)를 사용하면 전립선종 및 전립선 피막의 $\alpha 1$-레셉터를 억제하여 이 부분의 긴장을 저하시키고 배뇨시 저항을 감소시키는 것과 함께 외요도괄약근(外尿道括約

筋)을 움직이기 쉽게 하여 전립선비대증의 배뇨장애를 개선하게 되는 것이다.

현재 우리나라에서 쓰이고 있는 $\alpha 1$-브로커에는 많은 종류가 있으나 대부분은 압력을 낮추는 강압제(降壓劑)로 쓰이고 있고 실제로 보험진찰에서 전립선비대증의 배뇨장애에 사용할 수 있는 것은 염산프라조신(미니프레스), 염산탐스로신(하루날), 염산테라조신(하이트라신) 등이다.

부작용으로는 혈압 저하에 동반되는 현기증 증상이 많은 듯하다. 앉았다가 일어설 때 현기증이 있는 사람은 취침 전에 복용하는 것이 좋다.

[65세 환자의 사례]

2~3년 전부터 점차 소변이 나오는 것이 이상하고 빈뇨(頻尿)가 시작되었으며 야간에 2~3회 배뇨를 위해 일어나게 되자 병원을 찾았다.

다만 아침에 일찍 일어났을 때의 배뇨 상태가 특히 나쁘고 낮에는 그런대로 괜찮았다. 자각증상 스코어는 20점이었다.

소변에는 이상이 없었고 요류 상태를 보니 최대요유량률은 1초당 7.8㎖ 로, 150㎖ 나오고 잔뇨는 54㎖ 였다.

직장진(直腸診), 엑스레이검사, 초음파검사, 종양마커검사 등의 결과 전립선비대증이라고 진단되어 $\alpha 1$-브로커를 사용하기 시작했다. 현기증 증상이 있어 하루에 한 차례정도 복용함으로써 최대요유량률은 1초당 11.2㎖ 가 되었고 잔뇨(殘尿)도 20㎖ 이하로 안정되었다. 본인도 배뇨가 편해지고 야간에도 한번 정도만 일어난다고 했다.

이처럼 α1-브로커에 반응을 잘 하는 사람도 있으나 처음 2~3개월은 잘 들어도 점차 효과가 떨어지는 사람도 있다. 증상이 자각적으로는 분명히 좋아지고 있는데 타각적 검사에서는 효과를 볼 수 없을 때도 있다. 이럴 경우는 증상이 가벼워져도 전립선의 크기에는 변화가 없는 것이다.

◑ 호르몬계 제약(주로 항안드로겐제)

1900년 전후에 전립선비대증에 걸린 사람의 고환을 제거한 결과 배뇨상태가 좋아졌다는 역사적인 보고가 있었다.

이 시점부터 호르몬요법이 주목을 받아왔는데 1980년경까지는 좀체로 좋은 약이 개발되지 않았다. 최근 잇따라 새로운 사고방식에 바탕을 둔 신약이 개발되었다. 이것에는 내복약과 주사, 두 가지가 있다.

한편 젊었을 때 그 어떤 원인으로 정소(精巢)가 적출(摘出)되었거나 정소 기능이 소실 내지 저하되어 있는 사람에게는 전립선비대증이 발생하지 않기 때문에 전립선비대증 발생에는 정소와 고연령화가 관계되어 있다는 것을 알 수 있다.

테스트스테론(정소에서 나오는 남성호르몬)이 전립선 증식에 관계된다는 것은 확실하다. 그러나 테스트스테론 그 자체가 관여하고 있는 것은 아니다.

전립선 조직 내에서 5α 리닥터제(환원 효소)라는 효소에 의해 활성형 5α 데히드로테스트스테론(DHT)가 되고 또다시 이 5α-DHT와 5α-DHT 레셉터가 결합하여 복합체가 핵 안으로 들어가 호르몬 효과가 발휘되는 것이다.

즉 다음과 같은 네 개의 단계를 밟아 전립선이 증식한다고 생각된다.

① 혈중 테스트스테론이 전립선 조직 내로 들어간다.

② 5α 리닥터제에 의해 활성형 5α-DHT로 대사(代謝).

③ 5α-DHT와 레셉터와의 복합체 형성.

④ 유전자의 활성화와 증식 인자의 분비.

이 네 단계 중 어딘가를 차단하면 전립선 세포의 증식을 억제할 수 있을 것이다.

가장 간단한 방법은 거세술(去勢術)을 실시하거나 에스트로겐(여성 호르몬)을 투여하는 것이다. 그러나 이런 혈중 테스트스테론을 저하시키는 것에 의한 간접적인 효과에 의해 비대증 조직을 위축시키는 방법도 임포텐스 등 부작용이 문제가 된다. 전립선비대증은 양성질환이므로 부작용은 가능한 한 적어야 한다.

전립선에 직접 작용하여 남성호르몬 작용의 발현을 억제하고 비대증 조직을 위축시키는 약이 이상적이다.

이런 목적으로 여러 가지 검토 결과 개발된 것이 초산크롤마디놀(프로스탈)이다. 이 약은 소량 투여로 5α-DHT와 레셉터와의 결합을 저해하지만 가벼운 전립선 위축 효과밖에 나타나지 않고 대량 투여하면 중추(中樞) 억제가 출현하여 혈중 테스트스테론 등을 저하시킴으로써 임포텐스 등의 부작용이 출현한다. 그래서 전립선비대증의 치료약으로써는 중간량 투여가 선택되었다.

실제로는 50mg을 1일량으로, 그것을 2회로 나누어 사용한다. 4개월간 사용하여 60% 전부의 유효율을 얻을 수 있다. 일반적으로 4개월만에 투여를 중지하는 경우가 많은데 중지하면 90% 이상의 환자가 위축되었던 전립선이 6개월정도 되어 치료 전의 크기로 되돌아가 버려 1일량 25mg을 장기간 계속 이용하는 경우도 있다.

이 약에 의한 치료는 근본적인 치료법은 아니기 때문에 기대한 효과를 얻을 수 없을 때는 수술요법 등으로 변경해야 한다. 또 앞에서 이야기한 α1-브로커 등도 병용하면 증상이 좋아지는 경우도 종종 있다.

아무튼 현단계에서는 부작용이 전혀 없는 항안드로겐제는 없다. 따라서 어떻게 부작용을 줄이고 최대한의 효과를 올릴 것인지 사용법을 검토할 필요가 있다.

이외 5α-리닥터제에 결합하여 DHT의 형성을 저해하는 피너스테로이드 등도 등장하고 있다. 이것은 임포텐스나 성욕감퇴 등의 부작용이 적다고 하는데도 불구하고 아직 사용하지 않는 나라도 있다.

프로스탈은 1회 25㎖를, 1일 2회 식후에 사용한다. 투여 기간은 16주를 기준으로 이후에는 사용하지 않는다. 또 최근에는 50mg을 1일 1회에 투여하는 경우도 있다.

아릴에스트레놀(파세린)도 항안드로겐제이며 프로스탈과 같은 목적으로 개발되었다. 1회 25㎖을 1일 2회 복용하고 16주간을 기준으로 사용한다.

부작용으로서는 역시 임포텐스나 성욕감퇴가 있다.

항안드로겐제 중에는 옥센드론(프로스테틴), 게스트노론(데포스타트) 등 근육주사로 1주일에 1회씩 주사하여 12주 실시하는 약제도 있으나 최근에는 그다지 많이 쓰이지 않는다.

조금 전문적인 얘기가 되겠지만 항남성호르몬제제(항안드로겐제제)가 왜 유효한가 하는 점을 설명하자.

나이를 먹으면 왜 전립선이 비대해지는지 아직 밝혀지지 않았다고 설명했다. 하지만 최근에 전립선이 비대해지는 과정의 일부를 알게 되었다.

우선 남성호르몬 중에서 대부분을 차지하고 있는 테스트스테론이라는 호르몬이 있다. 이것이 혈액 속에서 전립선에 둘러싸이면서 점차 산소의 작용에 의해 다른 물질로 변한다.

바뀐 이 물질이 세포 내의 수용체와 결합해서 전립선의 선(腺)이 커짐과 동시에 증식하게 되는데 이것이 이 호르몬이 하는 일의 대강이다.

항안드로겐제제, 즉 항남성호르몬제는 이 중간 과정을 전부 억제해버리는 듯한 작용을 갖고 있다. 이런 이유로 전립선의 비대를 억제하면서 전체적으로 작아지게 한다. 이로 인해 배뇨 곤란이 가벼워진다고 한다.

그렇지만 모든 것이 다 좋다고만은 할 수 없다. 항안드로겐제를 복용했다고 모든 전립선이 즉시 작아진다고는 할 수 없다. 또한 작용이 확실한 약일수록 부작용도 나타나기 쉬운 경향이 있다.

우려되는 부작용은 앞에서도 말했지만 이 약이 항(抗)남성호르몬이기 때문에 발기력이 저하하는 경우가 있다는 점이다.

또한 성욕이 저하하는 경우나 그 정도는 아니지만 유방이 조금 커지는 경우도 있다.

그렇지 않아도 전립선으로 고생하고 있을 때에 발기력마저 저하하게 되면 정신적인 면에서도 초조해지게 될지도 모른다. 하지만 부작용이 적은 항남성호르몬제가 아주 최근에 개발되고 있다.

항안드론겐제는 보통 증상에 따라 다르지만 우선 4주에서 4개월에 걸쳐서 계속 복용한다. 약 20~30% 가량의 환자에게 비대 부위가 작아지는 경우가 많다고 한다.

수개월에 걸쳐 복용해서 효과가 없는 경우는 '효과 없음' 이라고 판단된다.

또한 이 약으로 어느 정도 전립선이 작아졌다고 해도 배뇨상태가 전립선의 크기에 비례해서 좋아진다고는 할 수 없다.

주사의 경우는 앞서 설명한 대로 1주일에 1회씩 맞는데 근육주사라서 조금 아프다. 주사약의 작용이나 부작용은 내복약인 항안드로겐제와 거의 같다고 할 수 있다.

[55세 환자의 사례]

3년 전부터 점점 소변이 잘 나오지 않았고 최근에는 공중화장실 등에서 소변 시간이 남보다 훨씬 많이 걸리고 하복부에 항상 불쾌감이 있고 맥주 따위를 마시면 한밤에 3차례 정도는 화장실에 가야 한다는데, 자각증상 스코어는 24점이었다.

소변검사에서는 이상이 없었고 배뇨상태를 보니 최대요유량률이 1초당 7.8㎖ 로 150㎖ 나 나오고 잔뇨가 40㎖ 였다.

직장진(直腸診)의 결과 전립선은 커져 있었고 초음파단층법에서도 전형적인 비대증 소견이 있었다.

요도(尿道) 방광조영(膀胱造影)에서 전립선부 요도 좌우의 압박이 분명했고 내시경검사로 좌우 양쪽 엽(葉)의 비대가 선명했으나 중엽의 비대는 없었다. 물론 종양마커도 정상이었다.

자각증상에 비해 잔뇨가 적었고 환자 스스로가 약으로 치료했으면 하여 담당의사는 항안드로겐제를 사용하기로 했다.

4주간 사용했더니 하복부의 불쾌감이 덜해졌고 16주 후에는 최대요유량률은 1초당 11.5㎖, 잔뇨는 16㎖가 되었다. 초음파단층법에 의한 축소율도 약 60%가 되었고 자각증상이나 검사결과도 좋아졌다. 다만 본인은 성욕이 현저하게 감퇴했다며 걱정했다.

이 환자의 경우는 약을 중지하자 반년 후까지는 상태가 좋았으나 점차 상태가 전으로 돌아가 1년 뒤에는 치료 전의 상태에 가까워졌다고 한다.

또한 배뇨상태는 나빠졌으나 성욕은 되찾았다. 그러나 더 이상 같은 치료를 할 수 없었고 만일 조금 더 나빠지면 수술에 의해 근본적인 치료를 하고 싶다는 희망도 있었기에 $\alpha 1-$브로커에 의한 치료를 계속하고 있다는 것이다.

[60세 환자의 사례]

방광에 종양이 생겨서 가벼운 요도 절제수술을 받은 지 7년가량 경과한 사람이다.

정기적인 방광 요도경검사를 해왔는데 최근 전립선의 요도 쪽으로 돌출이 심해져 소변의 방출 상태가 나빠졌다. 자각증상 스코어는 22점이었다.

최대요유량률은 1초당 7.2㎖였고 잔뇨는 68㎖였다. 종양마커는 정상이었는데 초음파단층법 등으로 보아 전형적인 전립선비대증으로 나타났다.

항안드로겐제제와 α1-브로커를 사용했더니 14주 후에는 최대요유량은 1초당 13㎖가 되었고 본인은 심신이 가뿐해져서 새로운 인생을 찾은 것 같다고 했다. 16주 사용 후 항안드로겐제를 반으로 줄이고 α1-브로커는 그대로 계속했다. 1년 반이 경과하자 배뇨상태가 양호해졌을 뿐만 아니라 성욕감퇴 등의 불쾌증상이 사라졌다고 한다.

◑ 아미노산제약, 식물추출제 등

아미노산제제, 식물추출제 등의 약제(藥劑)는 수용체가 특별히 정해져 있지 않고 왜 효과가 있는지도 분명치는 않다. 그러나 그들의 임상 효과는 특히 자각증을 중심으로 많은 효과를 보이는데 그 유용성은 오랜 시간에 걸친 많은 임상사례에 의해 증명되고 있다.

① 파라프로스트 및 프로하룬

파라프로스트 및 프로하룬은 L-그루타민산, L-아라닌, 글리신 등의 비필수(非必須) 아미노산이다. 부종(浮腫)을 막는 작용이 있고 그에 의해 배뇨장애가 개선된다고 하지만 확실한 작용 과정은 불분명하다. 일과성 증상으로써 소화기장애나 두통이 나타나는 경우가 있다.

이들 약은 사람에 따라서는 위장장애를 일으키는 경우도 있지만 이런 약은 장기간 사용되어 온 실적이 있기 때문에 부작용 걱정은 거의 없다.

하지만 치료의 효과 측면에서 보면 증상이 심각한 사람에게는 아무래도 한계가 있다고 할 수 있다.

1회 1캡슐, 1일 3회 복용하며 장기간 계속할 수 있다.

② 에비프로스타트

독일에서 개발된 약으로 서양할미꽃, 일본사시나무, 큰매화노루발, 쇠뜨기, 밀배아류 등의 엑기스로 구성된 약이다. 효과는 세르닐톤과 거의 마찬가지로 전립선의 염증이나 부종을 제거해서 배뇨를 원활하게 한다고 하며 요로(尿路) 소독작용이 있다고 한다.

이것도 비대한 전립선 그 자체까지도 치료한다고 할 수는 없지만 염증을 억제하거나 전립선의 부종을 완화하는 등의 효과가 있다.

1회 2알, 1일 3회 복용하는데 부작용은 적고 오래 계속할 수 있다.

③ 세르닐톤

세르닐톤은 스웨덴의 남부지방인 스카니아 북서부에서 자라는 8종류의 식물 혼합화분(混合花粉) 엑기스를 주성분으로 한 제제(製劑)이다.

본래 만성전립선염을 위해 개발되었으나 배뇨촉진 작용과 염증 억제 작용이 밝혀져 전립선비대증에도 이용되게 되었는데 부종을 제거하는 효과도 있다. 부작용은 거의 없지만 이미 부어오른 전립선을 회복시키는 작용까지는 없다.

1회 2알, 1일 2~3회 복용하는데 때때로 과민증이 나타나거나 식용부진 등 가벼운 소화장애 증상이 나타난다.

◑ 한방약

대표적인 한방치료약으로서 팔미지황환(八味地黃丸)이 있다. 팔미지황환은 8가지 생약을 혼합한 한방약으로 신염, 방광염 외에 배뇨곤란에 효과를 보여서 전립선비대증을 개선하는 것으로 알려져 있다.

복용방법은 하루량 5~6g을 2~3회 나누어 복용한다.

그밖의 한방약으로는 계지복령환, 저령탕을 단독으로 혹은 병용해서 이용하는데 다만, 배뇨 이상을 개선할 뿐, 근본 치료는 안 된다.

◑ 장기추출제(臟器抽出劑)

장기추출제는 성숙한 돼지의 전립선 추출물의 근육 주사액인데 호르몬이 함유되지 않은 로바베론이 있다.

이것은 방광의 근육수축을 원활하게 하여 소변을 보기에 유리하게 함으로써 배뇨장애 개선 작용을 하는 것으로 알려져 있다.

격일로 1회 1~2앰플의 근육 내 주사를 실시하는데 최근에는 그다지 쓰이지 않는다.

발진, 두통 등이 부작용으로 나타날 수 있다.

결국 최근에는 조기에 즉각적으로 배뇨장애를 제거하려 할 때는 우선 α1-브로커를 쓰고 다소 시간이 걸려도 비대한 전립선의 축소를 기대할 때는 항안드로겐제를 병용하는 경우가 많다.

아울러 아미노산제제, 식물추출제 등은 비교적 증상이 가벼울 때 이용하고 부작용이 적으므로 장기간 사용하는 경향이 있다.

◆ 온열요법(溫熱療法)과 고온도(高溫度) 요법

일반적으로 45℃ 이하의 온도를 가하는 방법으로 치료하는 것을 온열요법이라 하고 45℃ 이상의 온도를 가하는 방법으로 치료하는 것을 고온도 요법이라고 한다.

이렇게 전립선을 따뜻하게 하는 방법으로는 마이크로파 또는 라디오파를 이용하여 경직장적으로 실시하는 방식과 경뇨도적으로 실시하는 방식이 있다.

◑ 온열요법(溫熱療法)

온열요법은 주 1~2회, 합계 수회에서 10회 실시하되, 입원하지 않고 외래로 한다.

경직장적(經直腸的)으로 실시하는 경우[그림 5-4]에는 마취는 하지 않지만 경뇨도적(經尿道的)으로 실시할 경우[그림 5- 5]에는 요도 내에 젤리상의 마취제를 주입하고 실시한다.

전립선부의 온도가 42~43℃로 상승해도 요도를 비롯한 다른 부분이 이상한 고온이 되지 않도록 컴퓨터로 제어할 수 있게 되어 있다.

현재까지 적어도 다섯 종류의 전립선 온열요법 장치가 개발되어 있다(표 5-2 참조). 그러나 모두 외국산이고 가격도 비싼 편이다.

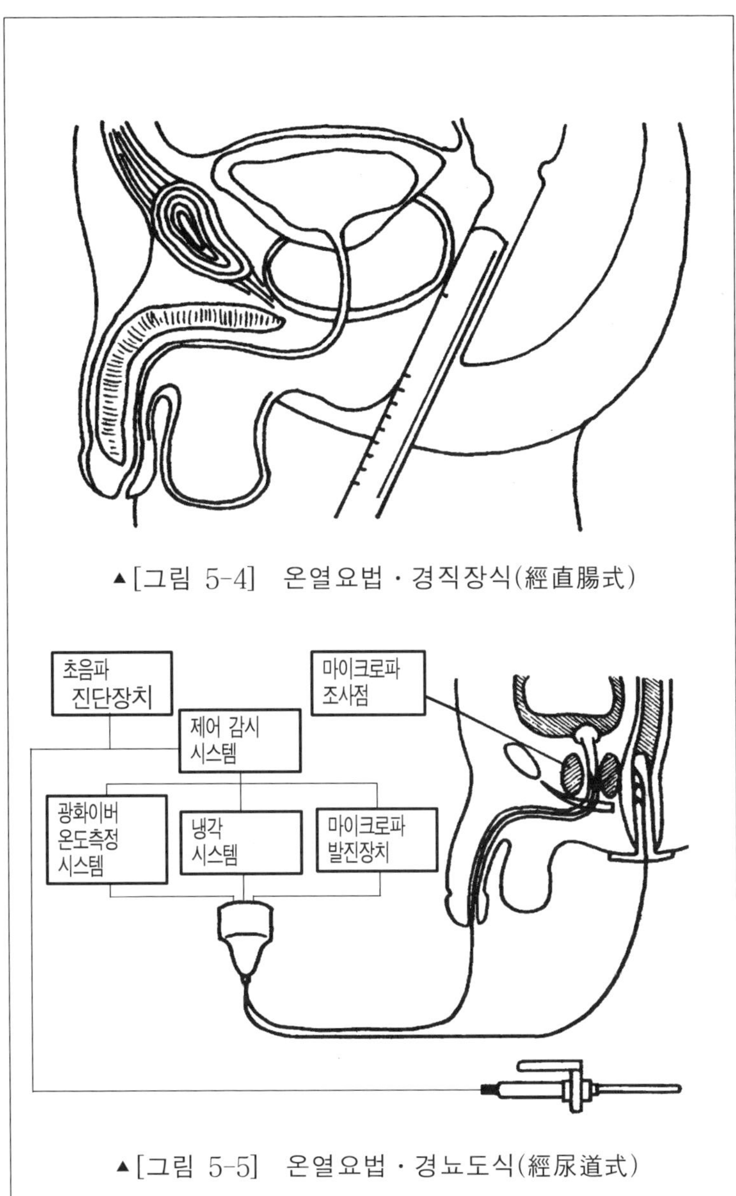

▲ [그림 5-4]　온열요법 · 경직장식(經直腸式)

▲ [그림 5-5]　온열요법 · 경뇨도식(經尿道式)

상세＼장치명	엔드 섬 UMW	프로스타론	사멕스Ⅱ	프림스 U+ㄲ
메이커명	올림퍼스	테크노메이트	다이렉스	테크노머틱스
생산지 가온주파수 방식	일본 경뇨도	프랑스 경뇨도	이스라엘 경뇨도	벨기에 경뇨도·경직장
전립선부 온도 가온시간과 가온횟수	1회 또는 복수	1회	1회	1회 또는 복수

▲[표 5-2] 이용되고 있는 온열·고온도 요법 장치

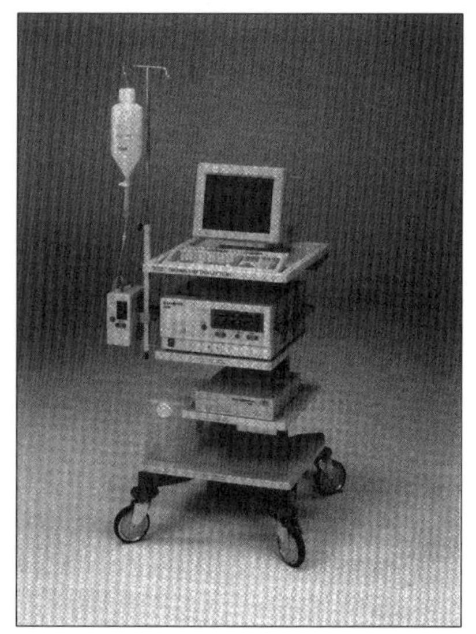

▲ [그림 5-6] 올림퍼스 광학과 공동으로 개발한 장치

비대증의 선종(腺腫)이 온열요법에 의해 작아지는 것도 아닌데 왜 자각증상이 개선되는 것인가 하는 이유는 상세한 부분까지는 밝혀져 있지 않다.

앞에서 이야기한 α1-레셉터가 파괴되는 것이 아닌가 하는 의견도 있으나 앞으로 많은 임상 사례가 치료되고 좀더 체계적이고 기본적인 연구가 진행되어야만 명확히 밝혀질 것이다.

온열요법은 비교적 최근에 시작된 치료법으로써 부작용은 거의 없다.

여기에서 일본에서 개발된 장치의 특성을 간단히 설명하고 넘어 가기로 한다[그림 5-6].

이 장치는 경뇨도적(經尿度的) 마이크로파 온열요법장치 엔드섬UMW(이하 UMW라고 생략한다)라고 하며 2,450Mhz 마이크로파를 사용하고 있다. 이것은 가정용 전자렌지와 비슷하며 다른 제품보다 싸다.

경뇨도적으로 실시하기 위해 요도 내에 요도 아프리케이터라는 것을 삽입한다. 이것은 마이크로파 케이블과 두 개의 온도 센서를 지니고 있다. 전립선을 따뜻하게 하는 동시에 전립선부 요도와 외괄약근부의 온도가 지나치게 내려가지는 않는지를 감시하기 위한 것이다.

일본에서 이 장치를 개발한 후 성능을 입증하기 위해 최초로 연구대상이 된 사람은 52세에서 82세로 평균 69.2세의 배뇨 곤란 증세를 갖고 있는 전립선비대증 환자들이었다.

1회의 치료시간을 60분으로 하고 1주에 2회, 합계 3~9회, 평균 5.2회 실시하되 모두 외래로 하였다고 한다.

치료 전과 치료 후 1 · 3 · 6개월을 비교하여 자각 소견(낮과 밤의 배뇨 횟수, 소변의 세기, 배뇨 시간의 연장, 배뇨 개시의 지연)과 타각의견(최대요유량률, 잔뇨량)을 측정하여 이들 치료 효과를 판정했다.

그 결과 자각 소견의 유효 사례는 1·3·6개월 후 각각 90.0%, 77.2%, 55.0%였고 타각 소견의 개선 사례는 73.7%, 55.0, 45.0%였다.

양쪽의 소견을 합쳐 생각하면 분명히 이 치료법은 유효한 치료법이라고 할 수 있다. 또한 치료 후에 가벼운 배뇨시 통증이나 혈뇨가 있었다는 예도 있었으나 특별한 합병증은 없었다고 한다.

이상의 특성으로 알 수 있듯이 시간이 흐르면 효과가 저하되므로 온열요법은 근본적인 치료법은 아니다. 또 전립선이 커지는 전립선비대증이나 중엽(中葉)이 커져서 비대해지는 사례는 이 방법이 효과가 없다.

그러나 심장병 등이 없는 사람이나 젊고 증상이 가벼운 사람은 그다지 해가 없는 유용한 치료법이라고 할 수 있다.

[72세 환자의 사례]

약 10년 전부터 배뇨 시간이 연장되고 있고 화장실에서 자세를 잡은 뒤에도 소변이 나오지 않는다. 10년 전부터 고혈압과 협심증으로 내복약을 계속 먹고 있다고 했다. 자각증상 스코어는 24점이었다.

여러 가지 검사를 통하여 전립선비대증인 것을 알았지만 그 선종이 그다지 크지 않다는 것과 중엽(中葉) 비대도 없다는 것을 알았다.

최대요유량률이 1초당 8.8㎖이고 150㎖ 나온 뒤 잔뇨가 35

㎖였다. 심장 질환이 있다는 것과 환자 본인의 희망도 있어 의사가 온열요법을 6회 실시했더니 소변 나오는 것이 좋아졌고 자각증상도 개선되었다고 한다. 스코어는 13점이 되었고 잔뇨량도 15㎖ 전후가 되었다.

그 후 1년이 지났는데 환자는 배뇨 곤란을 거의 느끼지 못한다고 한다.

[62세 환자의 사례]

2년 전부터 소변 나오는 것이 신통치 않고 최근에는 야간에 3회 가량 배뇨를 위해 일어나게 되었다. 자각증상 스코어는 28점이었다.

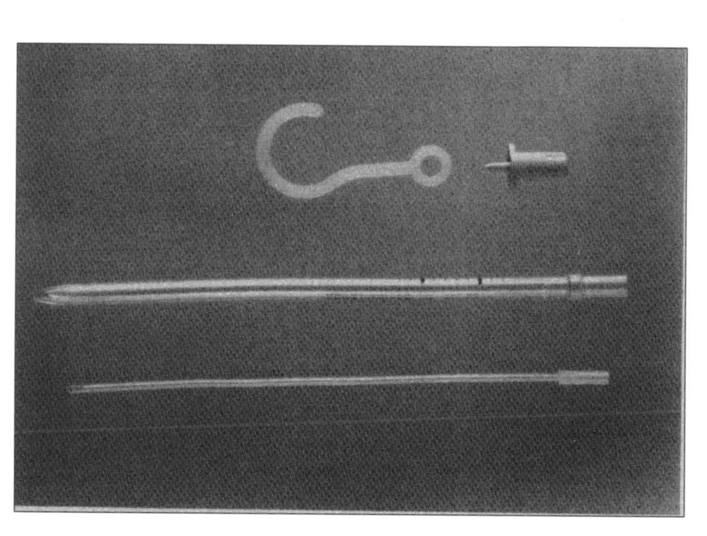

▲[그림 5-7] 자기도뇨(自己導尿) 세트

검사 결과 전립선의 양쪽 엽비대(葉肥大)가 현저하고 잔뇨(殘尿)도 60㎖였다. 동시에 당뇨병도 있었다. 무척 바쁜 사람이라 도저히 입원할 수 없다고 하여 우선적으로 내과에서 혈당치를 조정하고 이어서 통원치료를 통해 온열요법을 6회 실시했다고 한다.

약 3개월간은 매우 좋아졌으나 4개월 후 해외출장 중 소변이 막히게 되자 외국에서 도뇨(導尿 ; 카테텔을 삽입하여 소변을 빼내는 것)를 했다. 입원 수술을 권했으나 일 때문에 사정이 안 되었다. 현재 해외출장 때는 자기도뇨(自己導尿) 셋트[그림 5-7]를 지참하고 다닌다고 한다.

72세 환자의 경우는 온열요법이 유효했으나 62세 환자의 경우는 전립선 선종(腺腫)이 커 원래 온열요법에는 적합치 않았다. 그러나 반복해서 온열요법을 실시해 보았더라면 효과가 있었을 수도 있다는 것이 담당의사의 소견이다.

◑ 고온도요법(高溫度療法)

원리는 온열요법과 같다. 다만 전립선 내의 온도를 45℃ 이상으로 하고 1시간 단회요법(1회만의 치료)을 실시한다. 외래(통원치료)로 요도(尿道) 안에 마취용 젤리를 주입하여 점막마취한 뒤 실시한다.

전립선 내부의 온도를 55℃ 정도의 고온으로 올리면 당연히 조직변화가 생기게 되는데 바로 이와 같은 점이 온열요법과 가장 다른 점이다.

고온도요법에 관해서는 미국이나 유럽을 중심으로 많은 임상 실적이 있고 자각증상 개선은 1주 후부터 나타나며 1년 이상 지속되고 전립선의 크기나 부피의 축소가 확인된 사례도 보고되고 있다.

치료 전후의 자각증상과 타각소견에 대해 상세히 조사한 결과 8주째에는 양쪽 모두 자각증상은 분명히 개선되었다고 한다. 타각소견에서는 요유량률(尿流量率), 즉 소변이 흐르는 정도는 통계학적으로 분명히 개선되었으나 구체적인 결과는 앞으로도 연구를 통해 좀더 상세하게 밝혀지리라고 본다.

온열요법에 기대를 걸고는 싶지만 한 가지 마음에 걸리는 것은 앞으로 열(熱)에 의해 변성된 조직에 변화가 생겨 협착(狹窄) 등을 일으키지는 않을까 하는 점이다.

20년 전에 전립선을 얼려 조직을 파괴하는 응결요법이라는 치료법이 있었으나 그 후 많은 사람들에게 심각한 요도협착이 발생했었다. 고온도요법은 요도점막에는 변화를 일으키지 않아 걱정없다고 하지만 조금 더 관찰할 필요가 있을 것이다.

◆ 요도 벌룬(baloon) 확장법

협심증인 사람이 심장 혈관이 좁아 풍선을 넣어 벌린다는 이야기를 들은 적이 있을 것이다. 현재 의학계에서는 이렇게 좁아진 관강장기(管腔臟器)를 풍선으로 확장하는 방법이 많이 행해지고 있다.

전립선비대증도 예외는 아니다. 비대한 전립선에 의해 요도가 좁아졌으므로 이것은 확장하면 증상이 좋아지겠다고 생각한 것이다. 따라서 전립선부(前立腺部) 요도를 확장하기 위한 벌룬(풍선)이 개발되었다.

통원치료를 통하되 요도점막(尿道粘膜) 마취만으로 실시할 수 있는 방법인데, 관건은 어떻게 하여 목적대로 전립선부에만 벌룬을 대고 확장하느냐이다. 엑스레이로 확인하는 방법,

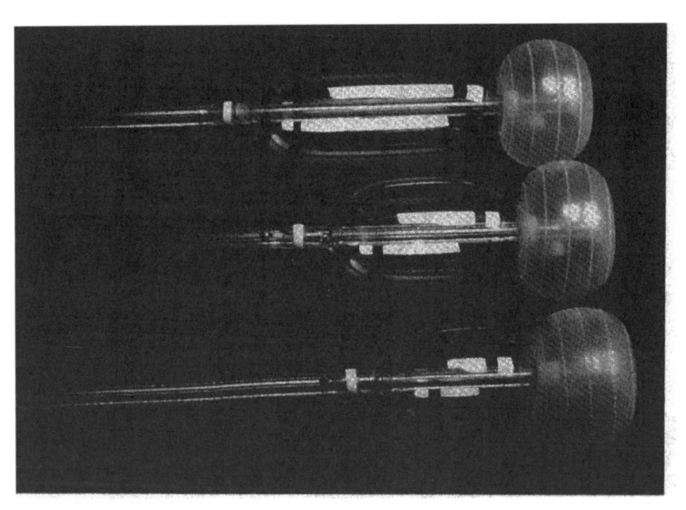

▲ [그림 5-8] 이중 풍선(double balloon)식 확장력 카테텔

위치 결정용 돌출을 이용하는 방법, 벌룬을 2개 만들어 방광에서의 거리로 정하는 방법 등이 있는데 모두 괄약근을 손상시키지 않도록 연구된 것이다.

전립선부 요도에 고정한 뒤 벌룬을 4기압으로 부풀린다. 이때 벌룬의 직경은 3cm가 되는데 그대로 15분간 둔다. 의료적 처치치고는 무척 간단하다. 그대로 아무 것도 사용하지 않는

경우도 있으나 출혈 등이 있을 수도 있어 대부분은 방광에 카테텔을 넣는다.

실시한 뒤 즉시 결과를 얻을 수는 없어도 5~7일에서 2주 정도 기다리면 결과가 나타난다. 미국의 한 보고에 의하면 3~6개월의 추적 조사로 매우 유효 43%, 유효 28%, 불변 10%, 무효 19%였다고 한다.

일본의 한 의료기관에서도 이중풍선카테텔을 이용하여 30건을 검토한 결과 3, 6, 12개월 후의 자각증상 유효율은 각각 81.8, 63.6, 54.5%였고 타각소견의 유효율도 거의 비슷했다고 한다.

한편 압력에 의해 내강(內腔)을 벌리는 것뿐만 아니라 α-레셉터의 장애를 일으킨다는 얘기도 있으나 α1-브로커가 효과를 보이지 않아서 나타나는 사례일 수도 있어서 설명이 곤란한 문제이다.

전립선의 실질(實質)과 피막 내의 탄력 선유(線維)가 찢어지기 때문에 그렇다는 설이 유력하다.

부작용으로서는 혈뇨(血尿)와 가끔씩 일어나는 역행성 사정(射精)을 들 수 있다.

아울러 중엽(中葉) 비대에는 효과가 없다.

바빠서 입원 수술을 받을 수 없는 사람, 심장 질환 등의 합병증으로 수술을 받을 수 없는 사람, α1-브로커 등에서 효과가 없었던 사람에게는 좋은 방법이라고 할 수 있다. 그러나 이 방법이 다음에 설명할 여러 가지 수술적 방법을 대신할 수 있다고는 생각할 수 없다.

◈ 요도 스텐트와 코일

　전립선비대증에 의해 좁아진 요도 내강에 [그림-19]와 같이 스텐트나 코일이라고 불리우는 것을 삽입하는 방법이다.

　괄약근은 평소대로 움직이므로 소변이 샐 경우는 없고 배뇨 때는 내강이 열리므로 소변도 잘 나온다. 카테텔을 요도에서 방광에 유치(留置)한 경우와 달리 자연 배뇨를 할 수 있어 감염이 적다는 이점도 있다.

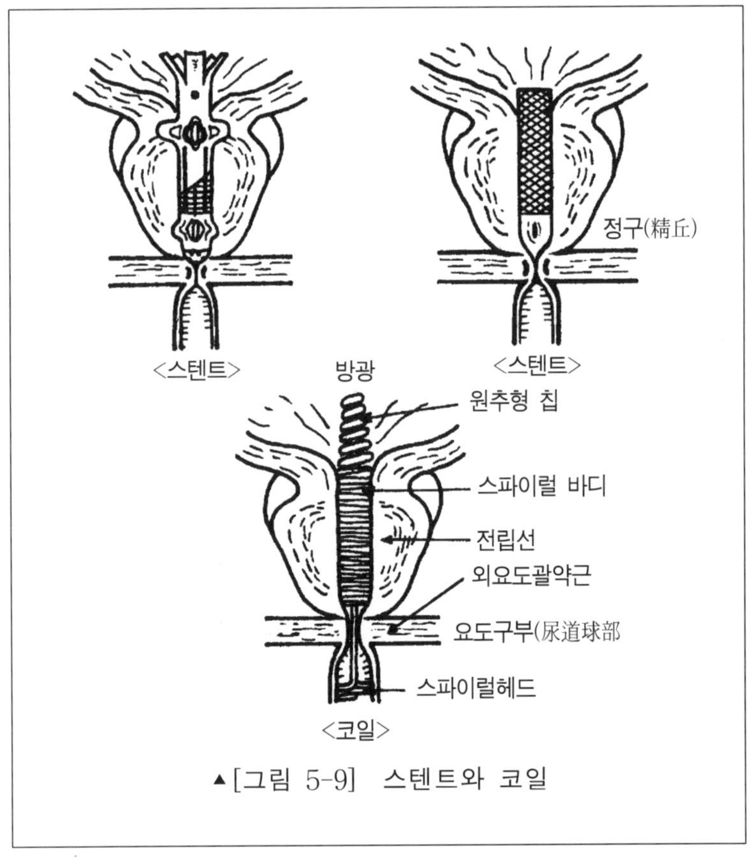

▲[그림 5-9]　스텐트와 코일

문제는 3개월마다 바꾸지 않으면 결석(結石)이 스텐트 등에 반드시 붙는다는 것이다.

스텐트를 넣고 상태가 좋아졌다가 수술이 꺼려져서 반년 후에 찾아왔을 때는 돌(결석 ; 結石)이 크게 부착되어 개복수술을 했다는 웃지 못할 사례도 있다.

결국 일시적인 방법이기 때문에 심장병 등의 합병증으로 수술을 할 수 없고 약도 효과가 없는 사람에게 적합한 방법이라고 하겠다.

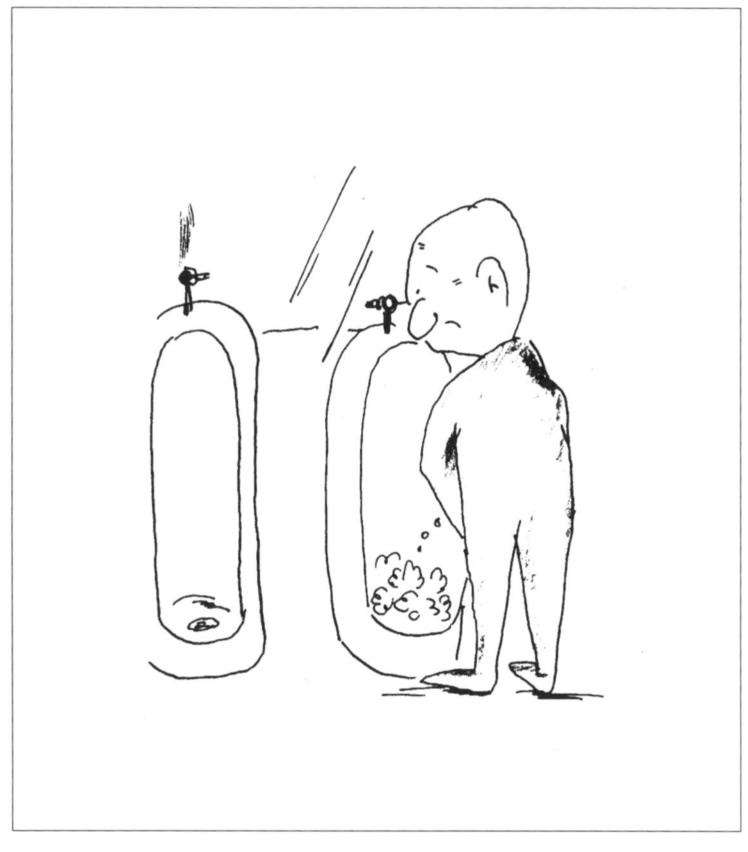

수술요법(手術療法)

◈ 수술요법을 실시하기까지

앞에서 설명한 것과 같이 많은 보존요법(保存療法)이 있어 오늘날에는 전립선비대증에 의한 증상을 경감 또는 거의 해소할 수 있게 되었다.

그러나 이들 보존요법(藥物療法)으로는 전립선비대증 그 자체를 근본적으로 제거할 수 없어 증상이 재발하거나 효과가 없는 예도 있다. 역시 근본적으로 비대증을 치료하기 위해서는 수술요법을 이용할 수밖에 없을 것이다.

자, 드디어 이 책의 화제의 중심인 전립선 수술의 얘기로 들어간다. 수술에 의한 외과적 치료는 크게 나눠서,

① 개복해서 전립선을 제거하는 방법,

② 개복하지 않고 요도로 넣은 특수한 기계로 전립선을 제거하는 경뇨도적전립선절제술(TURP),

이 두 가지가 있다.

우선 도대체 어떤 전립선비대증 환자가 수술대상이 되는지,

즉 수술의 적용에 대해서 설명하기로 하겠다.

우선 대충 말하자면 수술요법의 대상이 되는 전립선비대증이란 증상에서 앞에서 설명한 대로 제2기 이상이 된다.

제1기 증상의 경우는 거의 수술을 생각할 필요가 없을 것이다. 제2기, 제3기의 사람이 수술의 대상이 된다.

전립선비대증이라는 진단을 받았다고 하자. 그러면 어떤 치료를 받을까, 혹은 정말로 수술을 해야 하느냐, 하는 점이 최대의 관심사가 되리라고 본다.

수술이라고 하면 누구나 저항감이 있다. 아무리 간단한 것이라도 가능하면 수술은 피하고 싶은 심정일 것이다. 수술을 집도하는 의사로서도 수술하지 않고 치료해 버리고 싶은 생각이라지만 환자의 약 20~35%, 즉 5~3명 중 1명정도의 사람은 수술을 해야 하는 증상인 것이 사실이다.

그 중에는 처음부터 반드시 수술을 하는 편이 좋다고 생각되는 사람이 있다. 이와 같은 경우는 의사의 입장에서 '꼭 수술을 받는 편이 좋을 것이다' 라고 충고한다.

전립선 수술은 비대 정도가 심한 사람에 대해서만 실시하고 실제의 비대 정도가 가벼운 사람은 방치해 두면 된다고 하는 견해도 있지만 한마디로 무조건 그렇다고는 말할 수 없다. 왜냐하면 이상하게도 전립선비대의 정도와 배뇨 곤란, 자극증상 등과는 상관성이 없기 때문이다.

전립선이 비대하면 그 한가운데를 통과하고 있는 요도를 압박할 뿐만 아니라 바깥쪽으로도 커져 간다. 실제로 증상으로서 문제가 되는 것은 요도에 대한 압박(힘)의 정도다.

이것은 전립선의 크기 그 자체보다도 전립선 전체를 감싸고 있는 전립선 피막의 단단함과 관계가 있다. 즉 전립선 피막이 만일 단단해서 신전성(伸展性)이 없으면 압력은 요도 쪽으로 크게 작용해서 요도가 압박을 받아 배뇨곤란이 강해질 것이다. 따라서 단순히 '전립선의 비대의 정도(크기) = 증상의 강도'라고는 말할 수 없는 것이다.

역시 증상과 검사결과를 바탕으로 의사의 검토를 받아서 어떤 때 의사의 권유에 따라서 수술을 할지, 어떨지를 결정하는 것이 가장 좋은 방법이다. 의사는 전립선을 제거하는 것이 목적이 아니라 여러 가지 배뇨장애를 제거하는 것이 최종목표이기 때문에 이 점에서 잘 이해해 주리라 생각한다.

우선, 수술이 필요한 증상은 다음의 4가지다.

첫째, 요폐(尿閉)로 인해 자신의 힘으로 완전히 소변이 나오지 않게되어 버렸을 경우.

몇 번인가 부드러운 고무관으로 방광에 고인 소변을 뽑거나 혹은 수일간 특수한 고무관을 요도를 통해 방광에 삽입해 두면 소변이 나오게 되는 사람도 있지만 이와 같은 사람은 앞으로 다시 요폐가 될 가능성(위험성)이 있다.

요폐를 여러 번 거듭하는 사람, 혹은 고무관을 떼도 다시 곧 소변이 나오지 않게 되어 버리는 사람은 반드시 수술을 받는 편이 좋을 것이다.

둘째, 잔뇨가 있어서 소변의 감염증을 반복해서 일으키는 듯한 경우.

이런 증상의 경우도 근본적인 치료로서 꼭   수술을 받아야 할 것이다.

의사에 따라서는 잔뇨량을 중요한 기준으로 삼아서 수술을 권하는 경우도 있다. 앞서도 말했듯이 잔뇨량의 기준은 대개 80㎖ 이상으로, 50㎖이면 수술을 하는 편이 좋다고 생각하는 의사도 있다.

셋째, 수신증(水腎症)이다.

이것은 제3기로 신장이 부어 버린 증상이다. 방치해 두면 신장의 기능이 점점 더 나빠진다. 비뇨기과에 다니는 단계에서는 가벼운 요독증(尿毒症)에 걸려있는 사람도 있다. 이와 같은 증상의 사람은 수술을 해야 할 것이다.

넷째, 혈뇨(血尿)가 나오는 사람이다.

그다지 많지는 않지만 심한 혈뇨의 경우는 일찌감치 수술을 한다. 하지만 혈뇨의 경우는 다른 병이 원인이 되고 있는 경우도 흔히 있으므로 방광암 등 다른 병이 없는지 어떤지를 정확히 조사하는 것이 중요하다.

이 4가지는 증상이 비교적 확실하기 때문에 반드시 수술이 필요하지만 다음과 같은 2가지는 본인의 증상과 병원의 검사를 대조해서 의사와 상담을 진행하는 경우다.

◗ 배뇨 곤란의 정도에 따라서 수술을 결정

소변이 잘 안 나오는 것을 한마디로 배뇨 곤란이라고 하는데 환자의 호소는 어디까지나 그 사람의 주관에 따르는 것이기 때문에, 막연한 경우가 많은 것 같다.

하지만 전립선비대증에 의한 배뇨 곤란은 서서히 나타나기 때문에 객관적인 데이터(요류량측정 ; 尿流量測定)로 가볍게 표현하는 편이 많다.

즉, 실제로는 상당히 소변의 힘이 약해졌다고 생각하는 경우라도 '대단히 안 좋다' 라고는 호소하지 않고, '그러고 보니 약간 힘이 없어졌구나' 하는 경향이 있다. 그런 까닭에 객관적인 데이터로서 앞에서 설명한 요류량측정이 중요한 근거가 되는 것이다.

◑ 절박성요실금, 빈뇨, 요의절박이라는 증상이 심해졌을 경우

하루에 수십번이나 화장실에 간다든가, 밤중에 5~6번이나 일어나서 화장실에 간다든가, 종종 타이밍을 놓쳐서 소변이 새어 버린다는 제1기의 증상에서는 병원에서의 검사결과를 검토한 후에 수술을 생각할 수 있다.

이와 같은 자극증상은 앞서 말한 배뇨곤란에 비해 대단히 괴롭기 때문에 호소도 확실한 경우가 흔히 있다.

수술요법에는 개방성(開放性) 수술, 내시경 수술, 최근 개발된 레이저 등을 이용하는 수술이 있다.

개방성 수술은 피막하전립선적제술(被膜下前立腺摘除術)이라는 방법으로 전립선의 외선(外腺 ; 귤껍질과 같이 바깥쪽에 압박되어 얇아져 있으며 외과적 피막이라고 불리운다)을 남기고 비대한 내선(內腺)만을 잘라내어 제거하는 방법이다. 다음의 [그림 5-10]과 같이 그 도달 경로에 의해 치골상식(恥骨上式), 치골후식(恥骨後式), 회음식(會陰式) 등으로 불리우고 있다.

내시경 수술은 '경요도적(經尿道的) 전립선 절제술(TURP)'이라고 불리우는 것으로 현재 수술요법으로서 가장 많이 이용되고 있다.

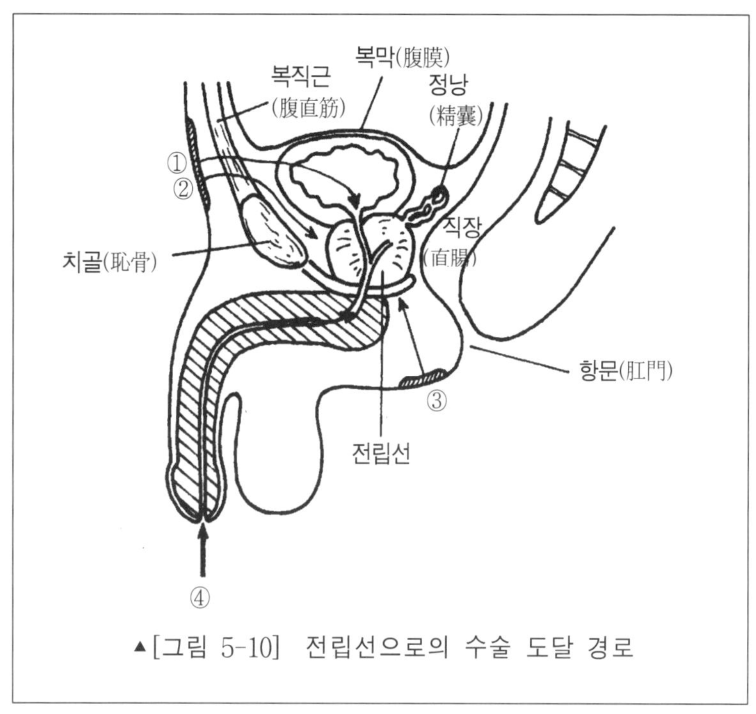

▲[그림 5-10]　전립선으로의 수술 도달 경로

　　레이저 등을 이용하는 방법은 1990년대에 들어 실시하게 된 방법이다. 이들 방법에 대해서는 나중에 이야기하겠다.

　　전립선의 크기, 환자의 상태, 방광 내 병변의 유무(有無) 등에 의해 가장 적합한 방법이 선택된다.

　　전립선비대증은 양성 환자이므로 수술을 할 것인가, 말 것인가에 대해서는 수술에 의해 좋은 '퀄리티 어브 라이프(Quality of Life)'를 얻을 수 있느냐, 없느냐가 중요하다. 그래서 최근에는 자각증상만이 아니고 객관적 방법으로 평가한 뒤 수술할 나이인지를 결정하는 경향이 있다.

　　덧붙여서 환자가 배뇨장애나 빈뇨(頻尿), 잔뇨감(殘尿感)을

강하게 호소하고 자각증상 스코어가 13점이 넘으면서 최대요
류량률이 1초당 12㎖ 이하이고 약물요법을 써도 효과가 없으
며 한번이라도 폐뇨(閉尿)가 된 적이 있으면 수술이 필요하다
고 볼 수 있다.

　물론 내시경에 의한 전립선부(前立腺部) 요도의 폐쇄 상황이
나 방광벽 상태, 혈청 전립선 특이항원(PA)치, 합병증 등을
참고해야 한다.

◆ TURP(經尿度的 전립선절제술)

　TURP라는 것은 영어의 'Trans Urethral(경구 요도) Resec-
tion(절제술) of the Prostate(전립선)'의 머리글자로, 일반적으
로 T·U·R·P 혹은 터프라고 부른다.

　우리말로는 '경뇨도적전립선절제술'이라고 하며 현재 가장
많이 실시되고 있는 수술요법이다.

　이것은 절개수술과 달리 배는 절개하지 않는다. 말 그대로
특수한 절제경(리섹트스콥 ; resectscope)이라는 외경 8.5㎜만한
원통모양의 내시경을 요도로 넣어서 내시경 끝에 달린 반원상
의 전기메스(루프)를 이용해서 부어올라 커진 전립선을 렌즈
를 통해서 보면서 계속 깎아내는 방법이다. 전립선비대증의
새로운 치료법으로 현재는 가장 유효한 방법이라고 할 수 있
을 것이다.

　[그림 5-11]에서 볼 수 있듯이 절제경(리섹트스콥 ; resect-
scope)이라고 불리우는 내시경을 요도에 삽입하고 전립선을

내부에서 전기메스로 절제하는 것으로 수술이 끝났다.

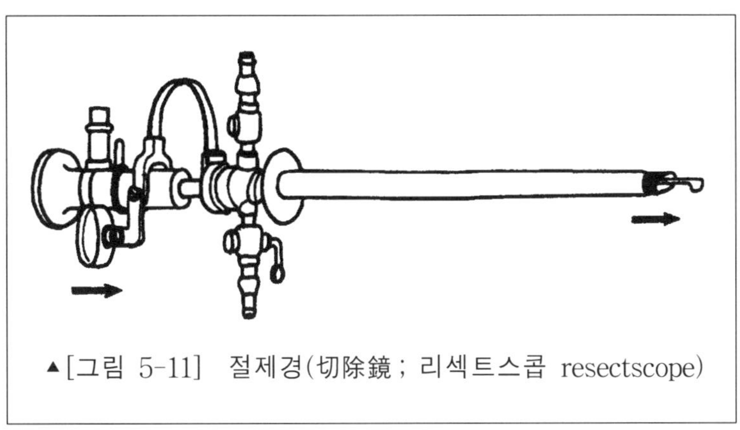

▲[그림 5-11] 절제경(切除鏡 ; 리섹트스콥 resectscope)

이미 1931년에 '스톤 마커시 절제경'이라고 불리우는 오늘날의 절제경(切除鏡) 원형이 완성되었다. 그 후 몇 차례 개량이 있은 뒤 이 수술요법이 완성된 것이다.

물을 계속 넣으며 내시경으로 보면서 절제하기 때문에 대량의 물이 필요하다. 생리식염수를 쓰면 전기메스를 사용할 수 없으므로 당(糖)으로 침투압(浸透壓)을 조절한다.

예전에 이 수술이 시작되었을 무렵에는 증류수를 썼으나 혈관 속에서 적혈구 등의 용혈(溶血)이 발생하여 심각한 합병증을 발생시켰다.

현재는 훌륭한 관류액(灌流液) 만들어져 쓰인다. 하지만 가능하면 이 수술은 1시간 반 이내에 종료하는 것이 좋다고 한다. 너무 오래 걸리면 합병증이 일어나기 쉽기 때문이다. 대부분은 하반신 마취로 실시된다.

[그림 5-12]에서 볼 수 있듯이 요도 내에 돌출된 전립선 조

직을 절제하면 요도 안의 소변 흐름이 좋아진다. 절제한 것은 [그림 5-13]과 같이 작은 조각으로 회수할 수 있다.

개복수술, 즉 배를 가르는 수술이 아니므로 수술 후 통증도 적고 다음날부터 보행도 가능하다. 카테텔은 수술 후 3~7일간 들어있지만 통증은 그다지 없다.

단, 큰 전립선을 갖고 있는 환자의 경우 관류액이 잘 흐르도록 하복부에서 방광으로 직접 카테텔을 삽입하고 수술하는 경우도 있다. 그럴 때는 하복부에 작은 흉터가 남는다.

이 수술은 개방성(開放性) 수술에 비해 여러 가지 이점을 갖고 있으나 결점은 수술이 어렵다는 것이다. 비뇨기과 의사들의 트레이닝 중에서 신중하게 행해지는 분야이다.

만일 괄약근에 장애를 일으키면 요실금(尿失禁)이 된다. 잘못해서 깊숙하게 잘라내도 곤란해진다.

최근에는 초음파단층법으로 전립선 크기를 짐작할 수 있기 때문에 너무 큰 전립선은 TURP와 같은 수술법은 미리 피하고 개방성 수술을 하는 의사도 있다.

의사에 따라서는 전립선이 100g 이상 나갈 경우에도 TURP 기법을 적용하기도 하지만 보통은 50g 또는 80g 이하를 TURP로 하고 그 이상일 경우에는 개방성 수술을 한다는 기준을 세우고 있다.

여기에서 TURP의 역사적인 배경을 간단히 살펴보자.

약 100년쯤 전부터 복부를 절개하지 않고 어떻게든 전립선을 깎아내 버릴 수 없을까, 하고 많은 전문의사가 꿈꾸고 있었다.

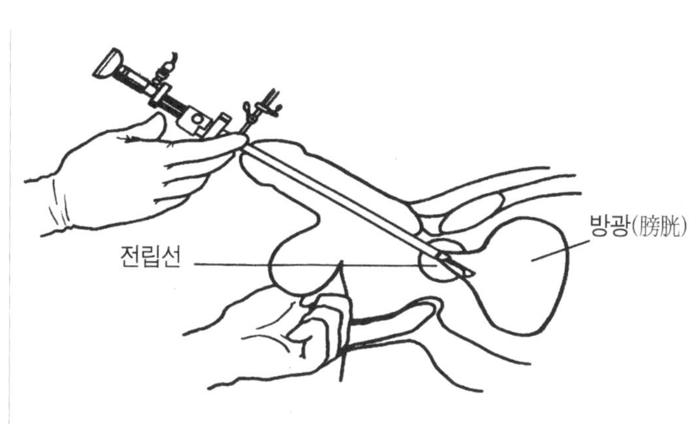

▲[그림 5-12] 경뇨도적 전립선절제술(經尿道的 前立腺切除術 ; TURP)

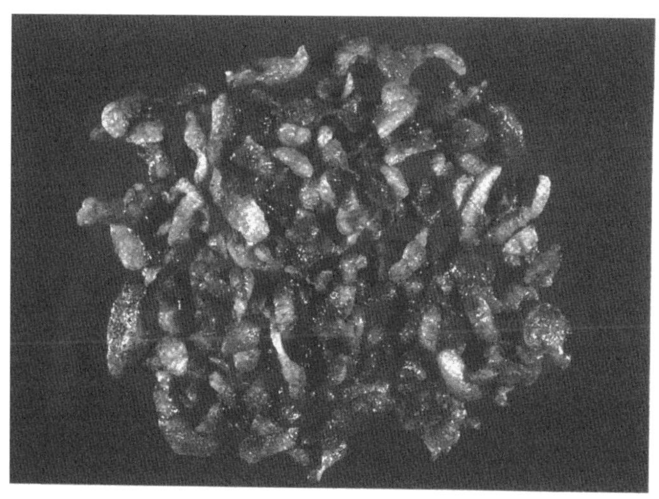

▲[그림 5-13] TUR로 잘라낸 전립선 조직

당시는 현대의 하이테크시대와 달리 설비, 기계, 렌즈 등의 면에서 아직 기술이 부족했기 때문에 오늘날의 TURP같은 것은 상상도 할 수 없었을 것이다. 당시로서는 무척 고생을 해도 좀체로 이 꿈을 실현하지 못했다.

1930년부터 1950년에 걸쳐서 먼저 미국에서 겨우 현재의 TURP의 원형이 완성되었다. 이것은 두 명의 미국인 비뇨기과의사의 공적으로 이 두 사람은 지금도 'TURP의 신(神)'으로 존경받고 있다.

그 두 비뇨기과의사는 번즈 박사와 네스비트 박사로 특히 번즈 박사는 수년 전 80여세로 사망할 때까지 평생 절제경을 손에서 놓지 않았으며 TURP 수술례는 1만례를 넘었다고 할 정도였다.

1960년대에 파이버스코프가 개발되어 이것이 TURP에도 응용됨으로써 더욱 발전에 박차를 가해, 그때까지 명인의 재주라는 이미지에서 보편적인 수술로 변화했다.

이와 같은 선진적인 기술이 이웃 일본에 처음 도입된 것은 1960년경이었으며 우리나라는 그 이후에 해당된다. 당시 몇 명의 젊은 비뇨기과의사들이 미국에서 공부하고, 어려운 트레이닝을 쌓아 갖고 돌아온 것이다.

하지만 처음에는 일부에서 거친 수술이라든가, 그런 방법으로 잘 될 리가 없다든가 하는 비판의 소리가 있었던 것 같다. 확실히 TURP 기술을 습득하기 위해서는 많은 경험을 필요로 한다.

어중간한 기술로는 충분한 성과를 올릴 수 없을 뿐만 아니라 합병증이 생겨서 'TURP는 너무 어렵다'고 포기해버린 의사도 있었을 정도다.

또한 전립선비대의 정도가 가벼워서 비교적 간단히 TURP를 할 수 있는 경우는 TURP를 하고 전립선이 조금 커지면 옛날 방식 그대로 개복수술을 한다는 방법을 택하는 의사도 있었다.

이런 생각은 지금도 여전해서 어느 정도 크기 이상으로 비대해지면 TURP 기법으로는 불가능하다는 비뇨기과의사가 많은 것 같다.

어쨌든 미국에서 TURP를 도입한 의사들이 정력적으로 이 기술을 보급시켜서 최근에는 이 요법이 널리 이용되고 있다.

더욱이 요즘은 모니터 텔레비전 화면으로 보면서 TURP를 할 수 있게 되었기 때문에 이것을 마스터하기 위한 지름길이 된 것 같다.

그렇지만 앞서 말했듯이 이 TURP는 '전문 영역 중의 전문 영역'이라고 불리는 것처럼 이 수술을 마스터하기 위해서는 오랜 시간동안의 트레이닝과 풍부한 수술경험이 필요할 것임에는 틀림없다. TURP는 배를 절개하는 수술과 달리 내시경을 보면서 혼자서 하는 수술이기 때문이다.

그리고 사소한 실수가 돌이킬 수 없는 합병증을 유발하는 경우도 있다. 따라서 정확한 TURP를 하기 위해서는 세심한 주의와 고도의 기술이 요구된다. 어엿한 TURP 수술자가 되기 위해서는 최저 100건의 수술사례와 숙련된 의사 밑에서 배우고 다시 100건의 수술사례정도를 스스로 연구하면서 수술경험을 쌓을 필요가 있다고 할 정도이다.

커져 버린 전립선은 약물 등으로는 쉽게 작아지지 않는 현상에 근거하면 이것을 근본적으로 제거한다는 외과수술이 아무래도 치료의 중심이 된다. 그 중에서도 TURP는 개복수술(개방성 수술)에 비해 몇 단계 우수하다.

그렇다고 해서 모든 환자가 TURP를 하는 편이 좋다는 얘기는 아니다. 이런 의미에서 TURP를 올바로 이해하는 것이 이 책의 테마이기도 하므로 제6장에서 좀더 자세히 설명하기로 하겠다.

[72세 환자의 사례]

4년 전부터 배뇨 곤란과 야간 빈뇨(頻尿)가 있다고 찾아왔다. 자각증상 스코어는 28점이었다. 소변검사(檢尿)에서는 특별한 이상이 없었고 전립선은 작은 새알정도 크기였다.

최대요류량은 1초당 7.2㎖이고 소변량은 154㎖, 잔뇨가 98㎖였다. 종양마커를 비롯하여 암을 의심할 만한 소견도 없어서 TURP를 실시하여 48g을 절제했다고 한다.

수술 후 요도에서 방광으로 넣은 카테텔은 5일 후 빼냈다고 한다. 뺀 직후에는 요의(尿意)가 있으면 금방 나와 곤란했으나 몇일 후 안정되었다.

수술 후 링거주사도 몇 일만에 끝나고 수술 후 7일만에 퇴원했다. 내복약으로써는 항균제를 약 4주 계속했다. 수술 후 1개월이 지나 최대요류량률(最大尿流量率)은 1초당 17.2㎖, 잔뇨는 12㎖였다. 물론 병리조직 소견에서도 암(癌)은 없었다고 한다.

같은 경과에서도 때로는 병리조직 검사 결과 암세포가 발견되는 예가 있다.

이렇게 발견된 전립선암은 치료 대상이 되는 것과 암에 대한 추가 치료를 필요로 하는 예가 있다. 이 점에 대해서는 나중에 다시 설명하기로 한다.

[76세 환자의 사례]

식욕부진과 복부 팽만감 때문에 내과에서 검진을 받았다. 고혈압과 신기능(腎機能) 부전을 지적받고 약 1년간 치료를 계속했음에도 전혀 차도가 없어 투석(透析) 치료를 위해 내과에 갔다. 그곳에서 검사한 결과 양쪽 신장이 부어 있어 비뇨기과로 보내졌다.

초진 때 하복부가 극도로 팽창해 있어 도뇨(導尿)했더니 1,600㎖의 소변이 방광에 차 있었다.

이런 사례의 전립선비대증 증상은 앞에서 서술한 제3병기에 해당하는 것이다. 전립선비대증으로 점차 잔뇨가 증가하여 그 압력이 신장에 영향을 미쳐 소위 폐쇄성 신부전(腎不全)이 되었던 것이다.

그래서 약 1개월간 카테텔을 방광에 유치(留置)하고 신장 회복을 기다린 다음 TURP를 실시했다.

신염(腎炎)과는 달리 본래 아무렇지도 않은 신장에 압박이 가해져 신장 기능이 나빠진 것이므로 카테텔 유치로 압력을 제거해 주면 신장 기능도 회복된다. 또 이렇게 극단적으로 방광이 부어 있었던 경우에는 방광에도 변화가 있어 배뇨근(排尿筋)이 약해져 있으므로 그 회복도 기대할 수 있다.

결국 수술 후 신장 기능도 차츰 회복되고 고혈압도 나았다. 현재 완전히 평상적인 생활을 하고 있다는 것이다.

이러한 사례에서는 전립선비대증 증상이 비교적 가볍고 본인도 나이가 들면 어느 정도의 배뇨장애는 당연하다고 생각하고 있었기에 신부전에 이른 것이다.

비교적 드문 예이지만 도시에서 이런 예가 있었다는 것은 놀라운 일이다.

이 TURP에 준하는 몇 가지 수술이 있으므로 그에 대하여 간단히 설명하기로 한다.

◑ 비디오 TURP

종래 TURP는 내시경 수술이라는 특수성 때문에 그 교육과 기술 습득에 상당한 시간을 필요로 했다. 그러나 CCD카메라의 개발에 의해 수술하는 의사와 같은 시야의 광경을 다수의 사람들이 관찰할 수 있게 되어 상황이 크게 바뀌었다.

처음 비뇨기과 공부를 시작할 무렵에는 내시경으로 보게 되는 내경(內景)은 수술자 이외에는 전혀 볼 수 없어 선생의 등 움직임을 보고 기술을 훔치라는 말이 있을 정도였다.

그러나 최근에는 효율적 교육을 실시할 수 있게 되었다.

수술자도 모니터에 나오는 보다 크고 밝은 화상을 보면서 수술하는 편이 무리없이 편하게 수술할 수 있다.

이렇게 내시경을 들여다보지 않고 모니터를 보면서 TUR을 행하는 것을 '비디오 TURP' 라고 부른다. 실제로 모니터를 보면서 배운 사람들에게 있어서는 비디오 TURP 쪽이 보다 익숙한 것 같다.

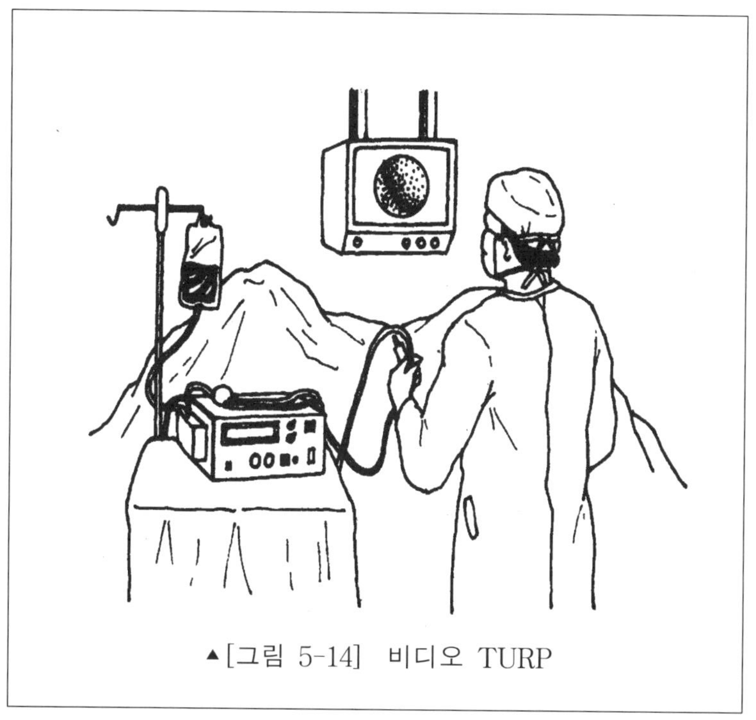

▲[그림 5-14] 비디오 TURP

◐ 경뇨도적(經尿道的) 전립선 박리(剝離) 절제술

이것은 일본에서 개발된 방법이다. TUR과 마찬가지로 보면서 박리자(剝離子)라는 도구를 이용하여 전립선의 선(腺)덩어리를 미리 피막(被膜)으로부터 박리(剝離)해두고 그 후 선(腺)덩어리를 절제하는 방법이다.

깊게 잘라내거나 남겨지는 일이 없게 하려고 시작된 수술법인데 안타깝게도 그다지 많이 보급되어 있지는 않다.

◐ 경뇨도적 방광경부 전립선 절개술

전립선은 작지만 증상이 큰 전립선비대증과 같을 때가 있다. 구체적으로는 15~20g정도의 전립선비대증인데 뚜렷하게

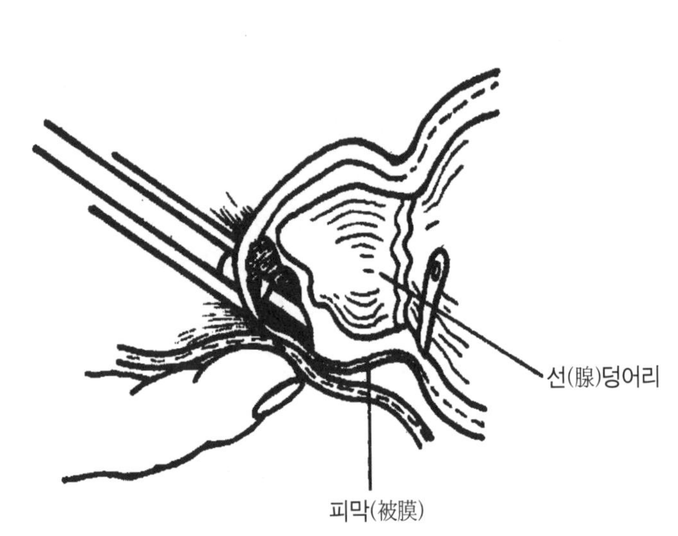

▲[그림 5-15]　경뇨도적(經尿道的) 전립선　박리절제술

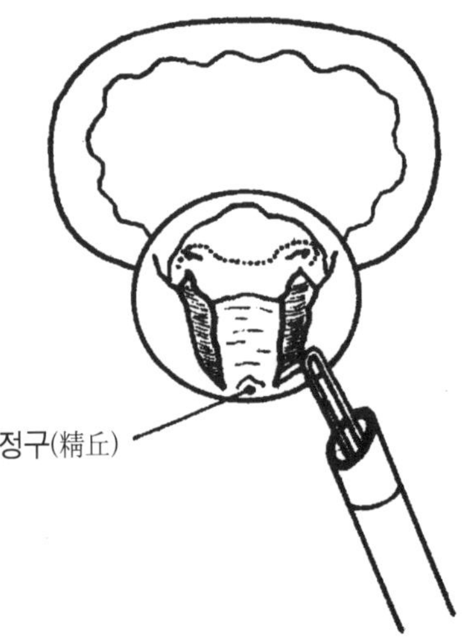

▲[그림 5-16]　경뇨도적(經尿度的) 전립선　절개술

폐색증상(閉塞症狀)이 있는 사례로서 자각적인 배뇨 곤란이 심할 때는 전립선암을 의심할 소견이 없을 때 대상이 된다.

TUR과 마찬가지로 절제경(리섹트스콥)을 사용하지만 루프라고 불리우는 링 형태가 아니고 나이프형태의 전기메스로 절개를 할 뿐, 잘라내지는 않는다.

방광 내에서 전립선부에 걸쳐 두 번의 깊은 칼집을 넣을 뿐이므로 단시간에 끝나고 TUR과 같은 효과가 있다. 단 큰 전립선에는 적용되지 않는다.

◆ 개방성(開放性) 수술

개방성 수술은 배를 절개한다고 하여 '개복수술(開腹手術)'이나 '전립선 적출 수술'이라고도 하는데 배를 절개하고 치골(恥骨)의 안쪽 깊숙히 존재하는 전립선까지 이르러서, 비대해진 전립선의 내선(內腺)을 통째로 적제(摘除)하게 된다.

개방성 수술은 도달 경로에 따라 치골상식(恥骨上式), 치골후식(恥骨後式), 회음식(會陰式) 전립선절제술 등으로 구분된다.

배꼽 밑에서부터 치골 상부까지 15㎝ 전후 메스를 넣는다. 털이 나 있는 가장자리를 옆으로 크게 절개하는 경우도 있다. 보통 전신마취는 필요없고 요추(腰椎) 마취 등의 부분마취로 수술이 가능하지만 배를 절개한다는 외과적인 수술이기 때문에 환자에게는 상당한 부담이 된다.

개복수술의 방법은 치골상식, 치골후식의 두 가지가 일반적으로 적용된다.

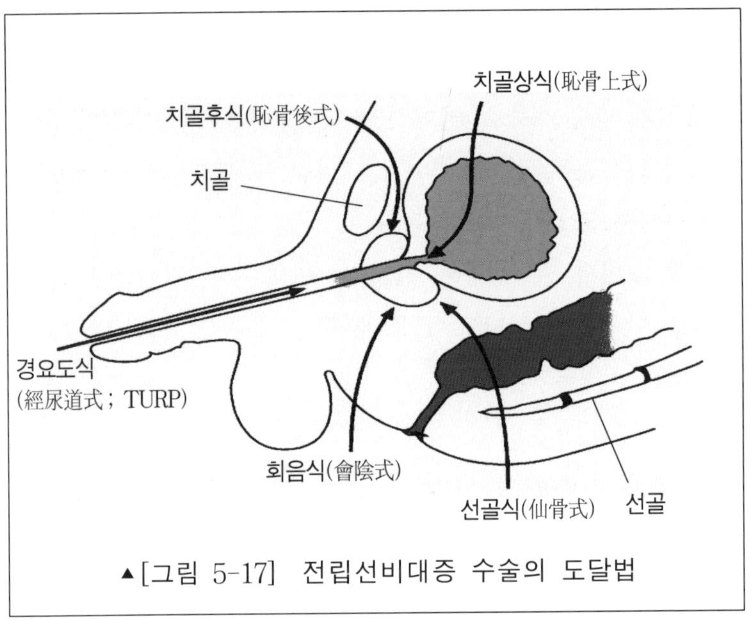

▲[그림 5-17] 전립선비대증 수술의 도달법

◑ 치골상식 전립선 적제술

하복부를 절개하고 방광을 열어 비대한 선종(腺腫)과 피막 (被膜) 사이를 사람의 손가락으로 박리하여 선(腺)덩어리를 적제(摘除)하는 방법이다.

가장 일반적인 방법으로 치골(恥骨) 후면에 손을 대지 않는 것은 이점이지만 박리(剝離) 조작을 보기 어렵고 방광을 열게 되므로 카테텔의 유치(留置) 기간이 길어진다는 등의 결점이 있다.

◑ 치골후식 전립선 적제술

하복부를 절개하고 전립선 전면(前面)과 방광 경부(頸部)를 치골 후면에서 박리하여 전립선 전면 및 측면의 지방조직을 박리, 전립선 피막을 노출한다. 그 피막에 두 개의 지혈(止血) 결찰을 놓고 그 사이에서 절개하여 선(腺)덩어리를 제거하는 방법이다.

선(腺)덩어리의 적제(摘除)가 눈 앞에서 행해진다는 것과 방광을 절개하지 않는다는 것은 좋은 점이지만 감염을 일으키기 쉽고 치골(恥骨) 후강(後腔)을 여는 단점이 있다.

◑ 회음식 전립선 적제술

회음부(會陰部)를 절개하고 들어가 후면에서 전립선 피막을 절개, 선(腺)덩어리를 적제(摘除)하는 방법이다.

전체적으로 신체에 대한 영향이 적다고 하지만 골반에 의해 충분히 열리지 않아 시야가 좁고 임포텐스를 일으키기 쉬운 결점도 있다.

아무튼 오늘날에는 개방성 수술이 행해지는 경우는 적고 최근 통계자료를 보더라도 1% 미만이다. 앞으로 설명할 치료법들이 더욱 발전되면 이 수술법(개방성 수술)의 이용은 더욱 줄어들 것이다.

물론 큰 방광 결석이 합병되어 있거나 방광 휴실(憩室 ; 여분으로 생긴 봉투 모양의 것)이 합병되었을 때는 그런 치료도 생각하여 개방 수술을 행한다.

다만 외과의 모든 과에서는 수술로 인해 가해지는 신체에 대한 영향을 가능한 한 적게 하려고 노력하고 있다.

[76세 환자의 사례]

10년째 배뇨 곤란과 하복부 중압감을 느꼈다면서 병원을 찾아온 환자가 있었다. 그는 배뇨시 소변이 중도에 끊기는 경우가 많고 자각증상 스코어는 30점이었다. 요류량률(尿流量率)도 낮고 잔뇨가 920㎖ 였다.

여러 가지 검사 결과 전립선비대증과 합병하여 직경 10㎝가 넘는 큰 방광 휴실(憩室)이 있는 것이 발견되었다.

비대증에 의한 배뇨장애가 계속되면 방광 조직부분이 발달하여 그 이외의 부분이 밖으로 부푼다. 마치 탱탱한 풍선을 손가락 펴서 손으로 잡았을 때를 상상하면 된다. 손가락이 닿지 않은 부분은 밖으로 부푼다.

이처럼 방광 근육의 작은 벽이 팽팽해 휴실(憩室)을 만드는 것이다.

휴실이 있으면 배뇨시 소변이 휴실 안으로 이동하여 잔뇨가 많아진다. 원인인 전립선비대증을 치료해도 휴실이 있으면 잔뇨(殘尿)는 줄지 않는다. 그래서 TURP만으로는 충분한 치료가 될 수 없었다.

결국 이러한 사례에서는 치료상 전립선 절제술과 휴실절제술을 실시했다고 한다.

이런 예에서는 앞으로도 개방성 수술이 행해질 것이다. 그러나 작은 휴실이라면 내시경으로도 고칠 수 있으므로 개방성 수술의 필요는 없어진다.

◈ 레이저에 의한 치료

최근 몇 년간 레이저를 이용한 전립선비대증 치료법이 개발되어 임상적으로도 이용되어지고 있다.

레이저라고 하면 마법의 에너지처럼 생각하는 사람이 많지만 비대증에 대한 레이저 치료는 극히 최근에 실시되었다는 것을 잊어서는 안 된다.

어떤 치료법이든 장시간 경과를 관찰하여 그 치료법이 정말 좋은지를 심사숙고해서 정하게 된다.

여기에서는 최근에 실시되고 있는 TULIP와 VLAP를 중심으로 이야기하겠다.

다소 이야기가 달라지는 듯하지만 서양 사람들은 이름 붙이는 것이 간편해서 편하겠다는 생각을 종종 하게 된다.

TULIP라는 것은 'Transurethral Ultrasoundguided Laser Induced Prostatectomy'의 머릿글자이다.

이것을 우리식으로 풀면 '경뇨도적 초음파 가이드하(下) 레이저 전립선적제술'로 길어진다.

◑ TULIP

TULIP는 경막외(硬膜外) 마취 등으로 하반신을 마취하고 요도(尿道) 안에서 치료하는 방법이다. 수술 시간은 약 15분이다. 물론 단기입원이 필요하다.

'관찰에 필요한 초음파와 치료용 레이저를 조사(照射)할 수 있는 프로브(막대 모양의 레이저 발사기)를 전립선부 요도에 고정하고 모니터로 전립선 화상을 관찰하면서 Nd·YAG레이저(의학용으로 가장 많이 쓰는 레이저 종류)를 목표부에 조사하되 전립선의 크기, 모양에 맞춰 치료한다.

레이저 조사구와 전립선 조직 사이를 벌룬에 넣은 증류

수로 약 4㎖ 정도 간격을 두고 조사함으로써 조직 표면의 응고탄화(재처럼 굽는 것)는 일으키지 않고 조직 내의 온도를 상승시킬 수 있다. 출력 20~40와트로 전립선부 요도 내를 1초당 1㎜ 속도로 움직이면 깊이 약 8㎜까지 섭씨 65~90℃로 감염되고 응고 괴사(조직파괴)가 생겨 전립선에 의한 폐색이 해소된다.

수술 후에 조사부(照射部)가 붓거나 배뇨가 안 되는 경우가 있다. 그래서 하복부에서 방광에 직접 카테텔을 삽입하는 방광루를 장치하여 소변을 내보낸다. 이 카테텔을 약 1주일 후에 빼면 자연 배뇨가 가능해진다.

이 방법의 장점은 TUR 등 종래의 내시경수술보다 습득이 용이하다는 것과 출혈이 거의 없다는 것, 수술시간이 짧다는 것이다.

한편 단점은 수술 후 배뇨상태 개선이 늦다는 것, 오랜 시간이 경과 후 다시 상태가 나빠질 염려가 있다는 것이다.

◗ VLAP

레이저는 직진하기 때문에 이제까지는 전립선에 조사(照射)하는 것이 어려웠으나 [그림 5-18]과 같이 측면에 편향할 수 있게 되어 내시경으로 관찰하면서 전립선에 조사할 수 있게 되었다.

VLAP는 'Visual Laser Assisted Prostatectomy'의 약자이다. 이것을 우리말로 하면 '직시하(直視下) 레이저 전립선 절제술'이 된다.

TULIP의 경우와 마찬가지로 경막외마취(硬膜外麻醉)를 하고

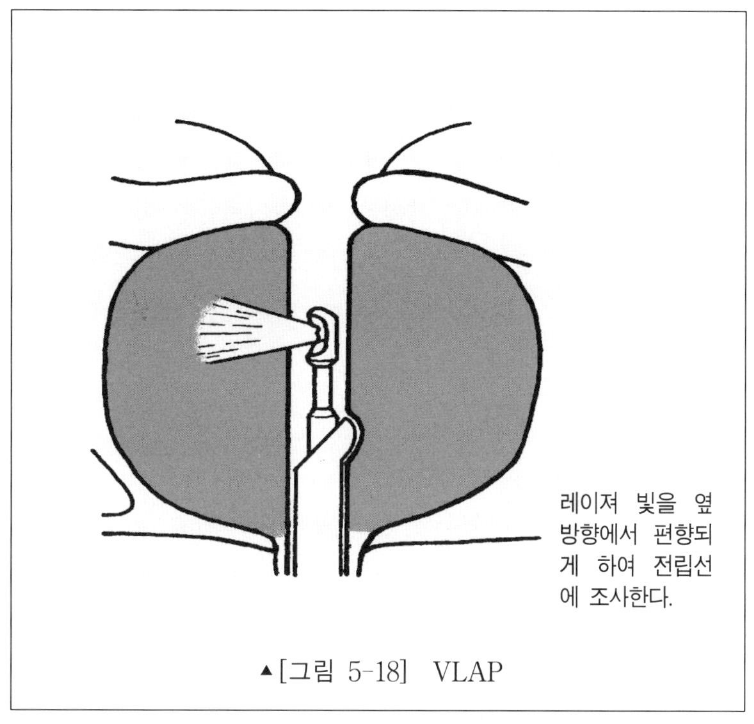

▲[그림 5-18]　VLAP

실시한다. 다른 점은 내시경으로 관찰하면서 삽입하여 확실히 어느 곳에 조사하는가를 관찰할 수 있다는 점이다.

방광 경부(頸部)에서 네 방향 정구(精丘) 근처의 전립선에 두 방향 프로브를 조사면에서 약 1㎖ 떨어뜨려 Nd·YAG레이저를 60와트로 60초씩 조사하게 된다.

수술시간은 10~30분 정도이다. 출혈은 거의 없다. 수술 후 요도에서 카테텔을 넣고 1주일 전후 그대로 둔다. 이것은 TULIP와 큰 차이가 없다.

3개월 후, 6개월 후, 12개월 후에도 90% 전후의 유효성이 있었다는 보고도 있으나 조금 더 관찰한 다음 최종적 판단을 해야 할 것이라고 생각한다.

◑ 벌룬레이저 치료(TUBAL-T)

벌룬레이저 치료(Transurethral Balloon Laser Thermo-therapy = TUBAL-T)에는 Nd · YAG레이저를 360도 전주성(全周性)으로 조사할 수 있는 시스템도 있으나 이것은 오히려 '레이저 서미어(레이저에 의한 고온도요법)'이라고 해야 할 것으로 앞으로 발전 가능성이 있다.

[64세 환자의 사례]

3년 전 점차 소변 나오는 것이 나빠졌고 최근 한밤중에 배뇨를 위해 일어나는 일이 있어서 입원한 사례이다. 자각증상 스코어는 28점이었다고 한다.

소변검사(檢尿)에는 이상이 없고 최대요류량률(最大尿流量率)은 1초당 6.7㎖ 이고 잔뇨가 70㎖ 였다. 전립선은 호두 크기이고 중앙 고랑이 탄성경(彈性硬)이라는 전형적인 비대증이었다. 물론 종양마커도 정상이어서 의사는 전립선비대증으로 수술이 필요하다고 판단했다.

환자 본인이 신문 등을 통해 레이저 치료에 대한 기사를 읽은 까닭에 꼭 레이저 치료를 받고 싶다고 하여 의사는 VLAP를 앞에서 말한 요령으로 실시하게 되었다.

수술 중이나 수술 후 출혈도 없이 순조로워 4일째 카테텔을 뺐는데 배뇨할 수 없었다. 그래서 다시 카테텔을 유치(留置)했고 7일째에 뺐더니 그 후에는 소변도 순조롭게 나왔다. 1개월 후 최대요류량률(最大尿流量率)은 1초당 15.7㎖ 로 개선되었으며 잔뇨도 15㎖가 되었다.

단, 수술 4주 후의 소변검사에서 아직 감염 소견이 있어 항균제를 약 6주간 복용하였다.

레이저에 의한 치료에서는 출혈이 거의 없어 수술 다음날 퇴원해도 되지만 조사(照射) 부위에 붓기가 생기기 때문에 카테텔을 뺄 때까지 약 1주일이 걸리는 것이다.

이들 레이저 치료의 특징은 수술 중이나 수술 후에 출혈이 거의 없고 수술 시간도 짧다는 것이다. 현재 표준적 치료인 TUR과 비교할 경우, 이 점도 수술 의사에게 있어서나 환자에게 있어서나 분명히 유리한 것이라고 할 수 있다. 그러나 확실한 효과면에서는 TURP 쪽이 나을 것이다.

◈ 고밀도 초점 초음파에 의한 치료

초음파를 오목한 거울을 이용하여 한 곳 초점(焦點)에 모으면 초점부에 고열이 생긴다는 것은 예전부터 알려져 있었다.

그러나 그것을 임상에 응용하는 기술은 좀처럼 개발되지 않았었다.

최근 직장(直腸) 내에서 전립선비대 조직을 향해 이런 초음파를 발사할 수 있는 장치가 개발되었다. 넓은 의미에서는 전립선의 암이나 비대증 진단에 흔히 쓰이고 있는 초음파 치료의 응용이라고도 할 수 있다.

이것이 '고밀도 초첨 초음파(High Intensity Focused Ultrasound = HIFU)'이다.

이 장치에서는 우선 방광과 전립선의 관계를 초음파 화상으로써 모니터 위에 드러낼 수 있다.

그 화상 위에서 방광의 출구에서 전립선이 가장 비대하여 배뇨장애를 일으키고 있다고 생각되는 부분에 고밀도 초음파가 닿도록 지시한다.

그러면 그 지시에 따라 컴퓨터가 계산하고 직장 내에 삽입된 프로브에서 초음파가 발사되어 목적부가 고온이 되고 조직파괴가 일어나 요도의 폐쇄가 해제되는 것이다.

마취는 요추마취(腰椎麻醉) 등으로 실시하고 요도 안에 3~5일, 카테텔이 유치되는데 큰 부작용도 없이 실시할 수 있다고 한다.

미국에서는 아직 인가되어 있지 않고 유럽에서는 많은 예가 행해지고 있는 실정이다.

이것은 장치가 매우 비싸다는 것이 결점이지만 앞으로 많은 기대가 모아지고 있는 치료법이다.

◈ 라디오파에 의한 치료

라디오파(Transurethral Needle Ablation = TUNA)에 의한 치료는 가장 새로운 전립선비대증 치료법 중 하나이다.

경뇨도적(經尿道的)인 치료 기구를 삽입하고 비대한 전립선부에 2개의 바늘을 찌른다. 이 바늘 끝에서 라디오파가 나와 국소(局所)의 온도를 섭씨 60~90℃로 달군다.

이 열에 의해 비대한 조직이 괴사(壞死)를 일으켜 폐색(閉

塞)이 제거되는 것이다.

국소마취로 실시할 수 있다는 것과 열을 5분정도 가해서 조금씩 올림으로써 수술 후 국소의 부종(浮腫)이 적어 카테텔의 유치(留置) 기간이 짧은 것이 장점이라고 한다.

TURP도, 레이저 치료도 앞으로 치료 방법의 중심이 될 것이라고 생각한다. 그리고 그 나머지의 수술법은 증례(症例)에 따라 부분적으로 사용되기도 하고 병용되리라 생각한다.

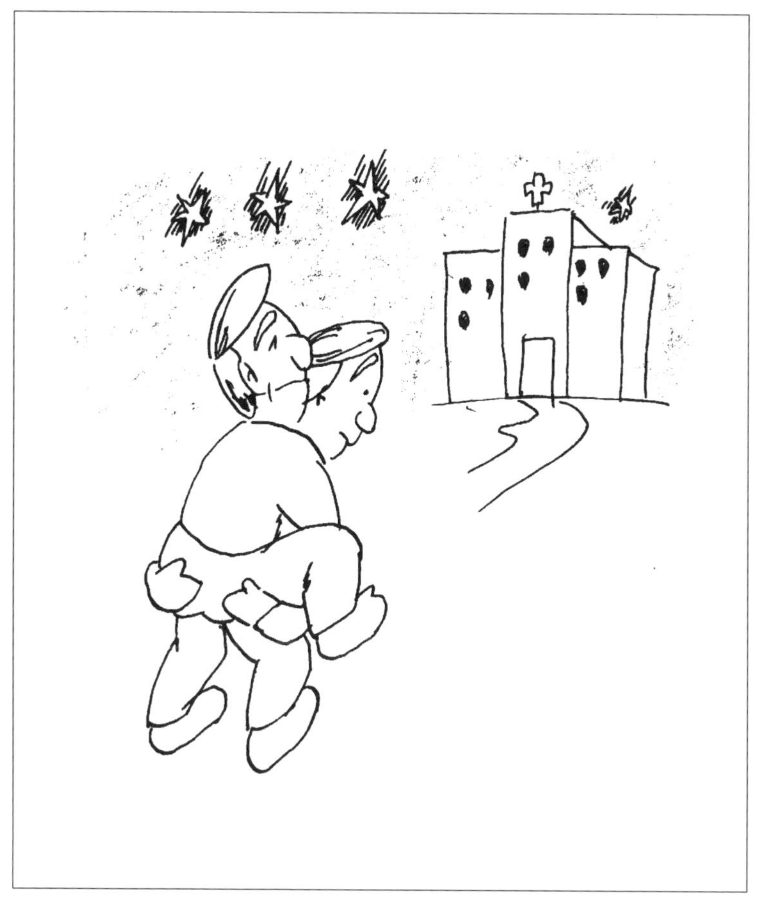

전립선비대증과 유사한 증상

◈ 전립선비대증 이외의 질환의 증상

우선 하나의 사례를 소개하기로 한다.

"무슨 일로 오셨습니까?"

"네, 반년쯤 전부터 소변을 보는 횟수가 잦고 방광 주위가 묵직합니다."

"잔뇨감, 아—, 그러니까 소변을 보신 후에도 다 싸지 않은 것 같은 느낌이 드십니까?"

"예, 가끔은 그런 느낌이 심하게 있습니다. 게다가 소변도 힘이 없구요."

"화장실에는 하루에 몇 번 정도 가십니까?"

"10번정도인 것 같은데, 가끔 15분이나 20분만에 금방 화장실에 가고 싶어지는 경우도 있습니다."

"그렇습니까. 상당히 괴로우시겠네요."

"네, 선생님, 전 전립선비대증이 틀림없다고 생각됩니다만……."

그러나 정작 이 환자의 진단은 만성전립선염이었다고 한다. 증상만 보고 스스로 진단을 내려버리는 것은 위험하다. 같은 증상이라도 전혀 다른 병인 경우는 흔히 있다.

지금까지 주로 전립선비대증과 그 치료에 대해서 살펴보았다. 하지만 전립선에는 전립선비대증 외에도 이와 유사한 몇 가지의 질환이 있다.

가령 전립선비대증과 같은 증상을 보이면서 비대증(肥大症)이나 암(癌)의 소견이 없고 요도의 협착도 없는 경우가 있다. 여기에 신경인성(神經因性) 방광에 의한 기능장애가 아닌 경우 방광 출구가 좁아지고 단단해지는 병, 즉 방광 경부경화증(膀胱頸部硬化症)도 있으며 그 외 방광 출구 근처가 부풀어오르는 중책(中柵)이라고 불리우는 병도 있다. 이들 모두 TURP로 치료할 수 있고 임상적으로는 거의 전립선비대증과 같이 취급된다.

이 외에도 전립선비대증과 같이 배뇨 곤란을 호소하는 병이 있다. 예를 들면 요도협착(尿道狹窄), 신경인성방광(神經因性膀胱)·요도결석(尿道結石) 등이다.

요도협착을 일으키는 사람은 대부분이 요도손상이나 요도염 등의 증상이 있다. 신경인성방광이라는 것은 방광을 지배하는 신경에 손상이 일어나 방광에 기능 장애가 일어난 상태이다.

교통사고로 등뼈나 골반 골절을 일으킨 경우, 직장이나 자궁 등 골반 내 수술에 의해 방광의 지배 신경에 이상이 생겨 배뇨가 원활치 않은 경우에는 대부분 신경인성방광이다. 당뇨병에 의한 신경장애로 일어나는 경우도 있다.

요도결석은 신장결석이나 요관결석이 내려와 요도 안에 박힌 상태이다. 이런 질환은 다음의 [표 5-3]과 같이 검사를 통해 알 수 있다.

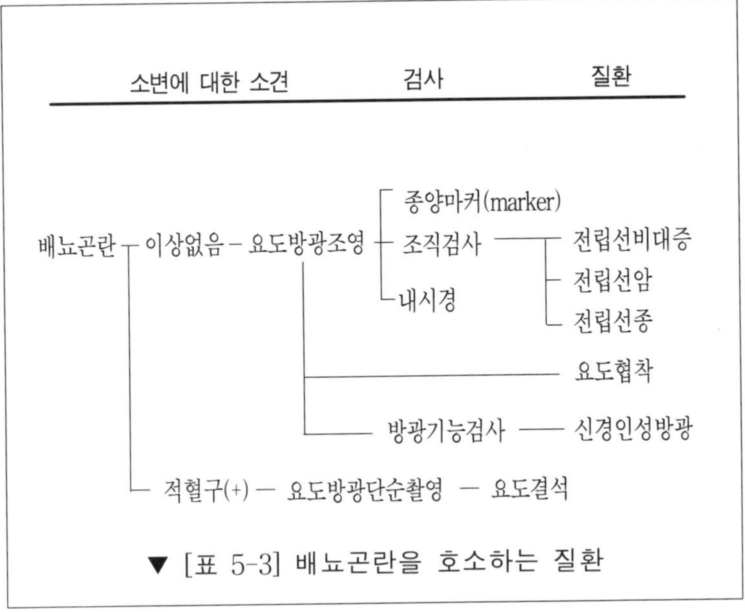

▼ [표 5-3] 배뇨곤란을 호소하는 질환

◆ 방광경부경화증(膀胱頸部硬化症)

이것은 전립선비대증과 거의 같은 증상이다. 그래서 구별하기 어려운 경우가 있지만 실제로 전립선은 비대해 있지 않다.

방광의 출구에서 요도로 옮겨가는 부분(내요도구)을 방광 경부라고 하는데 이 경부가 섬유화해서 단단해지는 질환이다.

증상은 배뇨를 잘 할 수 없다든가 빈뇨가 된다든가, 하복부가 팽팽해진다는 것처럼 전립선비대증과 매우 유사하다. 이와 같은 증상을 총칭해서 전립선증(前立腺症)이라고 한다. 50~60대의 사람이 중심으로 비대증에 비해 조금 연령층이 젊은 것 같다.

옛날에는 개복해서 방광경부를 메스로 자르는 개복수술이 이루어졌지만 오늘날에는 TURP가 흔히 이루어지게 되었다. 전립선비대증과 같은 약물요법도 이루어진다.

◆ 전립선암(前立腺癌)

증상은 비대증과 매우 유사하지만 그 후의 상태는 크게 다르다. 전립선비대증은 어디까지나 양성 비대이지만 전립선암은 악성종양이기 때문에 치료법도 상당히 다르다.

그뿐만 아니라 암세포가 뼈라든가 폐, 임프절, 간장 등으로 전이(轉移)해서 전신을 좀먹어 가는 것이 큰 차이점이다.

구미에 비해 우리나라나 일본에서는 전립선암이 적다고 한다. 가장 많은 것이 북유럽으로 스웨덴, 노르웨이 등지인데 그곳에서는 전립선암으로 인한 사망률이 10만명에 30명 이상이다.

미국도 전립선암의 발생 빈도가 높은 나라로 10만명당 사망률은 20명정도인데 미국에서의 전립선암 환자수는 연간 8만명에서 10만명으로, 사망 순위로는 폐암 다음으로 많아 큰 문제가 되고 있다. 따라서 일반인들의 전립선암에 대한 관심은 매우 커지고 있다.

또한 어떤 보고에서는 기혼자보다도 결혼한 적이 없는 사람이 더 전립선암이 많다고 한다. 섹스와의 관련성에 대해서는 아직 불분명한 부분이 많은 것이 사실이다.

전립선암의 증상은 첫째로 전립선 속에 생긴 종양이 커짐에 따라서 요도를 압박해서 생기는 배뇨 곤란이다. 또한 혈뇨, 배뇨시 통증을 수반하는 경우도 있다.

기본적인 증상은 비대증과 똑같아서 구별이 전혀 안 된다. 다만, 암의 경우에는 서서히 진행하면서 뼈에 전이해서 허리가 아프다든가, 다리가 아프다는 형태로 증상이 나타나기 때문에 시간이 한참 경과한 후에야 전립선암임을 아는 경우가 매우 많은 것 같다.

우리나라나 일본에서는 전립선암의 약 50% 정도가 원래 전립선암에 의한 배뇨 곤란이나 장애보다는 전이에 의한 뼈의 통증이나 우연히 한 혈액검사로 알게 되는 것 같다.

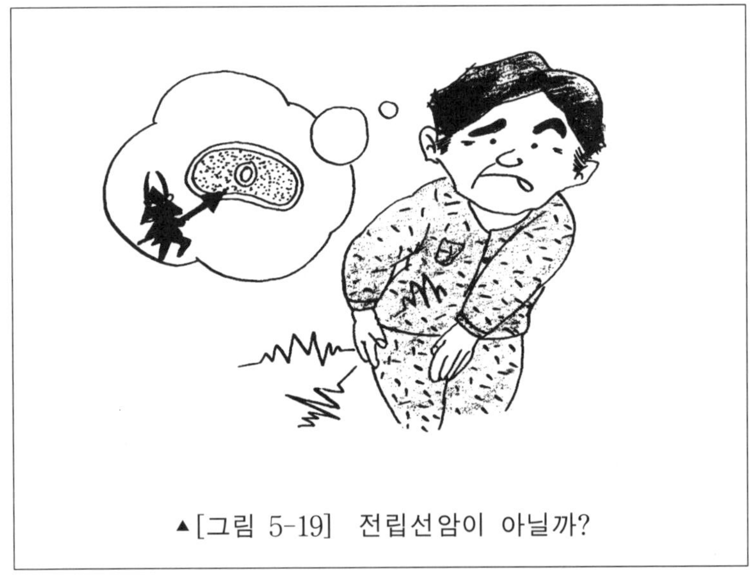

▲[그림 5-19] 전립선암이 아닐까?

우리나라의 경우, 특히 전립선암의 빈도가 적고 사회적으로도 아직 인식이 부족한 상태이기 때문에 발견했을 때에는 이미 전이(轉移)해 있는 경우가 많다.

그렇게 되지 않기 위해서, 조기 발견이 바람직하다. 전립선암이 많은 구미에서는 그만큼 사회적 관심이 높아서 적극적으로 정기검진을 받는 사람이 많은 것 같다. 우리나라에서도 앞으로는 정기검진 등, 적극적으로 전립선암의 조기 발견에 대처할 필요가 있을 것이다.

정기검진에서는 우선 직장진(直腸診)과 혈액검사를 한다. 직장진에서는 직장에 손가락을 넣어서 전립선에 딱딱한 응어리(경결 ; 硬結)가 만져지는지 아닌지를 세심하게 조사한다. 혈액검사에서는 전립선특이항원(PSA)이라고 하는 단백질의 일종이 스크리닝(screening)에 유효하다.

최근에는 전립선의 초음파진단법이 매우 진보했다. 초음파법이라면 숙련된 비뇨기과의사의 손가락끝보다도 암진단의 정밀도는 훨씬 높기 때문에 검진에 초음파검사를 도입하는 경우도 늘고 있다.

조금이라도 암이 의심스러우면, 다음은 전립선 조직검사(組織檢査), 즉 조직검사가 필요하다. 이것은 직장(直腸)이나 회음(會陰)에 가늘고 긴 특수한 주사를 놓아서 전립선 조직의 일부를 채취해서 현미경으로 암세포가 있는지 어떤지를 조사하는 방법이다.

이것도 이전에는 마취를 하고 굵은 주사를 놓았지만 최근에는 초음파를 보면서 가는 주사를 놓으며 더구나 마취를 하지 않아도 가능하게 되었다.

전립선암은 그 진행상태에 따라서 정도가 가벼운 A부터 무거워지는 D까지 4단계로 나눠진다.

[A단계]

촉진을 해도 전혀 모른다. 전립선 속에 아주 작은 병소(病巢)가 있을 뿐인데 전립선비대증으로 진단하고 수술을 했을 때에 우연히 암세포를 현미경으로 볼 수 있는 경우다.

[B단계]

직장진을 하면, 작지만 조금 딱딱한 부분을 느낀다. 그래서 암이 아닐까 의심해 보고 발견하는 단계를 말한다.

[C단계]

전립선 피막(被膜)을 넘어서 주변 조직 등에 조금씩 침습해 있는 단계이다.

[D단계]

암세포가 임프절이라든가 뼈라든가 다른 장기에 전이해 있는 단계이다.

치료의 기본은 수술요법이나 내복요법이다. A단계 중에서도 더욱 작은 것은 거의 치료하지 않아도 될 거라고 한다.

B단계, C단계에서는 내복요법도 이루어지지만 전립선 그 자체를 피막을 포함해서 전부 적제(摘除)하는 외과적인 치료가 필요하게 된다. 전이가 있는 D단계는 수술을 하기에는 늦었지만, 내복요법이 비교적 효과가 있다.

전립선암의 진행은 대단히 속도가 느리다.

예를 들면 폐암 말기 진단을 받은 사람의 수명은 앞으로 3개월이라든가 6개월이라고 하는데 반해, 전립선암의 진행은 매우 완만하다.

가장 깊어진 D단계에서 발견되어도 내복치료가 효과가 있으면 그다지 강한 증상없이 몇 넌이나 보낼 수 있다. 하지만 악성도가 강해서 점점 진행해 버리는 암도 있어 마음을 놓을 수 없음은 사실이다.

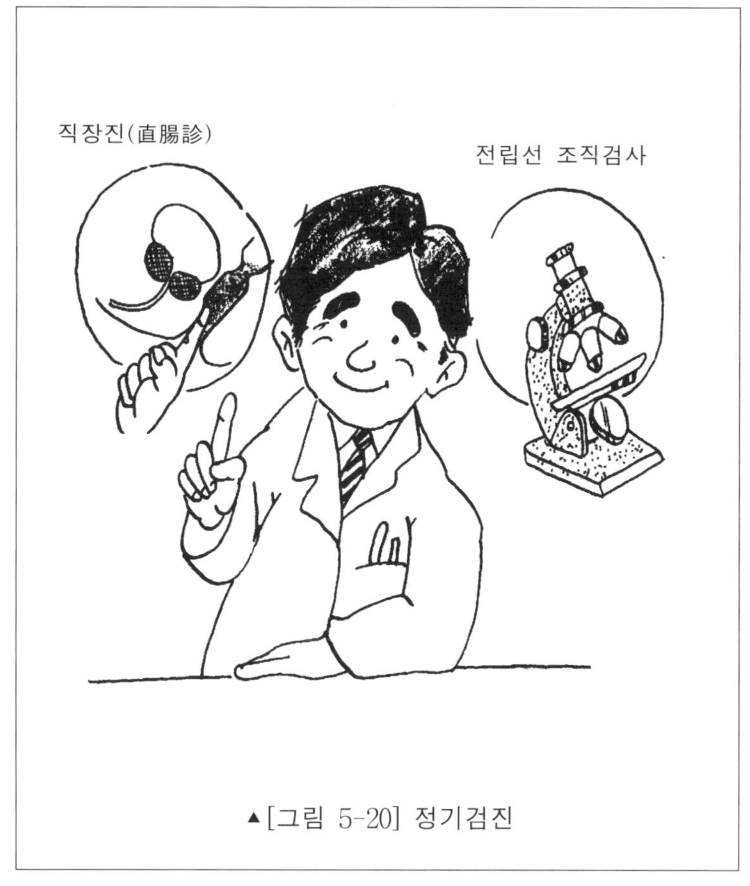

▲[그림 5-20] 정기검진

D단계에서는 거의 내복치료가 이루어진다. 전립선암은 남성호르몬과 깊은 관계가 있기 때문에 이것에 대항하기 위해서 일반적으로 여성호르몬이 사용된다.

암화(癌化)한 전립선이 조금씩 작아져서 암의 진행을 억제할 수 있는 경우가 있지만 복용하는 것이 여성호르몬이라서 유방이 커진다든가, 발기를 하지 않게 된다, 성욕이 감퇴한다는 부작용은 어느 정도 부득이하다.

간장이나 심장·고혈압에도 좋지 않은 경우도 있다. 하지만 충분히 전립선암을 억제하면서 또한 부작용이 적은 약도 개발되고 있다.

전립선암 수술은 B단계, 혹은 일부의 C단계에서 하게 된다. 방광과 전립선 부분을 분리해서 전립선을 피막째 떼어 버린다. 그리고 방광과 요도를 마주 잇는다는 수술을 시행하게 된다.

이 경우 주변 신경이나 괄약근에 장애를 초래하는 경우가 있으므로 수술 후에는 아무래도 요실금(尿失禁)이 생기거나 발기를 하지 않게 되는(임포텐츠) 경우도 있다.

최근은 이 전립선 바로 옆을 통과하고 있는 신경을 다치지 않도록, 수술 후의 기능이나 생활의 질도 충분히 고려해서 기능이나 신경을 온전히 보존하는 방식이 활발히 이루어지게 되었다.

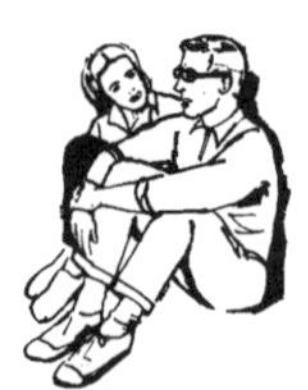

◆ 만성전립선염(慢性前立腺炎)

이것은 전립선의 만성염증으로 회음부의 불쾌감이라든가, 통증, 하복부의 불쾌감, 배뇨시의 불쾌감, 그리고 배뇨 곤란이나 빈뇨 등 다양한 증상을 보이는 것이다. 때로는 전립선비대증 증상과 아주 흡사한 경우가 있다.

전립선염의 연령은 20대부터 50~60대까지 폭넓게 분포해 있다. 하지만 50세 이하에서 전립선비대증에 걸린 사람은 거의 없기 때문에, 이 두 가지를 구별하기는 쉽다. 50~60대에서는 증상이 전립선비대증과 비슷하기 때문에 구별이 필요하다.

때로는 비대한 전립선에 염증이 합병해서 증상이 복잡해지는 경우도 있다.

전립선염은 ① 급성세균성전립선염, ② 만성세균성전립선염, ③ 만성비세균성전립선염으로 나눠진다.

③ 중에는 '클라미디아(chlamydia)'에 의한 것이 포함되어 있다는 사실이 최근 밝혀졌다. 이것은 성행위감염증의 일종인데 물론 모든 전립선염이 성행위감염증이라는 얘기는 아니다.

치료는 급성전립선염이나 만성세균성전립선염은 항생물질이 중심이 된다. 만성비세균성전립선염의 경우는 항생물질이라든가 항염증제가 중심이 된다.

혹은 전립선 마사지라고 하는 방법이 유효하다.

하지만 원래 증상에 기복이 있어서 경과가 긴 사람일수록 치료에 저항해서 좀체로 호전되지 않는 경우도 흔히 있다.

◆ 전립선결석(前立腺結石)

전립선 부분에 석회화(결석 ; 結石)를 일으키는 상태다. 엑스레이검사를 통하여 방광의 아래부분, 즉 전립선 부분에 모래알에서 쌀알만한 결석의 그림자를 볼 수 있다.

'결석'이라고 하면, '통증'이 딱 떠오르는데 전립선에 생긴 결석은 보통 전혀 증상이 없다.

전립선이나 전립선비대증에 합병하는 경우에 발견되는 경우가 많기 때문에 치료는 전립선염이나 비대증에 준해서 하면 된다.

다만 결석이 있어서 전립선염(前立腺炎)을 거듭하는 경우는 TURP로 전립선을 절제하는 경우도 있다. TURP를 하면 물론 전립선결석도 동시에 제거할 수 있다.

◆ 요도협착(尿道狹窄)

요도 어딘가가 좁아져서 소변이 힘이 없어지는 병이다. 방광 그 자체나 방광을 컨트롤하는 신경 등이 정상적인 남성의 배뇨 곤란의 원인은 전립선비대증이나 암이 가장 많고 요도협착은 그 다음이 될 것이다.

어쨌든 소변이 지나는 길이 좁기 때문에 소변은 찔끔찔끔밖에 나오지 않게 된다.

원인은 여러 가지가 있다.

먼저 염증 후에 반흔으로서 요도가 좁아졌을 경우로 대표적

인 것은 몇 년이나 몇 십년 전에 걸렸던 임병(임균성요도염)이
나 결핵성의 것이다.

또한 오랫동안 고무관을 요도에 끼운 결과, 요도가 좁아져
버리는 경우도 있다.

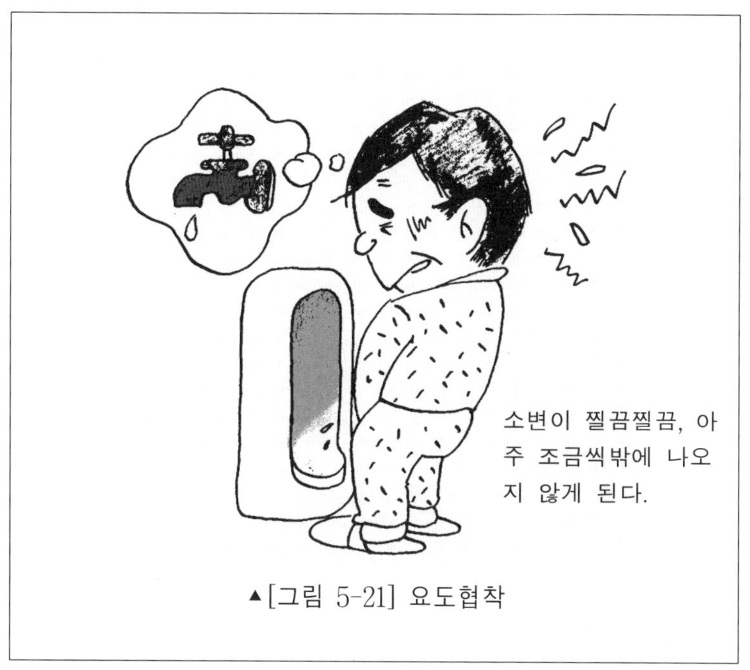

▲[그림 5-21] 요도협착

예를 들면 교통사고를 당해 골반골절로 요도의 일부가 손상
되어 그 후에 협착이 일어나는 경우가 있다.

치료의 원칙은 수술이다. 회음부(항문과 음낭부 사이)나 음경
의 요도 부분의 피부를 절개해서 좁은 부분을 잘라내거나 넓
혀서 치료하는 개복수술도 이루어지지만 최근은 전립선비대증
에 대한 TURP와 마찬가지로 요도협착에 대해서도 피부를 절

개하지 않고 내시경으로 치료하는 경우가 많아졌다.

이것은 좁아진 부분을 내시경에 부착한 특수한 메스를 이용해서 안쪽에서부터 절개해서 넓히는 방법이다.

협착이 가벼운 경우는 수술을 하지 않고 특제금속막대와 같은 것을 요도에 넣어서 좁아진 요도를 넓히는 '금속 부우지'라고 하는 방법을 이용하는 경우도 있다.

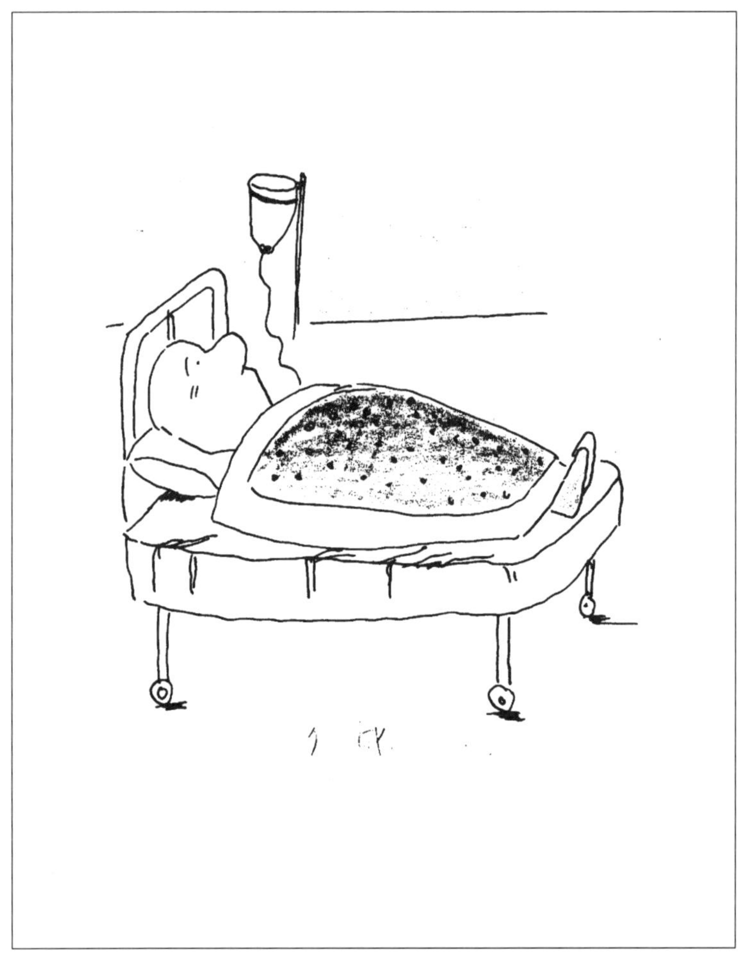

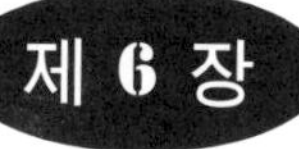

전립선비대의 특효술, TURP
(TURP의 실제와 치료체험담)

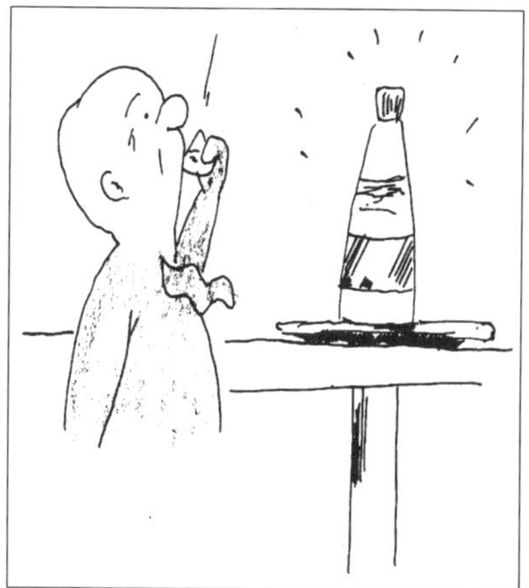

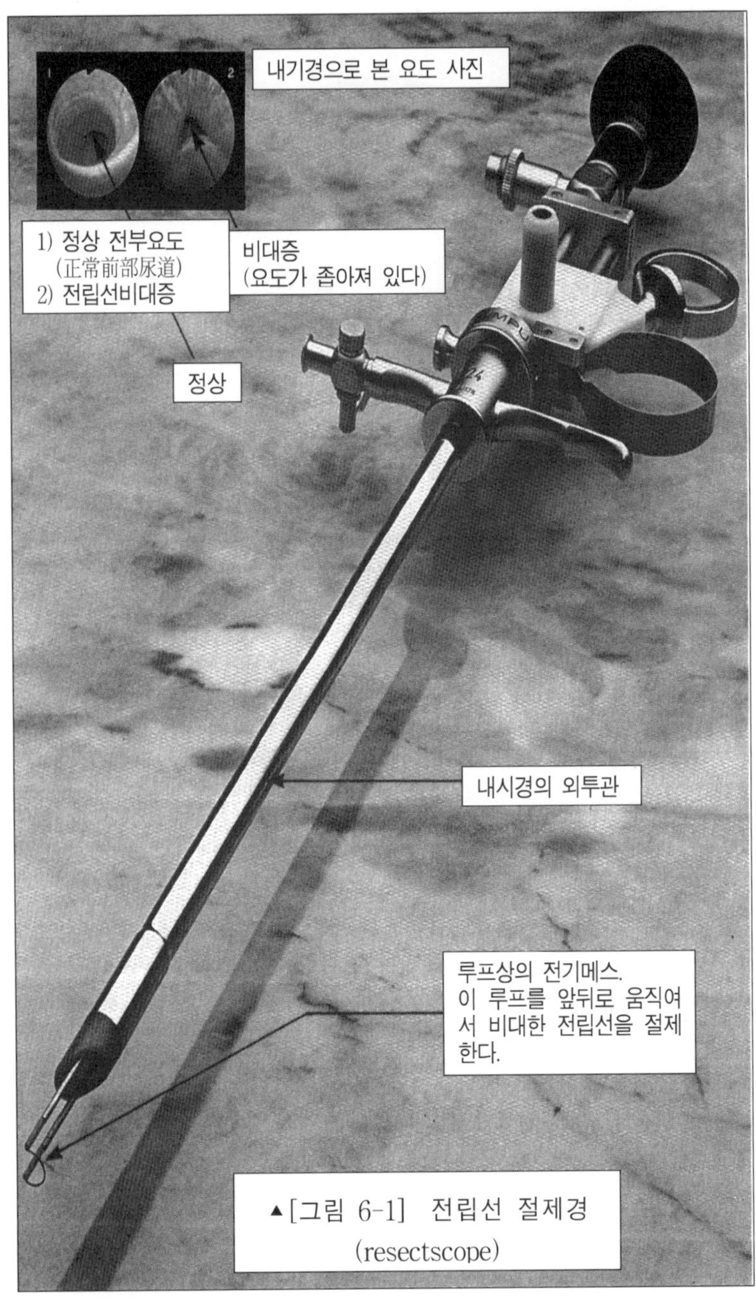

▲[그림 6-1] 전립선 절제경
(resectscope)

획기적인 수술법, TURP

◆ 몸을 절개하지 않는 수술법

TURP의 개략에 대해서는 앞의 제5장에서 설명했다. 여기서는 구체적으로 TURP 수술의 실제(實際)에 대해서 설명하기로 한다.

TURP는 전립선비대증 치료법으로서 현재는 가장 이상적이 아닐까 생각되고 있다. 복부를 절개하지 않는다는 점에서는 획기적이라고 할 수 있을 것이다.

이 수술법은 몸 어디에도 메스를 대지 않기 때문에 몸에 전혀 상처가 나지 않는다.

따라서 수술 후에는 통증이라든가 고통은 거의 없다. 불과 2~3일 동안은 요도로 관(카테텔)을 통과시켜서 소변을 배출시키고 있기 때문에 다소의 위화감을 호소하는 사람이 있는 정도다.

이런 이유로 수술 다음날부터 평소대로 밥을 먹거나 차를 마시거나 할 수 있다. 또한 침대에서 내려와 병실 안을 걸어다니거나 텔레비전을 볼 수도 있다.

개복수술(開腹手術)과 비교해서 상당한 차이가 있다. 또한 TURP의 경우는 입원기간이 수술 후 약 1주일, 길어도 2주일이면 충분해서 의료비도 개복수술의 경우보다 저렴하다는 이점이 있다.

선진국의 병원에서는 전립선비대 수술의 99%이상, 거의 전부라도 해도 좋을 만큼 TURP치료를 하고 있다고 한다.

전립선비대증에서 TURP를 하지 않고 개복수술을 한 사람은 방광 결석(結石)의 합병으로 어차피 개복해야 하기 때문에 그 기회에 전립선도 적출(摘出)했다든가, 다리가 안 좋아서 수술에 필요한 개각(開脚)의 체위를 취할 수 없는 사람(개각장애) 등 손꼽을 정도였다.

하지만 이 수술은 간단히 전립선을 깎아내면 된다고 할 수는 없다. 기술적으로 상당히 어려운 수술이며 상당한 트레이닝을 쌓을 필요가 있다.

독학으로 TURP 기술을 마스터하는 것도 불가능한 것은 아니다. 보통은 우수한 TURP 기술을 가진 사람한테 자세하게 배워서 점점 더 능숙해져 가는 것이다. 그러나 어떤 의사나 TURP를 능숙하게 할 수 있다는 것은 아니다.

◐ 수술 날짜 결정

그럼 TURP의 실제로 얘기를 옮겨가 보자.

외래진찰, 통원과정에서 환자와 의사가 상담해서 TURP가 결정되면 우선 수술날짜를 결정한다.

다음에 외래로 수술을 위한 술전(術前)검사를 실시한다.

심장병이나 당뇨병 등이 있는 경우는 각각의 주치의와도 연락해서 TURP를 견딜 수 있는지 어떤지, 잘 검토한다.

　일단 수술하기로 결정되면 드디어 입원하게 된다. 보통 수술 예정일 1, 2일 전에 입원하는데, 경우에 따라서는 1주일쯤 전에 입원해서 다시 전신상태나 전립선의 상태를 조사하는 경우도 있다.

　이상은 구미(歐美)의 방법에 준한 우리나라 병원의 기본적인 방법이지만 병원에 따라서 다를 수도 있을 것이다.

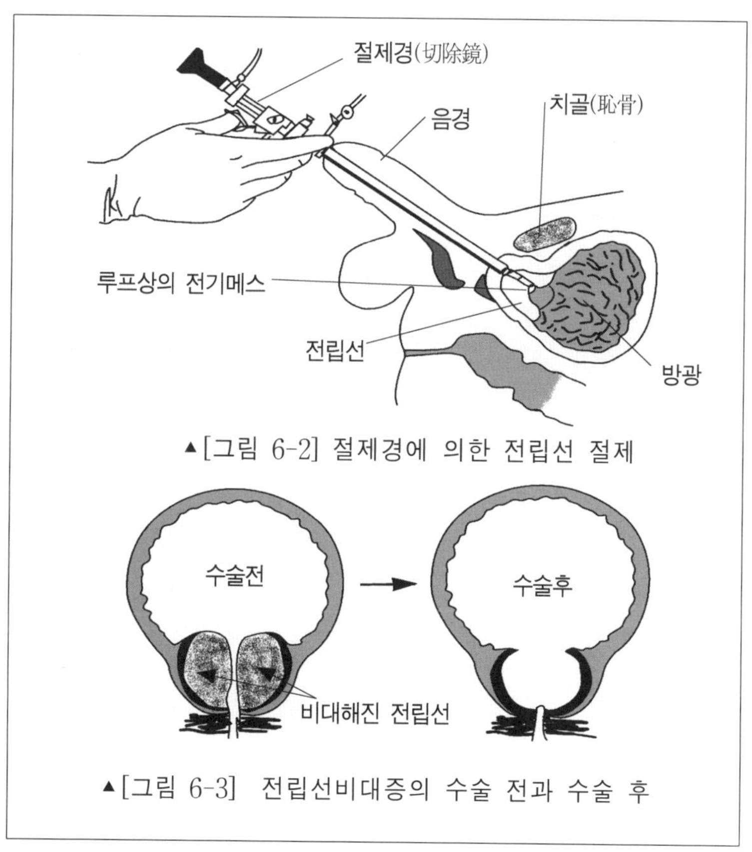

▲[그림 6-2] 절제경에 의한 전립선 절제

▲[그림 6-3]　전립선비대증의 수술 전과 수술 후

수술 전날 저녁에는 담당 마취의사와 수술실 간호사의 수술 전 방문, 진찰이 있으므로 수술 당일에야 마취의사나 수술실간호사를 처음 만나는 그런 일은 없다.

수술하는 날은 아침부터 금식이다. 대신 점적(링거주사)을 하고 수술실에서 연락이 오기를 기다린다. 수술실에서 연락이 있으면 병동 간호사가 스트렛처(바퀴달린 간이침대)에 싣고 수술실로 향한다.

수술실에서는 입구에서 다른 침대로 옮겨져서 수술실 안으로 들어간다.

◑ 마취

마취는 보통 전신마취가 아니고 등으로 가늘고 긴 주사를 놔서 척추마취, 혹은 경막외 마취를 한다. 이 두 가지 모두 의식이 없어지지는 않는다.

척추마취는 복부 이하가 전부 마취된다. 간단하지만 혈압이 내려가기 쉬워 고령자에게는 수술하는 부분만 마비하는 경막외마취 쪽이 적합한 것 같다. 어쨌든 이 단계까지 오면 잔 일은 걱정하지 말고 마취의사와 수술하는 의사에게 모든 것을 맡기고 당당한 편이 좋을 것이다.

◑ 수술용 기구

수술용 기구는 크게 4가지 부분으로 구성되어 있어, ① 가장 중요한 내시경(절제경) ② 광원(光源) ③ 관류액(灌流液) ④ 풋(put) 스위치가 달린 전류발생장치로 구성되어 있다.

내시경 끝에는 렌즈와 함께 금속제 반원형의 루프라는 특수한 전기메스가 달려 있어 이 전기메스를 손놀림으로 앞뒤로 움직임으로써 튀어나온 전립선 조직을 깎아낸다.

출혈이 있으면 역시 전기메스로 태워서 응고시킨다. 이 수술은 태워서 출혈을 멈추면서 깎아간다. 이 작업을 반복하면서 비대 부분을 완전히 절제해 버리는 것이다. 발 밑의 풋스위치에는 '절제'와 '응고'가 있어서 이것을 필요에 따라서 적절히 밟는다.

광원은 환부를 밝게 비추기 위해서 필요하다. 이전은 작은 꼬마전구로 수술부를 비추고 있었던 시절도 있었지만 지금은 모두 굉장히 밝은 파이버스코프로 바뀌었다.

또한 수술 중에 절제하고 있는 부분을 깨끗하게 유지하기 위해서 관류액이 사용된다. 이 관류액도 수술 조역이지만 대단히 중요하다.

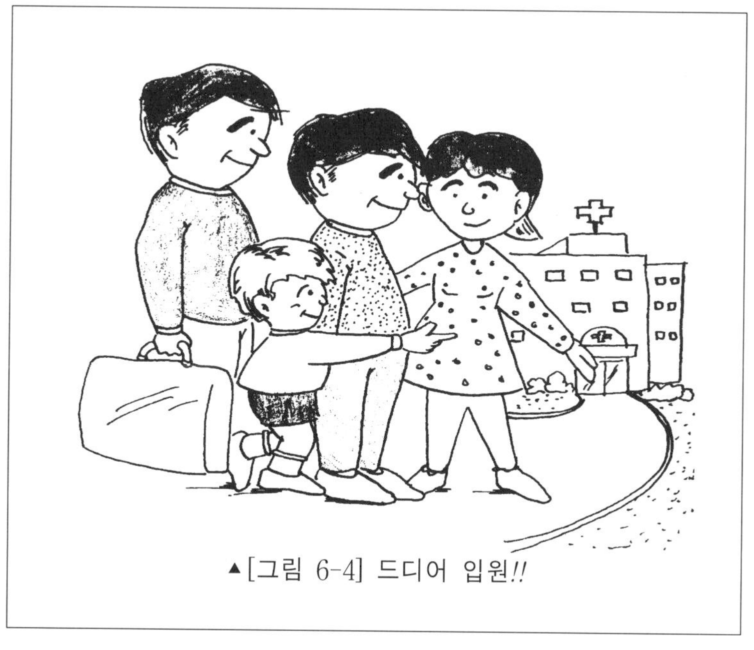

▲ [그림 6-4] 드디어 입원!!

관류액이 들어 있는 주머니를 환자 옆에 세워놓은 링거 주사대에 걸친다. 관류액은 거기에서 튜브를 타고 내시경 안으로 흘러들어간다.

TURP 수술 중 관류액은 방광에 모이기 때문에 어느 정도 모이면 그때마다 TURP를 중단하고 모인 관류액을 방광 밖으로 흘려 버리는 작업이 필요하다.

단, 관류액을 방광에 모으지 않고 항상 방광 밖으로 흘려보내도록 연구된 내시경도 있지만, 어느 기계를 사용하느냐는 술자의 기호에 달려 있다.

환자가 준비되고, TURP 기계의 체크가 끝나면, 하복부를 소독하고 드디어 수술에 들어간다.

◑ 수술의 실제

우선 내시경을 요도로 넣기 전에 '정관(精管)결찰'을 한다. 이것은 고환에서 만들어진 정자가 방광 뒤를 통과해서, 정낭으로 가는 도중의 정관이라는 관을 묶어서 절단하는 것이다.

이른바 남성의 불임수술과 똑같아서 '파이프컷트'라고 불리는 방법이다. TURP 후에 세균이 이 정관을 통해서 부고환에 이르러, 부고환염을 일으켜 버리는 경우가 종종 있다. 정관결찰은 이 부고환염 예방을 위해 하는데 병원에 따라서는 전혀 하지 않는 곳도 있다.

좌우의 음낭 피부를 아주 조금 절개하고 정관을 꺼내서 이것을 묶어서 절단하는데 상처 자국은 전혀라고 해도 좋을 만큼 남지 않는다. 좌우라도 5~10분정도면 끝나는, 매우 간단한 것이다.

또한 폐해는 전혀 없고 수술 후의 성기능에도 아무런 영향은 없다. 단, 정관결찰을 하면 그 후 물론 불임이 된다.

그리고 다음에 내시경을 요도에 넣어서 방광 속이나 전립선 부분을 우선 잘 살펴본다. 수술실을 어둡게 하면 내시경의 시야가 좋아진다는 이유에서 TURP 때에는 불을 끄고 어두운 방에서 수술을 하는 경우가 많은 것 같다.

대개의 병원에서도 이처럼 방을 어둡게 하고 수술(TURP)을 하고 있는데, 미국의 어떤 비뇨기과의사들은 방을 어둡게 하지 않고 있다. 또한 중국의 어느 병원은 병원의 수술실에 큰 유리창이 있어서 불을 꺼도 방이 어두워지지 않아 상당히 수술하기가 어려운 경우도 있다고 한다.

광원이 어느 정도 좋으면 수술의사의 기호나 습관에 따라서 방을 어둡게 하든 밝게 하든, 어느 쪽이든 상관없을지도 모른다.

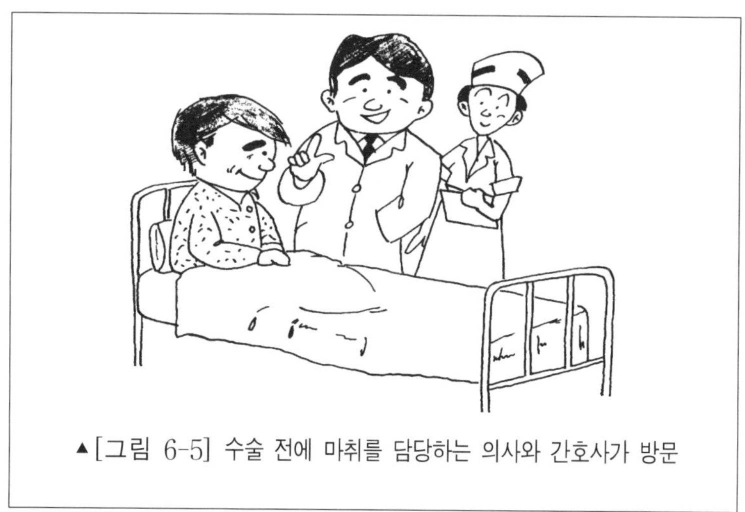

▲[그림 6-5] 수술 전에 마취를 담당하는 의사와 간호사가 방문

실제의 절제방법에는 대강 다음의 두 가지가 있다. 방광의 출구를 원형으로 보자.

시계의 숫자판처럼 12시에서부터 1시……6시, 7시, 8시……12시, 시계대로 장소의 이름을 붙인다.

두 가지 방법이란 12시, 즉 윗부분에서부터 절제하기 시작해서 점점 아래쪽으로 절제를 진행하는 방법과 6시 즉 아래부분부터 절제를 개시해서 점점 윗쪽으로 진행하는 방법이다.

이 책은 TURP의 기술적인 해설서가 아니기 때문에, 자세하게 설명할 수는 없다. 하지만 요컨대 TURP의 절제는 비대한 전립선의 내선(內腺)을 차례대로 확실하게, 남김없이 깨끗하게 절제하는 것이 중요하다. 이것이 실제는 상당히 어려운 것이다.

전립선의 더욱 안쪽은 방광이다. 초심자(TURP를 처음 시술하는 수술자)는 이 방광 쪽까지 절제해버리기 쉽다. 또한 바로 앞쪽에는 매우 중요한 외요도괄약근이라는 부분이 있어서 만일 이것을 잘못해서 잘라 버리면 수술 후에는 이번은 소변이 새어버리는 결과를 초래한다.

더욱이 전립선 윗쪽에는 정맥총(靜脈叢)이라고 해서 굵은 정맥이 많이 있어, 만일 조금이라도 너무 많이 깎으면 이 정맥에서 대량의 출혈이 있거나 관류액이 혈관 속으로 흘러들어가 버린다.

또한 전립선 아래쪽을 너무 많이 깎으면 바로 옆이 직장(直腸)이기 때문에 너무 많이 깎아서 직장에 구멍이 뚫려 버렸다고 하는 얘기를 들은 적도 있다.

전립선 옆쪽에는 중요한 기관은 없지만, 만일 너무 깊이 깎으면 역시 전립선 피막에 구멍이 뚫려서 소변이나 관류액이 거기로 새어 버린다.

이와 같이 TURP는 배를 절개하지 않아도 되는 매우 좋은 수술이지만 지금 말한 것 같은 위험성이 늘 공존하고 있다.

눈치가 빠른 독자는 이쯤에서 깨달았을지도 모르지만 이런 위험성이라는 것은 모두 수술 중에 너무 많이 깎아서 발생하는 것이다. '지나친 것은 모자람만 못하다' 라는 속담이 있는데, TURP에서는 '지나친 것은 모자람보다 나쁘다' 가 된다.

그렇다고 해서 흠칫거리며 전립선을 깎으면 시간도 오래 걸리고 출혈도 많아져서 끝내 깎아내야 할 전립선이 남아 버리게 된다.

TURP의 어려운 면만 강조해 버렸는데 그렇게 걱정할 필요는 없다. 앞서도 말했듯이, 10~15년 전에는 이 TURP를 능숙하게 할 수 있는 비뇨기과의사가 대단히 적었지만, 현재는 다행히 숙련된 TURP 비뇨기과의사가 상당히 많이 늘어났다.

능숙한 TURP는 개복수술에 비해 출혈도 적고, 수술이 몸에 미치는 영향(수술침습)도 작은 것은 확실하다. 전립선 1g을 절제하는 시간이 1분정도라면 능숙한 TURP 수술자라 할 수 있다.

물론 엉성하고 빠른 수술보다 다소 시간이 걸려도 꼼꼼한 수술법이 옳다고 하겠지만.

보통 전립선비대증으로 TURP를 했을 경우 그 절제한 전립선의 무게를 나중에 측정해 보면 평균 26g 정도다. 따라서 수술 시간은 지혈조작까지 포함해서 대개 30분에서 60분이면 끝난다.

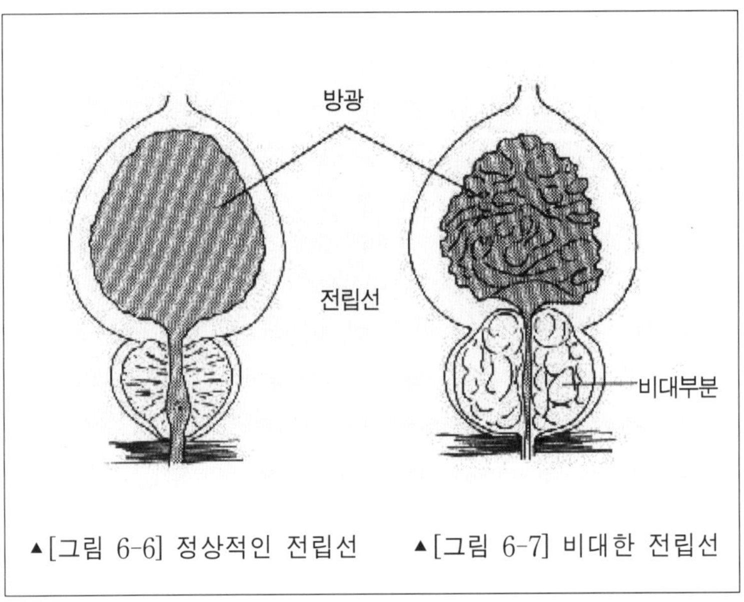

▲[그림 6-6] 정상적인 전립선　　▲[그림 6-7] 비대한 전립선

환자에 따라서 전립선이 커도 수술이 하기 쉬워서 빨리 끝나거나 반대로 전립선비대가 그다지 크지는 않은데 수술하기가 어려워서 시간이 오래 걸리는 경우도 있다. 그 중에는 거대한 전립선비대로 떼어낸 조직이 100g 이상인 경우도 있다.

이와 같은 경우는 수혈을 하는 경우도 있지만 보통의

TURP에서는 수혈을 필요로 하는 경우는 거의 없다.

◗ TURP의 이점(利點)

또한 개복수술과 크게 다른 점은 수술 후의 무통증(無痛症)이다. TURP는 배를 절개하지 않기 때문에 상처의 통증은 전혀 없다. 때로는 수술 후 방광이 자극을 받아서 강한 요의(尿意)나 요도에 넣은 고무관으로 인한 불쾌감은 있지만 이것도 개복수술에 비하면 통증이 적은 것 같다.

TURP 수술의 가장 큰 이점은,

① 수술침습이 적다,

② 출혈이 적다,

와 같이 두 가지를 들 수 있다.

전기메스로 잘라낸 전립선 조직의 조각(칩)을 어떻게 체외로 꺼내느냐고 자주 물어오는 경우가 있다. 조각은 일단은 방광 속에 전부 모은다. 그것들이 관류액을 내보내거나 넣거나 하는 사이에 자연히 내시경 속을 통과해서 밖으로 나온다.

혹은 큰 스포이트 같은 흡인장치를 이용해서 외부로 간단히 꺼낼 수 있으므로 전혀 문제는 없다.

비대한 전립선(내선)을 깨끗하게 깎아내고 그 후 출혈점을 정확히 응고하면 수술은 끝난다. 마지막으로 방광 속에 요도를 지나서 고무관을 넣는다. 보통 이때부터 1~3일정도는 질금질금 출혈이 있다.

이것은 점적병(點滴瓶)으로 지속적으로 세정함으로써 해결된다(지속방광세정 ; 持續膀胱洗淨).

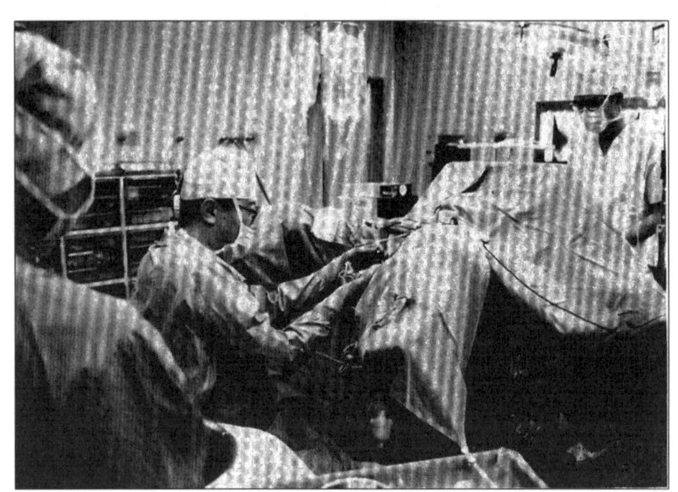

▲[그림 6-8]   TURP 수술 광경

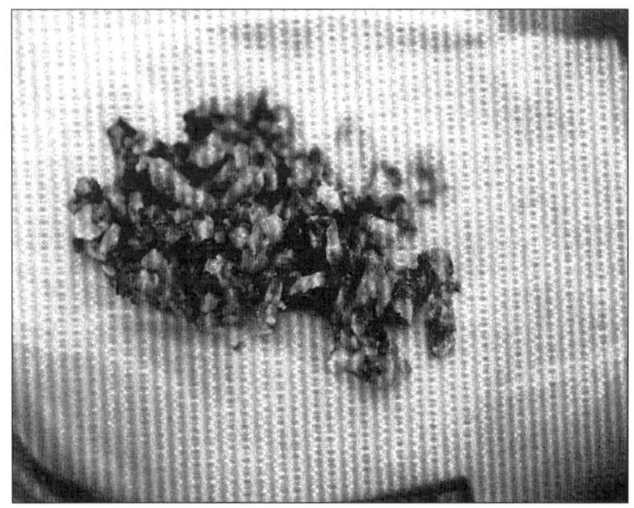

▲[그림 6-9]   전기메스로 잘라낸 전립선 조직의 조각

병실로 돌아오면 천천히 누워서 쉰다. 배를 절개하는 수술이라면 며칠간이나 힘을 줄 수 없거나 상당히 참지 않으면 걸을 수 없는 경우가 대부분인데 TURP에서는 다음날 아침에는 식사를 할 수 있고 일어나서 걸을 수도, 전화를 걸 수도 있다.

3일 후에는 방광에 넣은 고무관을 뺀다. 그리고 드디어 스스로 배뇨하게 되는데, 이때 비로소 젊을 때와 같은 개운하고 상쾌한 소변의 기쁨을 느낄 수 있다.

단, 사람에 따라서는 처음은 소변이 잦아지거나 개운하게 나오지 않는 경우가 있지만 나날이 좋아진다.

배뇨 곤란이라는 증상은 오랜 시간을 두고 조금씩 진행되기 때문에 실제로 젊었을 때의 소변이 어땠는지, 그 느낌을 잊어버리고 있었다는 사람이 많은 것 같다.

그렇지만 순조롭게 배뇨할 수 있게 되면 '아아, 난 이렇게 잘 나왔었지' 하고 기억이 떠올라서, 정신적으로도 젊음을 되찾을 수 있다. 다소의 통증은 차츰 없어져서, 보통 수술 후 1주일 정도면 퇴원한다.

◆ 언제 수술을 하는 것이 좋은가

전립선은 40대 후반부터 조금씩 커지기 시작하는데 증상이 나타나기까지는 몇 년의 오랜 세월이 걸리는 것 같다. 물론 개인차가 상당히 있지만 일반적으로 전립선이 분명하게 커지는 데에는 그만큼의 오랜 세월이 걸릴 것이다.

외국의 모 대학병원에서 실제로 TURP를 실시한 사람의 연령은 60대와 70대가 대부분을 차지하고 있어, 평균 연령은 69.8세였다. 40대 0.4%, 50대 9%, 60대 37%, 70대 43.6%, 80~90대 10%, 가장 젊은 사람은 44세였고, 또 가장 연장자는 98세였다.

전립선비대증으로서는 비교적 젊은 40~50대 사람의 TURP에 대해서 비뇨기과의사들은 다음과 같이 생각하고 있다.

이 연대의 TURP는 물론 금기는 아니지만 너무 쉽게 할 것은 아닐 것이다. 왜냐하면 전립선의 비대가 고도로 확실한 경우는 적극적으로 TURP를 받아도 괜찮지만 이 연대의 배뇨장애는 분명한 전립선비대증에 의한 경우는 오히려 드물고 만성전립선염이나 방광경부경화증이라는 다른 병의 경우가 많으니 '배뇨곤란 = 전립선비대증'은 아니라는 얘기다.

더욱이 40~50대의 경우는 TURP 수술 후에 일어나는 역행성사정(逆行性射精)에 대해서도 충분히 생각해둘 필요가 있을 것이다.

역행성사정이라는 것은 사정 때에 지금까지와 같이 정액이 요도를 통해서 밖으로 나오지 않고 반대로 전립선부로 나간 정액이 방광 쪽으로 역류하는 상태다.

TURP를 해서 전립선 내선(內腺)을 깨끗하게 깎아내버리면 방광과 전립선의 경계(방광경부)가 넓어져서 저항이 없어진다.

그러면 사정 때 이 역분사가 일어나는 것은 당연한 현상이다. 이것 자체는 몸에 아무런 해도 없지만 성행위를 가질 때에 정신적인 만족감이 줄었다는 사람도 있다.

다음에 TURP를 받을 사람의 연령의 상한선은 어떨까.

수술(TURP)을 권하면 '난 이미 늙어서'라고 꽁무니를 빼는 분이 가끔 있다. 하지만 단순히 고령이라서 수술을 해서는 안 된다는 생각은 바람직하지 않다. 원래 전립선비대증은 고령자에게 많은 질환이 아닌가.

결론부터 말하자면 의사들은 TURP 수술에 연령의 상한은 없다고 생각하고 있다.

85세라도 정정해서 정신적으로나 육체적으로 젊은 사람도 있고, 반대로 70세라 하더라도 특별히 이렇다 하는 병도 없는데 기운이 전혀 없고, 육체적으로나 정신적으로 상당히 늙어 보이는 사람도 있다. 수술을 생각하는 경우, 실제의 나이보다도 오히려 체력이나 기력이 더 중요하다.

수년 전 비뇨기과의사인 J박사는 96세이면서 전립선비대증 때문에 요폐(尿閉)가 된 노인을 만난 적이 있었다. J박사는 처음에는 TURP는 생각하지도 않고 방광에 고무관을 넣어 둔 채로 소변을 보는 벌룬(balloon) 카테텔법으로 경과를 보려고 생각했다.

하지만 그 분은 귀가 조금 어두울 뿐 체력도 있고, 무엇보다도 치료하고 싶다는 생각이 확고했다고 한다.

병실 침대에 앉아서 사서삼경(四書三經)을 통독하고 있었다. '관(도뇨관 ; 카테텔)을 넣어둔 상태로 소변을 보기 싫다, 어떻게든 나의 힘으로 소변을 보고 싶다'면서 자신의 의지를 내비쳤고 J박사도 그 노인의 희망에 고무되어 TURP를 시행하게 되었다.

깎아낸 전립선의 무게는 전부 78g으로 대단히 컸지만 수술 후의 경과도 매우 좋아서, 수술 후 열흘만에 건강하게 퇴원했다. J박사에게 있어서 잊을 수 없는 환자 중 한 사람이었다.

현재는 고령이라서 소변이 잘 나오지 않더라도 참는다는 생각은 통하지 않는다.

분명 상당히 심한 배뇨장애가 아니면 직접 생명이 위협받는 일은 없을 것이다.

하지만 고령화사회를 맞은 지금, 수명이 연장되었을 뿐만 아니라 개개인의 생활의 질과 보다 쾌적한 건강상태를 회복하는 것은 대단히 중요하다고 생각한다. 고령자라도 배뇨장애에서 해방되면 정신적으로 더욱 젊음을 되찾을 수도 있으므로 남은 수명이라고 할까, 그 기간을 쾌적하고 뜻깊게 보낼 수 있는 방법을 찾아보기 바란다.

◈ 전립선의 크기와 TURP

비대한 전립선 내선(內腺)의 무게는 초음파검사 등으로 예상할 수 있다. 그렇다면 도대체 얼마나 큰 것이 TURP의 대상이 될까.

이에 대해서는 의사에 따라서 소견이 가지각색인 것 같다. 수술을 하는 의사가 얼마나 잘하고 못하느냐에 따라서 전립선의 크기가 어느 정도 이하이면 TURP를 선택하고 그 이상의 크기도 개복수술이 자신 있는 사람은 개복수술을 선택한다는 경우도 있다.

40g 이하라면 TURP, 40g 이상이라면 개복수술을 한다는 비뇨기과의사가 많은 것 같다. 그런가 하면 30g이라도 TURP에 자신이 없는 사람이 있는가 하면, 80g이나 1,000g이라도 OK라는 숙련된 의사도 있다.

일본의 한 병원에서는 과거 최고 182g을 TURP로 절제했다는 기록도 있다.

한편 미국에서는 250g의 전립선을 TURP로 절제했다는 기록도 있다.

이와 같이 전립선의 크기에 따라서 TURP를 하느냐 마느냐는 의사에 따라서 차이가 있다.

수영을 처음 배우기 시작할 무렵, 10미터를 수영할 수 있게 되었다. 다음은 50미터, 이제 100미터도 어떻게든 할 수 있겠구나, 하고 가슴 설레였던 추억이 있다.

하지만 수영 선수는 몇 미터를 수영할 수 있느냐, 하는 등의 문제는 전혀 신경쓰지 않는다. 몇 킬로라도 수영할 수 있다. 그에게 있어서 문제는 얼마나 빨리 수영할 수 있느냐 하는 것일 것이다. TURP기술도 이것과 조금 비슷하다고 생각한다.

숙련된 의사라면 전립선이 아무리 커도 상관없다. 전립선이 별로 크지 않으면 여력의 범위에서 수술할 수 있고 크면 그만큼 기력을 모아서 수술을 할 수 있다는 얘기다.

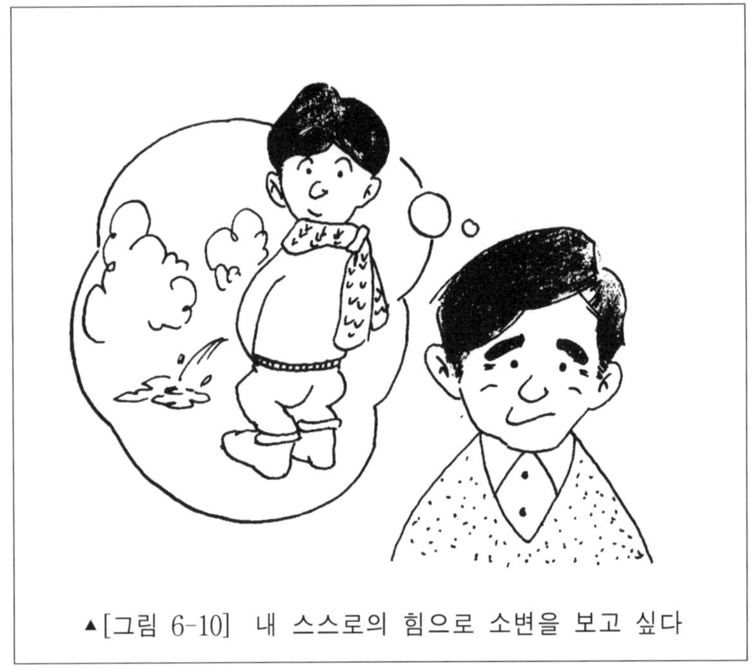

▲[그림 6-10] 내 스스로의 힘으로 소변을 보고 싶다

　단, 방광에 큰 암(癌)이 합병해 있다든가, 방광에 많은 결석이 있다는 경우는 개복수술을 하는 경우도 있다.

　TURP가 자신있는 경우는 방광에 결석이 있어도 배와 방광을 작게 절개해서 결석(結石)을 꺼내고 그 다음에 보통의 TURP를 한다는 경우도 있다.

　어쨌든 TURP 수술은 특수한 기술을 필요로 하는 특수한 수술이다. 담당의사의 기술에 따라서 수술 중의 시간, 출혈량, 합병증을 포함한 여러 가지 수술 후의 문제, 수술 후 배뇨상태의 개선 등이 크게 좌우된다.

◈ 수술 중의 합병증

첫째는 출혈이다.

수술 중의 출혈은 전기 응고로 태우면 곧 멈춰 버리지만 내시경으로 확인하기 어려운 출혈 부분이 문제가 된다. 그대로 놓아 두면 출혈량이 늘어나 버린다.

피막(被膜)의 천공(穿孔)도 문제다. TURP를 하고 종료했을 때의 모양은 마치 호리병 같다. 크게 부푼 것이 방광이고 작게 부푼 것이 전립선 부분이며, 잘록해 있는 부분이 방광과 전립선의 경계(방광경부 ; 膀胱頸部)에 해당한다.

TURP로 호리병의 작은 원형 속에 막혀 있던 것을 모두 깎아내게 된다.

그런데 수술 중일 때에는 내시경으로 안쪽은 보여도 바깥쪽의 피막 부분은 볼 수가 없다. 따라서 충분한 경험이 없으면 전립선과 피막을 구별하기 어렵다. 잘못해서 피막 부분까지 깎아내버리면, 작은 호리병부분이 파괴되어 버린다.

호리병의 작은 원형부분에 구멍이 뚫려 버리게 되는데 이것이 피막의 천공이다.

그러면 거기로 소변이 흘러나오거나, 씻어내고 있는 관류액(灌流液)이 유출하거나 해서 문제가 되는 경우가 있다.

하지만 대개는 요도로 고무관을 방광에 삽입함으로써 자연히 천공부(穿孔部)는 폐쇄되기 때문에 일찌감치 대처하면 문제는 없다.

또한 전립선 출구쪽에 있는 괄약근을 잘못해서 깎아 버

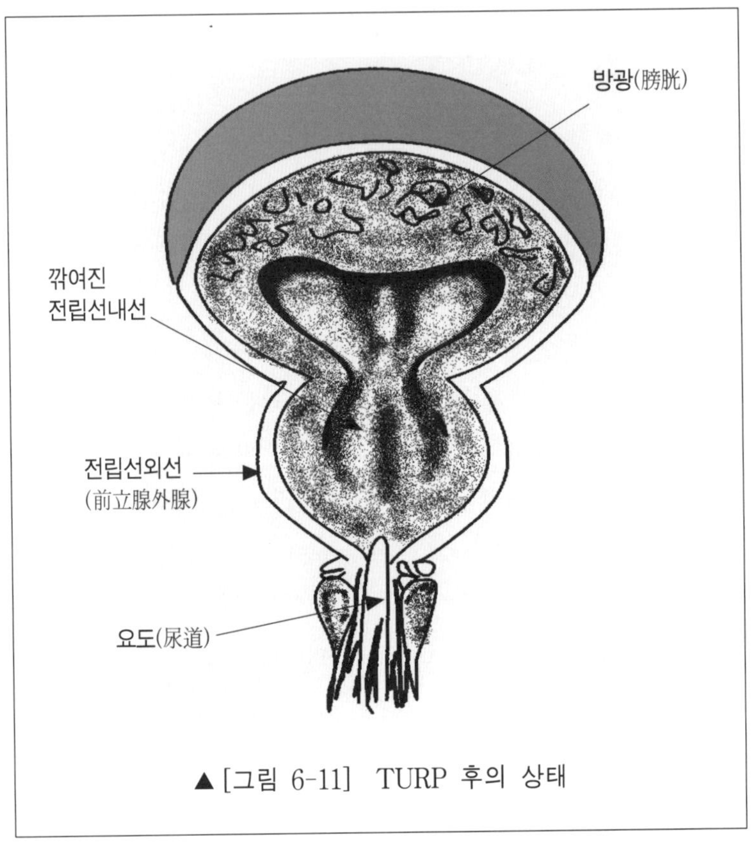

▲ [그림 6-11] TURP 후의 상태

리면 요실금(尿失禁)이 멈추지 않는 문제가 생긴다. 미국에서는 이와 같은 요실금으로 고민하고 있는 사람이 많다는 얘기를 들은 적이 있지만 숙련된 수술자가 정확하게 하면 문제는 없다.

요실금과 전립선비대증, 혹은 TURP와의 관련에 대해서는 일부 증상의 항에서도 말했지만 흔히 오해가 생기기 쉬우므로 다음 항에서 정리해 두기로 하겠다.

◆ 전립선비대증, TURP와 요실금

자신의 의지와 상관없이 소변이 새어 버리는 것을 요실금(尿失禁)이라고 한다.

이것은 단순히 상태 혹은 증상에 붙여진 이름이기 때문에 한마디로 요실금이라고 해도 여러 가지 원인(분류)이 있다. 실제로 치료할 경우는 단순히 요실금에 효과적인 약이라든가 수술이라고 할 수는 없다.

원인이나 병상(病狀)에 맞는 적절한 치료를 받는 것이 필요하다. 한마디로 '복통'이라고 해도 그 원인은 여러 가지로 예를 들면 변비에 의한 복통과 충수염(맹장염)에 의한 복통의 경우, 그에 대한 치료법이 전혀 다른 것과 마찬가지다.

◑ 절박성 요실금(切迫性尿失禁)

이것은 스스로 소변을 아무리 참으려고 해도 참을 수 없어 화장실에 도착하기 직전에 새어 버리는 타입의 요실금이다. 원인은 대강 3가지가 있다.

첫 번째는 뇌출혈 등 중추신경계 장애의 후유증으로서 소변의 억제가 제대로 작용하지 않는 경우.

두 번째는 전립선비대증 등 하부 요로(尿路)의 통과장애가 원인으로 방광이 과민해져서 소변이 새어 버리는 경우.

세 번째는 건강한 중장년 여성에게 볼 수 있는 것으로 분명한 원인이 없는 것.

전립선비대증은 두 번째의 이유에 해당하는데 빈뇨를 합

병하고 있는 경우도 많이 볼 수 있다.

최근 개발된 폴라키스라는 절박성요실금의 내복약은 유효성이 높지만 전립선비대증에 따르는 절박성요실금의 경우는 효과가 지나쳐서 반대로 소변이 더욱 잘 안 나오게 되어 버리는 경우가 있다.

특히 용량에는 주의가 필요할 것이다. 하지만 뭐니뭐니 해도 증상이 요실금까지 진행해버렸을 경우는 근본적으로 원인을 제거하는 의미에서 TURP를 권한다.

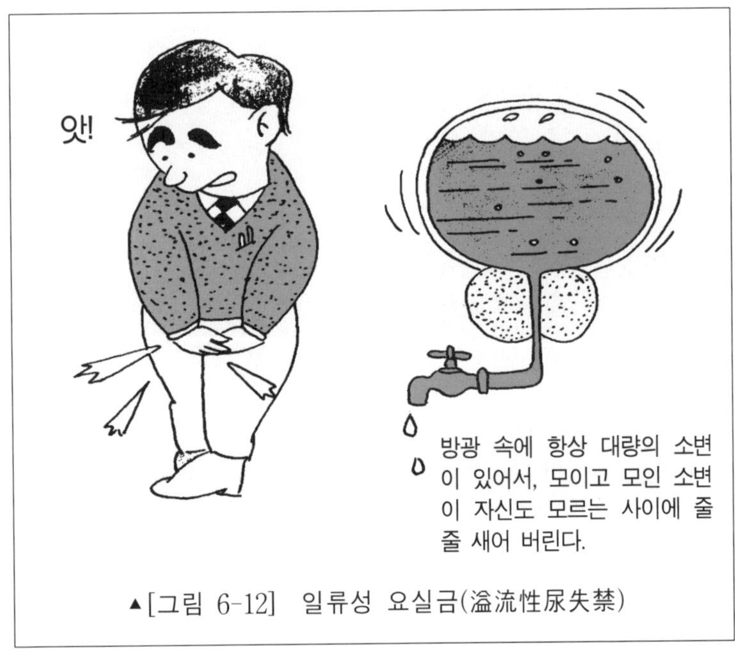

▲[그림 6-12] 일류성 요실금(溢流性尿失禁)

TURP를 했다고 해도 수술 후 곧 이 절박성요실금이 치료되는 것은 아니지만 80% 이상의 사람은 수개월 사이에 자연히 치료되고 그동안 이번에는 폴라키스 등도 안심하고 복용할 수 있다.

◑ 일류성요실금(溢流性尿失禁)

이것은 전립선비대증의 제3기(가장 진행한 만성요폐기)에 볼 수 있는 타입이다.

방광 속에는 항상 대량의 소변이 있어서(잔뇨) 모이고 모인 소변이 자신도 모르는 사이에 줄줄 새어 나오는 것이다. 배뇨 곤란이 강한데, 소변이 샌다고 해서 기이성(奇異性) 요실금이라고 불리는 경우도 있다.

옛날은 전립선비대증의 요실금이라고 하면 우선 이 일류성 요실금을 가리켰지만 최근에는 매우 줄어들어서 외래로 이런 환자를 보는 일은 좀체로 없어졌다.

◑ 외요도괄약근 손상에 의한 수술 후 요실금

앞 항에서 TURP 수술 중에 잘못해서 외요도괄약근이라는 부분을 깎아 버리면, 수술 후 요실금이 된다고 설명했다. 확실히 그렇지만 실제로는 이와 같은 경우는 거의 없다. 숙련된 비뇨기과의사라면 외요도괄약근을 깎아버리는 일은 없다.

흔히 오해를 받는 것은 TURP 후에 요실금이 있으면 모두 이 외요도괄약근의 손상과 결부시켜 버린다는 점이다.

괄약근의 손상이 없더라도 TURP 수술 후에는 일시적으로 소변이 새는 경우가 있다. 비대한 전립선이 굉장히 큰 경우에는 괄약근이 늘어나서 충분히 기능을 하지 못하게 되는 경우도 있지만 원래 앞서 말한 절박성 요실금의 사람은 그것이 지속되는 경우도 있기 때문이다.

수술 후에 요실금이 없는 경우라도 일과성으로 방광이 자극상태가 되거나 그때까지 숨어 있던 절박성요실금이 겉으로 나타남으로써 소변이 조금 새는 경우도 있지만, 대개는 1주일에서 한 달 사이에 치료되어 버리기 때문에 걱정할 필요는 거의 없다.

◈ TURP의 수술 후 합병증

여기서는 TURP가 무사히 끝나고 퇴원한 후에 일어날 수 있는 합병증에 대해서 설명하기로 하며 요실금에 대해서는 앞서 말한 바와 같다.

◑ 수술 후의 출혈

이것은 TURP 수술 후 1~3주일 사이에 생기는 육안적인 혈뇨(血尿)를 말한다. TURP 후, 한동안 적포도주색의 엷은 혈뇨가 계속되는 경우가 있는데 이것은 전혀 걱정할 필요가 없다.

평소보다 마시는 물(먹는 물)의 양을 넉넉히 섭취해 두면 자연히 사라질 것이다.

단, 100명에 1명 정도의 비율로, 한번 깨끗해진 소변이 갑자기 붉어지고 때로는 핏덩어리가 소변에 섞이거나 지금까지 순조롭던 소변이 다시 잘 안 나오게 되어버리는 경우가 있다.

아직 입원해 있는 경우는 곧 고무관을 방광에 넣어서 세정(洗淨)하면 되지만 퇴원했을 경우는 2~3일 다시 입원해

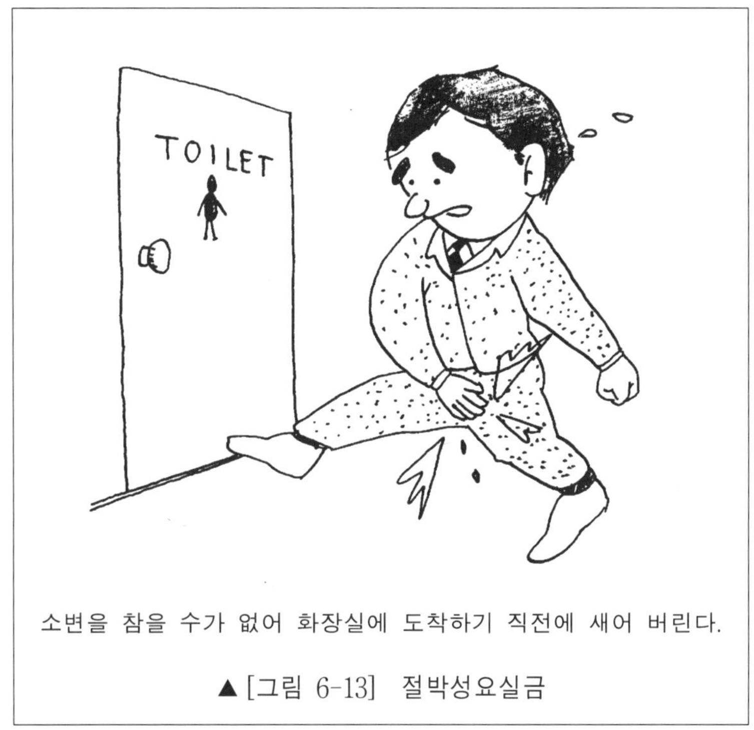

소변을 참을 수가 없어 화장실에 도착하기 직전에 새어 버린다.

▲ [그림 6-13] 절박성요실금

서 이와 같은 처치를 할 필요가 있다. 하지만 재수술은 거의 필요없다.

상처 표면에 난 '딱지'가 부었을 때에 다시 거기에서 출혈하는 것과 비슷한 현상이다. TURP로 깎아내고 출혈점을 전기응고로 태운 후는 딱지와 같은 상태가 되어서 자연히 치료되지만 이때 다시 출혈을 하는 경우가 간혹 있다.

◗ 요도협착(尿道狹窄)

TURP는 절제경(切除鏡)을 요도에 넣어서 수술을 하는 내시경수술이라는 사실은 여러 번 설명했다. 이 절제경이 요도에 비해 조금이라도 굵어 수술 중에 요도에 작은 상처를 내거나 하면 수술 후에 요도협착이라는 합병증이 일어나는 경우가 있다.

그러면 TURP로 일단 좋아진 소변의 기세가 수술 후 수 개월 내에 다시 나빠진다. 합병증인 요도협착을 의심하고 요도조영을 해보면 요도 중간에 좁아져버린 부분을 볼 수 있다.

옛날 비교적 굵은 절제경을 사용하고 있었을 때에는 가끔 볼 수 있었지만 요즘처럼 가늘고 긴 절제경으로 바뀌고 나서는 거의 없어졌다.

요도협착 진단을 받으면 수술에 의해서 다시 내시경적으로 협착부를 절개하거나 금속막대(부우지)를 넣어서 물리적으로 확장하는 '요도부우지' 등의 치료를 한다.

◈ TURP와 성(性)생활

TURP와 성생활에 대해서도 약간의 오해가 있는 것 같아서 여기서 정리해 두기로 하겠다.

우선 발기와 사정과 정자의 유무는 각각 다른 의미를 갖고 있어, 서로 관계가 없다는 사실을 기억하기 바란다.

◑ 발기(勃起)

TURP와 발기력과는 관계가 없다고 생각해도 좋을 것이다. 즉, TURP를 했다고 해서 발기력이 약해지거나 반대로 강해지는 그런 일은 없다.

확실히 TURP 수술 후에 발기력이 저하하거나 혹은 반대로 강해진 것 같다는 사람이 있지만 이것은 수술이 직접 국소적으로 영향을 주고 있는 것이 아니고 아마 정신적인 요인에 의한 것이라고 생각된다.

즉 '자신은 드디어 전립선비대 수술을 받을 정도로 늙어 버렸다'고 생각하는 나머지 '노화 = 발기력 저하'라는 의식이 작용해서 실제로 발기력이 저하해 버리거나 반대로 전립선비대 수술이 잘 돼서 배뇨의 상태가 좋아져서 '젊음을 되찾았다'라는 마음이 발기력의 증가나 성적활동의 증가로 이어진다고 할 수 있을 것이다.

◑ 사정(射精)

이것은 앞서 말했듯이 TURP가 어느 정도 정확히 이루어지면 방광과 전립선부요도의 경계(방광경부 ; 膀胱頸部)가 절제되어 지금까지와 같은 저항이 없어진다.

그러면 사정시에 그때까지 요도 쪽으로 분출하고 있던 정액이 이번에는 저항이 적은 방광으로 흐르게 된다. 이것을 역행성 사정이라고 한다.

정상적으로 발기해서 사정한 것 같은 느낌인데 정액은 전혀 나오지 않거나 혹은 조금밖에 나오지 않는다고 하게 된다. 이것은 임신시키기가 대단히 어려울 뿐이지, 이상이 있다는 말은 아니다.

◑ 무정자증(無精子症)

TURP에 앞서서 수술 후의 부고환염(副睾丸炎) 예방을 위해 정관결찰술을 하는 경우가 있다는 사실은 앞서 설명했다.

만일 정관결찰을 하면 이것은 이른바 불임수술(파이프커트)과 같기 때문에 당연히 정액 속에 정자는 포함되지 않게 된다.

하지만 이것 자체는 사정이나 발기와는 전혀 관계가 없다. 단순히 정자가 정액 속에 포함되어 있지 않게 되는 것뿐이기 때문에 분명히 임신시키는 것은 불가능하지만 성생활에는 아무런 지장도 없다.

일반적으로 나이를 먹으면 성기능도 쇠약해지는 것은 확실하다. 하지만 상당히 개인차가 있는 것 또한 확실한 사실이므로 무조건 몇 살이니까 이제 성생활에 대해 생각하는 것은 의미가 없다고는 할 수 없다.

TURP를 하는 시점에서 이미 성적(性的) 활동이 거의, 혹은 전혀 없는 사람도 있다.

하지만 적어도 TURP에 의해 성적으로 쓸모없어졌다고 지레짐작해 버리는 것은 경솔한 생각이다. 퀄리티 오브 라이프(Quality of Life ; 생활의 질)의 향상이라는 관점에서 고령자의 성생활에도 서서히 초점이 맞춰지고 있다.

배뇨뿐만 아니라 정신적으로나 육체적으로도 젊음을 되찾아서 살아있는 한 적극적인 생활을 꾸려 나가기 바란다.

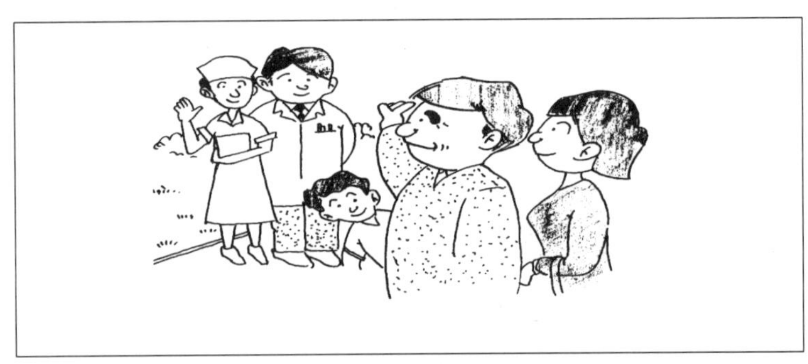

TURP 치료 체험담

◆ **무엇보다도 괴로운 빈뇨에 10년간 시달렸다**

(73세인 M씨의 경우)

자동차 정비공장을 시작한지 40년이 넘었지만 매일 일에 쫓겨서 자신의 나이를 뒤돌아볼 틈도 없었다.

그런데 10년 전에 배뇨시간이 조금씩 길어지는 것을 깨닫고, '드디어 와야 할 것이 왔구나' 하고 깜짝 놀랐다. 자신의 몸으로 직접 나이를 먹었다고 실감하는 것은 무척이나 비참한 일이다.

더구나 5~6년 지나는 사이에 소변의 횟수가 2배로 늘어 하루 수십 번 빈뇨(頻尿)에 시달리게 된 것이다.

매일 1000킬로 이상이나 차를 타고 수많은 여러 고객과 상담(商談)을 해야 하는 입장에 있어서는 무엇보다도 고통스러운 빈뇨였다.

요의를 느끼면 참을 수가 없기 때문에 방문처에 도착한 순간 인사도 하는둥 마는둥 화장실을 빌렸다. 실례인 줄은 알고 있어도 도저히 참을 수가 없었다.

또한 길가에 있는 모르는 상점에서 화장실만 빌리는 것은 부끄럽지만 그렇다고 해서 마침 공중화장실이 있는 것도 아니고 해서 하는 수 없이 뛰어들어간 적도 한두 번이 아니었다. 정말이지 '화장실 찾기'에는 무척 고생을 했다.

불편을 느끼면서도 병원에 가고 싶지 않았던 것은 전립선비대증 치료에는 개복수술(開腹手術)밖에 없다고 생각하고 있었기 때문이다.

아는 사람 중에 개복수술 후의 경과가 좋지 않아서 방광에 튜브를 넣어 밖으로 배출시키고 있는 사람이 있었던 것이다.

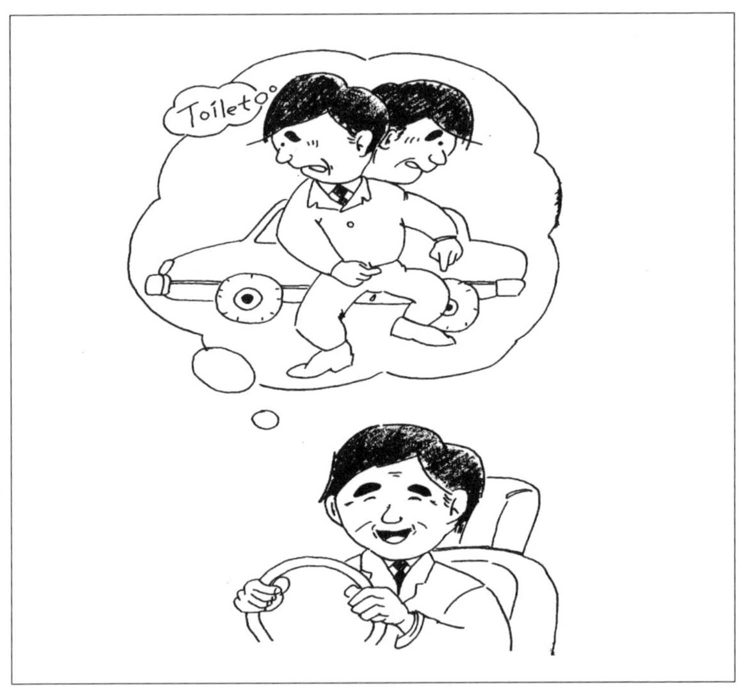

항상 손에 소변이 들어있는 주머니를 들고 있는 모습을 보고 배에 메스를 댄 이상, 만일 실패한다면……하는 불안이 있었던 것이다.

그런 때에 어떤 신문기사가 눈에 들어왔다. 그래서 개복하지 않고도 가능한 수술, TURP에 대해 알게 되었다.

겨우 무거운 엉덩이를 들어서 병원에 갔지만 회사를 짊어지고 있는 입장에서는 마음 놓고 쉬면서 치료할 수 없었다.

'언젠가는 수술하지 않으면 안 됩니다' 하는 의사의 말을 들으면서, 약물요법에 희망을 걸고 있었다. 차를 타면 비대가 더한층 빨라진다는 주의에도 불구하고 일을 우선하고 있었다.

하루하루 수술을 연장시키는 사이, 3개월마다 하는 잔뇨검사에서 처음은 15~20%였던 잔뇨가 결국은 40%나 남게 되어 버렸다. 그와 동시에 자각증상도 진행해서 잔뇨 때문에 하복부가 팽팽한 느낌이 들었다.

가끔은 배뇨 전후에 얼굴을 찡그릴 정도의 통증도 있었다. 이제 더 이상은 견딜 수 없다고 생각하고서야 겨우 대학병원에서 수술을 받기로 결심했다.

입원은 2주간으로, 다음날부터 일을 다시 할 수 있었다. 지금은 하루에 6번밖에 화장실에 가지 않는다. 잊어버릴 만하면 가는 것 같다. 또한 잔뇨감이 없고 소변이 전부 나온다는 것은 실로 상쾌한 일이다라고 생각했다.

나 스스로도 왜 그렇게 수술을 미루었는지 의아한 기분이 든다. 이제 차를 타도 서둘러서 화장실을 찾는 일도 없고 평생 현역에서 계속 일하고 싶은 바램이다.

◆ 합병증을 안고 환자의 부담이 적은 TURP로 구원받았다 …

(68세인 O씨의 경우)

나는 14년 전에 심장판막증을 앓아 심장에 플라스틱 인공판을 넣었다.

그 때문에 매일 여러 종류의 약을 먹어야 하는데 그 약 중에 혈액의 농도를 내리는 것이 있다.

인공판이 들어 있는 사람한테는 불가결한 약이지만 혈액이 막힘없이 흘러버려서 작은 상처에도 보통 사람보다 쉽게 출혈한다는 단점을 갖고 있다. 따라서 개복수술에는 큰 문제를 안고 있는 것이다.

전립선비대증 진단을 받은 것은 5~6년 전이었지만, '지금 상태 같으면 수술은 필요없을 겁니다'라는 의사의 말에 한동안 그대로 방치하고 있었다.

그런데 증상은 더욱 진행해서 소변이 나올 때까지의 시간이 걸리고 나와도 장애가 있는 듯 순조롭게 나오지 않았다. 그래서 다시 한번 의사와 상담한 결과, 벌룬(balloon) 확장술이라는 치료법이 있다는 얘기를 들었다.

이것은 요도에 풍선을 넣어 부풀려서 10분간 일정한 압력을 계속 가해서 배뇨를 좋게 한다는 새로운 치료법이다. 이것이 성공하면 수술을 할 필요는 없어진다고 하였다.

첫번째의 벌룬 치료는 통증 때문에 10분의 시간을 참을 수가 없어서 실패했다.

두 번째, 마취를 해서 통증이 없도록 해서 치료는 성공했지만 결과가 좋지 않았다.

증상이 개선되지 않아 쾌차의 조짐이 전혀 없는 것이었다.

심장약의 영향을 생각하고 출혈하는 수술을 피하고 있었기 때문에 벌룬 확장술이 실패로 끝나자 아무런 대책이 없었던 나는 마음 속으로 낙담해 버렸다.

그 후 TURP라면 걱정할 필요없다는 의사의 권유에 과감히 도전하기로 결심했다.

TURP 수술 시간은 1시간 15분정도로, 수술 후에 떼어낸 전립선을 보여줬는데 50g이었다.

나는 건강한 사람보다 장애가 있었지만 4명이 있던 같은 병실의 사람과 같은 날에 입원, 같은 날에 퇴원하는 등 전혀 뒤처지는 일은 없었다.

전립선비대증은 고령자에게 많은 병이기 때문에 나처럼 합병증을 갖고 있거나 고령이라는 이유로 수술 소리를 들으면 겁을 먹거나 자신한테는 무리가 아닐까 하고 생각하는 사람도 많으리라 생각한다.

하지만 TURP는 환자의 부담이 거의 없는 치료법으로, 수술 다음 날부터 자신의 다리로 확실히 걸어서 화장실에 갈 수도 있다.

지병(持病)을 더 이상 늘리지 않기 위해서도 TURP를 받아두길 정말로 잘했다고 매일같이 진심으로 감사하고 있

다. 만일, 지금의 건강상태에 조금이라도 불안한 사람이라
면 당장 비뇨기과 진찰을 받고 치료할 것을 적극 권한다.

◆ 남자로서의 중요한 부분에만 TURP치료를

(62세인 B씨의 경우)

젊을 때의 소변은 소변기 등부분, 평평한 부분까지 힘차
게 닿을 정도로 튄다. 그런데 나이를 먹으면 변기의 입구
부분까지밖에 닿지 않게 되어 버린다. 이것이 내가 처음으
로 느낀 현저한 변화다.

나는 그 당시 채 50살도 안 되었다. 전립선비대증 환자
로서는 상당히 이른 발병(發病)이었다.

하지만 증상은 거기에서 별로 진행되지 않고 빈뇨로 시
달리는 적도 없었다. 다만 요의를 느끼고 나서 참을 수 없
었기 때문에 회의같이 장시간 화장실에 갈 수 없는 때에만
미리 가두도록 하고 있었다.

그런데 2년 전부터 야간 빈뇨가 심해지기 시작해서 하룻
밤에 6번이나 침대와 화장실 사이를 왔다갔다 하지 않으면
안 되게 되었다.

잠들었다고 생각할 틈도 없이 일어나서 화장실에 갔다.
하지만 소변에 힘이 없기 때문에 전부 다 나오지 않아 불
쾌한 잔뇨감이 있었다. 침대로 돌아와서 깜빡 졸았나 싶으
면 또 소변이 마려워 잠을 깼다. 그러기를 거듭하다 보면,
수면의 만족감을 얻을 수가 없어 만성 수면부족이 되어 버

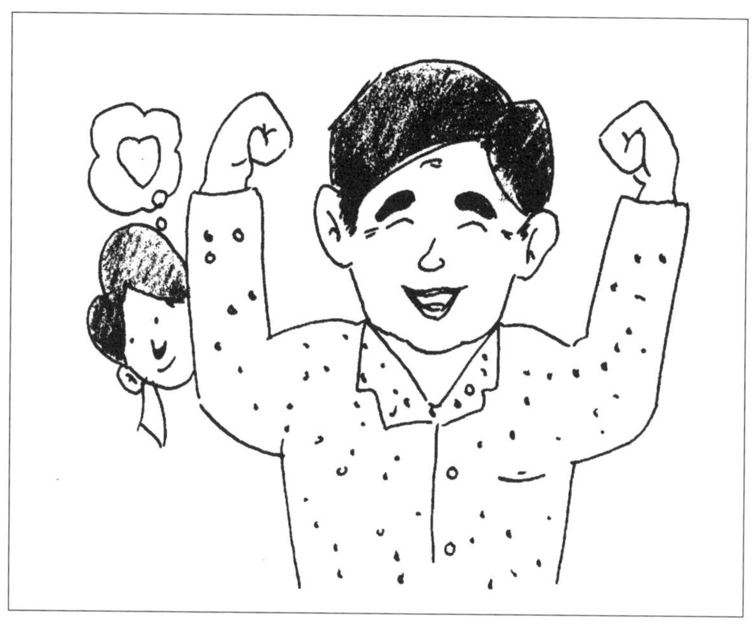

렸다.

　밤중에 부스럭거리고 몇 번이나 잠자리에서 일어나기 때문에 같이 누워 있는 아내도 걱정이 되어 자신의 주치의와 상담한 적도 있었다.

　그 무렵에는 나도 어떻게든 해야겠다고 생각하고 있었기 때문에 서점에 갈 때마다 전립선비대증에 관한 참고서적을 찾아 보았다.

　그래서 발견한 책이 TURP 치료법에 대해서 설명한 책이었다. 대학병원에서 이 치료를 받을 수 있다고 해서 즉시 통원을 시작했다.

　1년간은 약을 복용하고 있었지만 다소 배뇨상태가 좋아졌구나 하는 정도였고 야간 빈뇨는 여전했다.

게다가 배뇨시의 통증까지 나타나기 시작해서 소변을 본 후는 펄쩍 뛸 정도로 요도가 따끔따끔 아팠으며 잔뇨검사에서도 잔뇨가 조금도 줄지 않았기 때문에 수술을 자청했다.

이전에 읽은 책 덕분에 수술에 대한 불안도 전혀 없었기 때문이다.

수술하는 동안에도 요추(腰椎)의 국부마취였기 때문에 의식은 분명했다. 머리 쪽에 있는 마취의사와 얘기를 하거나 의사가 간호사에게 지시를 내리고 있는 소리도 들렸다.

통증은 물론 거의 없었고 숙련된 의사의 손에 안심하고 몸을 맡기고 있었다.

입원생활은 2주일이 채 안 돼서 끝났고 그 후 2~3주일 후에 검사를 한 결과, '이제 젊은 사람이 무색하군요' 라는 의사의 말에 굉장히 기뻤다.

수술 후의 배뇨는 젊을 때처럼 힘차게 내뿜어져서 지금까지의 힘이 없었던 소변이 거짓말 같았다. 새삼 의사의 능력에 감탄했다.

그런데 TURP를 하면 유감스럽게도 남성으로서의 기능은 없어진다. 그렇다고 해도 불임이 된다는 것뿐 부부생활에는 아무런 영향도 없다. 다만 정액이 방광으로 역류해버린다는 현상에는 상당히 놀랄지도 모른다.

구체적으로 말하자면 정액은 체외로 배출되지 않고 방광 속에 모이기 때문에 소변과 같이 흘러나오게 된다.

하지만 사정을 하지 않는다는 것과 발기 능력은 관계가 없다. 나의 경우, 수술 전에는 소변의 배출이 좋지 않은 경우도 있고, 하복부가 더부룩하니 기분이 나쁘고 성생활도 왠지 불쾌한 느낌이 들었다.

수술 후는 그 불쾌한 느낌이 사라지고 개운하다. 정신적인 면이 크게 좌우하는 점도 있고 소변의 힘이 젊을 때로 돌아갔다는 점도 플러스 작용을 하고 있을 것이다.

이와 같은 얘기를 굳이 하는 이유도 수술 부위가 남자로서 중요한 부분인 만큼 걱정하고 있는 분이 많으리라고 생각하기 때문이다.

같은 병으로 시달리고 있는 분을 위해서도 TURP는 아무런 불안도 없다고 부끄러움을 참고 덧붙여 말해둔다.

◆ 단시간의 TURP수술로 요폐(尿閉)의 고통 끝

(63세인 G씨의 경우)

갑자기 소변이 안 나오게 되었다. 이때의 공포감은 평생 잊을 수 없을 것이다.

10월 어느 날, 비가 올 것 같은 쌀쌀한 아침이었다. 소변이 마려워 변기 앞에 섰지만 소변이 찔끔찔끔밖에 나오지 않았다. 좀 이상하다고는 생각했지만 별로 신경쓰지 않았다.

하지만 시간이 지남에 따라서 소변은 점점 더 나오지 않았는데, 오후에는 방울방울, 뚝뚝 떨어지던 것이 저녁에는 배를 눌러도, 무슨 수를 써도 전혀 소용없이 한 방울도 나오지 않았다.

그 때문에 하복부는 팽팽해서 소변이 고여 있음을 확실

히 느낄 수 있었다. 혹시 방광염이 아닐까 하고 서둘러서 목욕탕에 들어가서 따뜻하게 했지만 전혀 효과가 없었다.

오히려 하복부의 압박감이 강해지고 소변은 계속해서 마려웠지만 한 방울도 나오지 않았다. 육체적인 것보다 오히려 정신적인 고통이 커서 주체할 수 없을 정도의 초조감이 몰려왔다.

이거 큰일났다, 빨리 병원에 가야겠다고 생각했지만, 공교롭게도 다음날은 휴일이었기 때문에 병원 응급실로 달려갔다. 요도부터 방광까지 관을 통과시켜서 도뇨(導尿; 카테텔)를 받았을 때의 안도감, 도저히 말로는 형용할 수가 없을 정도였다.

그리고 나서 대학병원에 신세지게 되었는데 당장 수술을 할 수는 없어 3주일은 카테텔을 장착하고 볼일을 보고 있었다. 카테텔이라는 것은 요도의 출구로 가는 고무관을 방광 속에 삽입한 것으로 관 끝의 맞물림쇠를 벗기고 소변을 배출하도록 하는 것이다.

카테텔을 넣은 느낌은 굉장히 불쾌했다. 거추장스럽고 통증을 수반하는 이물감이 항상 있었으며 또한 오래 웅크리거나 무거운 것을 들 수도 없었다.

불편하고 불쾌한 카테텔에 작별을 고하는 수술날이 드디어 왔다. 수술은 전혀 통증도 없었고, 단시간에 끝나서 싱거울 정도였다. 수술 4일 후에는 퇴원할 수 있었다.

나는 20대 시절부터 소변이 잦아서 낮에는 15~16번, 밤에는 5번이나 화장실에 갔다. 그런데 TURP를 받고 나서는

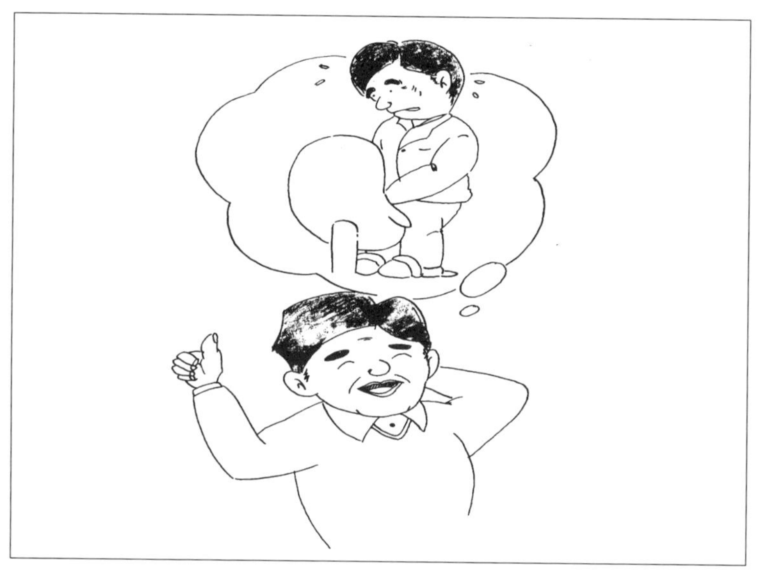

낮에는 7~8번, 밤에는 3번으로 젊을 때보다도 횟수가 줄었다.

요폐(尿閉)로 고생은 했지만 이렇게 결과가 좋으니 TURP를 받기를 잘했다고 진심으로 생각한다.

나의 경우 느닷없이 소변이 나오지 않게 되었지만 지금 돌이켜 생각해 보면 그날 1~2개월 전날밤, 화장실에 가도 아주 조금밖에 나오지 않았던 적이 있었다.

소변을 본 후, 하복부에 잔뇨감이 있어 불쾌한 느낌이었지만 아침이 되면 평소대로 개운하게 나왔기 때문에 별일 아니라고 생각하고 있었다

이런 일이 한두 번 있었던 것이 저 괴로운 요폐의 징조였던 것이다. 그때 병원에 갔었더라면……하고 숱하게 후회했다. 나의 체험상, 아주 작은 증상이라도 얕봐서는 안

된다라는 말을 하고 싶다. 빨리 병원에 가면 약만으로도
치료되는 경우도 있으니까.

◈ 같은 병실 환자의 명랑함에 수술 불안도 해소

(71세인 L씨의 경우)

전립선비대증이 아닐까, 하고 생각한 것은 60대 중반에
버스여행을 했을 때의 일이었다. 계속 요의(尿意)는 느껴도
개인의 자유가 허락되지 않았기 때문에 휴게소까지 필사적
으로 참고, 간신히 변기 앞에 섰다.

하지만 마음만 있을 뿐, 좀체로 소변이 나오지 않는 것
이었다. 겨우 나왔다 싶어도 참았던 만큼 양도 많을 텐데
어떻게 된 일인지 여느때보다도 소변의 양도 적었고 배뇨
후의 상쾌감이 없었다.

그러고 보니 그 당시 소변의 횟수도 늘어난 것 같고, 나
올 때까지의 시간이 걸리는 것도 처음은 아닌 듯싶었다.

그때까지는 병 한 번 앓지 않고 건강을 위해 하루 4킬로
걷기를 일과로 삼고 있었는데 뜻밖의 곳에 복병이 숨어 있
었다.

전립선비대증만은 아무리 절제된 생활을 하려고 노력하
고 있어도 피할 수 없는 병인 것 같다.

그 무렵 나는 평생교육을 위한 대학에서 공부하고 있었
다. 나이 60이 다된 만학이었다. 거기서는 문학·미술·어
학 등을 공부하고 주 1회는 전문대학에 청강생으로 다니고

있었다. 모처럼 입학했는데 입원으로 중단하기가 아까워서 증상을 신경쓰면서도 하루하루 보내고 있었다.

그런데 모 대학병원을 찾은 것은 가까운 내과의사의 소개 때문이었다. 잘 아는 의사선생님에게 증상을 말했더니 당장 전문의의 진찰을 받아보라고 했다. 역시 무슨 일이나 전문가가 있다는 뜻일까.

그래서 대학이 여름방학을 맞은 틈을 이용해서 입원하기로 결심했다. 병을 앓는 것이 처음이라면 당연히 입원도 처음이었다. 2주간의 입원생활이었지만 집을 떠나서 다소 우울해 있었는데 병실의 너무나도 밝은 분위기에 우선 깜짝 놀랐다. 같은 병실의 사람은 모두 같은 전립선비대증 환자였다.

수술이 간단해서 퇴원날도 거의 정해져 있기 때문이었을까. 환자라고 할 수 없을 정도로 모두 원기왕성하였다. 나의 우울함 따위는 온화한 분위기 속에서 어느덧 사라져 버렸다.

수술 후 2~3일은 카테텔을 장착해야 했는데 다소의 통증이나 이물감이 느껴졌다. 또한 카테텔(도뇨관)을 떼고도 한동안은 소변을 볼 때마다 아릿한 통증도 있었다. 하지만 이런 것은 문제가 아니었다.

예를 들면, 사람이 많은 화장실에서 뒤에서 기다리는 사람의 안절부절하는 기색을 느끼고 초조해하면 할수록 소변은 나오지 않게 되고 마침내는 도중에서 멈춰 버리는 것이 문제였다.

이런 경험을 갖고 있는 사람도 많을 것이다. 그런데 수

256

술 후는 젊은이 못지 않을 정도로 소변이 힘찼기 때문에 '솨 —' 하는 소리가 들릴 정도였다.

나는 내년 봄에 대학원에 진학한다. 올해는 버스를 타고 수학여행도 예정되어 있어서 그 전에 수술을 끝낼 수 있었던 것을 무엇보다도 기뻐하고 있다.

◈ 빈뇨에 신경쓰면서 치던 골프, TURP 후엔 쾌적골프로
(72세인 H씨의 경우)

나의 경우는 64세 정도부터 화장실에 소변을 보러가는 횟수가 많아지고 양도 줄어들었다. 그 당시는 나이를 먹으면 화장실에 자주 가는 것은 당연하다고 생각하고 무엇 때문에 이렇게 되어 버렸는지를 알려고도 하지 않았다.

친구들과도 소변이 잘 안 나온다는 얘기는 자주 화제에 올랐지만 결론은 '나이를 먹으면 누구나 그래, 하는 수 없는 일이다' 라는 식으로 끝을 맺고 있었다.

그런데 친구 중에서 전립선비대증이라는 진단을 받고 개복수술을 한 사람이 있었는데 그 사람의 증상을 들어보니 나와 완전히 똑같았다.

그래서 비로소 빈뇨가 병 때문이라는 사실을 알게 되었다. 병이라면 병원에 가서 치료할 수도 있었지만 그 친구의 '개복수술을 하면 아프다' 라는 한마디에 병원에 가기를 주저하고 있었다. '생명과 관계되는 병도 아닌데 아프면서까지 할 필요가 있나?……' 하는 생각이 컸던 탓이다.

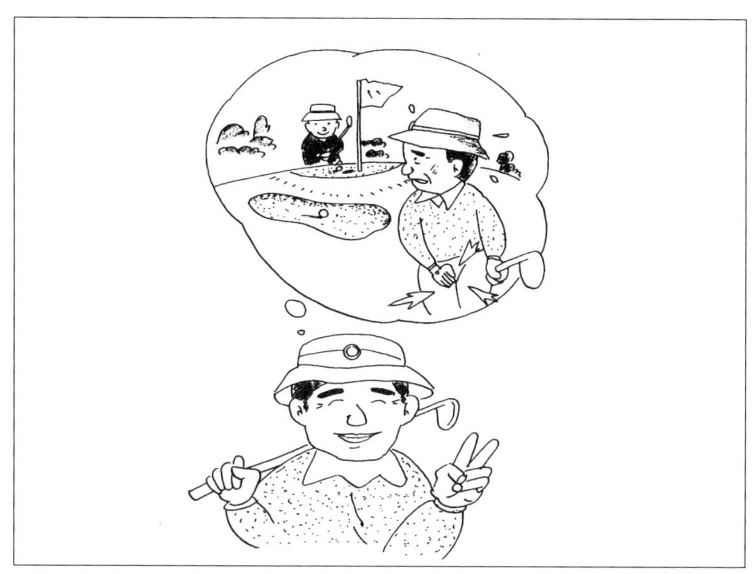

하지만 내버려둔다고 증상이 좋아질 리가 없고, 특히 괴로웠던 것은 밤이 되어 자주 잠이 깨어 버리는 일이었다. 하룻밤에 3번, 맥주라도 마신 날에는 1시간마다 화장실 변기 앞에 섰다.

하는 수 없이 요강을 이용한 적도 있지만 잠이 깨어 버려서 수면이 중단되는 것은 마찬가지. 이래서는 피로가 풀리지 않아 정말로 난감했다.

내 취미는 골프인데, 플레이 중에 화장실에 가고 싶어지면 참을 수가 없었다. 요즘은 여성 골퍼도 늘어나서 같이 라운드할 기회도 많다. 남자끼리라면 '잠깐 실례'라도 할 수 있지만 퍼티에 한 명이라도 여성이 있다면 그럴 수도 없었다. 화장실을 신경쓰면서 플레이하면 즐거운 골프도 건성이 된다.

그런 때에 3년간 내과의에 다녀도 치료되지 않았던 친구가 TURP를 받고 쾌적한 생활을 보내고 있다는 얘기를 들었다.

얘기를 잘 들어보니 통증은 전혀 없다고 하였다. 개복수술의 통증 얘기를 듣고 병원에 가는데 머뭇거리고 있던 나는 '이거다!' 라고 생각했던 것이다. 그리고 즉시 병원의 문을 두드렸다.

진찰해 주신 의사선생님은, '약을 먹고 상황을 보지 않겠습니까?' 라고 말했지만 그렇게 좋은 치료법이 있는데 기다릴 필요가 없었다.

그래서 당장 수술해 달라고 부탁했다. 한시라도 빨리 이 불안감에서 해방되고 싶었기 때문이었다.

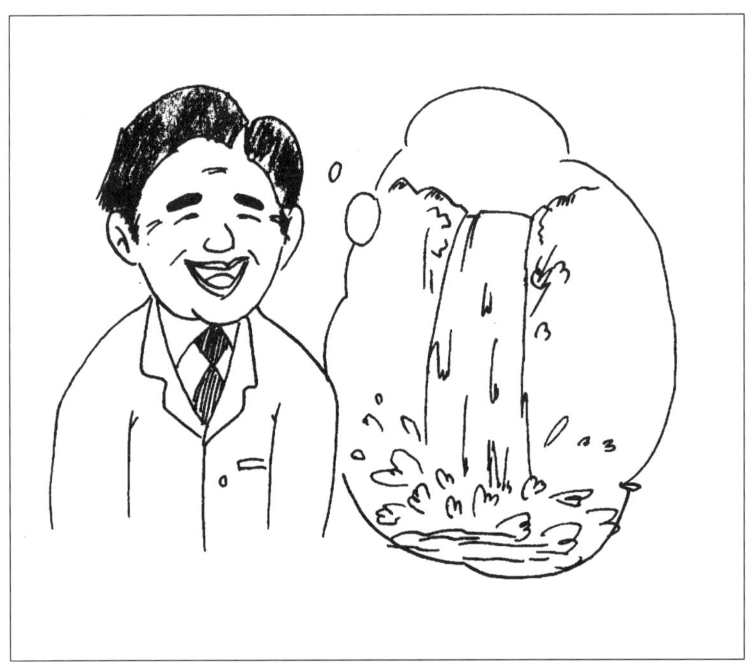

결과는 양호. 밤에도 숙면을 취할 수 있었고, 지금은 수술 후 3개월이 지나서 골프 삼매경에 빠진 나날을 보낼 수 있기를 기다리고 있다.

다행히 나는 체험자한테서 직접 얘기를 듣고 자진해서 병원에 갈 수 있었다.

이런 쾌적한 생활을 모르고 여전히 빈뇨나 힘없는 소변에 시달리고 있는 분도 많을 것이다. 그런 많은 사람들에게 TURP의 훌륭함을 알려주고 싶다. 우선 대학동창회에서 이 체험을 큰 소리로 얘기하려고 마음먹고 있다.

◆ 폭포처럼 소변이 나왔을 때의 기쁨

(59세인 W씨의 경우)

'아무래도 이상하다, 이상해' 하고 걱정이 되기 시작한 것은 40대 후반정도부터다. 요의를 느끼고 밤중에 종종 일어나게 되었다. 하룻밤에 2시간 간격정도로 3~4차례는 화장실에 가야 했다.

'나이 탓일까, 그래도 성가신 일이군' 이라고 생각하며 지냈다. 집에 있을 때는 그런대로 괜찮았던 것이 회사에서 일을 할 때도 화장실에 자주 가야 했으며 심지어 중요한 회의 중에 1시간 걸러 실례를 해야 했다.

가장 곤란한 것은 길이 막혀서 꼼짝달싹 못할 때였다.

나는 자동차로 출근하고 있는데 그렇지 않아도 소변이 신경 쓰여서 하는 수 없었다. 그래서 자주 다니는 길가의 공중화장

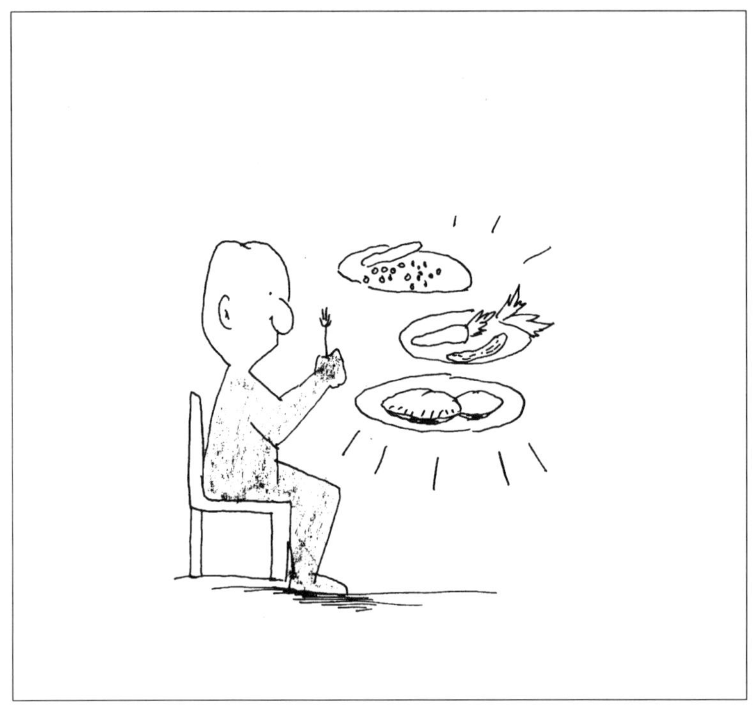

실은 모두 알아 두고, 그때마다 차를 세우고 이용하고 있었는 데 길이 막힐 경우에는 그저 난감할 따름이었다.

따라서 차에 변기를 준비해 뒀을 정도였다. 어디에 나가 든 가장 먼저 화장실 확보에 신경쓰고 있었다.

'심장 탓일까?' 하고 생각하고 있었다. 원래 맥이 뛰는 등 의 자각증상이 있어서 책을 읽어보니 심장과 체내에 모이 는 수분은 연관성이 있다고 쓰여 있었다. 이 단계에서는 전립선비대증이라는 병에 대해서는 전혀 몰랐다.

그러던 어느날 아침, 일어나다가 현기증으로 쓰러져 버 렸다. 병원으로 옮겨져서 치료를 받으니 소변이 모여 있고 전립선이 좋지 않다고 했다.

치료방법으로서는 개복수술이 있다는 얘기를 듣고, ‘네, 그렇습니까’ 하고 입원수속을 하고 그날은 집으로 돌아왔다.

그날 밤 ‘막상 수술을 하려고 하니까 좀 걱정되는군’ 하면서 건강잡지를 대충 뒤적이다가 전립선비대증을 개복(開腹)하지 않고 치료하는 TURP라는 치료법이 있다는 기사를 보게 되었다.

정말 우연이었다. 잡지를 읽지 않았다면 아마 개복수술을 받았을 거라고 생각한다. 기사는 모 대학병원의 P박사가 쓰신 것으로 마침 잘됐다 싶어서 당장 다음날 전화를 하고 그 대학병원으로 갔다.

여러 가지 검사를 받고 P박사의 얘기를 듣고 있는 사이에 TURP를 받기로 결정했다. 같은 해 10월의 일이다. 생각해 보니 ‘소변이 잦구나’ 하는 생각을 하면서도 4~5년동안 불편한 일상생활을 보내고 있었던 셈이 된다.

방광에는 항상 컵 1.8잔분의 물이 고이는데 이것이 소변이 되어 나오는 것은 0.2잔분밖에 안 되었다고 한다. 그러니 소변이 잦아지는 것은 당연한 일이다.

입원하고 난 다음날 오전 8시30분부터 TURP수술을 받았다. 완전히 끝난 것은 오후 1시경이었을까. 부분마취를 하고 있어서 그저 가만히 누워 있기만 했을 뿐, 통증을 느끼지 못했다.

마취의사가 ‘통증이 있습니까?’ 하고 옆에 달라붙어서 말을 걸어 주거나 했지만 조금도 고통스럽지 않았다.

이물감이 있었던 것은 한 번뿐이었는데 퇴원한 다음날에

약간 있었을 뿐이다.

P박사에게 물어보니 방광 속에 수술한 후 딱지가 생겼다고 한다. 이물감이라고는 해도 걱정할 만한 것은 아니었다.

수술 후에 처음 소변을 보았을 때의 일은 잊을 수가 없다. 감동적이었다. 아이 때처럼 쏴하고 나오는 것이었다. 몸 속의 수분이 빠져 나가는 듯한 상쾌감을 느꼈다. 몇 십 년이나 잊고 있었던 감각이었다.

그 후는 항상 기분좋은 소변을 보고 있다. 아무리 도로가 막혀도 태평이다. 젊을 때처럼 요의를 느끼고 나서 실제로 화장실에 갈 때까지 2시간은 참을 수 있게 되었다.

일상생활에도 탄력이 생기고 생각탓일까, 심장도 안정되었다. 수술 전에는 일 관계에서도 판단력이 흐려져 있었는데 수술 후에는 척척 결단을 내리게 되었다. 이것은 사원의 애기다.

퇴원할 때에 P박사가 싱글거리며 이렇게 말했다.

'이제 아이는 만들 수 없어요. 그러니 실컷 바람피워도 걱정없습니다' 라고.

물론 농담이지만 오랜 세월 시달려 온 전립선의 장애에서 해방되어 심신 모두 상쾌해졌으니 성생활도 실컷 즐길 수 있다는 의미일 것이다.

◈ 수술하기를 잘했다

(H씨의 경우)

내가 전립선비대라는 말을 알게 된 것은 67세 때였다.

소변이 가늘어지고 야간에 화장실에 가고 싶어 편히 잠을 잘 수 없어 의사를 찾으니 전립선비대라는 노인병으로 이것은 치료할 약이 없기 때문에 서둘러 수술하라는 권유를 받고는 마음을 정하고 수술을 받았다.

그리고 기분도 좋아져 수술하기 잘했다고 생각한다고 말하는 수술자를 TV에서 보았다. 그리고 2개월 후 나는 갑자기 야간에 화장실에 가게 되었다.

매일 밤 수면부족이 계속되었고 하루종일 기분이 상쾌하지 못했다.

지방의 병원에서 진찰을 받았다. 손가락을 직장에 넣는 직장진(直腸診)을 받았다. 그때는 그렇게 심할 줄 몰랐는데 엑스레이 조사 결과는 상당히 비대(肥大)가 진행된 상태이므로 서둘러 수술을 받으라는 권유를 받았다.

약으로 치료할 수 없다는 의사의 말에 실망했다. 왜냐하면 매일 밤 잦은 소변 때문에 참기 힘들었기 때문이다. 게다가 소변을 볼 때 요도에 통증이 느껴졌고 잔뇨감(殘尿感)으로 불쾌했다.

그런 불쾌증상의 연속이 수술을 결심하게 만들었다.

막상 수술을 받으려 하니 실력 있는 의사가 맡아 주었으면 했다. 그래서 실제로 수술을 받은 환자들에게서 신임을 받고 있는 의사 중 2~3명을 추천받아서 수술을 하기로 드디어 결심했다.

각종 테스트를 받았다. 검사의 연속이었다. 나이가 많아

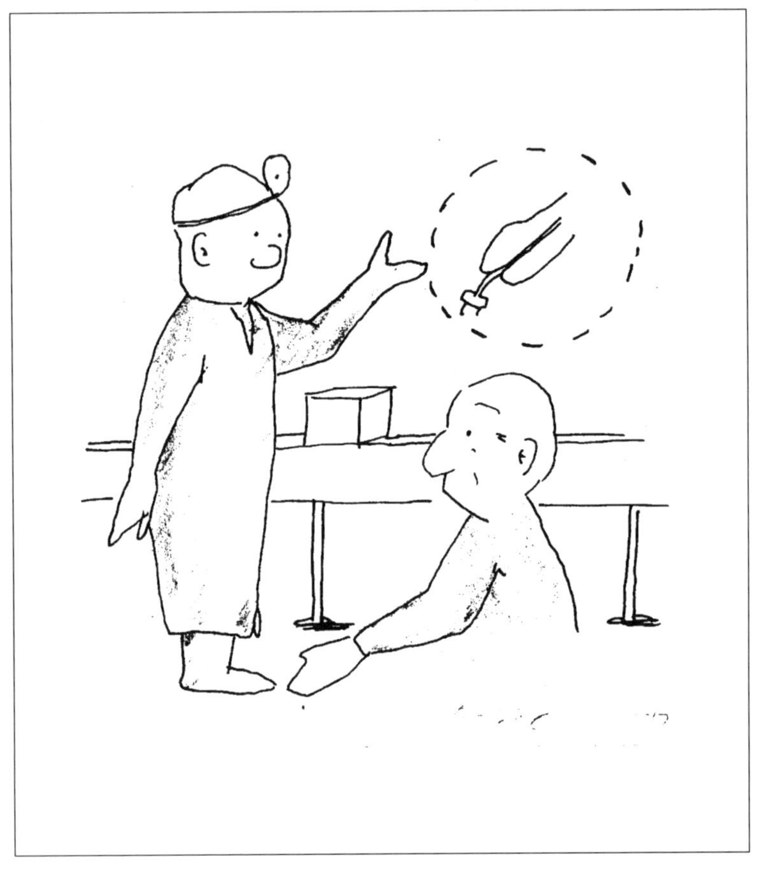

수술 후 어떤 일이 있을지 모르기 때문이었다. 심장 상태, 간장 상태, 신장 기능 등 매일 지겨울 정도로 철저하게 검사를 받았다. 요도에 관을 넣고 소변을 채취하는 일은 아프기도 했고 불쾌하기도 했다.

이렇게 12일간이나 테스트를 받았다. 그리고 마침내 수술실로 들어갔다.

처음에는 요추(腰椎) 마취를 했다. 그리고 약 2시간 배꼽 아래 바로 밑 10㎝ 가량이 열렸다. 통증은 조금도 없었다. 출혈은 많았는지 600㎖의 수혈을 받았다. 병실로 돌아오자 저절로 한숨이 나왔다. 그러나 감기 기운이 있어 기침을 할 때마다 환부가 아팠다.

그 후 순조로운 경과가 이어져서 1주일이 지나 요도에 넣었던 관을 제거할 수 있게 되었다. 그러나 겨우 성공했다는 느낌이 들었다. 1주일가량 요양한 다음 퇴원했다. 총 1개월간의 입원이었다.

그 이후 별일 없었으나 감기 후 밤에 소변량이 늘어 병원에 가서 정밀검사를 받았으나 요도가 조금 좁아진 것일 뿐, 수술할 필요는 없다고 했다. 역시 수술하기 잘했다고 생각했다.

일기장을 뒤적이면서 생각하는 것은 역시 소변이 가늘어지면 곧 의사를 찾아야 한다는 것, 그리고 그 방면에 어느 정도의 지식을 갖추되 자기 스스로도 적극적으로 치료에 참가하려는 마음가짐이 중요할 것이다.

◈ 무지(無知)가 빚은 지옥의 소변 스톱

(Y씨의 경우)

나는 65살무렵 소변을 보는 횟수가 많아졌다. 그러나 처음에는 노인의 자연현상(노화현상)이라고 생각하고 크게 염려하지 않았다. 과학적인 발명품의 지도를 하고 있던 내가 왜 그렇게 무지했는지 지금은 후회하고 있다.

세월이 지나자 서서히 배뇨 횟수가 증가했다. 그리고 70세가 넘자 1시간도 참을 수 없을 정도가 되었다. 그리고 잔뇨감이 언제나 있어 불쾌했다.

그제서야 비로소 의사를 찾아야 할 것 같다는 생각을 하게 되었다.

너무나 느긋한 행동이었다. 그런데 때마침 딸의 결혼날짜가 잡혀 그것을 마친 다음에 어쩌자는 구실로 병원 찾는 일을 하루하루 미루고 있었다. 그런 중에도 횟수는 계속 늘고 있었다.

결혼식이 끝나자 드디어 내일은 병원에 가리라 마음먹은 날 밤. 술을 마신 탓인지 화장실에 갔는데도 소변이 전혀 나오지 않았다.

배는 부풀어 있고 소변은 보고 싶은데 소변이 전혀 나오지 않는 것이었다.

아침까지 참으려 했으나 도저히 견딜 수가 없어 아들에게 의지하고 반시체 상태로 병원에 갔다.

의사는 요도에 고무관을 끼우고 배뇨시켜 주었다. 그때의 기분 좋음이란 뭐라 표현할 수 없는 것으로 의사의 얼굴이 부처님처럼 보였다.

귀가하여 그대로 잠이 들었으나 아침이 되어 화장실에 가니 또 소변이 나오지 않았다. 아무리 애를 써도 소변이 나오지 않았다. 그리고 다시 고생하게 되었다. 또 병원에 가서 고무관으로 소변을 빼냈다.

다음날 대학병원에 가서 진찰을 받았다. 그러자 '이거 참,

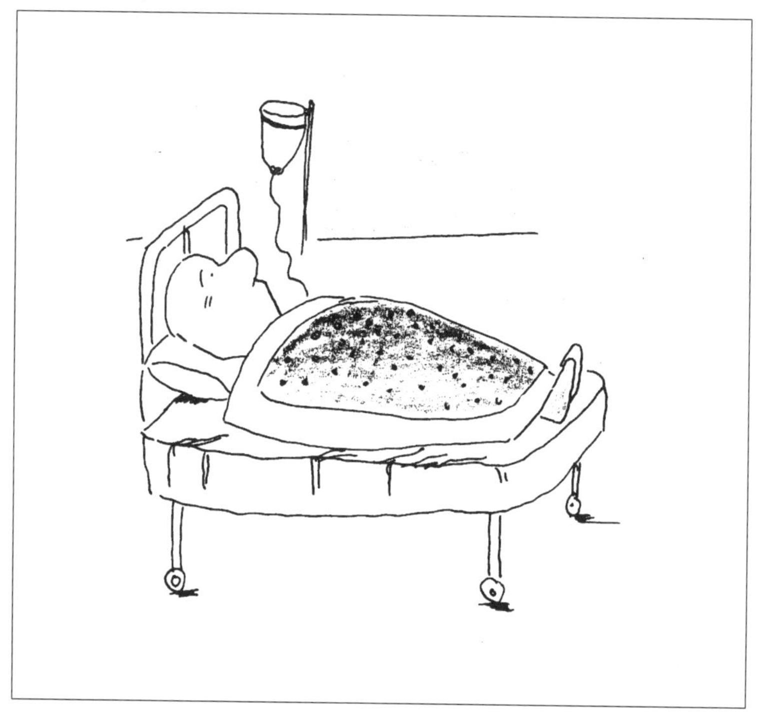

너무 늦었습니다. 수술 외에는 다른 방법이 없군요. 빈 방이 없으니 좀 기다리셔야 합니다. 그동안 소변 스톱이 있으면 곤란한데……' 라며 긴 고무관을 요도에 끼우고 그 고무관 끝을 꼭지로 잠그어 두고 배뇨 때는 그것을 풀어 볼 일을 보게 해주었다.

그리고 입원일을 40일이나 기다렸다. 입원한 다음에는 현대 의학의 진보를 느끼게 하는 여러 가지의 검사를 받았다. 그만큼 검사를 받고도 결과가 나쁘다면 그것은 본인의 운이 나쁘기 때문일 것이라는 생각이 들었다.

수술은 전신마취로 3시간 반가량 지나 간호사가 나를 부를 때 정신을 차렸다.

수술 후에는 상태가 좋아졌고 훌륭한 의사 덕분인지 입원한지 24일만에 퇴원할 수 있었다. 친절한 간호사와 신께 감사한다.

후배들에게 말하고 싶은 것은 소변의 횟수가 많아지거나 가늘어지면 노인의 자연현상이라고만 생각하지 말고 우선 의사를 찾아가 보라는 것이다. 소변이 나오지 않아 고생하는 일만은 겪지 않았으면 한다.

조기(早期)에 의사를 찾으면 소변 멈춤은 막을 수 있고 또 수술 외의 방법도 많이 있어 그것을 이용할 수 있는 것이다.

◆ 알로에잎 액으로 전립선비대를 고쳤다

(K씨의 경우)

모 교수의 조사에 의하면 전립선비대는 60세 이상의 남성 20%가 나이 증가에 따라 가속적으로 경험하게 된다고 한다. 특히 수입이 높고 정력적인 사람은 보통 사람의 2배에서 3배나 되는 발병률을 보인다고 한다.

나는 75세이고 수입이 높지 않으며 특별히 정력파도 아니다. 항상 건강에 유의하며 조용히 노년생활을 하고 있는 평범한 사람이다.

변도 매일 보고 소변 배출도 1일 7회 이내로 노인 같지 않은 좋은 컨디션의 나날을 보내고 있어 전립선비대증 따위는 꿈에도 생각하지 않은 상태였다.

선배들이 이 비대증에 걸리거나 혹은 수술 후에 관(카테텔)을 넣고 소변봉지를 착용한 채 세상을 뜨는 이도 있고 수면 중 잦은 소변과 배뇨 곤란 등으로 수술을 받았다는 여러 가지 고생담을 듣고 동정도 했으나 설마 나에게 불똥이 튈 지는 전혀 예기치 못했었다.

그런데 72세 때 갑자기 소변에 이상이 생겼다. 처음에는 대수롭지 않은 일이라고 방심했으나 곤란도가 심해지면서 통증까지 느끼게 되었다.

그래도 평소 건강에 자신이 있었기 때문에 '그러다가 나아지려니' 하면서 계속 참았다.

그러나 마침내 꼬박 하루를 고생하고는 '병원에 데리고 가달라'며 비명을 지르고 말았다. 그런데 공교롭게도 그날은 공휴일이었고 병원도 휴진이었기 때문에 크게 실망할 수밖에 없었다.

그때 생각난 것이 2년정도 전에 얼핏 들은 말이었다. 왕벌에 귀를 물려 크게 부풀어올랐을 때 알로에잎 액(液)을 발랐더니 나았다는 것이다.

알로에로 '부은 것'이 나았다니 전립선비대에도 효과가 있는 것이 아닐까 생각하고 시험해 보기로 했다.

우선 탈지면을 가로 10㎝, 세로 5㎝ 길이의 사각형으로 잘랐다. 알로에 표피를 벗겨 젤리상 액을 이 탈지면에 듬뿍 묻혔다. 그리고 항문 앞부분에 적당히 대듯이 손가락으로 살며시 삽입하였다.

침투감이 느껴지면서 기분이 좋아졌다. 그렇게 하고 종

일 앉아 있었다. 때때로 배뇨감이 있어 일어났더니 서서히 소변이 나오기 시작했고 통증도 적어지는 것 같았다.

다음날 아침 '병원에 가라'고 가족들이 재촉했으나 2~3일만 견뎌 보겠노라면서 몇일 보냈다. 그리고 4일째, 5일째 알로에 어린 잎을 이용하자 상태가 회복되었다. 속옷 두, 세벌은 알로에액 때문에 변색이 되었으나 병원비도 들이지 않고 일체의 부작용도 없었기 때문에 이렇게 좋은 치료법은 없을 것이라고 생각하였다.

민간요법이므로 과학적, 의학적으로 그 근거를 설명할 수는 없으나 내 체험으로는 재발(再發)까지도 막아주어 현재까지 완전하다. 진찰도 받지 않고 물론 수술도 없이 치료되었다는 기쁨은 뭐라 표현할 수 없다. 같은 병으로 고생하고 있는 이들에게 참고가 되었으면 한다.

◈ 팔미환(八味丸)으로 치료 중

(J씨의 경우)

나는 현재 72세인데 10년정도 전부터 소변이 자주 보고 싶고 나와도 그 소변의 줄기가 가늘며 야간의 소변 횟수가 많아 의사의 진단을 받으니 전립선비대라면서 1주에 1회 통원 치료를 받게 하였다.

그러나 25km를 왕복한다는 것은 주 1회라 해도 쉬운 일이 아니어서 근처 병원에서 약을 받기로 했다. 한편 팔미환도 복용해 보았다.

친구로부터 수술 상황 등에 대한 이야기를 들었으나 좀처럼 결심이 되지 않아 현재에 이른 것이었다. 근처 의사에게서 주 1회 주사를 맞고 두 종류의 약을 복용하고 있다.

가늘지만 소변은 나오고 있으나 몇일 전 잔뇨(殘尿) 검사에서는 15㎖였다. 하룻밤 9시간의 배뇨량은 500~600㎖, 횟수는 11시~12시에 시작되었는데 그 후가 문제였다. 소량씩 4~5회가량을 계속 화장실에 드나들어야 했다.

따라서 한방에서도 진찰을 받아 최근 실험결과 유효하다고 증명되었다는 처방(팔미환)을 받아 복용하기 시작했다. 그러나 다른 좋은 약기 또 있을 것이라고 기대하고 있다.

◆ 카테텔에 의한 도뇨(導尿)와 약(藥)의 보존요법(保存療法)으로 경과가 좋다

(K씨의 경우)

나의 경우 70대 후반부터 소변이 가늘어지고 시간이 걸렸던 것 같다. 회의 등으로 장시간 참고 난 직후에는 화장실에 가도 곧 나오지 않고 나와도 소변 줄기가 가늘고 약했다.

나이탓이라고 그다지 마음에 두지 않았는데 77세가 지나가던 10월 29일, 1시간마다 요의(尿意)가 느껴지더니 그것이 30분 간격이 되었고 화장실에 가도 소변으로 나오는 양은 너무도 소량뿐이었다. 밤에도 제대로 잘 수 없는 괴로운 날이 계속되었다.

이래서는 안 되겠다 싶어 아침이 되기를 기다렸다가 병원으로 택시를 타고 달려 비뇨기과에서 진찰을 받았다.

요도에 관(카테텔)을 삽입하여 배뇨하자 1,000㎖의 잔뇨(殘尿)가 나왔다. 놀라운 일이었다. 엑스레이 사진을 찍는 등으로 검사를 하여 '입원하여 수술을 요함'이라는 진단이 나와 곧 병실을 예약하였으며 배뇨를 위해 관(카테텔)을 사용하면서 매일 약을 먹고 매주 주사를 맞는 치료가 시작되었다.

관(카테텔)은 2주만에 빼내고 주사는 2주간 매일 조금씩 줄였고 약 2년에 걸쳐 입원 수술 없이 일단 가료 조치되었다.

그 이후 3년을 무사히 지냈으나 4년째 되던 어느 날 저녁, 1시간마다 요의(尿意)가 느껴지는 증상이 시작되었다. 지난번과 같은 고통을 겪기 싫어 즉시 내과에서 검진을 받았다. 이번에도 엑스레이 사진을 찍으면서 역시 입원 수술을 권유받았다.

그러나 이번에는 가정사정으로 입원이 불가능한 상태여서 관(管 ; 카테텔) 사용과 주사에 의한 통원 치료만을 받기로 하고 그대로 실행하였다. 그리고 8월에는 개인사정으로 병원을 옮기게 되었는데 전번 병원에서 자료를 첨부해 주어 엑스레이를 4장 찍고 촉진을 한 다음 전번 병원에서 받았던 치료와 같은 치료를 받기로 하고 현재 2주째 통원 치료 중이며 경과는 양호하다.

의사는 특수 검사에 의해 전립선이 비대(肥大)해진 원인을 조사해서 그 대응책을 찾아 보자고 하면서 현재 경과를

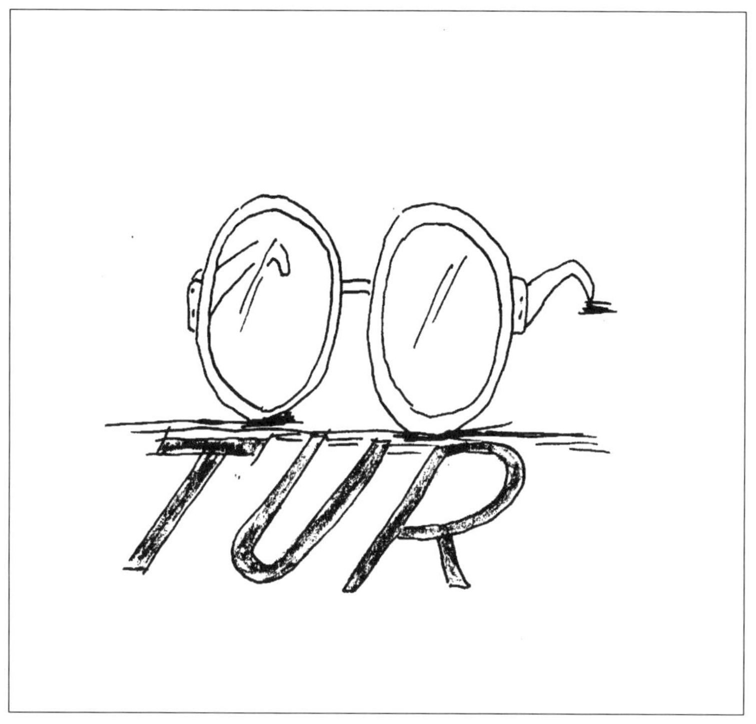

지켜보고 있다.

◈ 수술 후 문제로 고민 중

(P씨의 경우)

소변이 가늘어지고 배뇨시 시간이 걸린다. 더욱 진행되면 때때로 소변이 끊기고 소변을 완전히 볼 수 없고 잔뇨감이 있으며 소변 횟수가 점차 많아진다. 더 나아가서는 소변이 막혀 나오지 않게 된다.

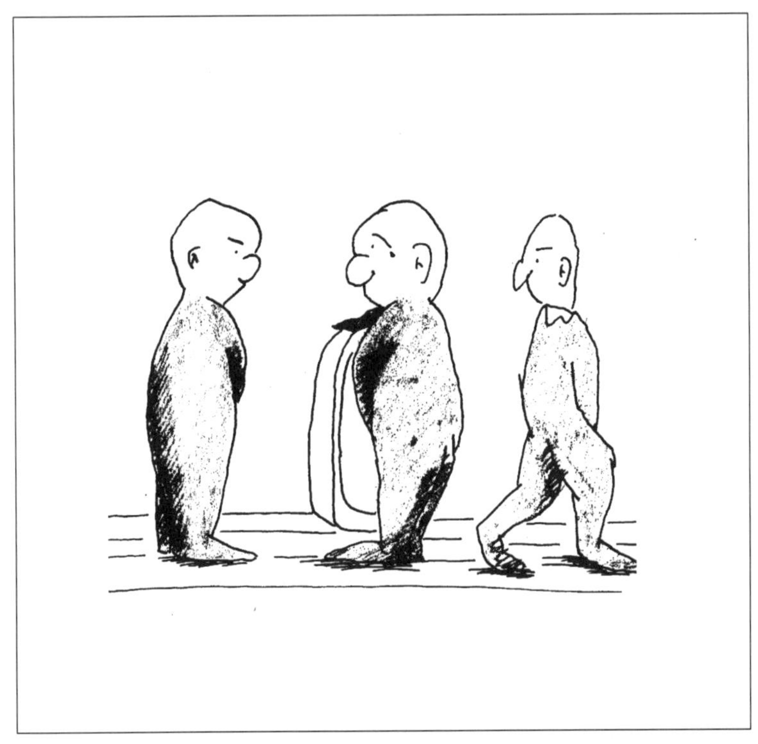

　이런 상태가 되는 것은 노화의 자연현상이라고 생각하는 경향이 다분하다. 그러나 이것은 노화현상과는 별도로 소위 전립선비대증이라고 하는 병이다.

　나의 아버지는 60세 후반부터 이 병에 걸려 오랫동안 고생하다가 80세가 지나기까지 세 차례에 걸친 외과 수술을 반복하여 겨우 조금 편안해졌는데 그 모습을 지켜보며 참으로 가슴 아팠던 기억이 있었다.

　그 죄를 물려받은 나는 일찍이 50세 후반부터 이 증상을 자각하게 되었다. 그래서 각별히 주의하며 술도 조심하고 마라톤 등 운동도 계속했다.

그러나 '언젠가는' 하는 각오는 갖고 있었고 신문에 새로운 수술방법이 소개되면 오래 기억에 남았다. 그 중 가장 기억에 남는 것이 '경뇨도적(經尿度的) 전립선 절제법'이다.

내가 만일 그런 경우가 되면 이 수술을 받아보리라 마음먹었다.

그러던 작년 여름, 등산 일정이 예정에서 의외로 어긋나 무리를 했던 것이 원인이 되었는지 귀가 직후 소변이 이상해지더니 밤새 내내 고생을 했다.

서둘러 병원에 가서 응급조치를 받고 그 이후 몇 곳의 병원을 전전하던 끝에 결국 수술 외에는 달리 방법이 없음을 알게 되었다.

수술을 받는다면 앞에서 이야기했던 방법으로 하자라고 생각하여 K 대학병원에서 수술을 받게 되었다.

수술을 받은 후에는 심신이 편하고 고통도 멎었다. 1개월 후 퇴원, 경과도 나쁘지 않았으나 3개월정도 지나자 다시 이상이 나타났고 부득이 7월경에 대수술을 받게 되었다.

그러나 이것은 전립선 그 자체의 비대(肥大)에 의한 것이 아니고 수술을 한 상처에 생기는 켈로이드(Keloid)의 영향으로 처짐 때문이었던 것 같다.

재수술 직후에는 쾌조를 보였지만 또 다시 이상이 느껴져 근래는 불안한 나날을 보내고 있다. 이런 증상에 좋은 방법은 정말로 없는지 궁금하다. 나는 현재 72세이다.

◆ 수술해도 전립선비대는 낫지 않았다

(G씨의 경우)

소변이 가늘고 힘이 없는 상태가 계속되어 전립선비대가 아닐까 해서 병원에 가 진찰을 받은 결과, 조속히 입원 수술하라고 했다.

입원한 다음날 수술을 받았다. 72세 때였다. 1주일간 입원하면 낫는다는 극히 간단한 설명을 듣고 수술에 응했다.

수술은 국부 마취로 요도(尿道)에 수술용 관을 끼우고 비대(肥大)해진 부분을 깎아내는 것이었다. 의사는 두 사람이

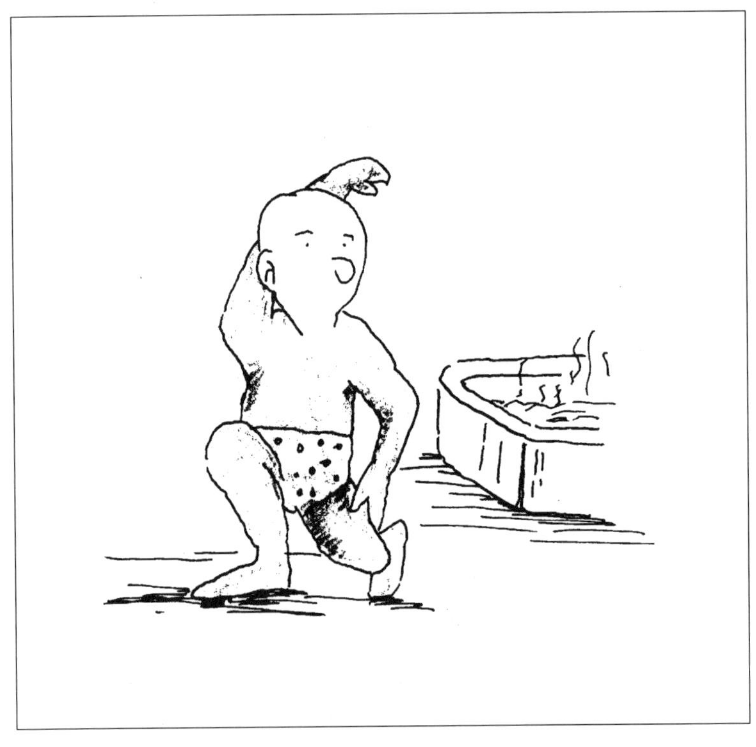

었고 그 중 한 사람이 '정액관(精液管)이 잘라졌다, 괜찮을까' 하고 묻는 것을 들었다.

꼬박 하루 금식하고 요도에 고무관을 끼우고 뒤의 관으로 배뇨를 한 후 3일이 지나 고무관을 뺐으나 배뇨 때 심한 통증이 있고 소변이 잘 나오지 않았다.

검사 결과 요관 출구에 남아 있는 것이 있음이 판명되었는데, 그것이 출구를 막고 있어 재수술하게 되었고 18일째 퇴원했다.

완쾌되리라고 기대했으나 수술 후에도 좋지 않았다. 화장실에 가도 소변이 나오기까지 시간이 걸렸고 게다가 소변의 줄기가 가늘고 끝났다고 생각하고 움직이면 또 잔뇨(殘尿)가 주르륵 흘렀다.

수술한 의사에게 항의했으나 별 도리 없이 오늘에 이르고 있다. 수술을 했는데도 아무런 성과도 없고 게다가 정액(精液)도 밖으로 새고 있다.

현재도 밤에는 두 시간마다 화장실에 가야 하는데 낮에 몸이 움직이고 있는 동안에는 아침부터 저녁까지 요의(尿意)가 없는 경우도 있고 밤에는 두 시간마다 화장실에 간다. 완치 방법이 없을까 고민하고 있다.

◆ 수술 경과가 좋아 쾌적한 나날을 보낸다

(D씨의 경우)

전립선비대증을 앓다가 수술을 받은 경험이 있는 동료로

부터 '최근 새로운 기술이 개발되어 복부절개 없이 간단히 할 수 있는 수술이 있으니 해보라'는 권유를 받았다.

마음먹고 작년 11월 하순경, 비뇨기과를 찾아가 정밀 검사를 받았다.

의사는 '당신의 경우는 전립선이 내부(대부분은 바깥쪽이 비대해지는 듯)에 비대가 있어 요도를 압박하고 있으므로 배뇨가 곤란하다. 조금 깎아내는 것이 어떻겠는가' 라는 권고를 받았다.

깎는다는 말은 처음 들었으나 간단한 수술이라는 말과 함께 문제는 요도의 심부(深部) 살(肉)을 기계적으로 잘라내는 것이라고 하였다. 그래서 수술을 결심했다.

수술은 국부마취에 의한 방법으로 진행되어 말과 같이 간단해서 1시간 반만에 끝났다. 수술실을 나올 때 살점을 보여주었다.

약 2시간 후 마취에서 깨었으나 그날 밤은 고통스러웠다. 방광에 고무관을 끼워 강하게 조였기 때문이다.

그러다가 4~5일이 지난 후 관을 뺐다. 처음 자연방뇨 때는 조심스러웠으나 그 방뇨의 힘과 빠름에 놀랐다. 단, 요도 괄약근의 감각이 없어진 탓인지 요의를 참을 수 없어 종이 기저귀를 썼다.

그러나 점차 원상태를 회복하여 현재는 수술 전과 같다.

이렇게 해서 나의 경우에는 고생에서 해방되어 지금은 쾌적한 생활을 보내고 있다.

'좀더 빨리 수술을 했으면 좋았을 걸' 하고 반성하고 있다. 솔직히 말해 수술까지의 과정에서 결코 기분은 좋지 않다. 그러나 결심과 단행에 의해 밝은 앞날이 약속된다. 노화현상이라고 포기하지 말고 근대 의학의 진보를 신뢰하고 수술을 결심하기 바란다.

◆ 전기메스로 완쾌됐다

(D씨의 경우)

현재 83세인 나는 배뇨 곤란에서 마침내 소변이 나오지 않는 폐뇨(閉尿)라는 상태에 이르러 근처 병원을 찾았다가 당장 입원하지 않으면 생명이 위험하다고 해서 서둘러 종합병원으로 갔었다.

그러나 빈 병실이 없어 카테텔을 요도에 넣어 배뇨시키고 2주마다 카테텔을 교환했다.

카테텔을 장기간 끼워주면 장기 기능이 상실되고 마침내는 방광에까지 악영향이 있다고 했다.

마침 아는 병원이 있어 연락했더니 빈 병실이 있다면서 수술을 하자는 답변을 들을 수 있었고 입원 후 3주만에 완치되었다. 지금은 편하게 지내고 있다.

수술은 국부마취로 요도에서 전기메스를 넣어 실시했는데 이것이 이른바 '경뇨도적(經尿道的) 절제술(切除術)' 즉 TURP였다. 수술 준비나 주사에 1시간 가량 걸리고 수술 중 고통도 없었다.

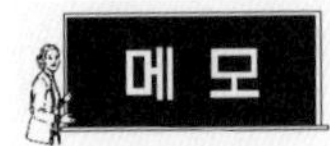

▶소변에 피가 섞여 나오는 이유는?

혈뇨(血尿)란 소변에 피가 섞여 나오는 것을 말한다. 이것은 육안으로 확실히 알 수 있는 경우와 현미경으로 조사하여 비로소 아는 경우의 두 가지가 있다.

혈뇨에는 다음과 같은 병이 있다.

① 신장 그 자체의 변화에 의한 것.

신염(腎炎) · 신결석(腎結石) · 신종양(腎腫瘍) 등과 또 갖가지 화학 약품을 복용했을 때에도 나온다.

② 요로(尿路) 및 방광의 변화에 의한 경우 신우(腎盂) · 요관(尿管) · 방광의 결석 · 방광 및 전립선의 종양 · 방광결핵(膀胱結核) · 방광궤양 따위.

③ 외상에 의한 것 신장 · 방광 · 요도 따위가 파열했을 때도 나온다.

그 밖에도 심한 외상 · 운동, 때로는 몹시 추운 때에도 일시적으로 혈뇨가 나오는 수가 있다.

육안으로 판별할 수 있는 혈뇨라 할지라도 제마음대로 판단하여 적당히 처리해서 안 된다. 비뇨기과의 전문의에게 출혈의 원인을 확인해야 한다.

특히 소변에 피가 섞여 나올 뿐, 다른 증상(아프지도 않으며 소변이 잦지도 않음)이 없을 때는 요관 · 방광 · 요도 따위에 악질적인 종기(암)가 생기기 시작할 때도 있으므로 특히 주의해야 한다. 그러므로 고도의 기술을 가진 전문적 진단이 꼭 필요하다.

제 7 장

전립선암(前立腺癌)의 증상과 치료

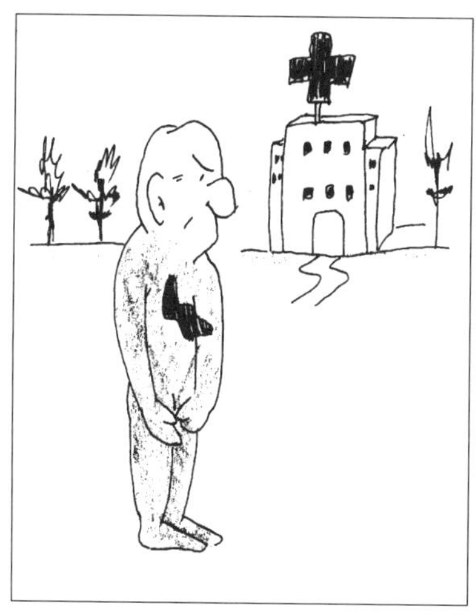

전립선암과 비대증의 관계

전립선비대증에서 전립선암이 되는 경우는 없다. 다만 전립선암은 대부분의 예에서 전립선비대증을 동반하고 있다.

'전립선의 구조' 항에서 전립선에는 내선(內腺)과 외선(外腺)이 있다는 것, 내선에서 비대증이, 외선에서 암이 발생하게 된다는 말을 했는데 [그림 7-1]을 참조하기 바란다.

비대증에서는 방광의 출구 근처가 부어 있기 때문에 폐색성(閉塞性) 증상이 비교적 빨리 나타나고 암(癌)에서는 어느 쪽인가 하면 요도에서 조금 떨어진 곳에 생기기 쉽기 때문에 폐색성 증상이 늦게 나타나는 것이다.

또 암이 어느 정도 크기가 되면 직장을 손으로 검진하는 것만으로도 알 수 있다.

분명히 20년 전에는 직장(直腸) 진단으로 전립선암이라고 판단하는 예가 가장 많았다. 다만 직장진만이 아니고 가능하면 가장 빨리, 또한 확실하게 암을 찾아내어야 한다. 그를 위해 종양마커나 경직장초음파단층법을 시작하여 화상진단 등이 발달한 것이다. 이에 대해서는 앞에서도 설명했었다.

그런데 전립선비대증의 비대 조직이 남성호르몬 의존성이

있다는 것은 앞에서도 이야기했지만 전립선암 조직에도 남성 호르몬 의존성이 있다. 그를 위한 치료법 중 하나로 항남성호르몬제가 예전부터 사용되고 있다.

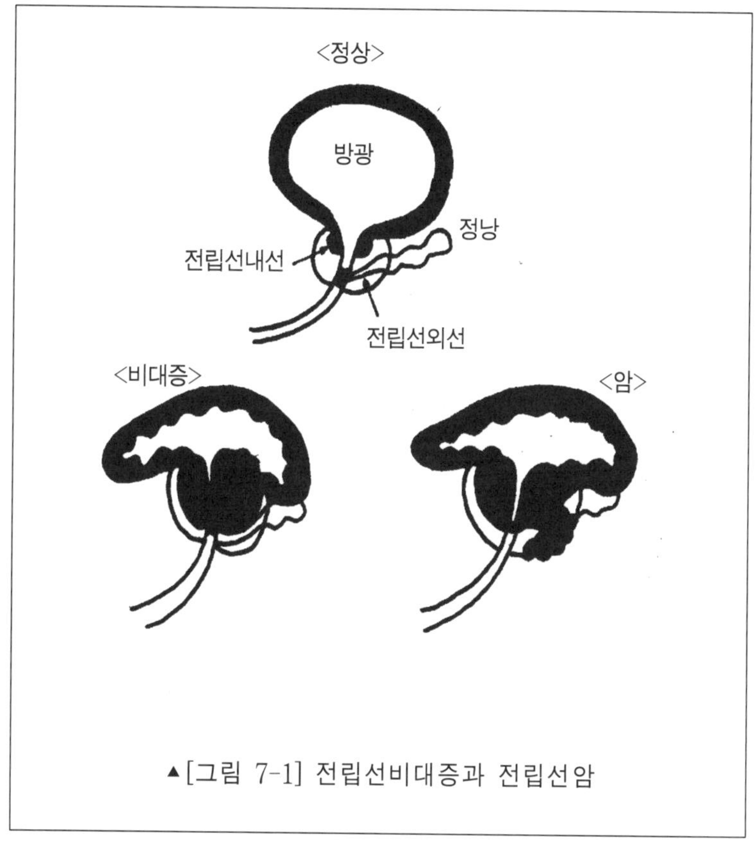

▲[그림 7-1] 전립선비대증과 전립선암

또 비대증은 양성질환이어서 전이(轉移)가 되지 않지만 암은 전이된다. 즉 전립선비대증이 원인이 되어 사망하는 일은 거의 없지만 전립선암이 원인이 되어 생명을 잃는 일은 있는 것이다.

전립선암이란 어떤 암인가

전립선암은 조직학적 분류로 말하자면 95~98%가 선암(腺癌)이다. 전립선암에 관해 전문의가 여러 가지를 검토하고 장래 전립선암의 의료에 도움이 되게 하기 위해서는 평가 기준이 필요하다.

단순히 암이라 해도 다음의 [표 7-1]과 같이 여러 가지가 있다. 또 선암(腺癌)도 고(高)·중(中)·저(低)분화선암의 3단계로 분류되어 있다. 간단히 말하자면 고분화선암(高分化腺癌)이 가장 약하고 저분화선암(低分化腺癌)이 가장 강한 성격의 암이다.

또 같은 규약 중 임상병기(臨床病期) 분류라는 표가 있는데 그것은 암이 퍼진 상태를 규정한 것이다. [표 7-2]는 그것을 알기 쉽게 정리한 것이다. 환자가 왔을 때 어느 정도의 병이 진행되어 있는가를 파악하는 일은 그 후 치료법 선택이나 예후 판정 등에 매우 중요하다.

전립선암은 외선(外腺), 게다가 대다수는 그 뒷면의 피막하(被膜下)에서 발생한다. 처음에는 쌀알 크기의 결석(結石)이지만 점차 커져 피막을 침입하고 마침내 정낭(精囊)에 침투하여 방광 뒤에서 요관(尿管)의 하단부, 방광경부(膀胱頸部) 등으로 진전한다. 직장(直腸) 쪽으로 진행하는 경우는 비교적 드물다.

1. 선암(腺癌)	① 고분화선암(高分化腺癌) ② 중분화선암(中分化腺癌) ③ 저분화선암(低分化腺癌) ④ 분화도분류 불능선암(分化度分類不能腺癌)
2. 드문 선암(稀貴腺癌)	유내막암(類內膜癌) 등 5종
3. 특수형암종(特殊型癌腫)	① 이행상피암(移行上皮癌) ② 편평상피암(扁平上皮癌) ③ 미분화암(未分化癌)
4. 기타 종양	
5. 분류가 불가능한 종양	
6. 전이성종양	

[표 7-1] 전립선암의 조직학적 분류

임상병기	종양의 상태
병기 A	전립선비대증이나 방광암 등의 수술로 떼어낸 전립선 조직 중에서 암이 발견된 것
A_1	편엽(片葉) 내에 국한된 작은 고분화형선암
A_2	병변이 퍼져 있고 중~저분화형 선암
병기 B	전립선 내에 국한되어 있는 종양
B_1	편엽 내에서 1.5㎝ 이하인 종양
B_2	양엽(兩葉)에 퍼져 있고 1.5㎝ 이상인 종양
병기 C	전립선 피막이나 피막을 넘어 정소(精巢)에 또는 방광 경부 등에 침입해 있으나 전이는 없는 것
병기 D	임상적으로 분명한 전이가 인정되는 종양

[표 7-2] 전립선암의 임상병기(臨床病期) 분류

전이는 주로 뼈에 일어난다. 골반골 하부 요추(腰椎), 대퇴골에 자주 나타난다. 물론 폐나 간 등의 내장에도 전이되어 옮겨지며 나아가서 암(癌)이 전신으로 퍼지면 죽음에 이른다.

임상암(臨床癌) · 우발암(偶發癌) · 라텐트암

임상암, 우발암, 라텐트암은 전립선의 암을 이야기할 경우 종종 쓰이는 단어이다.

간단히 말하자면 그 어떤 증상이 있어 진찰한 결과 임상적으로 전립선암이라고 진단되고 병리조직적으로도 암이 확인된 증례가 임상암이다.

한편 비악성질환(非惡性疾患)으로서 절제, 또는 적출한 전립선 조직을 현미경으로 검색하여 암이 발생한 경우에는 우발암(병기 A의 전립선암)이라고 한다.

예를 들면 여러 가지 조사한 결과 전립선비대증이라고 진단하고 수술도 끝나 그 조직을 조사했더니 암 조직이 발견되었다는 예는 6~20%정도 있다.

암 조직이 작을 때는 임상적 검사로도 발견하기 어렵기 때문에 이와 같은 점을 개선하려는 많은 노력이 기울여지고 있다.

라텐트암이라는 것은 살아있을 때는 전립선암의 징후로써 전혀 파악되지 않다가 사망 후 해부한 후에야 발견되는 예가 대부분이다.

어떤 사람이 전립선암에 걸리기 쉬운가

전립선암은 서구인에게 발생빈도가 높다. 전립선암의 위험인자를 들면 다음과 같다.

a. 사회, 경제적인 면에서는 그 레벨이 낮은 쪽이나 높은 쪽이나 전립선암 발생률은 높아 일치되는 견해를 펼 수 없다.

b. 유태교도나 몰몬교도에게는 전립선암 발생률이 낮고 기독교의 한 종파인 안식일 재림파에서는 발생빈도가 높다는 보고가 있다. 이것은 종교와 관계된 식생활의 영향이 큰 것이라고 할 수 있을 것이다.

c. 혈액형 A는 상대적으로 발생빈도가 낮다고 한다.

d. 간경변 환자는 전립선암 발생빈도가 낮다고 한다.

e. 성 기능면에서 보면 기혼자, 아이가 있는 자, 많은 아이가 있는 자, 성 접촉 상대가 많은 자, 성병에 걸렸던 적이 있는 자는 위험군에 들어간다.

f. 지방, 단백질, 탄수화물 다량 섭취는 위험인자이다.

결론적으로 전립선암 환자의 특징으로써 성(性)생활에 있어서의 욕구불만과 식생활의 영향을 들 수 있을 것이다.

전립선암(前立腺癌)의 증상

전립선암이라고 발견할 수 있는 특이한 증상은 없다.

대부분의 예가 전립선비대증의 증상으로 병원을 찾는다. 처음에는 회음부(會陰部)나 직장부(直腸部) 불쾌감이나 중압감이라는 일정치 않은 증상이 있을 뿐이다.

요로(尿路)의 증상으로서는 비대증의 경우와 마찬가지로 배뇨 곤란, 소변이 자주 마려운 증상 등이 있고 때로는 피가 섞인 소변을 볼 때도 있다.

만일 암이 방광에도 파급되면 요로(尿路)에 감염이 일어나 방광염(膀胱炎) 증상이 될 때도 있다. 더욱 진행되어 정낭에서 방광 뒷쪽으로도 파급되면 요관을 압박하여 신장의 기능이 나빠지기도 한다. 또한 직장 쪽으로 크게 돌출하면 배뇨 곤란이 되기도 한다.

뼈로 전이되어 병원에 오는 경우도 있다. 가장 많은 것은 골반골, 하부 요추 등으로의 전이에 의한 하지(下肢) 방산통, 요통, 좌골통(座骨痛) 등의 형태로 나타난다.

그 외 골반강(骨盤腔) 안에 임파절 전이에 의한 복부의 종류(腫瘤)나 골반 전이에 의한 빈혈 등의 증상도 나타난다.

대부분은 요로(尿路)의 증상을 초발(初發) 증상으로 하지만 약 10% 정도의 사례에서 요로의 증상을 호소하지 않고 골전이(骨轉移) 증상만을 호소한다.

따라서 뼈 전이에 의한 하지통 등의 증상이 있는 사람은 정형외과에서 진찰을 받는 경우가 많다.

전립선암의 말기(末期)에 이르면 전신 쇠약, 빈혈, 부종 등이 나타나고 최종적으로 죽음에 이른다.

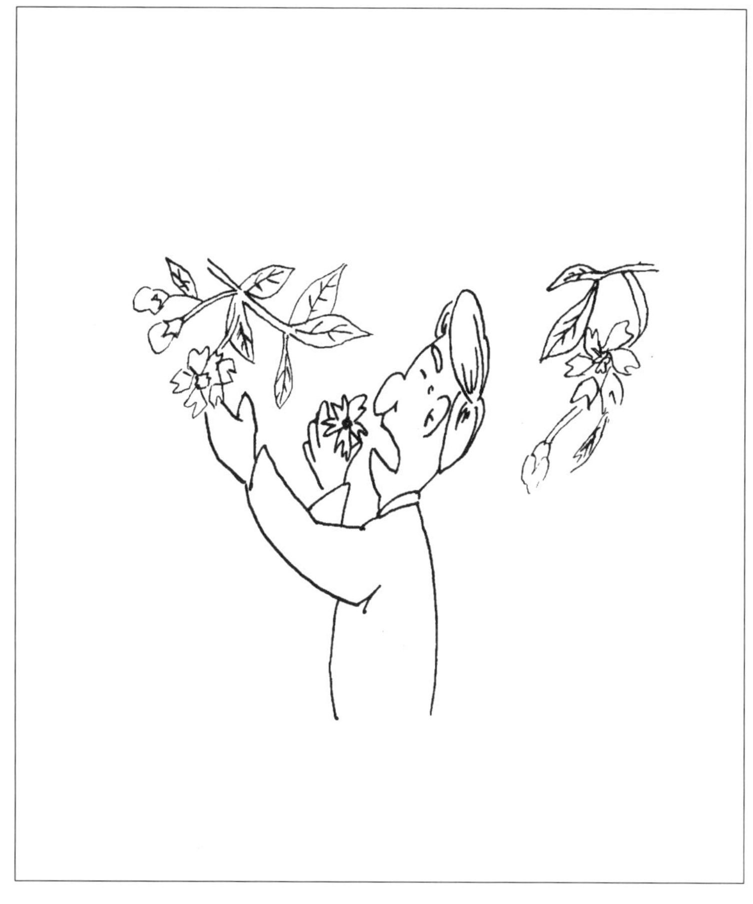

전립선암의 진단은 어떻게 하는가

환자가 병원에 오면 우선 문진(問診)이라고 하여 의사가 환자의 이야기를 듣는다.

심상치 않은 병일수록 자세하게 듣는다. 의사는 환자만이 알고 있는 정보를 자세히 들어서 알 필요가 있다.

대부분의 환자는 전립선비대증의 증상으로 병원을 찾기 때문에 검사도 마찬가지로 진행된다. 우선 소변검사를 한 후에 배뇨 상태를 요류계(尿流計) 등으로 조사하고 잔뇨(殘尿)를 측정한다.

그리고 전신을 진찰하고 전립선을 진찰하기 위해 직장진(直腸診)을 한다. 여기에서 조금이라도 암이 의심되는 소견이 있으면 종양마커를 포함한 여러 가지 혈액 검사를 실시하게 된다.

직장진에서는 보통 전립선의 크기, 단단함, 중앙에 특이한 고랑이 있는가 없는가, 표면이 평평한가 아닌가, 주위와의 경계는 발생한가, 좌우 대칭적인가 등을 진단한다. 비대증에 비해 암은 단단한 곳이 있고 표면에 돌출되어 있는 곳(경결 ; 硬結)이 있다. 심해지면 전체가 커지고 돌처럼 단단해지며 표면도 올록볼록해진다.

그 후 요도방광조영(尿道膀胱造影), IVP, 경직장적(經直腸的) 초음파단층법 등의 화상 진단이 실시된다.

만일 조금이라도 암이 의심될 때는 경직장적 초음파단층법을 가능한한 빨리 실시하고 그때 전립선 조직검사를 실시한다. 즉 초음파로 암이라고 의심되는 부분의 조직을 바늘로 조금 채취하여 그 조직의 이상 유무 등을 검사하는 것이다.

조직검사를 통해 암이라는 것이 판명되면 그 크기를 조사한다. 뼈로의 전이 유무를 조사하기 위해서는 골(骨)신티그라피가 행해지고 임파절 전이를 조사하기 위해서는 CT 등이 실시된다. 물론 보통 흉부 엑스레이 촬영 등도 행해진다.

이전에는 임파관 조영(造影)이나 정낭 조영 등도 실시했으나 최근에는 꼭 필요할 때가 아니면 그다지 행하지 않고 있다.

여기에서는 앞에서 설명한 치료법이나 진단에서 말하지 않았던 조직검사, 골(骨)신티그라피, 종양마커 등에 대해 자세히 알아보기로 한다.

◈ 조직검사(組織檢査)

전립선암뿐만 아니라 암의 정확한 진단은 병리조직(病理組織) 진단에 의해 내려진다. 따라서 암이 의심될 경우에는 그 조직을 채취하여 병리학적으로 암 조직이 있는지 없는지를 봐야 한다. 그래서 바늘로 조직 일부를 떼어내는 것이다.

잘라내지 않고 바늘을 찔러 조직의 일부를 흡입하는 방법도 있는데 조직검사 혹은 생검(生檢)이라는 용어로 불리운다.

그런데 이 조직검사를 해서는 안 되는 암도 있다. 예를 들면 정소(고환) 종양에서는 생검을 해서는 안 된다. 왜냐하면 정소종양(精巢腫瘍)은 한 종류의 조직이 아닐 때가 많아 일부 조직을 떼어 조사할 가치가 적다는 것, 정소를 전부 뗄 수가 있고 그것을 검색하는 편이 이치에 맞기 때문이다.

그러나 전립선암에서는 빨리 암 조직의 유무를 알고 세포의 악성도(惡性度)에 관한 정보를 알아 치료에 도움이 되게 하기 위해 조직검사를 해야 한다.

일반적으로는 직장(直腸)의 중앙에서 실시한다.

항문으로 삽입한 손가락으로 딱딱한 결절(結節)을 찾아서 그 조직을 살피는 것이다. 또한 직장을 통하여 초음파단층법으로 보면서 직장 안이나 또는 회음부에서 조직을 채취하는 방법도 일반적이다.

실시 후에 소변에 피가 섞여 나오는 경우도 다소 있으나 항생물질로 감염을 억제하면 합병증은 거의 없다.

경결(硬結)이 있어 암이라고 생각한 것이 암이 아닌 염증성이기도 하고 단순한 비대증일 때도 있다. 그래서 조직검사를 하는 것이다.

직장검진으로 전립선암을 의심하여 후술할 종양마커가 높은 수치를 나타내면 전립선암이라고 할 수 있다. 그러나 치료 전에 조직검사를 하여 암세포를 확인하고 넘어가야 한다. 그렇게 하는 것이 후에 치료에 도움이 되는 것이다.

만일 조직검사를 하지 않고 전립선암 치료를 시작하여 거의

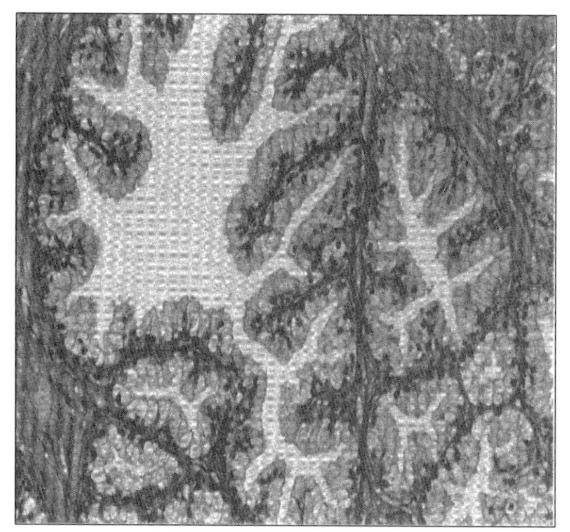

▲ [그림 7-2]　전립선비대증의 조직

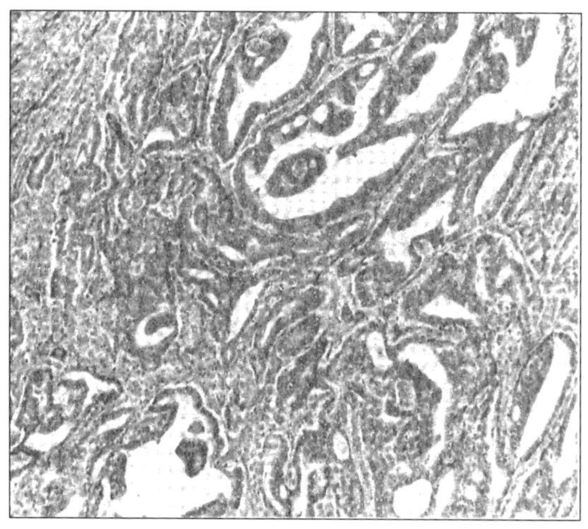

▲ [그림 7-3]　중분화형(中分化型)의 암 조직

나았다고 해도 처음에 암이었다는 증거가 없으면 암이 치료됐다고 할 수 없다. 또 약이 듣지 않아 치료법을 바꾸려 할 때도 참고가 되는 정보가 없게 된다.

앞에서 소개된 [그림 7-2]는 전립선비대증의 조직이다. 소위 선관구조(腺管構造)가 확실하고 관강(管腔) 안의 세포가 같은 크기로 깨끗하고 균일하다는 것을 알 수 있다. 한편 [그림 7-3]은 중분화형(中分化型) 암 조직을 나타낸다.

비대증에 비하여 세포가 균일하지 못하고 관강(管腔)의 형성도 나쁘고 세포의 흐트러짐이 분명하다.

◆ 골(骨)신티그라피

골(骨)신티그라피는 뼈로의 전이가 있는지 없는지를 보는데 가장 적합한 화상진단법이다. 엑스레이 사진으로 뼈를 찍어 진단하는 경우도 있으나 골신티그라피 쪽이 빠른 시기에 병변(病變)을 찍어낼 수 있고 전신을 한번에 검색할 수 있다는 이점이 있다.

일반적으로는 뼈에 잘 모이는 아이소토프표식 인산화합물이 쓰인다. 이것을 정맥에 주사하고 약 3시간 후에 신티카메라(scintillation camera)로 전신의 신티그램(scintigram)을 촬영한다.

다음의 [그림 7-4]는 정상적인 골신티그램이다.

전신의 뼈가 거의 같은 농도로 깨끗하게 찍힌다. 한편 [그림 7-5]를 보면 드문드문, 비정상적으로 검게 찍혀 있음을 알

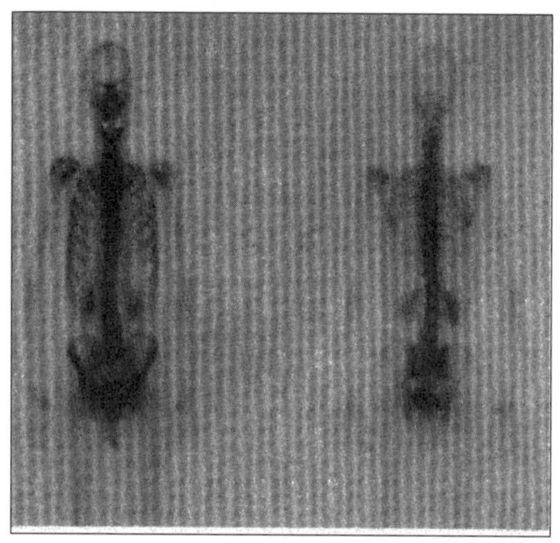

▲[그림 7-4] 정상적인 골(骨)신티그램

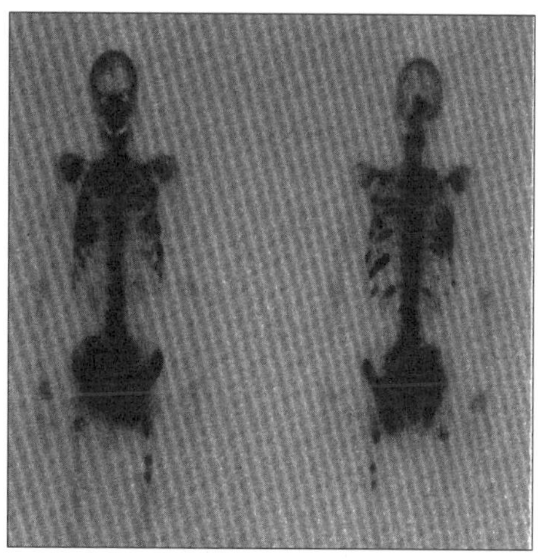

▲[그림 7-5] 전립선암의 골전이(骨轉移)된 골신티그램

수 있다.

검고 짙게 찍힌 곳은 뼈에 99mTC-MDP(메틸렌 다이포스 포네이트)가 많이 모여 있는 곳으로 뼈로의 전이 부위라고 생각할 수 있다. 물론 검고 짙게 찍힌 곳 전부가 전이라고는 할 수 없다.

예를 들면 골절된 곳도 그와 마찬가지로 찍힌다. 뼈로의 전이는 골반이나 요추(腰椎), 늑골 등의 많은 곳에서부터 검고 짙게 찍힌 부위와 수 그리고 증상 등도 참고하여 전이의 여부를 진단하는 것이다.

또 정상적인 경우에는 신장과 방광이 찍히는데 이것은 소변 속에 표식물질의 일부가 배설되기 때문이다. 때로 뼈로의 전이가 광범위해진 경우에는 전이소(轉移巢)에 대량으로 표식물질이 들어가기 때문에 신장이나 방광이 전혀 찍히지 않는 경우가 있다.

동통(疼痛)이 사라지고 분명히 증상이 호전되었다고 해도 골신티그램의 전이소가 치료에 의해 깨끗하게 없어지는 경우는 드물다.

◆ 종양 마커(Marker)

전립선암의 종양마커에는 3종류가 있다. PA 또는 PSA(전립선 특이항원), PAP(전립선성산포스파타제), R-Sm(r-세미노로테인)이다. 이중 PSA와 r-Sm은 비슷하고 거의 같은 변동이므로 여기에서는 PSA와 PAP에 대해 설명하고자 한다.

◗ PSA(전립선 특이항원)

상기 3종류 중 가장 감수성이 높고 보다 일찍 암을 발견해 낼 수 있는 것이 전립선암의 제 1위, 종양마커이다.

전립선암에 대해 치료를 한 경우에 치료 후의 암의 모니터로써는 매우 유용하다. 예를 들면 수술로 암을 적출한 경우 혈중 PSA는 곧 정상치가 되고 만일 재발한 경우에는 그 수치가 올라간다.

문제는 전립선비대증이라도 혈중 PSA치가 조금 상승한다는 것이다. 그 때문에 전립선비대증과 전립선암 초기의 증세는 감별하기가 어렵다.

[그림 7-6]은 전립선암, 전립선비대증과는 다른 장기(臟器)의 암, 양성 질환 등을 갖고 있는 환자의 혈청 중 PSA를 정상인의 그것과 비교하여 표시한 그림이다.

정상치는 다수의 정상자 PSA값의 평균치나 최고치를 참고로 1㎖당 3.0나노그램(1나노그램은 10억분의 1그램)으로 정한 것이다.

정상인 남자	33명	
전립선암	미완치 34명	
	치 료 37명	
전립선비대증	85명	
기타 악성종양	47명	
기타 양성질환	51명	

▲ [그림 7-7] 질환별 혈청 PAP치

그림으로 표시한 대로 다른 질환군보다 전립선암, 특히 치료 전의 전립선암의 혈청 PSA치가 높다는 것을 알 수 있다 (90.9% 양성).

단, 전립선비대증이라도 1㎖ 당 3.0나노그램 이상의 수치를 나타내는 것도 있어(67.7%) 단순하게 암이라고 감별할 수는 없다.

관련 의사들이 임상적으로 종양마커를 이용할 경우, 정상적인 영역을 어떻게 정할 것인가와 그 시기를 정하는 것이 문제가 된다. 어느 쪽이냐 하면 PSA는 전립선에는 무척 특이적인 것이지만 전립선암 조직만이 아니고 전립선비대증 조직에서도 생산되는 것이다. 따라서 큰 비대증에서는 PSA치도 높다.

현재 한 가지 방법으로써 정상 상한계를 1㎖ 당 10나노그램으로 한 경우 전립선비대증의 양성률은 적어지고(12.3%) 미치료 전립선암의 양성률은 다소 내려가지만 전립선비대증과의

정상인 남자		37명	
정상인 여자		11명	
전립선암	미완치	45명	281 350 4260
	치 료	104명	32.7 1030
전립선비대증		394명	
전립선염		37명	
기타 악성종양		101명	
기타 양성질환		171명	

▲[그림 7-8] 전립선암 환자의 치료 전후의 마커의 추이(推移)

감별이라는 점에서는 이쪽이 좋다.

이런 것을 의사들은 감도는 낮아졌지만 특이도는 높아졌다고 한다. 진단에 있어서는 언제나 이런 것이 문제가 된다.

아무튼 하나의 진단기술로 암을 100% 감별해낸다는 것은 거의 불가능하고 특이도가 어느 정도 높은 몇 가지 방법을 통하여 보충 진단을 하는 것으로써 보다 확실해지는 것이다.

진단정도를 높이기 위해서는 아무래도 몇 가지 검사를 병행하여 실시해야 한다.

그런데 대부분의 전립선암 사례에서 혈청 PSA치는 증세와 상관관계를 보인다. 따라서 감별진단으로서의 가치 이상으로 치료의 효과 판정이나 재발 등의 판정에 도움이 되는 것이다.

◑ PAP(전립선성 산포스파타제)

전립선암이 되면 혈청의 산(酸)포스파타제가 상승한다는 것은 1935년경부터 알려져 있었다. 그리고 산포스파타제를 측정하여 전립선암 진단에 도움이 되게 하려고 시험은 오래 전부터 행해지고 있었다.

그러나 산포스파타제는 신장, 간장 등 다른 장기에도 존재하고 있어 혈청 중의 산포스파타제 총량을 측정해도 그다지 큰 가치가 없었던 것이다.

그래서 화학적으로 전립선에서 나오는 산포스파타제만을 측정하는 기술이 개발되었으나 그래도 불충분하다.

1980년대가 되어 라디오-임뮤노어세이(radio-immunoassay)라는 극소량을 측정할 수 있는 기술이 응용되었고 그 이후 급속히 종양마커로써의 가치도 상승했던 것이다.

일부에서는 PSA가 있으면 PAP는 필요치 않다는 의견도 있으나 현재는 거의 동시에 측정되고 있다. 감도는 PSA보다 다소 떨어지지만 [그림 7-7]과 같이 전립선암 사례에서의 양성 사례가 많다는 것을 알았다.

물론 치료가 유효하면 그 수치가 증상 등의 완화와 병행하여 내려간다. 앞에서 이야기했듯이 진단이나 경과 관찰에 보조적인 의미를 갖고 있다고 생각한다.

PSA, PAP 등 전립선에 특이적인 종양마커의 측정에서 한 가지 주의해야 할 것이 있다.

그것도 전립선에 어떤 자극이 가해지면 그 수치가 변한다는 것이다. 예를 들면 직장검진 후 채혈하여 측정해 보면 다소 높아진다. 조직검사는 물론 방광경 검사, 카테텔 유치(留置)에서도 크게 변한다.

전립선비대증 수술 후에는 높은 수치가 나오고 원상태가 되기까지는 몇 일 걸린다. 따라서 이런 마커 측정 때는 채혈 전 전립선에 대한 자극이 없는 상태에서 행하는 것이 정확한 수치가 나온다.

◑ AP(알카리포스파타제)

이것은 전립선과는 직접적인 관계는 없다. 그러나 전립선암으로 전이되었을 때 약 3분의 2정도의 사람이 혈청 중 수치가 상승하고 곧 전이 변화에 따라 상하로 움직임을 보인다. 그러므로 뼈의 상황을 보는 한 가지 상황으로써 이용된다.

[81세 환자의 사례]

배뇨 곤란을 호소하며 병원을 찾아온 환자이다. 잔뇨(殘尿)

가 255㎖이고 직장(直腸) 검진의 결과, 전립선이 딸기 큰 것정
도로 부어 있고 전체가 돌처럼 단단하여 전립선암이 의심되었
다. 즉시 실시한 종양마커 검사에서 PSA는 1㎖당 158나노그
램, r-sm 1㎖당 18나노그램으로 PAP 1㎖당 8.4나노그램으로
조직검사에서는 선암(腺癌)임이 분명했다.

골신티그램에서는 골반, 요추, 늑골에 다발성 전이소(轉移巢)
가 인정되었다.

결국 병기(病期) D인 전립선암이라는 진단으로 요도에 카테
텔을 유치하고 인산스틸베스테롤에 의한 치료를 시작했다.

[그림 7-8]은 치료 개시 후의 PSA와 AP의 추이를 나타낸
것이다. 처음에는 인산스틸베스테롤(DES) 250㎎을 20일간 정
맥주사하고 이후 1일 300㎎을 복용하였다.

주사가 종료될 무렵에는 PSA는 1㎖당 12나노그램까지 내
려가고 다른 마커 수치도 저하되어 배뇨 상태도 좋아져 카테
텔을 제거할 수 있었다.

한편 치료 전 1㎗당 630㎎(정상 1㎗당 71~232㎎)이었던 AP
는 한때 1㎗당 1261㎎으로 상승했고 그 후 점차 정상 영역으
로 들어갔다.

이 예는 치료 개시 후 6년째가 되는데 잘 컨트롤되어 현재
도 배뇨 상태는 좋고 골전이에 의한 증상도 거의 없다고 한
다. 물론 PSA, PAP, r-Sm, AP도 정상이고 골신티그램도 거
의 정상이다.

골신티그램까지 좋아지고 이렇게 장기간 컨트롤할 수 있는
예는 드물다.

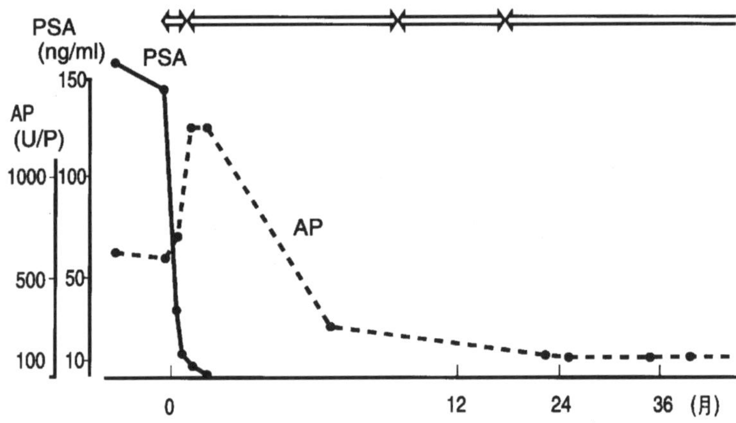

▲ [그림 7-8] 전립선암 환자의 치료 전후의 마커의 추이(推移)

◈ 화상(畫像) 진단에 대해

요도방광조영, IVP, 직장(直腸)을 통한 초음파 단층법 등의 화상진단에 대해서는 전립선비대증 때와 마찬가지로 실시한다. 암과 비대증과의 감별이라는 의미에서는 초음파단층법이 가장 도움이 된다.

[그림 7-9]는 비대증의 초음파단층상을 대비하여 나타낸 것이다.

비대증에서는 좌우 대칭으로 원형으로 크게 퍼지고 주위의 피막도 깨끗하고 내부 에코도 균일하지만 앞에서는 좌우 비대칭이고 주위의 피막(被膜)도 일부 끊겨 있다. 또한 내부 에코도 균일하지 않고 저에코부를 볼 수 있다. 초음파단층법은 비

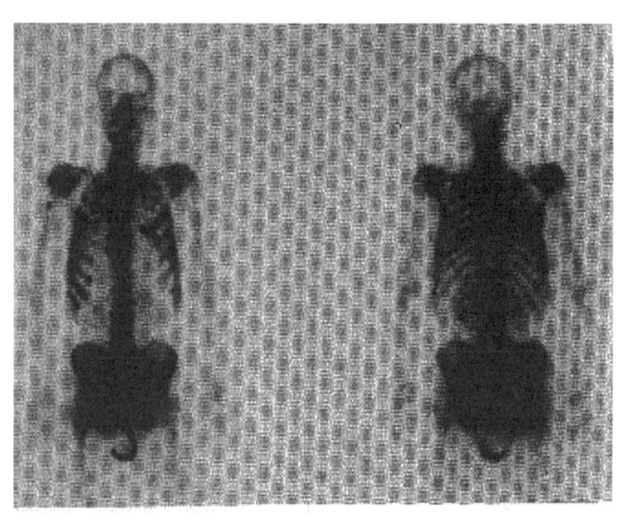

<치료전>

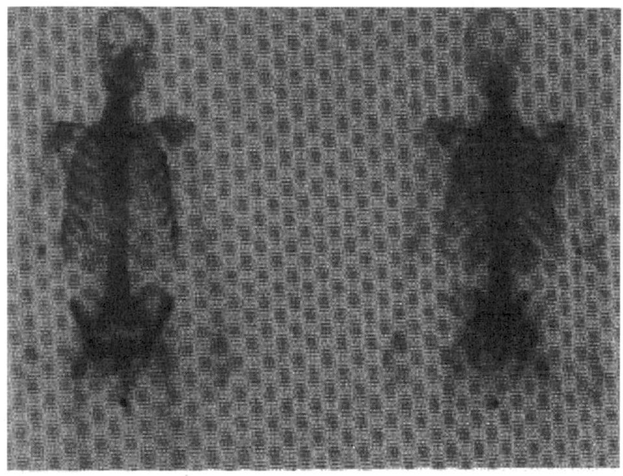

<치료전>

교적 용이하게 실시할 수 있고 환자에게 영향도 적으며 암이라고 생각되는 곳을 금방 조직검사할 수 있으므로 현재 가장 널리 이용되고 있는 화상진단법이다.

요도방광조영이나 IVP도 반드시 실시되지만 이들 화상에 변화가 생기면 암이 꽤 진행되어 있다고 생각할 수 있다. 예를 들면 [그림 7-11]은 전립선암이 방광 내로 침윤한 예의 IVP이다.

한쪽 요관은 전립선암의 기미가 있고 신장이 부어 있다. 조금 더 진행되면 이 사례에서는 요독증(尿毒症)으로 진행되게 된다.

TC(컴퓨터 단층법)도 종종 이용되지만 전립선 그 자체의 변화를 보는데는 그다지 유효하지 않고 골반 내의 임파절 변화 등을 살피는데 도움이 된다.

때때로 MRI(핵자기 공명화상)이라는 방법도 종종 동원된다. 이 방법은 전립선 그 자체의 변화를 잘 그려낼 수 있어 장래가 유망하지만 아직은 일반적으로 사용되지 않고 있다.

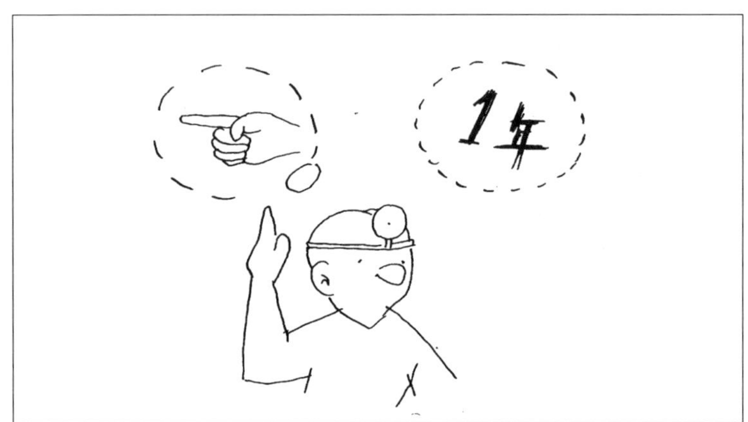

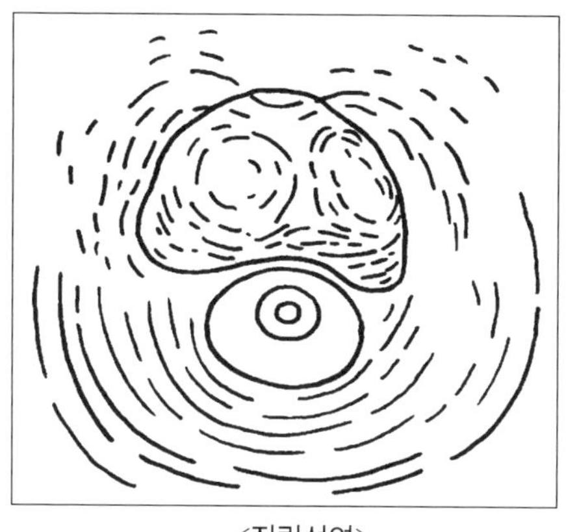

<전립선염>

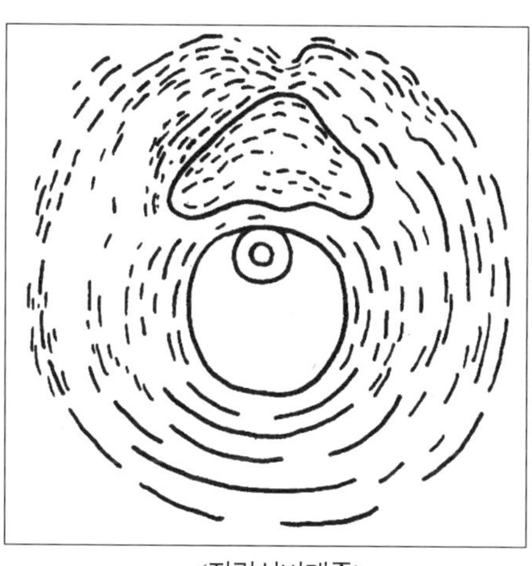

<전립선비대증>

▲ [그림 7-10] 경직장식(經直腸式) 초음파단층법

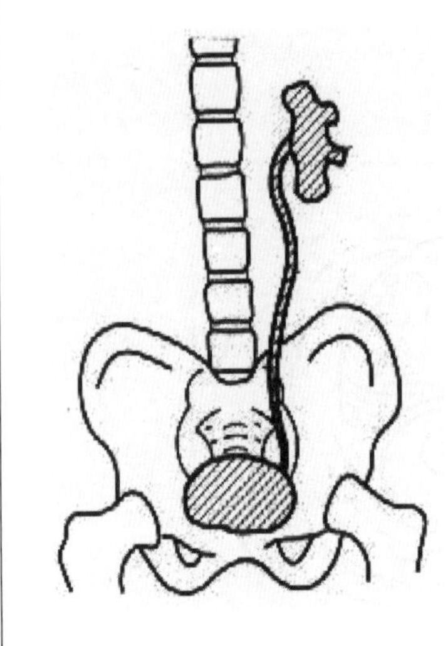

전립선암이 침윤하여 오른쪽 요관(尿管)이 폐색되었기 때문에 조영제가 배출되지 않아 신장이 묘출(描出)되지 않는다. 왼쪽 요관도 폐색 기미로 신장이 부어있다.

▲[그림 7-11] 전립선암에 의한 IVP의 변화

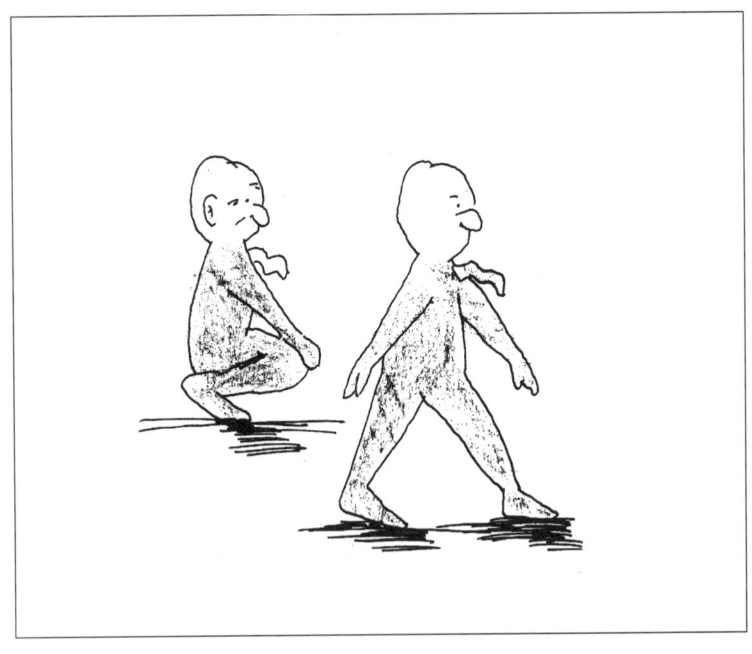

전립선암은 어떻게 퍼져 가는가

전립선암은 외선(外腺)에서 발생한다고 앞에서 이야기했다. 요도에서 떨어진 전립선 뒷면 피막 아래에서 발생하는 경우가 많다.

처음에는 단단한 쌀 알갱이 크기의 결석이지만 선조직(腺組織) 내에서 점차 증대되어 정낭, 요도, 방광 등의 방향으로 퍼져 간다. 직장(直腸) 쪽으로 번지는 것은 디논비리엘막이라는 것이 단단히 막고 있다.

전이에는 임파절로 퍼지는 임파행성 전이와 혈액 중에 암세포가 들어가 퍼지는 혈행성(血行性) 전이가 있다. 전자는 전립선 안의 신경 주변의 임파관 안으로의 침윤이 특징적이고 그곳에서 계속해서 방광, 선골(仙骨), 외장골(外腸骨), 요부, 골반 임파절로 전이된다.

후자는 대부분 추골(椎骨)의 정맥을 경유하여 뼈로 전이된다. 특히 골반골, 하부 요추, 대퇴골에서 흔히 발생한다.

골전이는 조골성(造骨性)이라 하여 다른 많은 암이 용골성(溶骨性)인 것과는 대조적이다.

물론 폐나 간 등의 내장으로 전이하는 경우도 있다. 또 전신으로 퍼지면 죽음에 이른다.

앞의 [표 7-2]에서 보는 바와 같은 임상병기 분류는 이런 암의 퍼짐 상태를 규정한 것이다. 처음에 암 환자를 진찰할 때 암이 어느 정도 진행되어 있는가를 파악, 그 후의 치료법 선택이나 예후 판정에 이용한다.

병기(病期) A는 우발암이다. 즉 임상적으로는 암이라고 진단되지 않고 전립선비대증이나 방광암으로 채취한 조직을 조사했더니 암 조직이 있었던 것이다. 병기 B는 전립선 내에 있는 암이다. 물론 전이되지 않는다.

병기 A와 병기 B는 분명히 구별할 수 있다.

직장검진이나 초음파단층법, PSA 등에서 조금이라도 암이 의심되면 병기 A는 되지 않는다.

예를 들면 조직검사(생검)를 했으나 암이 발견되지 않아 전립선비대증으로 수술한 조직 중에서 암세포를 발견했다면 이것은 병기 B이다. 즉 일단 암이 의심되어 조직검사를 했으므로 병기 A는 아닌 것이다.

병기 C는 전립선 피막이나 또는 피막을 넘어서 정낭, 방광경부, 요도막 등에 침윤해 있으나 전이는 없는 암이다. 병기 B와 병기 C는 초음파단층법, CT, MRI 등에 의해 감별하는데 매우 어려운 경우이다.

병기 D는 임상적으로 분명히 암 전이가 인정되는 것이다. 병기 C와의 감별에는 CT, 골신티그램 등이 이용된다. 때로는 C라고 생각했으나 실제로는 D인 경우도 있다. 그것을 좀더 확실하게 판단하기 위해 최근에는 복강경으로 임파절을 채취하여 검색하기도 한다.

병기 A, B, C, D 순으로 암이 심해지는 것이다.

환자로서는 전립선암임을 알았으면 빨리 치료를 개시했으면 좋겠는데 의사가 치료를 개시하지 않고 검사만 하는 것처럼 여겨질지 모른다.

그러나 처음에 확실하게 암이 퍼져 있는 상태를 조사한 다음 치료하는 것이 가장 중요하다.

예를 들면 병기 A 중 A_1(암병소가 적고 순함)이라면 추가 치료는 필요없다. 암이라도 수술이나 주사가 필요없는 것이다. 요컨대 전립선비대증 수술로 충분히 암을 제거할 수 있다고 판단되는 경우이다.

또 그 병기(病期) 외에 또 한 가지 전립선암을 치료하는데 있어서 중요한 것이 암세포의 분화도이다. 이것은 세포의 악성도라고 할 수 있는 것으로 고분화암, 중분화암, 저분화암으로 분류된다.

간단하게 말하자면 고분화암은 가벼운 암, 저분화암은 심한 암, 중분화암은 그 중간이라고 생각하면 된다. 이들 암세포의 성격에 의해 암이 퍼지는 속도나 자리잡기까지의 치료에 대한 반응도 다르다.

아무튼 전립선암이 의심되면 충분한 검사를 받아야 한다.

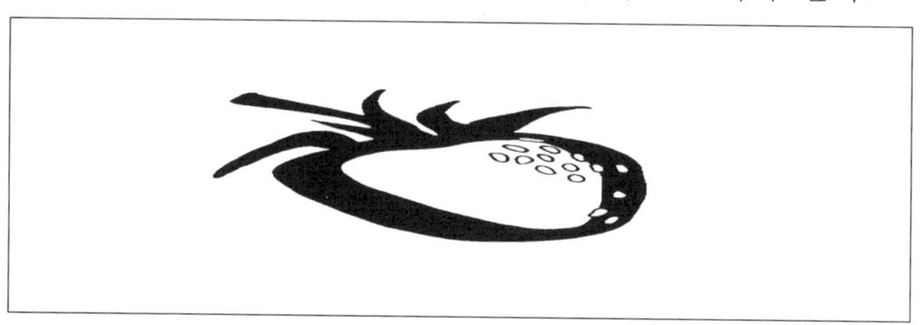

전립선암 치료는 어떻게 하는가

◆ 전립선암과 남성호르몬

예전에는 전립선비대증의 치료수단으로서 거세가 행해졌던 적이 있었는데 결과는 좋지가 않았다. 그러나 거세가 전립선 암의 골전이(骨轉移)에 의한 동통(疼痛)을 개선한다는 사실에서 미국의 허긴스가 1940년대에 암에 대한 거세술을 주장하여 실시하게 되었다.

그리고 정상적인 전립선 상피(上皮)의 발육이나 기능이 안드로겐(남성 호르몬)에 의해 조절된다는 것에서 여기에서 발생한 전립선암도 당연히 안드로겐의 영향을 받는다는 가설이 증명되었던 것이다.

젊었을 때 양쪽 고환이 제거된(거세된) 사람에게는 전립선암이 없었다는 사실에서 전립선암 발생에는 20~30대에 정상 고환 기능을 갖고 있어야 할 필요가 있었다. 그러나 치료에 반응하지 않는 예나 최초에 반응해도 몇 년 후 반응하지 않게 되기도 하고 재증식하는 예가 있음이 알려져 이 방법의 한계를 인정하게 되었다.

결국 전립선암은 안드로겐 의존성이 있음이 분명하지만 그 상세한 사항은 불분명한 점이 많은 것이다.

◆ 수술 요법

◑ 전립선 전적제술(前立腺 全摘除術)

수술요법으로서 전립선 전적제술이 있다. 전립선암에 있어서 유일한 근치적(根治的) 요법은 암 조직이 전립선 내에 있을 동안 전립선을 모두 제거하는 것이다.

그러나 실제로는 전립선암의 조기 발견이 상당히 힘들어 진단이 확정된 때는 병기 C 이상 즉, 암이 전립선 밖으로 퍼져 있는 경우가 많다. 그 이율은 대략 70~90%로 그들은 전립선 전적제술 적응 외의 상태로 발견된다.

예전에는 전립선암 그 자체가 적어 30년 전만해도 전립선암 환자가 극히 소수였다. 또한 오늘날처럼 화상 진단도 진보되어 있지 않았고 대부분의 전립선암에 대한 전립선 전적제술도 행해지지 않았었다.

그러나 최근에는 여러 가지 화상진단법도 발달하고 종양마커등도 등장하여 초기 전립선암도 발견이 쉬워졌다. 그런 까닭에 전립선 전적제술도 점차 많아 행해지게 된 것이다.

전립선 전적제술은 물론 전신마취를 한 상태에서 행해진다. 하복부를 절개하고 [그림 7-12]에 나와 있듯이 전립선, 정낭을 포함하여 부분적으로 잘란낸다. 이렇게 하면 전립선부의 요도도 절제되어 요도에 결손부가 생김으로써 방광경부와 요도를 직접 봉합한다.

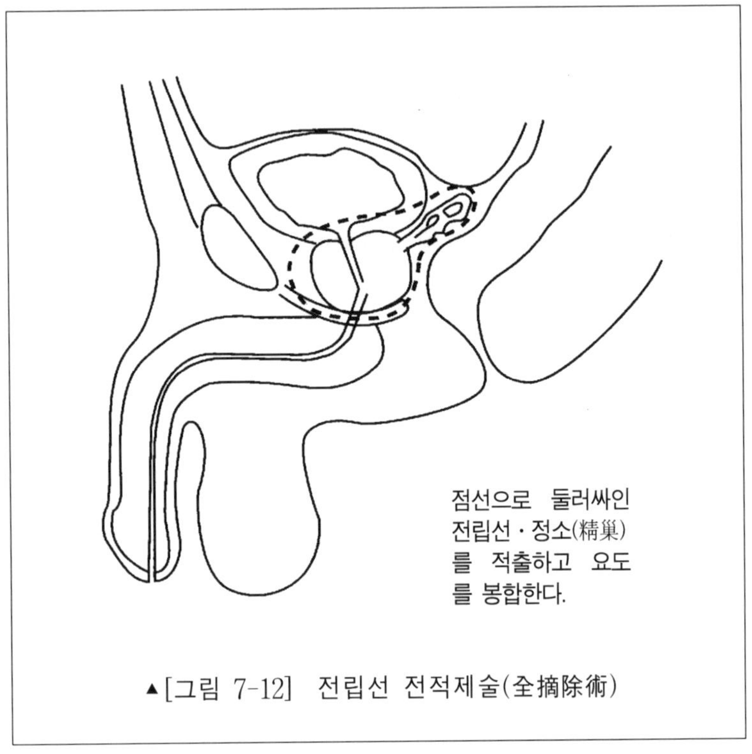

▲[그림 7-12] 전립선 전적제술(全摘除術)

그리고 전이에 관련된다고 생각되는 골반 내 임파절도 절제한다.

수술 후에는 카테텔이 요도에서 방광에 삽입되는데 이것은 1~2주 뒤 뺀다.

합병증으로는 요도의 봉합부 협착, 요실금(尿失禁), 임포텐스 등이 있다. 충분히 주의해서 수술해도 이런 합병증은 일어날 수 있다.

그런데 전립선 전적제술의 생존(生存) 성적은 어떨까? 전립선암 전체의 10년 실측(實測) 생존률이 24%인데 전립선 전적제술의 그것은 81%라는 좋은 성적이다. 물론 병기(病期)가 진행되어 진행암(進行癌)에 대한 전적제술 성적은 그다지 좋지 않다. 그러나 진행암이라도 병태(病態)를 충분히 파악한 뒤 치료의 일환으로써 전적제술이 사용되는 경우는 있다.

◑ 신경보존 전립선 전적제술(全摘除術)

전립선 전적제술을 실시한 경우에는 많은 예에서 요실금(尿失禁), 임포텐스가 일어난다. 전립선암은 고령자에게 많고 암을 치료하기 위해서는 어쩔수 없다고 하지만 1983년 미국 올슈가 유명한 '신경보존 전립선 전적제술'을 발표함으로써 일대 전기가 마련됐다.

이 방법에 의하면 전립선 전적제술을 한 후에도 임포텐스가 되지 않는다는 것을 보여 세계적으로 주목을 받았다.

이 수술은 전립선 전적제술을 실시할 때 발기에 관여하는 신경은 가능한 한 남겨 두려는 수술이다. 신경 그 자체는 보기 힘들지만 신경과 함께 달리고 있는 동맥과 정맥을 목표로 찾아 남기는 것이다.

애기나 그림으로 나타내는 것은 쉽지만 실제로는 무척 힘든 일(수술요법)이다. 남겨져도 소용없는 경우도 있다. 또 남겼다고 생각했는데도 100% 임포텐스가 없다는 뜻은 아니다. 오히려 임포텐스가 되는 비율 쪽이 높은 경우도 있을 수 있다.

앞으로도 많은 노력이 기울여지고 수술법도 진보할 것이라 생각하지만 당분간은 이 수술이 주류가 될 것이다.

◑ 전립선 방광 전적제술

드물지만 방광 쪽에 침윤이 심할 때는 전립선 방광 전적제술이 실시되는 경우도 있다. 그 경우에는 방광에 소변을 담아 둘 수 없기 때문에 요로(尿路) 변경이라고 하여 복부의 옆에서 소변을 채취하는 방법이 취해진다.

◈ 내분비요법

호르몬에 관계되는 치료법을 내분비요법이라고 칭한다.

전립선암에 대한 내분비요법이 다른 암에서는 생각할 수 없을 정도의 효과를 나타내는 것은 사실이다. 그러나 치료에 저항하는 사례와 처음에는 효과가 있어도 치료를 계속했을 때 재발하는 사례가 존재하는 것도 사실이다.

왜 이런 일이 일어났는지 명확한 이유는 모른다. 다만 저분화암이나 혈청 PSA가 올라가기 힘든 예는 효과가 적다는 등의 임상적인 경향이 여러 가지 알려지고 있다.

◑ 거세술(去勢術)

양쪽 정소(고환)를 적출하면 정소에서 나오는 호르몬이 없어지기 때문에 전립선암이 쇠퇴 경향이 된다는 것은 상상할 수 있다.

그러나 남성에게 있어서는 정소는 심볼이고 그것을 제거한다는 것은 죽음을 의미한다고 생각하는 사람도 적지 않다. 예전에는 달리 방법이 없었기 때문에 비교적 간단히 거세술을 실시하였다. 그러나 현재는 다른 여러 가지 방법이 개발되어 있어 진단이 났다고 즉시 거세술을 실시하는 경우는 적어졌다.

그렇다고는 해도 예를 들어 고령 등의 이유로 병원에 정기적으로 다닐 수 없거나 내복할 수 없거나 다음에 설명할 에스트로겐(여성호르몬) 요법의 부작용이 있는 사람에게는 거세술을 실시하는 경우가 있다.

또 거세술은 좋지만 모두 함께 욕탕에 들어갈 때 창피하다는 사람에 대해서는 정소의 내용만 제거하고 모양은 원래대로 되돌리는 수술법도 있다.

아무튼 이 방법은 전립선암이 뼈로 전이를 일으킨 사례에 대하여 실시한다. 전립선암이 전립선 안에 머물러 있고 전적제술이 적용될 만한 예에서는 실시하지 않는다.

◑ 에스트로겐(여성 호르몬) 요법

기초적인 실험 결과에서 에스트로겐의 전립선에 대한 직접 작용이 인정되었다. 에스트로겐의 작용으로 안드로겐의 제거와 전립선에 대한 직접 효과 두 가지가 지적되었다. 그래서 전립선암에 대해서도 에스트로겐이 투여되면 암 조직의 쇠퇴가 기대되는 것이다.

에스트로겐제로써 쓰이고 있는 것은 포스페스트롤(인산 지에틸스틸베스트롤)과 헤키세스트롤이 대표적이다.

전자쪽이 자주 사용되고 있는 것 같다. 그리고 용량에 대해 말하자면 보통은 1일 300~1200㎎를 3회로 나누어 내복하고 상태가 안정되면 1일 양을 100~200㎎으로 계속한다. 증상이 심할 때는 정맥주사로 1일 500㎎을 10~20일 계속하고 그 후 약을 복용하는 것으로 바꾼다.

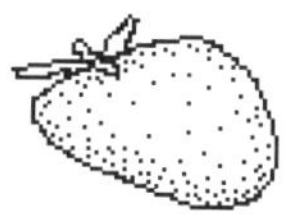

[76세 환자의 사례]

반년 전부터 때때로 허리에서 왼쪽 대퇴부 뒷쪽에 걸쳐 통증이 있어 근처 정형외과에서 나이 때문이라며 치료를 받았었다고 한다. 그러나 통증이 점차 심해지고 눕거나 일어나는 동작도 힘들어졌으며 최근 소변에 피가 섞여 나오기도 하여 병원에 입원한 환자이다.

비뇨기과 베테랑 의사라면 이것은 전형적인 전립선암의 병기(病期) D의 사례임을 알 수 있다. 즉 뼈로 전이하였기 때문에 통증이 있고 암이 요도에 침윤했기 때문에 혈뇨(血尿)가 나왔다고 판단될 수 있는 것이다.

실제로 직장 검진을 실시하자 크고 단단하며 올록볼록한 큰 전립선이 만져졌고 혈청 중 PSA, PAP는 각각 1㎖ 당 126나노그램과 1㎖ 당 4500나노그램으로 높은 수치를 보였고 전립선의 조직검사 결과는 중분화선암(中分化腺癌)이었다.

또 골(骨)신티그램(scintigram)에서는 전신의 뼈로 전이되는 것을 인정할 수 있었다.

그런데 조속히 포스페스트롤 250㎎ 을 매일 정맥 주사하자 30일쯤 지난 후부터 통증이 점차 사라지고 1주일 후에는 보행도 할 수 있게 되었으며 혈뇨도 멎고 배뇨도 편해진 것이다.

에스트로겐 요법은 효과가 있을 때는 이렇게 극적으로 효과가 있다. 전체적으로 보면 85%의 예에서 효과가 있다고 한다. 문제는 그 효과가 언제까지 지속되느냐 하는 것이다.

조직 중에서 고분화형이나 중분화형에는 효과가 있으나 저분화형에서는 그다지 효과가 없다. 또 종양마커가 높은 쪽이 효과가 있는 것같다.

헤키세스트롤도 비슷하지만 다소 효용성이 떨어지는 것같다. 에스트로겐 요법이 효과가 있어 자주 쓰였으나 1970년경 미국의 재향군인병원에서 에스트로겐에 의한 심장이나 뇌의 혈관계 합병증으로 인한 사망 사례가 많다는 것이 보고되어 그 이후 주목을 모아 왔다. 그러나 실제적으로는 미국인과 동양인들과는 심장이나 뇌 혈관계 합병증으로 인한 사망의 비율이 크게 다르다. 아마도 인종·체질·식사·여러 환경 등의 차이 때문일 것이다.

미국 영화를 보면 공원 벤치에 노인이 앉아 있다가 천천히 일어나 두 다리를 끌 듯이 걷는 모습을 볼 수 있다. 그 대부분은 혈전성정맥염(血栓性靜脈炎)이라고 하는, 하지(下肢) 정맥 중에서 혈액이 응고되기 때문에 정맥의 혈행이 나빠지기 때문이다.

그런 사람에게 에스트로겐을 사용하면 그 혈전이 더욱 발생하기 쉬워진다. 이 혈전이 하지에 생기는 것은 그래도 괜찮지만 그것이 정맥을 거쳐 폐의 혈관으로 가서 쌓이게 되면 문제가 된다. 또 심장이나 뇌의 혈관 속에 혈전이 생기는 것도 문제이다.

미국에서는 노인이 수술실로 옮겨질 때 양쪽 다리에 타이즈를 입힌다. 이것은 수술 중 마취에 걸려 확장된 혈관 속에 혈전이 생기는 것을 예방하는 수단이다.

이상으로 알 수 있듯이 에스트로겐은 혈전성정맥염, 폐색전증(肺塞栓症) 및 그러한 병력(病歷)이 있는 사람에게는 쓰지 않는 것이 바람직하다. 또 심장이나 간장이 나쁜 사람에게도 주의를 기울여야 한다.

◑ 거세술과 에스트로겐요법의 병용

미국에서는 거세술과 에스트로겐요법 두 가지를 동시에 실시한 사례의 생존률 쪽이 어느 한쪽만 받은 경우의 생존률보다 높았다는 보고가 있다.

그러나 미국에서는 위에서 설명한 부작용 때문에 에스트로겐 복용 지속의 곤란함을 고려하여 거세술과 에스트로겐요법의 병용은 필요치 않고 오히려 거세술만 하는 쪽이 임상적으로는 유용하다는 의견도 있다.

여러 가지 상황을 보아 의사가 판단해야 할 것이지만 결코 자기 나름대로 판단하지 않도록 한다.

◑ 항안드로겐제요법

안드로겐(남성호르몬)이 표적으로 하고 있는 장기에 직접 작용하여 안드로겐의 호르몬 효과 발현을 저해하는 약리 작용을 항안드로겐 작용이라고 한다. 그런 작용을 갖고 있는 약이 항(抗)안드로겐제이다.

이미 '전립선비대증'을 설명할 때 이야기한 초산크롤마디논은 그 대표적인 것이다.

모 대학 의료진의 검토 결과에서도 D병기(病期)에서는 1일 150㎎ 투여로 거세술 병용이 바람직하지만 C병기 이하에서는 거세술 병용 효과는 통계로 나타낼 수 없고 100mg 단독 투여로 에스트로겐 중등량 투여와 동등한 제압 효과를 얻을 수 있었다고 보고하고 있다. 초산크롤마디논을 하루에 100㎎ 투여하여 5년간 조사한 결과, 생존률은 병기(病期) A+B, C, D에서 각각 83.3%, 72.6%, 10.6%였다는 것이었다.

심혈관계(心血管系)의 부작용이 적다고 일컬어지고 있으나 앞의 치료약으로써는 그다지 보급되어 있지 않다.

초산크롤마디논은 스테로이드성 항안드로겐제의 대표적 존재이지만 비스테로이드성 항안드로겐제의 대표적인 주자는 풀타마이드이다.

풀타마이드는 안드로겐과 레셉터의 결합을 저해하는 것에 의해 항안드로겐 작용을 발휘하게 된다. 또 다른 호르몬 작용을 지니지 않고 레셉터 레벨에서 작용하기 때문에 순수한 항안드로겐이라 불리우고 있다.

혈청 중의 테스트스테론 농도를 저하시키지 않고 항안드로겐 작용을 나타내는 것도 특징이다. 보통은 125㎎의 알약을 1일 3회 식후에 복용한다.

앞으로 많은 사례에서 안드로겐 작용의 완전 저지를 목표로 LH-RH아나로그와의 병용 등도 행해질 것임에 틀림없다.

◑ LH-RH 아나로그제요법

계속해서 익숙치 않은 단어를 늘어놓아 독자들에게는 다소 생소한 느낌이 들 것이다. 그러나 이런 단어를 늘어놓지 않으면 설명할 수 없어서 그런 것이니 이해하기 바란다. 그 대신 가능한 알기 쉽게 설명하겠다.

LH라는 것은 성선자극(性腺刺戟) 호르몬이다. 즉 남성의 정소를 자극하여 남성호르몬의 분비를 촉진시키는 호르몬이다.

LH-RH라는 것은 그 성선자극 호르몬을 방출시키려고 하는 호르몬이다. 이들은 천연적으로 존재한다. 그런데 이 호르몬의 구조식이 명확해진 이후 1000종이 넘는 같은 작용을 하는 합성 호르몬, 요컨대 아나로그제(또는 아고니스트)가 개발되었던 것이다.

이들 중 대부분은 천연 LH-RH에 비해 수십배 강력한 작용력을 지니고 있다.

[그림 7-13]는 LH-RH아나로그제 작용의 과정을 나타낸 것이다. 보통 뇌 속에 있는 시상하부(視床下部)라는 곳에서 LH-RH는 분비되고 있다. 그것이 하수체에 작용하여 LH의 합성을 진행하여 그 분비를 촉진시킨다.

그러나 대량의 LH-RH를 인위적으로 연속해서 투여하면 LH의 합성이 분비와 맞지 않아지고 반대로 LH의 분비량은 감소하는 것이다. 그러면 테스트스테론의 분비도 억제되고 전립선암 조직이 쇠퇴한다.

좀더 상세히 이야기하자면 [그림 7-14]과 같이 된다. 즉 통상은 시상하부에서 분비되고 LH-RH는 하수체 세포 표면의 LH-RH 수용체와 결합하여 LH의 합성, 방출을 촉진한다.

그때 처음으로 LH-RH 아나로그를 투여하면 그 직후에는 LH-RH 아나로그에 의해 LH-RH 수용체 대부분이 점거되고 하수체 세포 내에서의 LH 합성과 방출도 항진된다.

그런데 연속해서 LH-RH 아나로그를 투여하여 하수체 세포가 강하게 자극을 계속받으면 LH 합성을 촉진하기 때문에 수용체 수급과 분해가 항진되어 반대로 수용체의 수가 감소해버린다. 그 결과 LH의 합성이 저하되어 LH 분비 저하가 발생

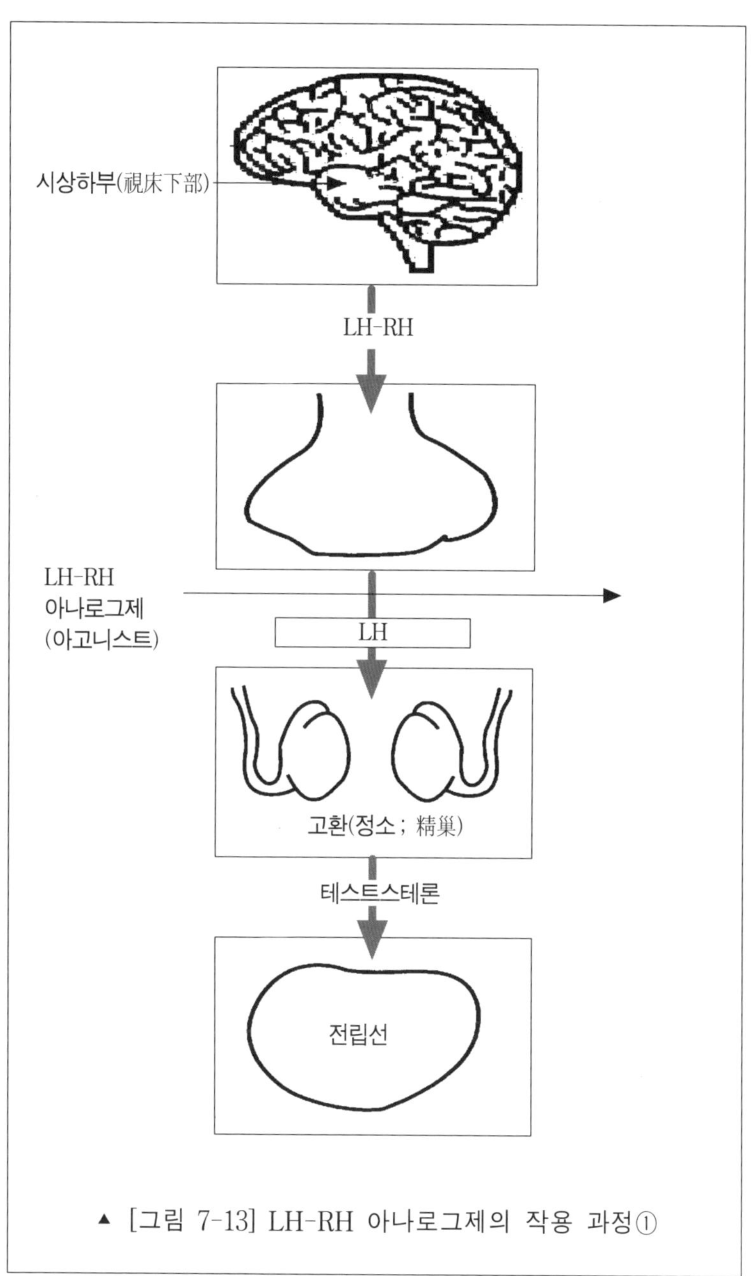

▲ [그림 7-13] LH-RH 아나로그제의 작용 과정 ①

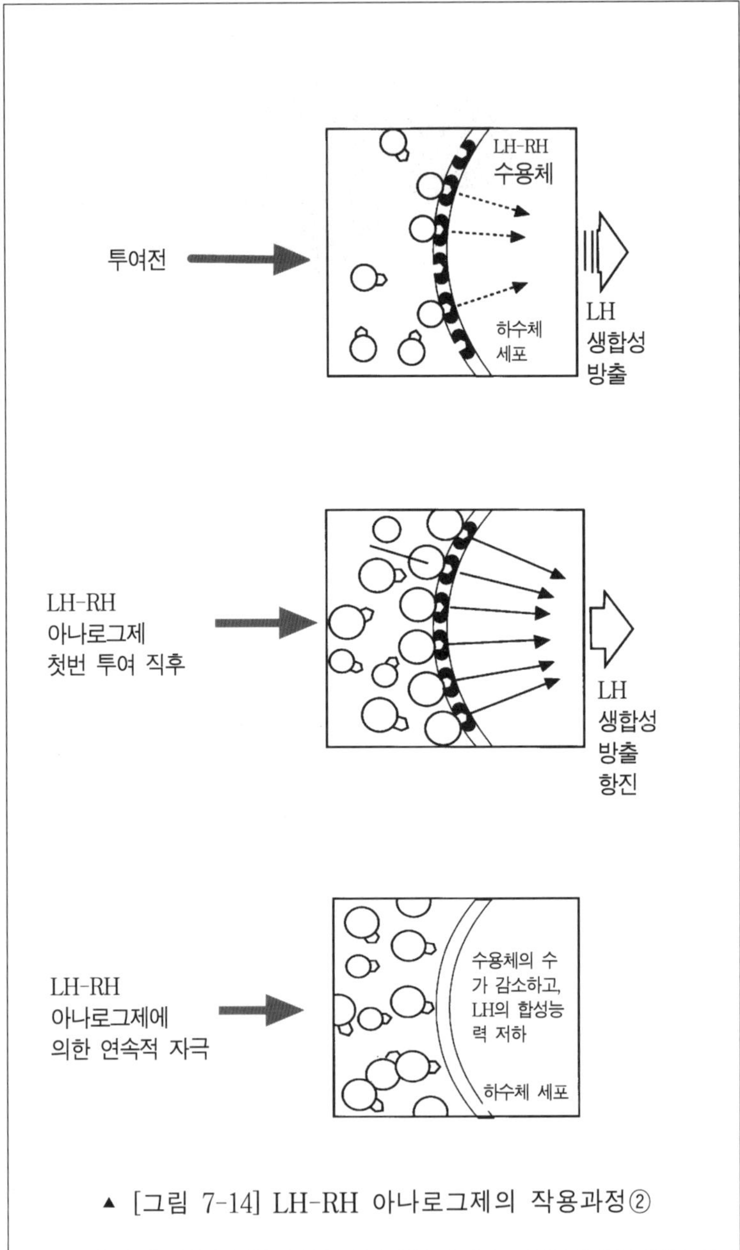

▲ [그림 7-14] LH-RH 아나로그제의 작용과정②

하는 것이다.

현재 의료계에서 사용되고 있는 LH-RH는 초산(醋酸)고세레린(조라딕스)과 초산류프로레린(류프린)의 두 종류이다.

전자는 3.6㎎을, 후자는 3.74㎎을 4주마다 주사로 피하(皮下)에 투여한다. 이에 의해 테스트스테론의 분비가 억제되고 거세된 때와 마찬가지로 전립선암 조직이 위축되어 쇠퇴하는 것이다.

다만 첫 번째 투여 후에 한때 LH가 다량 방출되고 그와 함께 남성호르몬도 상승하여 증상이 임시적으로 악화되는 경우가 있다.

예를 들면 뼈로 전이가 되어 동통이 있을 때 통증이 임시적으로 심해지는 것이다. 물론 그 뒤 곧 회복되지만 그 점은 주의가 필요하다.

70여건 이상을 LH-RH로 치료한 K박사의 경우 이렇게 첫번 투여 후 증상이 악화된 예는 5%였으며 그 때문에 치료를 계속할 수 없었던 사람은 없다.

에스트로겐과 같은 효과가 있고 게다가 지금 당장은 부작용도 적다고 여겨지고 있어 앞으로 내분비요법의 주역이 될 것은 확실하다.

[72세 환자의 사례]

배뇨 곤란이 있어서 내과에서 검진한 결과, 현미경상으로 혈뇨(血尿)가 발견된다고 하여 비뇨기과를 찾은 환자의 사례이다.

초진시(初診時) 최대요류량률(最大尿流量率)이 1초당 5.6㎖이고 잔뇨가 200㎖, 요로 감염도 있었다. 직장검진으로 전립선은 사과 크기로 부어 있고 전체적으로 단단했으며 표면이 올록볼록 부정형인 분명한 암 소견을 보였다.

즉시 실시한 조직검사 결과는 고분화형(高分化型) 전립선암이었다. 골(骨)신티그램에서 우치골에 전이를 나타냈으며 병기는 D_2였다.

초진시 PSA, r-Sm, PAP는 각각 1㎖ 당 81나노그램, 1㎖ 당 65나노그램, 1㎖ 당 4.0나노그램으로 높은 수치를 보였다.

이 사례에서 LH-RH 아나로그에 의한 치료를 시작했을 때 4주 후에는 PSA, r-Sm, PAP는 각각 1㎖ 당 17나노그램, 1㎖ 당 7.6나노그램, 1㎖ 당 2.4나노그램으로 저하, 8주 후에는 모든 수치가 정상 영역으로 들어가고 배뇨 상태도 개선되었다고 한다. 물론 잔뇨는 12㎖ 가 되고 혈뇨도 없어졌다.

그 후 4주마다 피하(皮下) 주사로 마커도 정상이고 배뇨 상태도 양호하며, 골(骨)신티그(scintigram)도 거의 정상 상태로 1년 이상 계속되고 있다고 한다.

◑ 에스트램스틴 · 포스페이트요법

에스트램스틴 · 포스페이트는 에스트라디올(여성호르몬의 일종)과 나이트로겐마스타드(항암제의 일종)와의 합성제이다. 내분비요법과 화학요법과의 병용 효과를 기대한 것이다. 한 때 큰 기대를 모았으나 다소 기대를 벗어난 느낌이다. 특히 재발한 암에 대해 효과가 있다고 하지만 에스트로겐요법을 능가하는 것은 아니다.

◆ 방사선요법(放射線療法)

방사선요법은 어디까지나 국소요법이다. 따라서 암이 전이되어 있을 경우에는 원칙적으로 전립선에 대해서는 이용되지 않는다. 즉 병기 B 또는 C가 주된 대상이 된다.

대부분은 라이낙(리니아 악셀레이터 엑스레이)에 의한 치료이다. 전립선에만 쬐는 것이라면 하복부에 6×6㎝정도의 범위를 조사한다. 약 1개월 걸려 총 선량(線量) 60~70 그레이를 조사한다고 생각하면 된다. 만일 골반 내의 임파절에 예방적으로 조사(照射)할 때는 조사 범위를 넓히지만 최근에는 이 방법은 별로 쓰이지 않는다.

대부분의 예에서 추가요법으로써 에스트로겐요법을 사용한다.

암 연구소 부속 병원의 성적에서는 5~10년 생존률은 병기(病期) B가 91.1%, 64%, 병기 C가 64.9%, 34.3%라고 보고되어 있다.

전립선 전적제술에 떨어지지 않는 성적이다. 물론 필요에 따라서는 에스트로겐을 사용한다.

그런데 병기 B에서 방사선요법에 에스트로겐요법을 병용해야 할 것인가, 말 것인가, 병용한 경우에 그것을 전에 사용할 것인가 동시에 사용할 것인가, 후에 사용할 것인가 등에 관해서는 여러 가지 의견이 있다. 앞으로 좀더 검토되어야 할 것이다.

앞에서 방사선요법은 전이가 있을 경우에는 사용하지 않는다고 했으나 골전이소(骨轉移巢)에 국소적으로 조사(照射)하는 일은 종종 있다. 특히 척추에 전이가 있고 그것이 원인이 되어 운동장애가 일어날 가능성이 있을 때에는 적극적으로 이용된다.

예를 들면 경추(頸椎)에 전이가 있을 경우 방치되면 호흡마비를 일으킬 가능성이 있다. 그런 경우에는 방사선요법에 의해 전이소를 고정시킬 필요가 있다.

또 요추(腰椎) 전이로 양쪽 하지에 저리는 증상이 있을 때는 마비가 일어나기 전에 방사선요법을 실시해두면 마비가 일어나는 것을 예방할 수 있다.

또 하지뼈로 전이되어 그 부분의 동통이 심할 때는 동통 대책의 한 가지로서 방사선요법을 이용할 경우가 있다.

또 특수한 방사선요법으로 침상(針狀)의 아이소토프를 전립선에 회음부로부터 삽입하여 치료하는 방법도 있으나 지금은 거의 행해지지 않는다.

◆ 화학요법

소위 항암제에 의한 치료이다. 현단계에서는 전립선암에 특이적으로 효과가 있는 항암제는 없다.

그러나 1972년 미국에서 화학요법의 통계적 임상시험이 개시된 이후 여러 가지 항암제가 단독(1종류의 약제) 또는 병용(2종류 이상의 약제)으로 실시되고 있다.

일반적으로 병용 쪽이 효과가 있다.

대표적인 약제로는 사이크로포스파마드(CPM), 파이브에퓨

(5-FU), 아드리아마이신(ADM), 시스프라티남(CDDP), 빈크리스틴(VCR), 페프로마이신(PEP) 등이 있다. 이런 약들이 단일종으로써 나타내는 유효율은 겨우 10~20%정도이다.

병용 요법도 여러 가지 시험되었으나 그 치료 효과는 단독 유효율을 크게 넘지 않는다. CPM, 5-FU, ADM, CDDP, VCR 등이 그 중심 약제로써 사용될 수 있다고 여겨지고 있다.

앞으로 조합(組合) 투여법 등이 더욱 검토됨으로써 기대할 만한 것도 나올 것이다.

그런데 이들 화학요법이 사용되는 것은 호르몬제가 듣지 않는 사례나 재발하는 사례 등이 중심이었으나 최근에는 광범위하게 퍼지거나 저분화(低分化)되는 사례 등도 대상이 되고 있다.

◆ 동결요법(凍結療法)

이 요법은 전립선암 조직을 얼리는 것에 의해 암 조직을 파괴하는 동시에 그 후 면역학적 효과를 기대하려는 것이다.

요도를 통하여 동결시키는 방법과 회음부를 열어 그곳에서 직접 전립선에 동결용 프로브를 대는 방법이 있다. 현재는 그다지 많이 행해지지 않는 방법이다.

◆ 집학적(集學的) 치료법

지금까지 이야기한 많은 방법 중 내분비요법이 가장 많은 사례에 이용되었고 그 유효율이 높아 제일 먼저 선택되는 치료법이라는 것은 알았을 것이다.

그러나 내분비요법에 대해 저항성 암이 생길 수 있으며 한때 효과가 있어도 재발되는 암이 있다는 것도 사실이다. 따라서 그런 예에 대해서는 화학요법이나 방사선요법도 사용되게 된다. 특히 진행암(進行癌)에서는 재발까지의 기간이 짧고 그 예후도 좋지 않다.

그래서 그런 예에 대해서도 전술한 각종 치료법을 유기적으로 섞어 사용하여 보다 좋은 효과를 올리려는 것이 집학적 치료법이다.

◆ 골전이(骨轉移) 치료법

전립선암의 전이 부위에서 가장 많은 것은 뼈이다. 그 다음이 임파절, 간, 폐, 뇌 등이다. 게다가 최초 진료시 이미 골전이를 일으키고 있는 예가 많다는 것을 생각하면 골전이 대책이 얼마나 중요한지 알 수 있다.

병기 D의 치료 목표는 목숨을 연장하는 것과 골전이 대책이라고 해도 과언은 아니다. 뼈에 전이가 있을 경우에는 그 동통 제거가 특히 중요하다.

이 동통 제거에는 에스트로겐 투여와 방사선요법이 종종 이용된다. 양자 모두 효과는 높으나 에스트로겐은 호르몬 저항 암에 효과가 없고, 방사선요법은 동통(疼痛)이 넓게 퍼져 나타날 때에는 부적합하다.

이런 경우에는 화학요법에 의한 전신 요법을 실시하지만 그 효과는 일정치 않다.

일반적으로는 우선 에스트로겐요법을 실시하고 증상이 개선되면 유지량(維持量)으로 바꾼다. 에스트로겐의 통증 제거 효과는 80% 가량 인정된다.

종양마커도 무난하지만 골(骨)신티그램(scintigram)마저 개선하는 것은 20% 이하이다.

전립선암이 재발하거나 전립선암으로 인한 통증이 광범위한 경우에는 대증적(對症的)으로 아스피린, 인드메서신, 마약 등을 사용하는 경우도 있다.

◈ 치료법 정리

전립선암은 노령자에게 많고 어지간히 진행된 후에 발견되는 경우가 많기 때문에 내분비요법에 의해 치료되는 예가 많은 것 같다. 환자의 수가 늘어남에 따라 치료법도 진보, 개선되고 있는 것도 사실이다.

거세술이나 에스트로겐 투여 이외에 LH-RH 아나로그도 등장하고 전립선 전적제술(全摘除術)에도 신경보존법이 개발되는 등 치료법도 폭이 넓어졌다. 그렇다고는 해도 재발에 대한 대책은 아직 불충분한 것이 사실이다.

요즈음 '인생 60세 시작'이 아니라 '인생 80세 시작'이란 말이 어울릴 정도로 고령화 추세에 있다. 또한 생활양식이 서구화되어 전립선암도 증가하고 있다는 말은 앞에서 했다. 살아 있는 이상 병 없이 즐거운 생활을 바라는 것은 당연할 일이다.

그러나 현실적으로 전립선암에 걸리면 신뢰할 수 있는 비뇨기과 의사에게 적극적으로 치료받을 수밖에 없게 된다. 나이가 75세가 지났으니 대충 지내자 하는 소극적인 생각에서 벗어나 75세면 최소한 앞으로 10년은 더 살 것이니 수술도 받겠다라는 각오로 암에 대항해야 할 것이다.

여기에서 지금까지 이야기한 치료법을 병기(病期)에 따라 어떻게 해야 할 것인지 간단히 정리해 보겠다. 여기에서 이야기하는 방법은 생활환경을 비롯하여 그 사람의 배경을 생각하지 않고 정리한 것이다. 따라서 비뇨기 의사가 모두 같은 생각을 한다고는 말할 수 없다. 어디까지나 하나의 모델로 생각하기 바란다.

병기(病期) A, 즉 누군가가 전립선비대증으로 수술을 받고 수술 후 조직 검사에서 암 세포가 발견되었다고 하자. A_1이라는 매우 작은 조직이라 모두 제거하면 그 후 치료는 필요 없다. A_2라는 조금 큰 조직이 있거나 심한 조직이 있으면 병기 B에 준하는 치료를 받아야 하는 것이다.

병기(病期) B라면 전립선 전적제술(全摘除術)을 먼저 선택해야 할 것이다. 수술 후에 내분비요법을 추가할 것인가 아닌가는 전문의의 판단에 맡겨야 할 것이다.

여러 가지 사정으로 수술할 수 없을 때는 방사선요법과 내분비요법을 함께 사용해야 할 것이다.

병기(病期) C라면 내분비요법과 방사선요법 또는 내분비요법과 수술요법의 병용을 생각할 수 있다.

병기(病期) D라면 우선 내분비요법을 써야 한다. 골전이에 의한 동통이 심할 때는 에스트로겐요법을 강력하게 행하며 증상이 가벼워지면 유지요법(維持療法)을 쓴다. 경추(頸椎)로의 전이(轉移) 등이 있으면 처음부터 방사선요법을 적극적으로 이용한다.

또 암세포가 저분화(低分化)한 경우, 즉 심한 성격일 경우에는 화학요법도 일찍부터 고려해야 할 것이다.

담당 의사는 여러 가지 검사에 의해 병기(病期)나 세포의 성질을 검색하고 심장, 폐, 간, 신장 기능 등의 신체적 배경 그리고 생활환경 등도 생각하여 치료법을 짤 것이다.

특히 LH-RH아나로그제 등에 의한 치료시에는 그것이 중요하다.

보통 담당 의사들은 환자에게 치료법에 대해 자세히 이야기한 뒤 LH-RH아나로그 요법 등을 시작하는데 이런 과정을 통해 상태가 좋아지면 3개월정도 지나 자기 멋대로 병원에 오지 않는 환자가 있어서 문제가 된다고 한다.

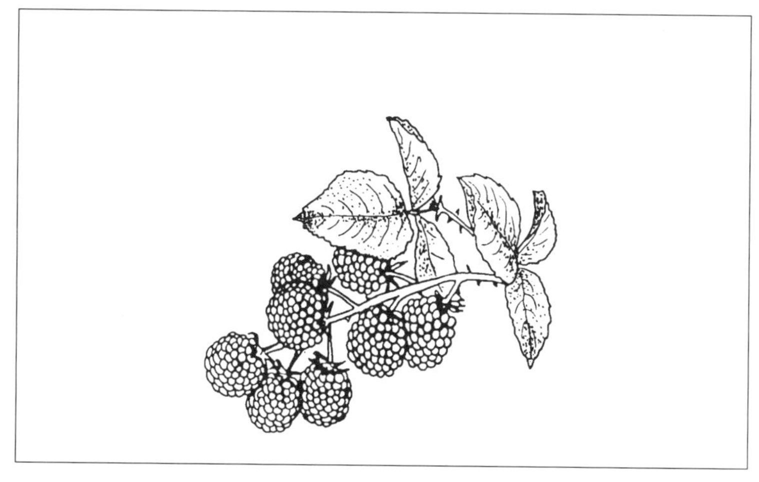

전립선암 검진의 필요성과 현상

서구에서는 전립선암(前立腺癌)을 폐암과 함께 중요 성인병으로 지정하여 그 대책으로써 일찍부터 조기 발견을 위한 검진 운동이 왕성하게 일고 있다.

그러나 우리나라에서는 위암이나 자궁암 등과 달리 전립선암 검사 시스템은 그다지 발전되어 있지 않다.

그러나 고령화사회가 됨에 따라 우리나라에서도 전립선비대증과 전립선암이 급속히 증가하고 있고 특히 전립선암은 발병(發病)했을 때 진행암(進行癌)인 경우가 많기 때문에 집단 검진의 필요성이 대두되고 있다.

몇 살 이상인 남성이 어느 정도의 간격으로, 어떤 검사를 하면 필요 충분한지 앞으로 더욱 검토되어야 할 것이다.

그리고 전립선 검진을 널리 실시하기 위해서는 일반인의 전립선암이나 비대증에 대한 인식을 재고시키는 노력도 겸비되어야 할 것이다.

제 8 장

전립선염 등의 증상과 치료

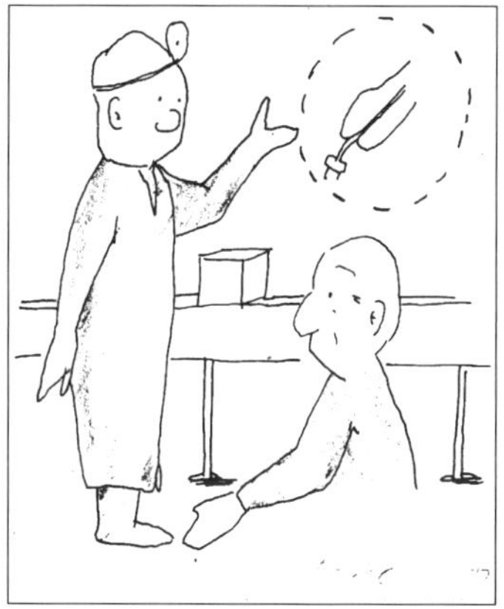

전립선염 등 질환의 개략

여기에서 전립선염(前立腺炎)에 대해서 정리해 두고자 한다.

급성전립선염은 흔한 질환이지만 초진(初診)에서 비뇨기과 의사 외 의사를 찾은 경우에는 신우염(腎盂炎)이나 방광염(膀胱炎) 등의 오진을 내리는 예가 많은 것같다.

어쨌든 항생물질 따위를 써서 치료하기 때문에 치료법으로써 잘못은 없으나 치료기간이 짧으면 재발하기 쉽다는 문제가 있다. 만성전립선염은 자각 증상에 비해 타각 소견이 적은 것이 특징이다.

전립선 결석(結石)은 자가증상도 거의 없어, 이것만으로 치료 대상이 되는 경우는 없다, 전립선결핵도 보통은 자각증상이 거의 없지만, 정소상체결핵이나 요로결핵에 병발하기 때문에 그들 증상이 나타나기 쉽다.

전립선육종은 매우 드믄 질환이다. 증상이 나타났을 때는 대부분 전이가 있어 병후 경과가 좋지 않다,

이들 질환의 개략을 정리하면 다음의 [표 8-1]과 같다.

급성전립선염(급성세균성 전립선염)

◆ 증상(症狀)

급성전립선염은 대부분 성인층에서 일어나는데 갑자기 40℃ 이상으로 고열을 내고 오한, 전율을 일으키며 발병(發病)한다. 많은 사례에서 보듯이 방광염이나 후부 요도염(尿道炎)을 발생시키므로 배뇨 때 통증, 빈뇨 장애 때로는 요폐(尿閉)까지 일으킨다.

가장 많은 것이 대장균 감염에 의한 것이다. 요도염이나 방광염에서의 감염, 정소상체염(精巢上體炎)에서의 정로성(精路性) 감염, 원격감염소에서의 혈행성(血行性) 감염 등이 있다.

◆ 검사와 치료

진단은 비뇨기과 전문의에게 있어서는 비교적 용이하다. 즉 직장 검진을 통해 크게 부어 있고 열감(熱感)이 있으며 단단하고 압통(壓痛)이 있는 전립선을 촉진할 수 있다.

농양(膿瘍)을 형성하고 있는 경우에는 파동을 느낄 수 있다 (얼음 봉지에 물을 넣어 밖에서 두드리는 느낌).

급성기(急性期)에는 직장진(直腸珍), 소변검사와 혈액검사만으로도 진단할 수 있다. 염증이 충분히 나은 다음에야 근본적인 원인의 파악을 위해 요로(尿路)를 중심으로 검사한다.

치료는 안정과 적절한 화학요법이다. 일반적으로는 효과가 좋아서 수일 내에 해결된다. 단 해열된 후 즉시 화학요법을 중단하면 재발하기 쉽다.

심한 경우에는 농양이 요도(尿道)나 직장(直腸)에서 파열하기도 한다.

	빈발 연령	주요 증상	주된 검사	주된 치료	예후 등
급성 전립선염	청장년	• 고열 • 빈뇨 • 배뇨곤란	• 소변검사 • 직장검진	• 화학요법	• 화학요법이 충분하면 재발하기 쉽다.
만성 전립선염	장년	• 하복부 및 회음부 불쾌감 • 빈뇨 • 성욕감퇴	• 소변검사 • 직장진 • 전립선액검사	• 화학요법 • 전립선 마사지 • 안정제	• 증상이 쉽게 사라지지 않는다.
전립선 결석	장노년	• 거의 무증상	• 엑스레이 검사	• 무치료	• 양호
전립선 결핵	청장년	• 거의 무증상(정소상체 결핵 등에 병발)	• 소변검사 • 정액검사	• 항결핵 화학요법	• 양호
전립선 육종	유아, 청년	• 배뇨곤란 • 골전이의 증상	• 직장진 • 엑스레이 검사 • 조직검사	• 항종양 화학요법 • 방사선 요법	• 대부분 100% 사망

▲ [표 8-1] 전립선염 등의 증상과 치료

[58세 환자의 사례]

주말에 음주 후 늦게 귀가했다. 한밤중에 갑자기 오한이 들면서 떨리더니 그 뒤에 열이 39℃까지 오르락내리락 하였다. 화장실에 가 소변을 보려고 했으나 소변 나오는 것이 이상하고 잔뇨감(殘尿感)이 심했다.

피로한데다 과음을 한 탓이라고 자가진단을 했으나 이른 아침에 소변을 볼 때에는 소변이 잘 안 나오더니 혈뇨(血尿)가 보여 당황하며 병원을 찾았다.

담당의사가 이야기를 듣고 급성전립선염이라고 생각하고 직장진(直腸診)을 했더니 계란 크기로 부어 있고 단단해진 전립선이 만져졌다. 물론 심한 통증도 있었다.

소변 검사에서는 적혈구와 백혈구도 다수 나왔고 혈액검사에서도 염증 소견이 심하게 나타났다.

조속히 입원하여 화학요법을 실시하자 한때 40℃를 넘나들던 열도 3일째에는 37℃대로 해열되었다. 배뇨 상태도 점차 회복되었다. 해열 후 신장이나 요도의 엑스레이 검사를 해본 후에 전립선비대증임을 확인했다.

퇴원 후에도 약 한 달가량 내복약을 복용하자 염증은 완전히 치료되었다. 그 후 약 3년간 염증은 일어나지 않았으나 배뇨 상태는 점점 나빠지는 것 같았다.

이상의 사례와 같이 전립선비대증 등이 기본적으로 있을 때 급성전립선염을 일으키는 경우가 많다.

해열 뒤 곧 내복약 복용을 중지하면 재발하기 쉽고 재발이 반복되면 만성화될 수도 있다.

그러므로 최초 발생 때 철저하게 화학요법으로 고치고 만일 요도협착이 있었을 때는 그것을 고쳐 두는 것이 중요하다. 이 사례에서는 전립선비대증이 아직 수술단계는 아니었기 때문에 경과를 두고 관찰했던 것이다.

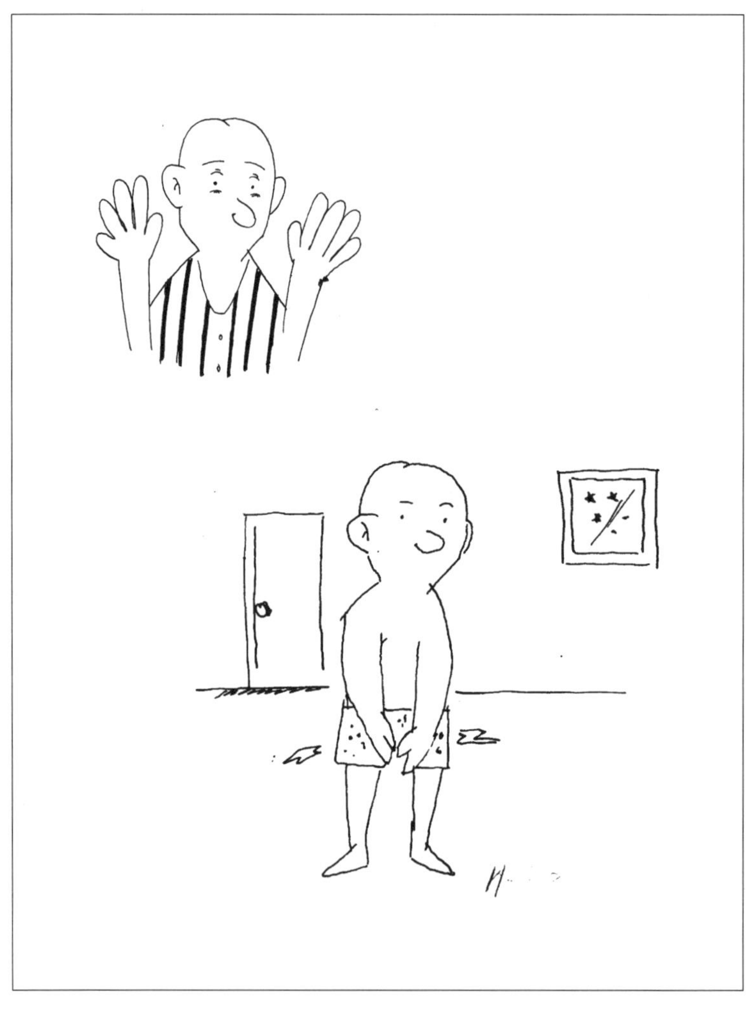

만성전립선염(만성세균성 전립선염)

만성전립선염은 급성증에서 이행되는 것과 처음부터 만성증인 것이 있다.

장내(腸內) 세균을 주로 하는 그램(gram)음성균에 의한 것이 많고 크라미디어, 트리코모나스 등에 의한 것이 있는지는 불분명하다.

◆ 증상

전신 증상은 약하지만 소변이 자주 마렵고 배뇨시 통증, 잔뇨감, 배뇨 후 불쾌감, 배뇨 곤란 등의 요로증상(尿路症狀)이나 후부(後部) 요도, 방광부, 회음부에서 요부나 대퇴부에 걸친 동통, 더 나아가서는 성욕 감퇴, 발기 부전 등 다양한 증상이 있다.

◆ 검사와 치료

만성전립선염은 소변검사에서는 별다른 소견이 없다.

직장진(直腸診)에서는 대체로 정상인 것에서부터 불규칙한 결석(結石)이 만져져 암이라고 잘못 판단되는 것까지 여러 가지이다.

전립선의 액을 채취하여 그 중 백혈구나 세균을 조사하는 경우도 있다.

전립선 마사지에 의해 채취한 전립선액 또는 소변에서 현미경 확대 시야에 10개 이상의 백혈구 또는 1㎖의 소변 중 10~100개 이상의 세균을 볼 수 있으면 만성전립선염이라고 진단할 수 있다. 혈액 검사 등에서는 거의 이상을 찾을 수 없다.

대부분은 항균제 등에 의한 화학요법과 전립선 마사지 등에 의해 치료한다.

조금 좋아졌다가도 다시 재발하기도 하고 가벼운 증상이 장기간 계속되기도 한다. 증상 호소에 비해 의사로서 판단할 수 있는 소견이 적고 진단을 내리기가 힘든 예도 많다. 진찰하는 측에서 보면 때로는 정신과적 질환이 아닐까 생각되는 예도 있다.

또 만성비세균성전립선염이라는 다른 병이 있다고 정의하는 사람도 있다.

만성세균성전립선염과 거의 비슷한 증상 외에 음경이나 음낭 내부의 통증이나 사정통(射精痛)도 호소하는 경우가 있다. 엄밀하게 두 가지를 감별하기는 쉽지 않다. 같은 치료를 실시하고 소염효소제(消炎酵素劑)나 안정제도 적절하게 사용한다.

[52세 환자의 사례]

반년 전부터 왼쪽 음낭부(陰囊部)에 통증이 있고 오후가 되면 참을 수 없을 정도가 되어 근처 외과에서 진찰을 받았던 사람이다. 염증이 아닐까 싶다며 항생물질을 투여받고 약 1개월가량 지났는데 좋아지지 않아 비뇨기과를 소개받았다.

비뇨기과에서는 정소수(精巢垂)라는 곳이 염전(捻轉)되어 있을지 모른다며 수술을 했다.

그러나 증상이 나아지지 않아 다른 유명한 비뇨기과 의사를 찾아갔다고 한다.

그 의사가 진찰해도, 검사를 해도 아무런 이상이 없었기 때문에 본인과 이야기를 하여 견딜 수 없을 때 진통제 한 알, 진정제 한 알을 먹도록 하고 다른 치료는 일체하지 않고 귀가시켰다. 처음 1~2주일은 괴로웠으나 점차 익숙해졌고 1개월 후에는 진통제는 끊고 안정제만을 먹었다. 약 3개월 후 증상이 완전히 사라졌다.

그 후 1년에 1회 정도 증상이 나타났으나 본인이 약을 조금 먹고 있는 것으로 무난하게 버티고 있다고 한다.

만성비세균성전립선염은 이 예처럼 무척 까다로운 증상이다. 물론 간단히 진단할 수도 없다. 요로(尿路)에 다른 병이 없는지, 척추에 이상이 없는지를 충분히 조사한 뒤 치료에 임하도록 한다. 그런데 환자 본인은 그야말로 노이로제 증상처럼 호소한다.

전립선결석(前立腺結石)

전립선 실질(實質) 안에 생긴 결석(結石)은 매우 작게 대부분의 성인 남성 전립선에 존재한다고 한다.

한편 전립선비대증이나 요도협착 등에 의한 소변의 전립선 배설관 안으로의 역류와 정체가 원인이 되는 결석은 크고, 부어서 커다랗게 된 전립선의 내선(內腺)과 외선(外腺) 사이에 생긴다.

이 돌이 자주 생기고 커지는 경우에도 증상이 나타나기도 하지만 일반적으로는 전립선결석만으로는 증상이 없다.

배뇨 곤란, 빈뇨, 배뇨통, 잔뇨감 등의 증상이 심할 때는 치료 대상도 되지만 그런 경우 대부분 전립선비대증 등의 치료를 겸해 수술을 실시하는 경우가 많다.

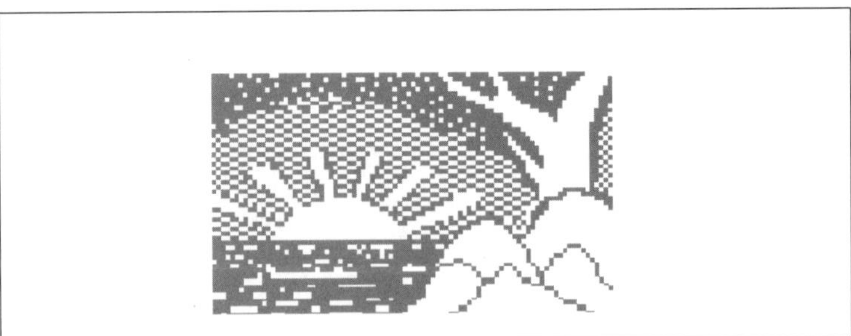

전립선결핵(前立腺結核)

전립선결핵(前立腺結核)은 보통 증상이 없는 편이다.

대부분의 경우 결핵성 정소상체염(精巢上體炎)의 합병증에 의해 발견된다.

직장진(直腸診)을 통해 단단하게 부어 있으면서 올록볼록하고 통증이 없는 전립선을 만질 수 있다. 정액 중에 결핵균을 증명할 수 있으면 성기결핵(性器結核)이라고 할 수 있으나 양성률이 낮아 기대할 만한 것이 못 된다.

결핵성 정소상체염(精巢上體炎) 진단은 비교적 용이하다. 아울러 앞에서 말한 변화가 있으면 전립선결핵(前立腺結核)이라고 할 수 있다.

치료는 결핵에 대한 화학요법이 주체이다. 신장이나 방광의 결핵을 동반하는 경우도 많아 2년간 치료를 계속하게 된다. 전립선결핵에 대해 수술을 하는 일은 없다.

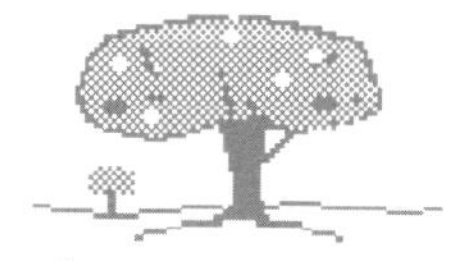

전립선육종(前立腺肉腫)

전립선육종(前立腺肉腫)은 찾아 보기 매우 힘든 질환이다.

그러나 이 병에 걸리면 거의 100% 생명을 잃는다고 일컬어지는 무서운 병이다.

전립선 악성종양(惡性腫瘍)이라고 하면 암이 99% 이상을 차지한다. 그러나 간혹 육종(肉腫)이 있다.

15~25세가량의 젊은 사람이나 유아(幼兒)에게서 발생한다.

특이한 증상은 없고 대부분은 요로(尿路)의 폐색에 의한 배뇨 이상이 처음에 나타나는 증상이다.

소변이 자주 마렵거나 배뇨 곤란이 주된 것인데 때로는 변비 등의 증상이 나타나기도 하다. 진행이 빠르고 악성도가 높아 조기(早期)에 폐, 간, 뼈 등으로 전이된다.

일찍 발견되면 수술하여 전립선을 적출(摘出)할 수 있지만 대부분의 경우 증세가 나타날 때면 이미 전이가 있어 화학요법이 주된 치료가 된다. 그러나 그 효과는 그다지 기대할 만한 것이 못 된다.

제 9 장

전립선에 관한 여러가지 이야기

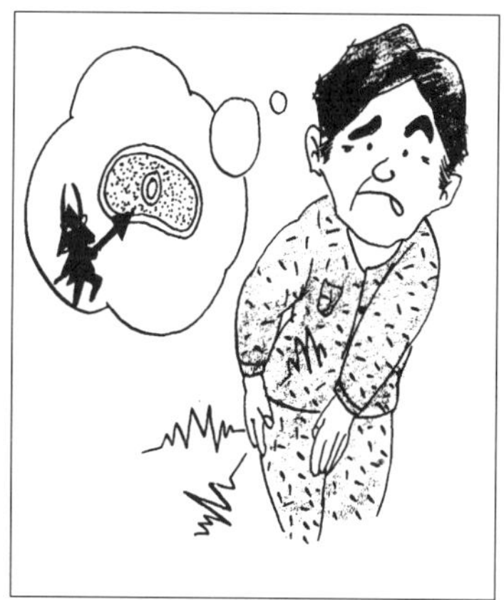

전립선(前立腺) 수술을 하면
임포텐스가 되는가

비뇨기과 의사들은 환자들로부터 '전립선 수술을 하면 임포텐스가 되나요?' 라는 질문을 종종 받는다고 한다. 또한 임포텐스가 되는 것이 싫어서 비뇨기과를 찾지 않는 사람도 있다고 한다.

따라서 여기에서 전립선비대증과 암 수술 및 임포텐스와이 관계 여부를 정리해 보기로 한다. 전립선 수술이라고 해도 비대증과 암은 수술 방법이나 적출(摘出) 범위가 전혀 다르다.

비대증 수술에서는 부어 있는 전립선 내선(內腺)만을 적출해내지만 암은 전립선 내선(內腺)뿐만 아니라 외선(外腺), 전립선에 둘러싸인 요도, 정낭(精囊), 폐쇄 임파절을 비롯하여 내외 장골(內外腸骨) 임파절 등도 적출하여 제거하는 것이 일반적이다[그림 9-1].

특히 비대증에 대해서는 요즘에는 거의가 TURP나 레이저 수술 등 내시경 수술을 하고 있다. 따라서 수술 전에 성(性) 생활을 할 수 있었던 사람이 수술 후 갑자기 그 능력이 떨어지는 경우는 많지 않다.

다만 내시경 수술에서는 내괄약근을 잘라버리기 때문에 사

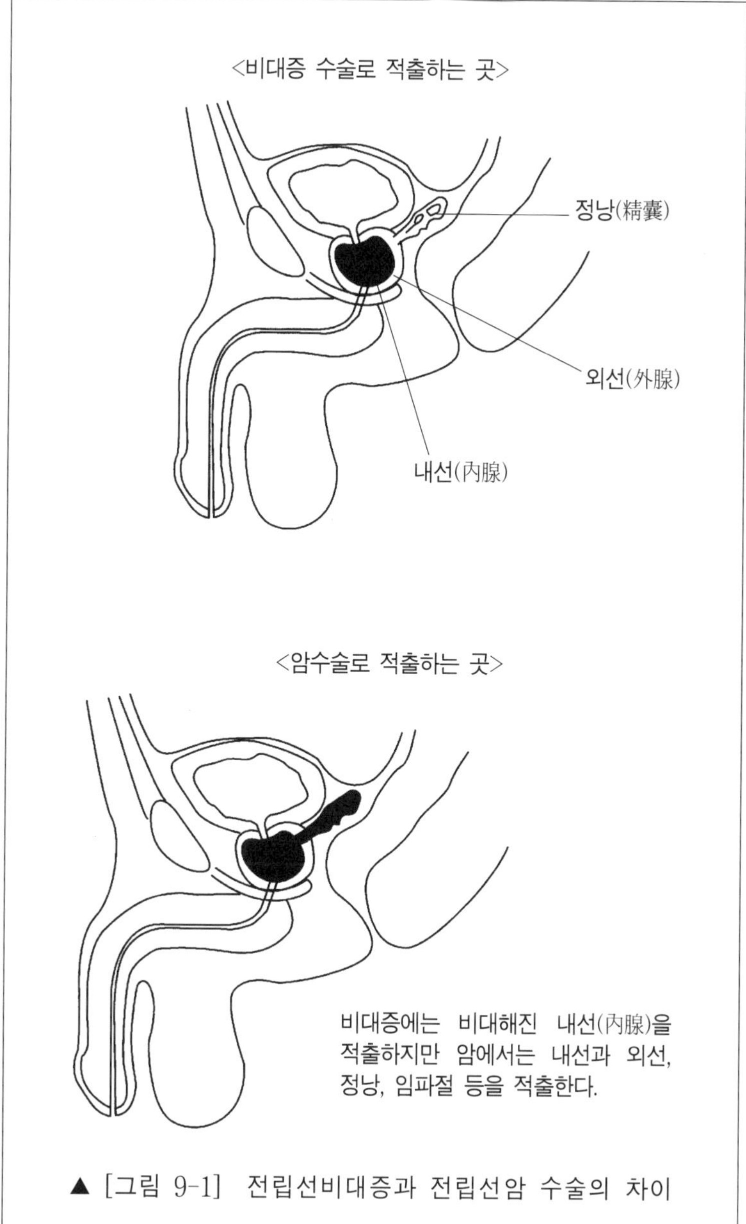

▲ [그림 9-1] 전립선비대증과 전립선암 수술의 차이

정시 정액이 방광 쪽으로 역류하여 밖으로 나오지 않게 되는데 그렇다고는 해도 사정감은 있다.

이것은 신체에 악영향은 없지만 본인에게 있어서는 쇼크일 수도 있다.

또 수술 후 4주 정도는 출혈 등이 있기 때문에 성교를 자제하도록 권하고 있다.

이런 일이 임포텐스로 연결되는 일이 있을지 모른다.

또 개방성수술, 특히 회음식(會陰式)으로 실시했을 때는 거의 확실하게 임포텐스가 된다.

한편 전립선암 수술 후에는 임포텐스가 되는 경우가 많았으나 신경보존수술 등의 덕분에 조금씩 그 확률이 낮아지고 있다. 그렇다고는 해도 수술 후에 내분비요법을 추가하는 경우가 많기 때문에 임포텐스가 되기도 한다.

결국 전립선비대증 수술에서는 임포텐스가 될 확률은 낮지만 암 수술에서는 임포텐스가 될 확률이 높은 편(65% 이상)이라고 하겠다.

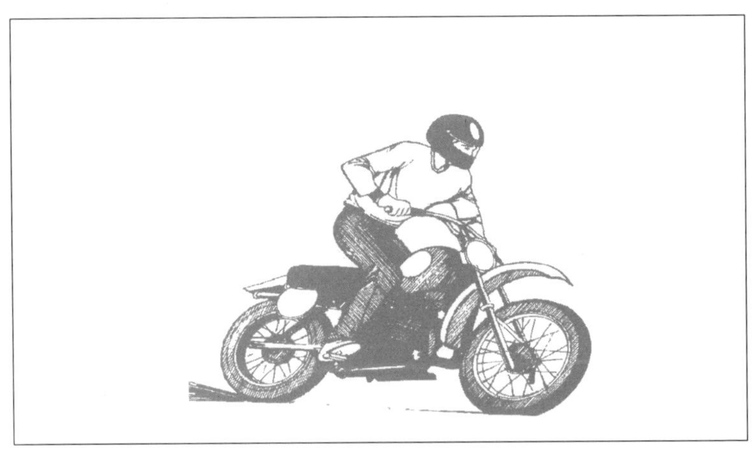

전립선(前立腺) 수술을 하면
요실금(尿失禁)이 되는가

이것도 전립선과 관련된 증상을 갖고 있는 환자들로부터 자주 받는 질문이다.

전립선비대증 환자에게 수술을 권하면 '아는 사람 중에 수술을 받은 다음 소변이 샌다는 사람이 있어 수술은 가능한한 받지 않았으면 한다'라고 말하는 사람이 있다.

분명히 전립선 수술에서는 수술 후 요실금(尿失禁)이 될 가능성이 전혀 없는 것은 아니다. 특히 전립선암 수술 즉, 전립선 전적제술(全摘除術)에서는 완전 요실금이 될 리스크(risk)가 2%, 부분적 요실금이 될 리스크가 6%정도 되는 것은 분명하다.

수술 중에 전립선부 요도 등을 절제하고 그 후 단적으로 암세포가 있는지 없는지 조사한다.

만일 프러스가 된다면 조금 깊은 곳까지 요도를 절제하게 된다. 이렇게 한 결과 괄약근 바로 옆까지 절제하게 되어 요실금이 일어나는 경우가 있다.

이럴 경우 요실금을 어떻게 치료할 것인지가 문제가 되는 것이다. 어려운 일이지만 여러 가지 대응책이 있다. 따라서 꼭 담당의사와 꼼꼼하게 상의하기 바란다.

다만, 극히 미미한 정도의 요실금이라면 너무 신경 쓰지 않는 편이 좋을 것이라고 생각한다.

예를 들면 여성의 생리용 패드를 대고 하루정도의 소변 새는 양을 측정(중량을 잰다)하여 그것이 20g 이하이면 한동안 경과를 지켜보도록 한다.

한편 전립선비대증 수술에서는 본래 요실금은 일어나지 않지만 내시경수술 등에서 괄약근에 상처를 내는 경우가 있다.

미미한 상처라면 수술 후 반년 정도 지나면 요실금도 점차 개선되어 무방하지만 낫지 않을 때는 괄약근이 닫히지 않는 부분에 테프론이나 피하지방 등을 주입하여 고칠 때도 있다.

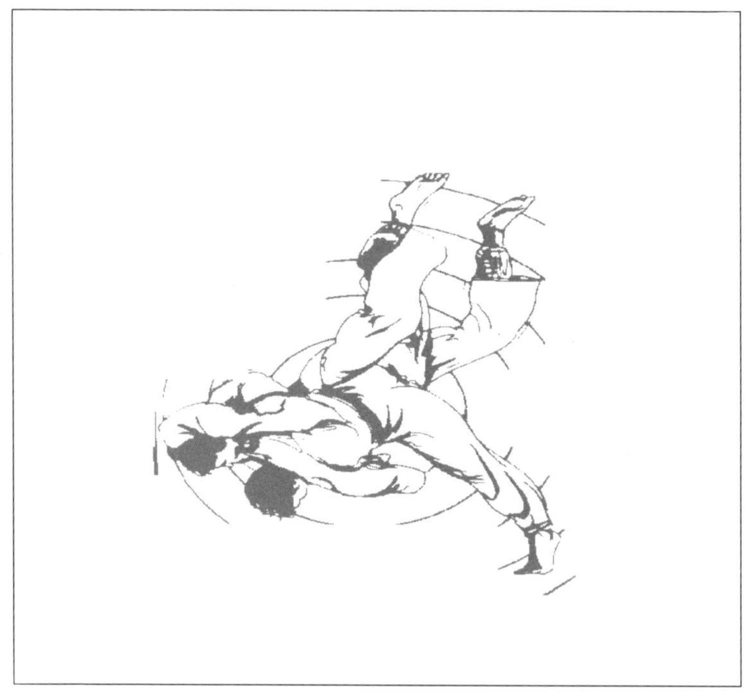

비대증에 걸린 사람이
감기약을 먹으면 소변이 잘 안 나올까

이것은 종종 경험하는 일이다. 집 근처 약국 등에서 팔고 있는 감기약 중에는 항히스타민제나 α 자극제라는 것이 들어 있다.

이들이 원인이 되어 소변이 잘 나오지 않는 것이다. 전립선 비대증 치료 부분에서 이야기한 α1-브로커의 역효과라고 생각하면 된다.

그런데 전립선비대증 환자가 빈뇨를 호소하면 수진(手診)한 경우 비뇨기과 전문의는 잔뇨를 조사하여 그것이 적다는 것이 확인되면 항코린제(포라키스 등)를 투여한다. 그러나 내과 의사라면 그 증상만을 듣고 이 약을 투여해 버린다. 만일 잔뇨가 많은 사람은 여분의 소변이 남는 데다가 배설도 되지 않는 결과가 된다.

그 외에도 진정제, 항불안정제, 항우울제, 혈관확장제, 이완제, 항콜린제를 포함한 위장약 등으로 인해 소변이 잘 나오지 않고 요폐(尿閉)가 되는 사람도 있다.

전립선 수술을 하면
전립선암에는 걸리지 않는가

비뇨기과의사들은 환자들로부터 '나는 전립선비대증 수술을 했으니 전립선암에는 걸리지 않겠지요' 라는 질문도 자주 받는다고 한다.

'아니요, 암에 걸릴 가능성은 있습니다' 라고 대답하면 '전립선을 제거했는데 왜 암에 걸리지요?' 하고 되묻는다는 것이다.

이 책을 처음부터 읽은 사람은 이미 알 테지만 전립선비대증과 암은 생기는 장소가 다르다.

비대증은 내선(內腺)에서, 암은 외선(外腺)에서 생긴다. 따라서 비대증으로 인해서 내선을 적제했어도 외선은 남아 있어 암이 될 수 있는 것이다.

실례로 전립선비대증 수술 후 10년 이상 지나 전립선암에 걸리는 사례가 종종 있다고 한다.

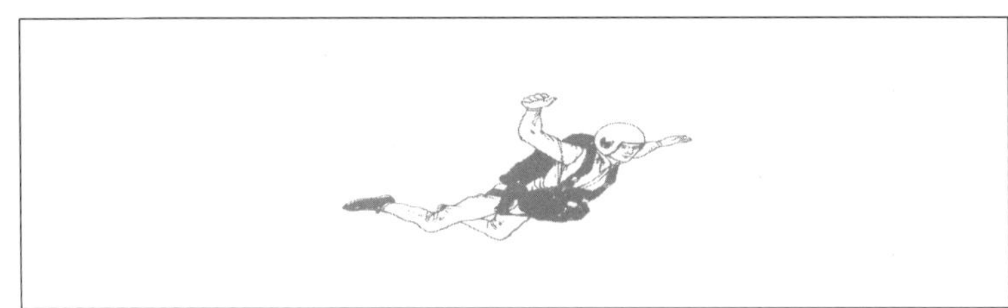

혈뇨(血尿)와 전립선비대증 및 암

전립선비대증의 증상으로써 피가 섞인 소변이 나올 때가 있는데 그것은 극히 드문 일이다. 일반적으로는 배뇨 장애나 야간 빈뇨(頻尿) 등을 호소하며 병원을 찾는다.

그러나 심각한 비대증에 가벼운 염증을 동반했을 때는 혈뇨(血尿)가 비칠 때도 있다. 그런 경우에는 혈뇨가 소변이 시작될 때 나오는 것이 특징이다.

내과의사로 일하는 사람이 소변이 잘 안 나오고 혈뇨도 보인다며 비뇨기과의사를 찾아 갔다고 한다. 본인은 '전립선비대증이니 수술하고 싶다' 라고 했으나 혈뇨가 마음에 걸려 방광, 요도경 검사를 했더니 큰 비대증도 아니었고 방광 내에 계란 크기의 방광암을 발견했다고 한다. 이런 경우를 보더라도 역시 혈뇨는 방광암에 압도적으로 많은 증상임을 잊어서는 안 된다.

그런데 전립선암에서는 종종 혈뇨를 호소하는 사람이 있다. 이 경우에도 배뇨 초기에 혈뇨가 많다. 만일 암 때문에 혈뇨가 나왔다면 암 조직이 요도 점막에 침윤되었다는 것을 의미한다. 따라서 벌써 병기(病期) C 이상인 것이다.

전립선비대증과 비슷한 증상을 보이는 몇 가지의 질환

전립선암이나 전립선증(前立腺症)에 대해서는 앞에서 이야기 했다.

배뇨 곤란이나 빈뇨(頻尿)를 호소하며 병원을 찾아와도 반드시 전립선비대증인 것은 아니다. 그 중에서는 요도협착과 신경성 방광염이 있다.

요도협착은 요도 중간이 좁아져 소변이 잘 나오지 않게 되는 병이다. 대부분의 예는 이전에 요도(尿道) 손상이나 요도염(尿道炎)을 경험하고 있다.

요도 손상이라는 것은 예를 들면 횡단금지인 도로를 서둘러 건너려고 레일팬스를 막 밟으려 할 때 발이 미끄러져 레일팬스에 회음부(會陰部)를 강타당했을 때 일어난다. 요도에서 출혈이 심할 때는 병원에 가고 그 뒤 정기적인 요도 확장이 필요하다.

이를 기다리지 않거나 가벼운 손상이라고 치료하지 않은 채 그냥 두면 몇 년 후 요도협착이 오는 것이다. 물론 전립선비대증을 합병증으로 갖는 예도 있다. 대부분 진찰시 잔뇨를 측정하려고 카테텔을 넣다가 발견한다.

　신경성 방광은 방광 기능과 관계되는 신경이 손상을 받아 그 결과 방광이 정상 기능을 유지할 수 없게 된 상태이다.

　증상은 장애 부위, 정도, 시간 등에 따라 다르다. 소위 하반신마비 같은 상태라면 곧 신경성 방광이라고 생각할 수 있으나 골반내(骨盤內) 장기(臟器) 수술을 한 후에는 발견하기 어려울 때도 있다.

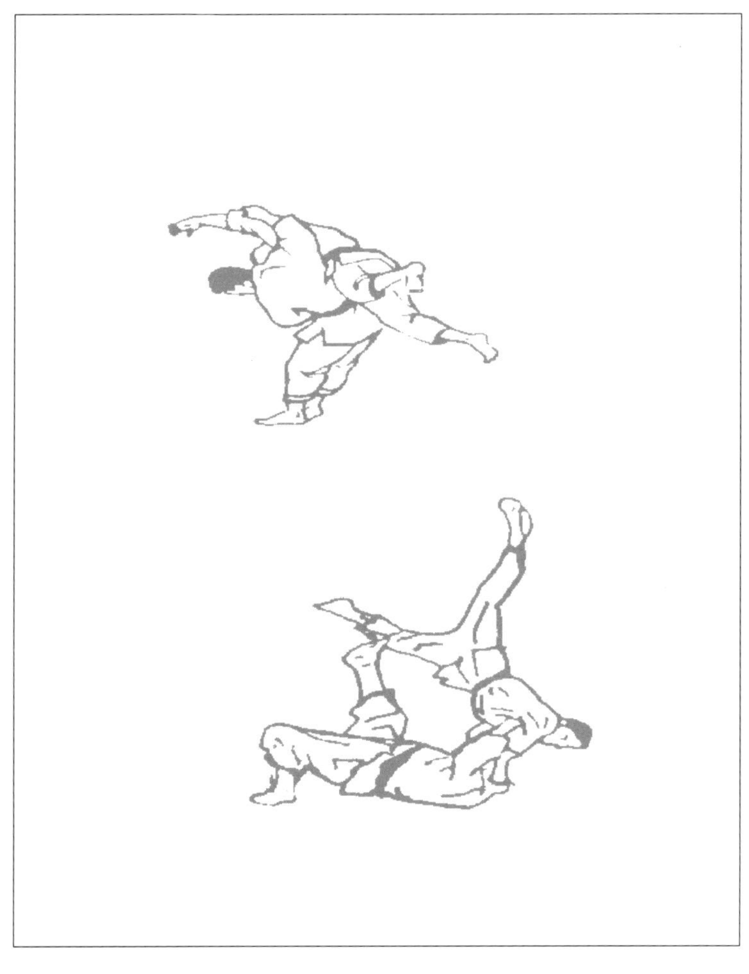

화장실을 지저분하게 만드는 전립선비대증(前立腺肥大症) 환자

예전에 할아버지가 들어갔던 화장실에 가면 변기 앞이 소변으로 지저분해져 있던 기억이 있다. 특히 음주 후가 심했던 것 같다.

전립선비대증에서는 배뇨 곤란이나 소변의 줄기가 가늘어지고 짧아지는 현상이 있다는 것은 확실하지만 그 외 요선(尿線) 분열이라고 해서 나오는 소변이 한 줄기가 아니고 두 줄기로 나뉘는 경우가 있는 것이다.

젊었을 때는 소변이 나오는 줄기도 한 줄기이고 힘 있게 나오며 그 방향도 확실하게 알 수 있지만 전립선비대증이 되면 소변이 나오는 줄기도 예상 외의 방향으로 나가는 일이 있다.

소변이 나오기 시작한 뒤 당황하여 소변의 줄기를 변기 안으로 향하게 하려다가 오히려 자신의 바지를 더럽히게 되기도 한다.

공중 화장실 등에서 노인이 당황하고 있는 것을 종종 보아 왔을 것이다. 그것은 모두 전립선비대증과 관련된 증상의 일환인 셈이다.

전립선비대증과 쇄석위(碎石位)

비뇨기과나 산부인과에서는 종종 환자를 '쇄석위(碎石位)' 자세로 만든다.

한번이라도 이 자세를 취해본 사람이라면 얼마나 굴욕적인지 알 것이다. 어떤 사람은 방광경 검사를 받을 때의 느낌에 대해 통증은 참을 수 있었으나 그 굴욕적인 체위는 견디기 힘들었다고 기억하고 있다.

실은 이 체위는 기원전부터 있었던 것이다. 예전에는 방광결석(膀胱結石)이 많아 이를 적출하기 위해 환자에게 이 자세를 취하게 하고 요도에서 돌을 빼냈던 것이다.

그래서 이 자세를 쇄석위라 하는 것이다. 물론 이 체위보다 치료나 검사에 적합한 체위가 있으면 그것을 택하겠지만 달리 좋은 체위가 없다.

전립선비대증 환자에게 비뇨기과에서 이 체위로 방광경검사도 하고 수술(TURP)도 한다.

게다가 전립선비대증인 사람은 고령자이다. 다리 사이에 얼굴을 묻고 수술이나 검사를 하고 있는 의사의 얼굴에 대고 독가스를 한방, 먹이는 이도 있다.

최근 유럽에서는 이 체위에서 TURP를 할 때 혈액이 수술하는 의사의 눈에 들어가지 않도록 수중안경 같은 안경을 착용한다.

유럽이나 선진국 의사들에게 안경을 끼지 않고 TURP를 집도한다고 하면 그들은 '믿을 수 없는 일'이라고 일축하기 십상이다.

미국과 같은 곳, 특히 뉴욕의 경우에는 비뇨기과를 찾는 환자의 5명 중 1명이 HIV(에이즈 바이러스)가 양성이기 때문에 안경 없는 TURP는 생각할 수 없다는 것이다.

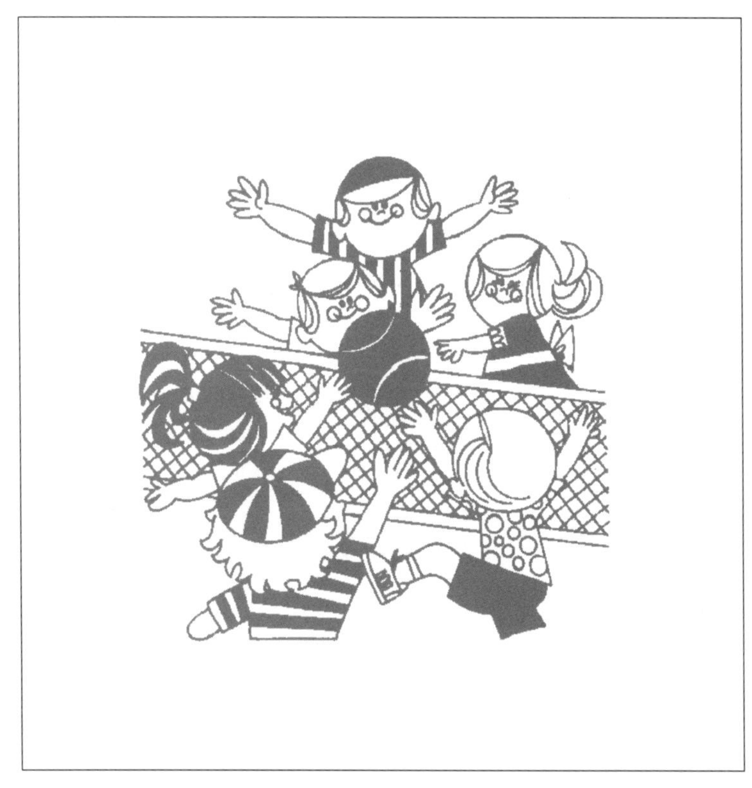

전립선암(前立腺癌)의 스크리닝 (screening)은 필요한 것인가

스크리닝(screening)은 검진(檢診)과는 다르지만 여기에서는 거의 동의어로 생각하기 바란다.

전립선암에 대해서는 검진을 해서라도 적극적으로 발견해야 한다는 의견이 일반적이라는 이야기는 앞에서 했다.

'전립선암 증상이 없어도 남성은 50세 이상이 되면 직장진 (直腸診)이나 PSA(전립선 特異抗源)검사를 매년 실시해야 하고 검사에서 이상이 검출된 경우에는 직장을 통한 초음파 진단이 나 조직검사 등의 추가 검사가 필요하다는 권고가 미국 암학 회의 가이드라인이다'라고 미국 암학회 고문인 머피 박사는 말하고 있다.

이 권고는 1987년부터 미국 10개 도시와 캐나다 2개 도시에 서 55~70세 남성에게서 집계한 데이터에 근간을 두고 있는 것이다.

전립선암은 1990년 이후 미국 남성 중 이환률(罹患率)이 가장 높은(8~10%) 암으로 여성의 유방암 이환률보다 높다 고 한다.

1994년에는 20만명의 새로운 환자가 나와 3만8천명이 전립선암으로 사망했다고 예측되어지고 있다.

수년 전까지는 전립선암 증상이 나타난 미국 남성의 30~40%는 이미 진행암이었다고 한다.

그러나 스크리닝 검사를 실시하고 있는 한 센터에서는 진행 전립선암 발견률은 1990년의 33.1%에서 1993년 3.8%까지 감소했다는 것이다.

그래서 머피 박사는 효과적인 스크리닝을 받으면 진행암 또는 치료 불가능한 암이 된 뒤 발견되는 일은 적을 것이라고 말하고 있다.

그런데 최근 캐나다 토론토의 데트스키 박사가 미국 의학의 잡지에 50세 이상의 무증상 남성에게 전립선암의 스크리닝(screening)을 행해도 기대할 수 있는 연명 효과는 122일이고 실질적으로는 수명을 단축시키고 있다는 쇼킹한 논문을 발표했다.

이 보고에서는 PSA나 직장진(直腸診), 초음파검사 등 일련의 검사를 받은 50세 남성은 평균 0.6일, 70세 남성은 1.7일의 연명 효과만을 확인할 수 있다고 한다.

박사는 연명 1년당 비용이 11만3천달러에서 72만9천달러라는 것, 그리고 스크리닝 결과 환자의 생활의 질이 저하된다는 것을 고려하면 전립선암 스크리닝이 의료정책상 비합리적일 수도 있다는 것이다.

이 보고에 대해 전립선암 스크리닝을 지지하는 세인트루이스 워싱턴대학의 카타로나 의사는 이 연구 결과는 잘못된 정보이며 국민에게 오해를 불러일으키는 것이라고 부정하고 있다.

전립선암을 검진하여 조기 발견, 치료하는 것이 진정으로 가치 있는 일인지 아닌지에 대해서는 이처럼 일류 연구자 사이에서도 의견이 분분한 것이다.

전립선암이 확실하게 치료되고 수술 합병증의 위험부담률도 현저하게 감소하면 이런 의견상의 대립도 없어질 것이다.

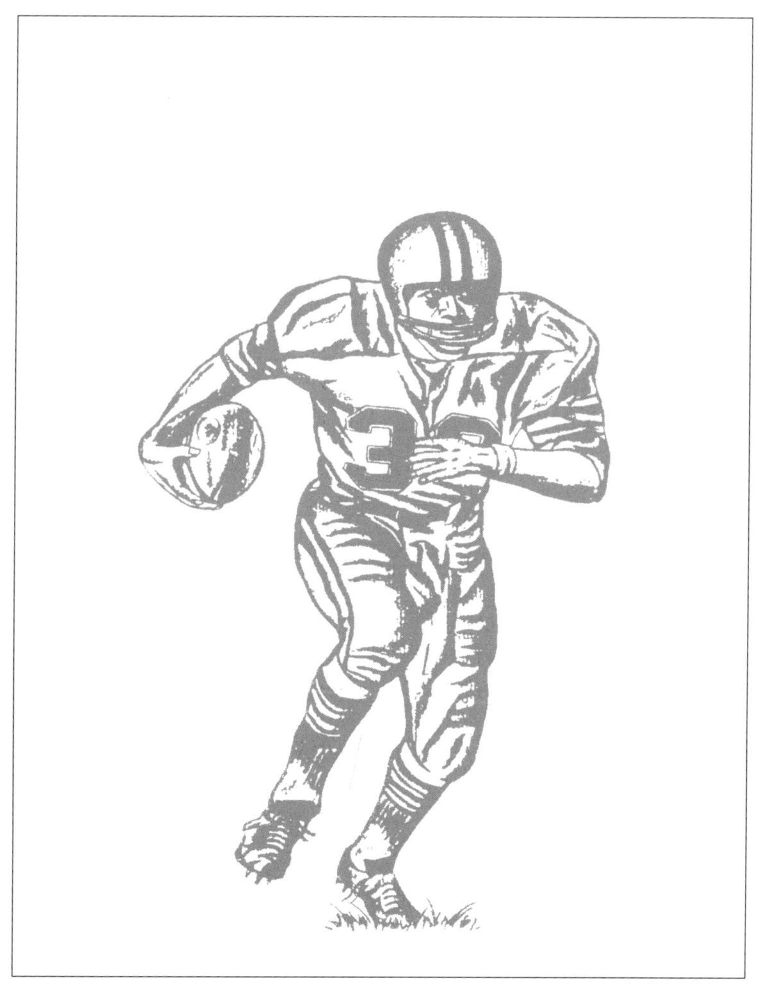

여성화(女性化) 유방(乳房)

에스트로겐제(여성호르몬제)나   안티안드로겐제(抗남성호르몬제)를 사용하면 유방이 여성처럼 커질 수 있다.

이를 여성화 유방(女性化 乳房) 이라고 한다. 이런 부작용이 적다고 일컬어지는 안티안드로겐제인 프루타마이드도 약 22%가 여성화유방 증상을 보인다.

여성의 유방 크기도 개인차가 있듯이 사람에 따라 크기가 다르다. 이것을 이유로 약 사용을 거부할 만큼 커지는 사람도 있다. 역시 남성에게 있어서는 불유쾌한 일이다.

약 20년 전, 당시는 약도 별로 없어 인산(燐酸)스틸베스테롤을 사용하고 있었다.

골전이(骨轉移) 증상이나 배뇨 장애도 좋아졌는데 어느날 상의할 것이 있다고 환자가 말했다. 에스트로겐요법으로 가슴이 커져 젖까지 나올 정도가 되었던 것이다.

이처럼 극단적인 예는 드물지만 유방이 조금 부풀어오르는 경우는 흔하다.

전립선의 영역(領域) 구분

　전립선 구조에 대해 내선(內腺)과 외선(外腺)이 있다는 것과 외선에서 전립선암이, 내선에서 비대증이 생긴다는 것은 반복해서 이야기했다. 그리고 맥닐이라는 사람이 정력적으로 조사하여 다소 다른 견해를 펴고 있다는 이야기도 했다.

　여기에서는 그 점에 대해 설명해 보려고 한다. 맥닐은 전립선은 조직학적으로나 생리학적으로나 다른 몇 개의 영역으로 구성되어 있다고 하였다. 다음의 [그림 9-2]는 그 영역을 약도화한 것이다.

　성인의 전립선은 정구(精丘) 부근에서 사정관(射精管) 주행 주위에 분포하고 중심역(CZ), 요도의 전방쪽에 이행역(TZ), 피막하(被膜下)에서 요도원위측 후방에 분포하는 변연역(邊緣域; PZ)과 같은 3영역의 선(腺)조직으로 구분되어 있다.

　중심역과 이행역은 종래의 내선역(內腺域)에, 변연역(邊緣域)은 외선역(外腺域)에 거의 일치한다. 따라서 전립선비대증은 중심역과 이행역에 흔히 발생하지만 주로 전립선 후방 정구(精丘)에서 멀리 떨어진 위치의 변연역(邊緣域)에 발생한다고 생각하고 있다.

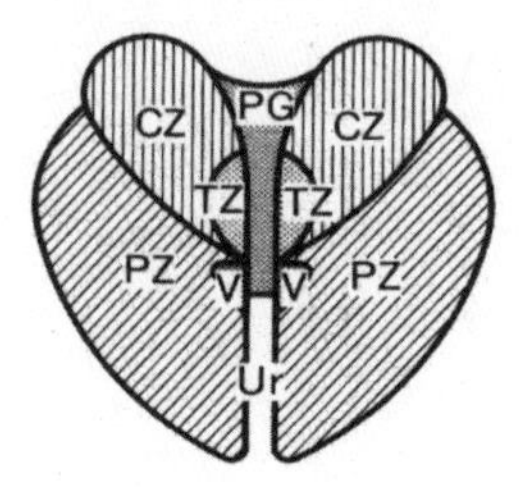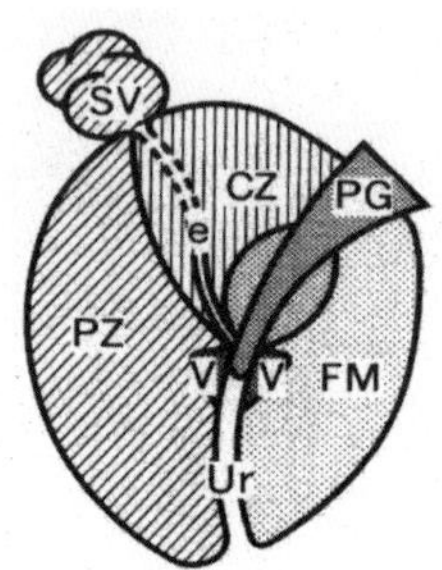

▼ [그림 9-2] 맥닐에 의한 전립선 영역 구분

이행역(移行域)에도 암이 발생하지만 커지기 힘들고 주위로의 침윤도 적은 경향이 있다. 한편 변연역에는 암이 생기기 쉽고 그 암은 이행역에 생기는 암보다 발육이 빠르고 주위로의 침윤도 일어나기 쉬운 것 같다.

최근에는 유전자 검토도 진전되어 여러 가지로 알 수 있게 되었다. 전립선암 세포의 분화도(分化度)나 암의 침윤(浸潤) 진전도(進展度) 외에 유전자도 예후(豫後) 인자(因子)로써 자세히 알 수 있게 되었다.

정액(精液)에 피가 섞인 경우

정액에 피가 섞여 있어 놀라서 병원으로 달려오는 사람이 있다.

대부분은 전립선에 가벼운 염증이 생겼거나 혈정액증(血精液症)이라는 그다지 심각하지 않은 질환이다.

그러나 50세가 넘은 사람은 암일 확률이 낮더라도 일단 전립선암 검사를 받는 편이 좋을 것이다.

한편 전립선비대증 수술이 필요하다고 생각되는 사람에게 수술 이야기를 했을 때 친구가 수술을 받았는데 심한 출혈이 있었다고 걱정하는 경우가 있다.

또 어떤 외과 의사가 유언으로 자기 병원의 후배 외과 의사에게 '수술에 자신이 있어도 전립선만은 손대지 말라'고 했다는 이야기도 있다.

이런 얘기의 저변에는 전립선 수술의 까다로움이 깔려 있다. 그렇다면 어떤 점이 문제점으로 나타날까?

첫째 전립선 주위에는 정맥 다발이 있다는 것이다. 정맥이 무리지어 존재하는 것이다. 전립선 수술시의 출혈에서 가장 문제가 되는 것은 이 정맥 다발에서의 출혈(出血)이다.

한번 출혈하면 혈관 끝을 실로 묶어도 피를 멈추기가 힘들다. 이 정맥 다발은 전립선 앞쪽을 덮고 있다. 전립선비대증의 수술이든 암 수술이든 출혈을 줄이는 것은 이 정맥을 어떻게 처리하느냐에 달려 있다고 해도 과언은 아니다.

그렇다고는 해도 대부분의 비뇨기과 의사는 이것을 충분히 알고 트레이닝 받고 있으므로 전립선 수술에서의 지혈 방법을 충분히 습득하고 있을 것이다.

현재는 여러 가지 기술과 방법이 개발되어 예전만큼 출혈이 심한 일은 없다. 그러나 때로 대량 출혈을 일으키는 예가 있는 것도 사실이다.

수술을 받는 것이 걱정스럽다면 납득이 갈 때까지 의사와 충분히 대화를 나눈 뒤 결심하는 것이 좋다.

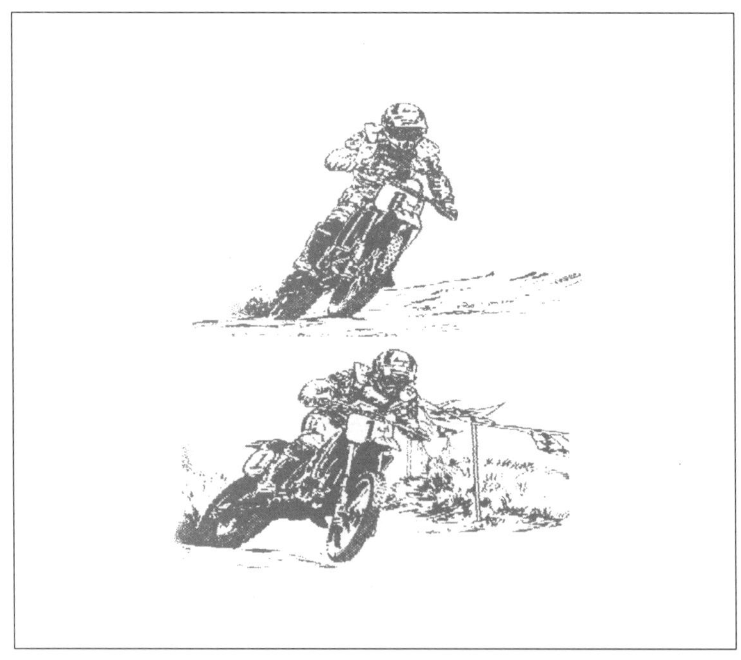

전립선비대증 치료를 위한 한방(漢方)과 민간요법(民間療法)

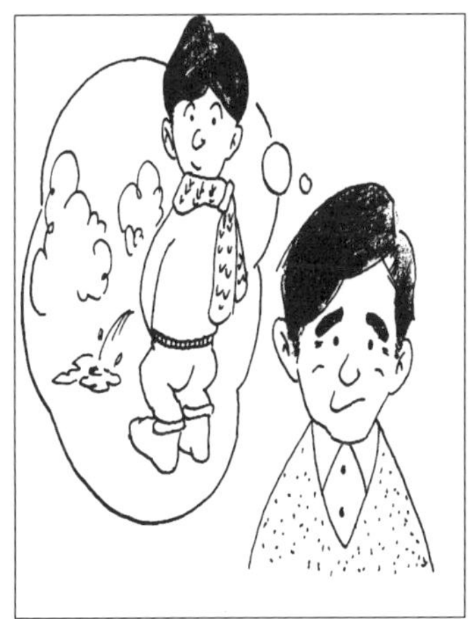

과음과 푹신한 의자는 금물

◆ 골반내(骨盤內) 충혈을 삼가한다

전립선비대 예방이든 치료든 의사가 가르쳐 주지 않는 여러 가지 방법이 있다. 그 중에서 모두 찬성을 나타내는 것은 과음(過飲)과 푹신한 의자는 금물이라는 것이다.

모 제약회사 제약개발팀에서 발표한 보고서에는 친절하게도 '요폐(尿閉) 예방을 위해서는 과음, 과도한 성교, 장시간 앉아서 하는 작업에서 오는 골반내 충혈(充血)은 피해야 할 사항입니다' 라고 가르쳐 주고 있다.

'골반 내 충혈', 이것은 기억해 둘 필요가 있다.

또한 모 대학병원 외과의사도 다음과 같이 말을 하고 있다.

'우선 주의해야 할 것은 푹신한 의자에 절대로 앉지 않도록 한다. 푹신한 의자에 앉으면 전립선에 울혈(鬱血 ; 혈액이 정체되는 것)이 생기고 커져 있던 전립선이 더욱 커져 요도를 압박하기 때문이다. 항상 전립선의 울혈을 막기 위해서는 전립선의 혈액 흐름을 좋게 해줄 필요가 있다.

오랜 시간동안 책상에 앉아 일하게 되는 샐러리맨은 3시간 간격으로 의자에서 일어나 다리를 펴거나 굽히는 굴신(屈伸) 운동을 하고 걸어다니거나 하여 전립선의 울혈을 막는 것이 좋을 것이다.

차 시트에 묻혀 장시간 운전을 하는 것도 좋지 않다. 전철 손잡이를 잡고 출퇴근하는 것이 몸에는 좋다.

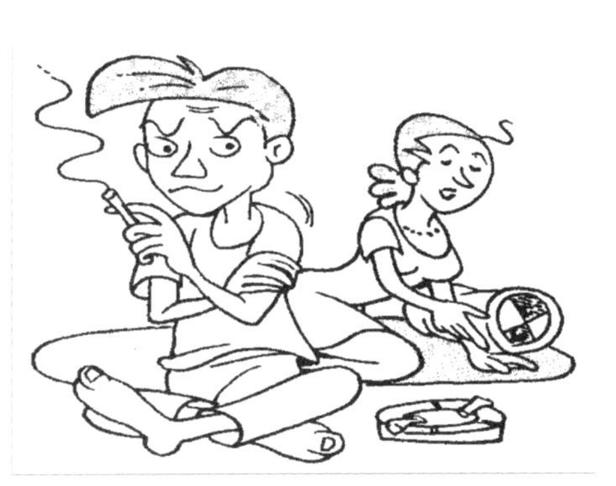

▲전립선 질환의 공포로부터 해방되기 위해서는 평소의 건강관리가 최선*!!!*

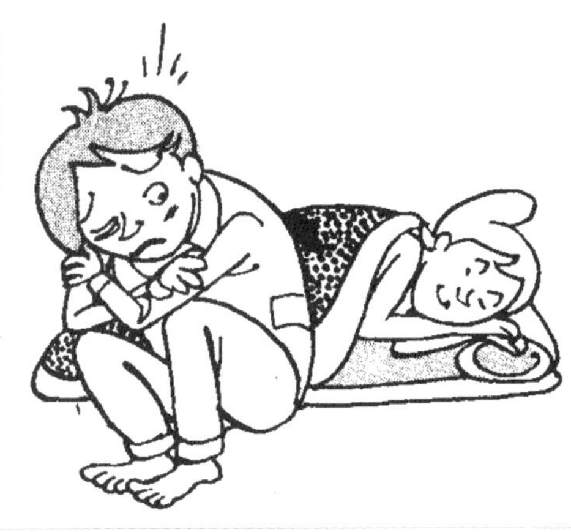

▲전립선 질환은 남성에게 있어서 사형선고(???)

전신이 튼튼해지는 것은 전립선에도 좋은 결과를 가져온다.'

◆ 과도한 음주와 성생활이 공범

전문가는 다음과 같이 말하고 있다.

'전립선비대라고 해도 그것이 생기는 과정은 여러 가지이다. 선조직(腺組織)이 크게 부어 있는 것 외에 자궁근종과 마찬가지로 선 사이를 메우고 있는 근육이나 섬유가 증대하여 커지는 것도 있다.

그 외 전립선은 커지고 그 부근 조직이 단단해지는 방광경부경화증(膀胱頸部硬化症)'이라는 것도 있는데 이것도 증상은 같다.

그럼 전립선비대의 예방이나 치료방법이 관건인데 많은 사람들이 고환을 없애고 여성호르몬(에스트로겐)을 먹으면 되지 않겠느냐고 하는데 이것은 중대 문제로써 성욕에도 관련이 있다.

지나친 성교가 전립선비대증을 초래한다는 설(說)도 있고 또한 성적(性的)인 자극으로 전립선이 붓는 일도 있다고 하나 그것들이 전립선을 비대하게 한다는 통계는 없다.

술을 마시면 일시적으로 전립선이 붓는다. 때문에 과음을 하면 하룻밤 내내 소변이 한 방울도 나오지 않아 고생하는 경우가 매우 많다. 따라서 과음은 삼가해야 하다.

콜레스테롤이 나쁘다는 설도 있으나 전립선비대도 노화현상의 하나이므로 비타민 E 등을 섭취하여 전신의 세포를 젊게 해두는 것이 좋다.

또 약을 먹거나 식사에 주의하여 노화를 방지하는 것도 좋다. 전신이 건강해지는 것이야말로 신체의 특정 부분이 건강해지는 지름길이기도 하다.'

위의 얘기를 염두에 두지 않더라도 아무튼 푹신한 의자와 과음은 좋지 않다. 그것은 전립선에 울혈을 가져오기 때문이다.

◆ 환자 스스로가 주의할 사항

전립선비대증을 비롯하여 전립선과 관련된 질환을 막기 위해서는 환자 스스로의 적극적인 대처와 지식이 중요하다.

가령 골반 안의 충혈을 막기 위한 적극적인 방법에 대해 생각해보자.

어깨가 결리는 것은 그곳을 사용하지 않기 때문에 어깨나 근육이 울혈 상태가 되기 때문이다. 때문에 어깨를 두드려주면 울혈이 편해진다는 것을 연상할 수 있다.

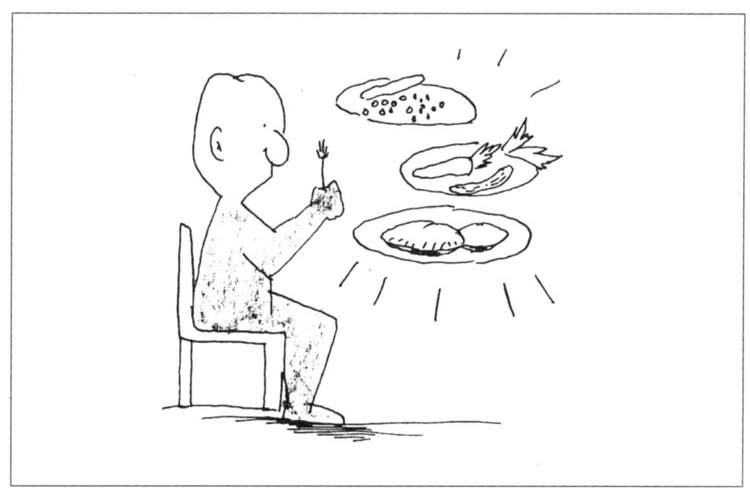

옛날 사람들은 그곳에 박하잎을 붙여 식히기도 하고 수중 동물을 이용해서 빨아들이게도 하고 울혈을 빼내기도 하고 기구로 울혈을 모으기도 하고 여러 가지 방법을 강구했다.

이들을 보아 생각할 수 있는 것은 '전립선비대라는 것은 그곳이 울혈되어 있기 때문이며 어깨가 결리는 이치와 같다. 그렇다면 그곳을 두드려 울혈을 풀어 주면 비대가 해소되지 않을까?' 하는 것이다.

하복부 전방에서부터 전립선이 있다고 생각되는 방향을 톡톡 두드려 보는 것이 어떨까? 필시 울혈이 풀린다. 또 항문 쪽에서 톡톡 두드려 보면 다른 방면의 울혈이 풀린다. 그것을 매일 계속하면 비대가 적어질 것임에 틀림없다. 만일 그렇다면 굉장한 발견이다.

이를 반복함으로써 전립선이 작아지고 있다고 생각하면 참으로 기분이 좋다. 푹신한 의자에 앉아 있다가 3시간이나 2시간마다 톡톡 두드려 주면 울혈은 없어질지 모른다.

집에 돌아간 뒤에는 바이브레이터로 해보는 것은 어떨까? 그것도 생각해볼 일이다.

그 외 옛날 사람들이 생각해낸 것 같은 여러 가지 방법을 생각해 보는 것이다.

과음도 피할 수 없이 하게 될 때가 있다. 그랬을 때는 어떻게 하는 것이 좋을까? 거기에도 여러 가지 방법이 있을 것이다. 세포에 젊음을 주기 위해 비타민 E를 먹는 것은 어떨까? 그 외에 현미식을 한다거나 율무를 먹어 보는 것도 좋을지 모른다.

　이와 같이 미래 지향적으로 아이디어를 내는 것이 노화방지의 최대 묘약이라는 것을 잊지 말기 바란다. 그리고 그것을 각자 나름대로 실행하는 것이 전립선비대의 진행을 막는 묘약이 되지 않을까 한다.

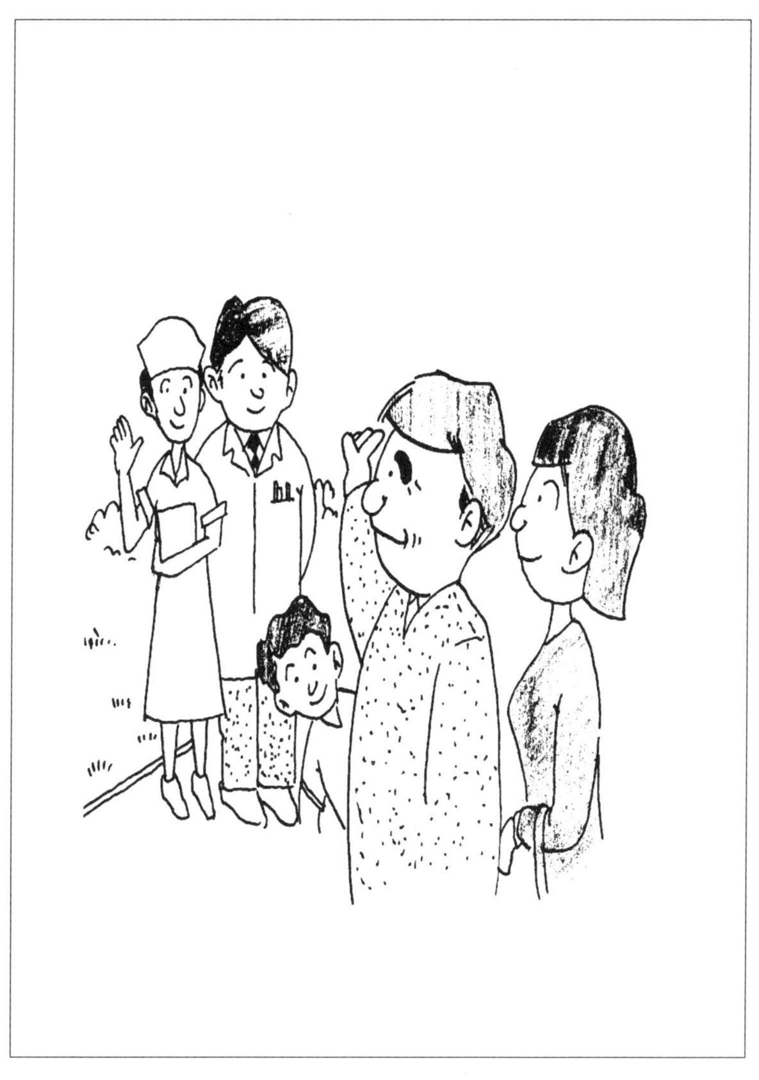

팔미지황환(八味地黃丸)의 효능

◈ 팔미환(八味丸)의 뿌리

보통 전립선비대라고 생각하고 약을 찾았을 때 어디에도 그런 약은 없다고 한다. K대학에서 강의하는 P교수는 일본의 친구에게 사정을 설명하고 도움을 청했다고 한다.

그때 처음으로 들은 것이 '팔미환(八味丸)이라도 먹어 보는 것이 어떨까' 하는 이야기였다. 그래서 가만히 있는 것보다는 낫겠지 싶어 산 것이 검은색 알갱이의 팔미환이었다.

처음에 그 약효에 기대를 걸지는 않았다고 한다. 왜냐하면 약국에서조차 '이 병(病)에 특효약은 없습니다. 하지만 팔미환이라도 먹어보시죠, 뭐……' 하는 정도였으니까 말이다.

일단 '효과가 어떻든' 일본의 친구가 일러준 팔미환 제약회사에 편지를 보내 보았다. 그러자 놀랍게도 곧 정성스러운 답장이 도착했다.

그 편지에 의하면, '…… 팔미환은 지금으로부터 1800년 전, 중국의 명의(名醫) 장중경(張仲景)이 쓴 한방 고전(古典)인 ≪금귀요략≫에 기록이 되어 있는데 팔미지황환, 현기환(賢氣丸)이라고도 불리우며 60세 이상의 고령자에게 원기회복용으로 사용되고 있습니다. 특히 빈뇨(頻尿)나 세뇨(細尿), 잔뇨(殘尿) 등 전립선비대증 증상인 분이 쓰시면 효용이 있다고 합니다. 그러나 선생님께서 요구하신 실험 데이터는 지금 당장은 없습니다. 모 대학에서 병리학적 연구를 하고 있으니 머지 않아 그 성과를 알릴 수 있겠지만……' 이라고 되어 있었다.

그리고 그 홍보용 전단도 함께 배달되어 왔다. 성분은 약초가 7가지였는데 그 각 성분의 함유량이 기록되어 있었다.

그 이후 팔미환에 흥미를 갖고 책이나 잡지 기사를 모아 참고로 하고 있다는 것이다.

그 한 가지 예가 ≪팔미지황환(八味地黃丸)≫이라는 책이다. 거기에는 다음과 같은 효능들이 쓰여져 있다.

◈ 배꼽 밑 질환에 효과가 있다.

팔미지황환은 흔히 '배꼽 밑 병에 효과가 있다' 라고 일컬어지고 있다. 사실 노인의 전립선비대나 요통(腰痛)에 종종 특효를 나타낸다.

그것을 한방으로 처치하면 어떻게 될까? 일본 모 대학병원의 진료실을 찾아간 A씨의 예를 들어 설명하겠다.

A씨는 수년 전 전립선비대 치료를 위해 일본에 친척이 있어서 동경으로 건너갔다고 한다.

그러나 증상이 점점 진행되어 수술을 해야 했던 A씨는 공포감에 사로잡혀 사방팔방 그 방법을 강구하던 중 마침내 C

박사에게까지 찾아가 진료를 받게 되었다.

C박사가 진찰해 보니 다소 마른 형이고 하복부의 힘이 빠져 있었으며 자각증으로 보아 팔미지황환 적응증이라고 보여져 그것을 먹이기로 했다.

그러자 놀랍게도 다음날부터 소변이 나오는 상태가 달라졌고 4일째에는 카테텔이 필요없게 되어 A씨는 기뻐하며 한국으로 돌아올 수 있게 되었다.

3~4개월 계속 복용하던 중에 그렇게 고통스럽던 배뇨(排尿) 곤란이 깨끗이 나아 쾌적한 생활을 보낼 수 있게 된 것이다.

이것은 어쩌면 인간에게 마련되어진 자연치유력이 있었기 때문인지도 모르지만……

C박사는 임상경험을 통하여 증상이 가벼울 때 먹기 시작하면 단시일내에 치료할 수 있다는 것을 알았다. 가벼울수록 효과를 빨리 볼 수 있는 것이다. C박사는 그에 이어 전립선비대로 폐뇨(閉尿)를 일으킨 환자에게 팔미환을 처방한 예로써 그 효과를 인정했다고 한다.

◆ 동양의학의 태두

한방약을 먹어 전립선비대를 고치고 싶다는 질문에 대한 비뇨기과 의사들의 회답을 참고로 정리하고자 한다.

[질문]

63세 남성입니다. 전립선비대를 한방약으로 고치고 싶습니다. 한방약에도 부작용이 있는지 대답해 주십시오.

[답변]

전립선비대는 팔미환으로 효과를 볼 수 있습니다. 제 경험으로 보자면 아주 유효합니다. 중년 이후의 사람으로 전립선비대인 사람은 우선 팔미환을 시험해 보는 것이 좋습니다. 몸에 맞는 사람은 증상이 진행되지 않을 뿐 아니라 경우에 따라서는 상당히 진행된 전립선비대라도 좋아지는 경우가 있습니다.

[질문]

전립선비대 치료에 팔미환을 먹고 정말 소변 나오는 상태가 좋아졌습니다. 하지만 X-Ray 진단에서는 비대 그 자체에는 변화가 없습니다. 이것이 내복약의 한계인가요?

[답변]

전립선 증상……. 이제까지의 임상실험에서 보자면 전립선 질환이 있는 환자의 약 90%가량이 팔미환에 적응한다고 생각합니다. 팔미환 요법은 동서양을 막론하고 가장 유효한 치료법이라고 생각합니다. 이 질문에서 소변 나오는 것이 좋아지는 것정도가 한계냐고 했는데 이것은 약이 효과를 나타내기 시작했다는, 무엇보다 좋은 증거입니다. 용기를 갖고 계속 복용해야 할 것입니다. 그러다 보면 엑스레이 소견에도 변화가 나타날 것입니다.

이상과 같이 동양의학에서는 팔미환의 효과를 매우 높이 평가하고 있다. 그러나 거기에는 실험 데이터가 없고 예로부터 말로만 전해져 오는 것일 뿐, 나았다는 이야기뿐이므로 서양 의학에서는 신용하지 않는다. 그러나 관련 의사들이 계속해서 주장을 하자 한방에서는 하지 않았지만 서양의 의료팀들이 실험을 하기 시작했다.

◆ 일본 동경대학 의학부의 연구

동경대학 의학부 비뇨기과 과학실에서는 전립선비대증의 자각증상을 개선하는 치료제로써 팔미환의 효과에 대해 조사한 적이 있었다.

전립선비대증은 배뇨 곤란, 빈뇨, 야간의 소변, 잔뇨감 등을 주된 증상으로 하는데 이것은 방광경부경화증(膀胱頸部硬化症)과도 비슷한 증상이다.

그러므로 이 증상 환자를 1977년 12월부터 1979년 2월말까지 동경대 의학부를 찾은 중증 또는 경증 환자 50명을 대상으로 실험했다. 나이는 50세~89세까지, 기간은 7~9주간이다.

자각 증상의 개선은,

① 배뇨장애   유효   24명   71%
                 무효   9명   29%

② 빈뇨(頻尿)   유효   16명   52%
                  무효   15명   46%

③ 잔뇨감(殘尿感)   유효   7명   39%
                  무효   11명   51%

풀뿌리, 나무 껍질이 치료에 쓰였고 생약의 효과는 그 어떤 유효 성분이 있었으나 미지인 채 경험적으로 쓰이는 것도 많았는데 팔미환도 그 중 하나이다.

현재 서양의학에 대한 불신이나 불안도 커져서 한방약은 무저항적으로 받아들여지고 있다.

팔미환도 그 유효성은 50% 정도 인정되고 있다.

왜 자각증상의 개선이 보이는가. 이것은 생약(生藥)의 성분이 지닌 항부종(抗浮腫)·항염(抗炎) 작용이 부종을 막아주기 때문일 것이다.

결론적으로 필미환은 경증 환자에 대해서는 자각증상의 개선에 도움이 되고 배뇨 곤란에는 71%, 빈뇨(頻尿)에는 52%, 잔뇨감(殘尿感) 개선에는 39% 정도 유효했다.

그러나 타각증상에는 개선으로 이어지지 않았다.

이에 의해 타각증상의 변화는 자각증상의 변화로 이어지지는 않는다는 것을 알 수 있다.

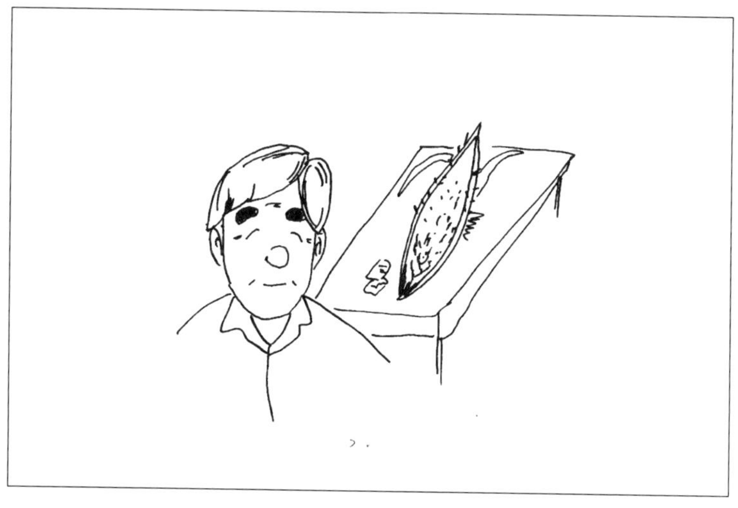

순수한 쌀식초엑기스를 이용하여 전립선비대(前立腺肥大)를 고쳤다

[66세인 W씨의 체험]

나는 신장 172cm, 체중 55kg으로서 만성위염을 앓고 있다. 어느날 친구의 권유로 순수 쌀식초엑기스를 먹기 시작했다. 그러자 이상하게도 잔뇨(殘尿)가 없어졌다. 그렇게 유쾌할 수가 없었다.

나의 잔뇨 증세는 50세부터 시작되어 10여년이 넘는 증상이었다.

배뇨 후 1~2분 지나면 또 졸졸 흐른다. 그런 것이 10년이나 계속되고 있었던 것이다.

그런데 그런 증상이 쌀식초로 말끔히 해소된 것이다. 이것은 엑기스 중에 아미노산이 있기 때문일까? 그것이 요도에 좋은 영향을 준 것일까?

처음 10일 가량은 아침, 저녁으로 2회 먹었다.

[65세인 H씨의 체험]

내 몸에 이상이 있었던 것은 얼마 되지 않는다. A병원에서 곧 입원하라고 권했다. 집에 들어가 상의하니 수술은 하지 않는 편이 좋을 것 같다는 아내의 말에 입원은 하지 않기로 하고 한방약으로 고쳐 보기로 했다.

그러나 좀처럼 좋아지지 않고 혈뇨(血尿)까지 나오게 되었다. 그래서 다시 의사에게 갔더니 이번에는 페니실린을 주사했고 그것으로 혈뇨는 멎었다. 그러나 2개월쯤 지나자 혈뇨가 다시 나왔다. 그래서 다시 페니실린을 주사하게 되었고 이런 식의 반복이었다.

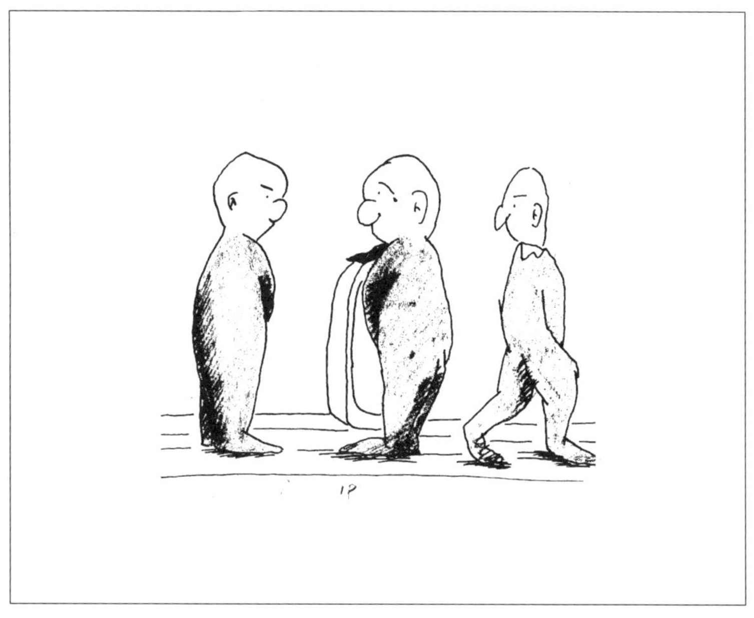

어느 날 친구의 권유로 쌀식초를 한 잔 먹었다. 몇 일 후, 빨갛던 혈뇨가 엷어지고 통증이 멎었다. 그리고 5일째 소변이 투명하게 되었다.

현재도 아침에 눈을 뜨면 아내가 컵에 따라주는 것을 먹고 있다, 소변에 의심이 가는 사람은 시험해 보는 것이 어떨까.

이상이 순수 쌀식초를 먹고 효과가 있었다는 사람들의 이야기이다. 이런 이야기를 종종 듣는다.

순수 쌀식초라는 것은 순수한 쌀만으로 만든 식초이며 그것을 특별히 만들고 있는 회사도 있다.

그러나 그것은 사람에 따라서 나을 수도 있고 낫지 않을 수도 있다는 정도로 이해해야지 그것만을 믿고 서양의학(근대의학)을 거부하거나 해서는 안 된다.

역시 서양의학을 중심으로 해서 다른 좋은 방법도 시험해 보아야 한다.

또 전신을 건강하게 유지하는 것은 자연치유력에 의해 전립선비대도 정상으로 되돌릴 수 있는 힘의 원천이 된다는 것을 명심해야 한다.

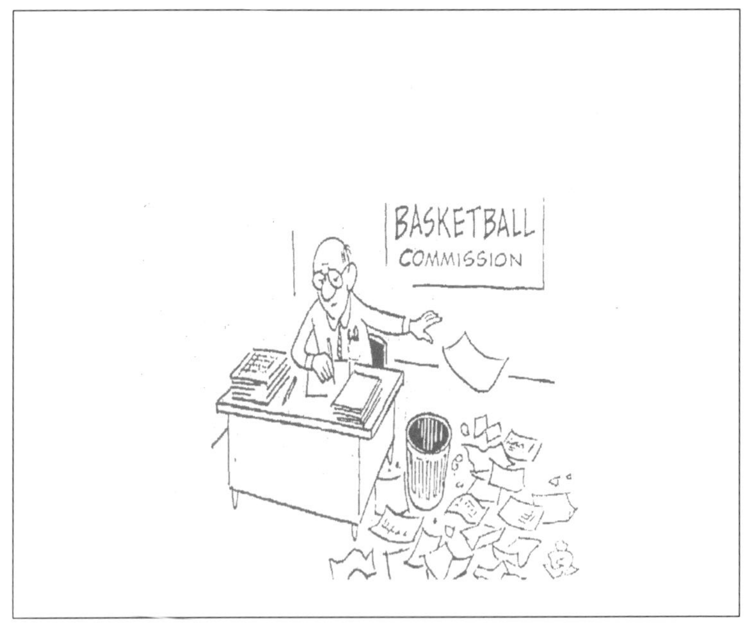

열에 볶은 대파를 이용하여
하복부를 따뜻하게 해준다

이 방법은 일본의 모 대학병원 의학박사가 건강잡지에 소개한 것이다.

그에 따르면 열에 볶은 파를 이용하여 하복부를 따뜻하게 하면 혈행이 좋아지고 요도(尿道)를 넓혀 소변 배출이 좋아진다고 한다.

예전부터 소변에 문제가 있으면 종종 쓰이던 민간요법이다. 그 방법은 다음과 같다.

① 볶은 파는 열을 지니고 있어 온습포(溫濕布) 작용을 하여 하복부의 혈행을 개선하고 요도를 넓힌다.

② 파 속에 함유되어 있는 이뇨(利尿) 작용이 있는 유효성분이 피부를 통해 체내로 침투하여 배뇨 작용을 촉진시킨다는 이유로 소변의 배출이 좋아지는 것이라고 생각할 수 있다.

또 볶은 파에 설탕을 섞은 것도 효과적이라고 한다. 치료에는 파의 흰 부분을 이용한다.

우선 대파의 흰 부분이 30~40㎝정도 되는 것을 7~8개 준비한다.

이것을 잘 씻어 5cm정도 길이로 자른다. 이것을 기름을 두른 후라이팬에서 볶으면 수분이 증발하면서 양이 적어진다. 다음에 기름을 두르지 않은 후라이팬에 넣어 볶는다.

파의 수분이 적어지면 불을 끄고 뜨거울 때 목면자루에 넣어 화상을 입지 않도록 주의하며 하복부에 댄다.

그 경우 파 자루의 두께가 2㎝정도 될 만큼의 양이 필요하다. 적으면 금방 식어버리기 때문이다. 7~8개로 양이 너무 적으면 좀더 사용해도 좋다.

파는 곤약과 마찬가지로 보온효과가 강해서 1~2시간은 따끈따끈하다. 밤에 자기 전에 이것을 하면 숙면을 취할 수 있다. 이를 매일 1회씩은 계속해서 실시한다.

피부가 약한 사람은 진무르지 않도록 주의한다.

또 대파의 흰 부분을 얇게 썰어 마찬가지로 볶은 것에 설탕을 조금 섞어 먹어도 효과가 있다고 한다.

이것을 읽고 독자 여러분은 어떤 생각이 드는가?

파 이외에 좀더 효과가 있을 만한 것이 있을 법한 느낌이 들 것임에 틀림없다. 그것을 찾아내어 다른 사람들에게 민간요법으로 전하자. 만일 몇몇 사람들이 시험해서 좋은 효과를 얻는다면 특허를 출원해 두는 것도 좋을 것이다.

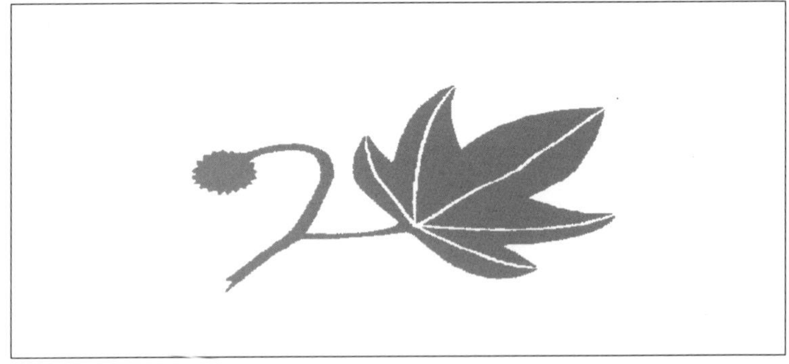

아연이 부족하면 비대증이 된다?

비행(非行)을 저지르는 나이의 저연령화(低年令化), 성인병의 저연령화……. 그런 사회 풍조에 자극 받은 것인지 전립선비대증(前立腺肥大症)마저 발병(發病) 연령이 점점 내려가고 있다.

예전에는 60세가 되면 조심하라고 하던 이 전립선 질환이 지금은 중년이 되면 주의해야 한다고 나이를 낮춰서 경고하고 있다.

그 획기적인 요법으로써 지금 각광을 받고 있는 것이 영양소에 의한 치료로 특히 아연이 중요시되고 있다.

아연은 미네랄의 일종으로 극소량이기는 하지만 인간의 몸에는 필수적인 원소이다.

그 아연이 체내에서 가장 많이 존재하는 부위가 바로 전립선이다.

놀랍게도 전립선에 아연이 감소되면 정액이 적어지고 정액이 줄면 그에 비례해서 전립선이 비대해진다는 것이 알려졌다.

즉 아연 부족이 전립선비대에 중대한 영향을 미치고 있는 것이다. 우리들의 식생활은 점점 서구화되고 도시화되어 정제가공되어서 인스턴트식품으로 불리우는 것만 먹는 날의 연속인 탓에 자신도 모르는 사이에 아연 결핍이 일어난다.

그래서 아연이 풍부한 식품, 즉 신선한 조개류나 야채류, 종자류(種子類)를 잘 챙겨먹는 것이 중요하다. 미국에서는 이미 이것이 문제가 되고 있다고 한다.

아연 결핍이 결과적으로는 전립선비대증 환자를 낳고 또 이것이 젊은 사람에게도 문제가 되어 정자(精子) 감소자가 점점 늘고 있다는 것이다.

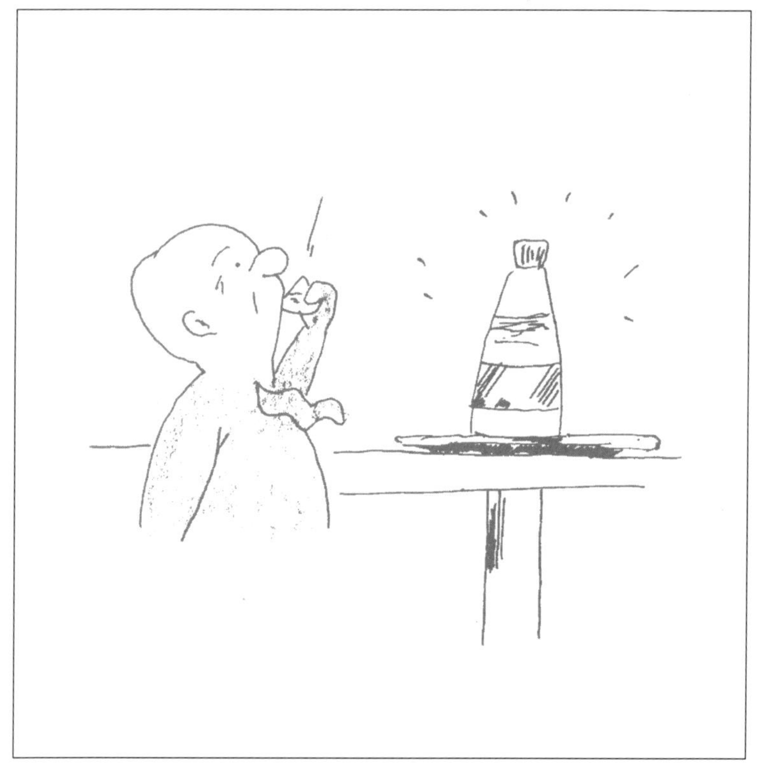

젊은 사람에게 임포텐스(조루증)가 많다는 것은 이와 관계되

는 점이 적지 않다고 한다. 그것은 아연 결핍이 정자나 정액의 양을 평소의 반정도로 감소시키는 무서운 힘을 발휘하기 때문인 것으로 알려져 있다. 정자나 정액의 감퇴가 임포텐스로 이어지고 또 중년이 되어 부부 관계 횟수가 급격히 감소하는 원인이 되는 것이다.

'부부가 잠자리를 갖는 횟수가 줄어들면 전립선을 주의해야 한다'는 말은 바로 이런 사실에 근거를 두고 있다.

이 증상이 일어났을 때 아연을 듬뿍 먹음으로써 회복된 예는 매우 많다.

그래서 중년 이후가 되면 또는 전립선비대 증상이 나타나면 위에서 소개한 것을 먹어 보는 것도 좋다.

아연은 조개류, 간, 젤라틴, 계란, 대두, 맥아 등에 많이 함유되어 있는데 가장 좋은 것은 신선한 시금치 등 녹색 야채이다. 같은 야채라도 계절 감각이 없는 비닐하우스 제품보다는 자연적으로 재배한 계절야채가 좋다.

그것은 아연 함유량에서 차이가 나기 때문이다.

독자 여러분의 전립선비대 진행을 막는데는 아연이 결핍되지 않도록 식사에 배려하는 것도 한편 중요하다고 생각한다.

전립선에 아연 부족이 해소되면 소변 나오는 상태가 좋아진다. 이렇게 전립선과 관련된 증상을 갖고 있는 사람들이라면 아연이 다량 함유된 특별식이나 간식을 만들어 먹는 것이 중요하다.

나이가 지긋한 사장은 전부 환자인가?

전립선비대라는 것은 대기업 사장, 중진급 장관, 중견 관리자급 등의 사람들이 걱정하는 병일 것이다. 그것은 미식(美食)과 운동부족, 푹신한 의자에 앉아 골반에 울혈이 일어나기 쉬운 생활을 하고 있기 때문이다.

60세 이상의 남자가 80% 가까이 전립선비대증이 된다는데 그 예방책은 전무(全無)하다시피 하고 심지어 진행을 막는 약도 없다는 것은 참으로 서글픈 이야기다. 많은 사장님들의 마음을 위로할 방법은 없는 것일까?

의학서를 보면 알 수 있듯이 전립선은 방광의 하부(下部) 뒷쪽, 요도로 들어가는 요로(尿路)의 입구에 있는 밤톨 모양의 기관이다.

여기에서 전립선액이 만들어지고 있다. 또한 여기에서 성행위 최후에 정자와 전립선액이 섞인 정액이 남성 성기에서 발사되게 된다.

남성은 보통 40세를 넘어서면서부터 고환에서의 정자 생산, 전립선에서의 전립선액 생산 기능 저하가 시작되며 이와 표리적 관계로써 전립선 조직이 굳고 생리적인 비대(肥大)가 시작된다.

50세가 되면 한 번의 비대, 60세가 되면 두 번의 비대로 개인차는 있으나 병(病)이 아니고 비대 현상이 나타난다.

50대가 된 K박사는 며칠 전, 동창들과 골프를 치러 갔다가 버스를 멈추고 몇 명이 함께 화장실에 갔다.

마침 전립선 치료 분야에서 제일인자로 꼽히는, 비뇨기과에서 유명한 J박사와 나란히 방뇨했다. 그러나 J박사 말이 '페니스를 이렇게 한 손으로 잡고 출구를 위로 올려서 윗쪽으로 내뿜어 가는 그 차이로 비대의 정도를 알 수 있다네' 하는 것이었다.

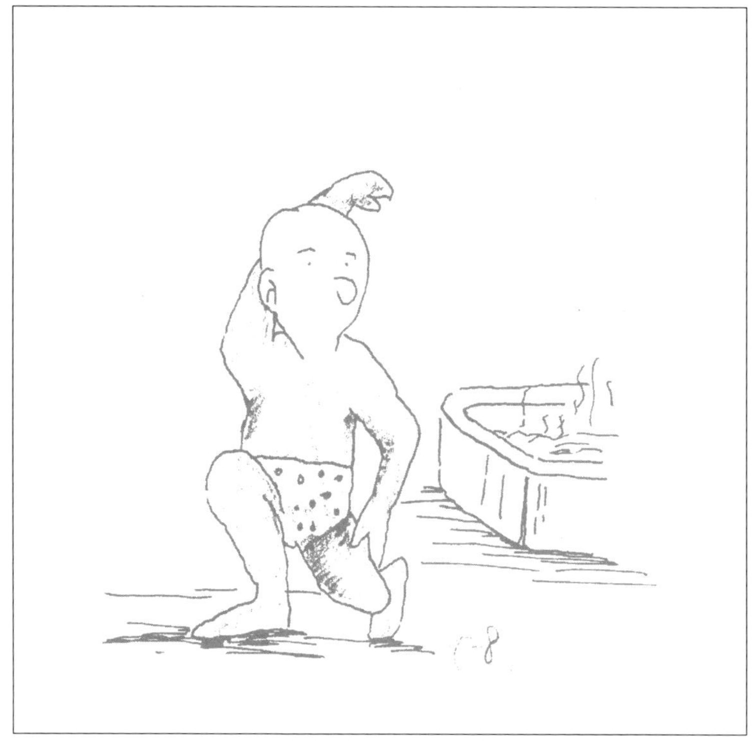

전립선비대의 증상으로써는 앞에서도 몇 차례 강조했지만,

① 배뇨를 하려고 변기에 갔으나 나오기까지 시간이 걸린다.

② 소변의 줄기가 가늘고 발사에 기운이 없다.

③ 배뇨하러 가고 싶어질 때까지의 시간이 짧아진다. 즉 하루동안 화장실 가는 횟수가 증가하는 것 등이다.

그러나 ③의 문제에는 정신 작용이 크게 영향을 미쳐 낮에 그 어떤 일에 열중하고 있으면 자주 화장실에 가지 않게 된다.

야간에는 노년기가 되면 수면 효율이 떨어지고 침상에서 아침에 일어날 때까지 8시간 중에 한 번 또는 두 번 잠이 깨어 화장실에 가게 된다.

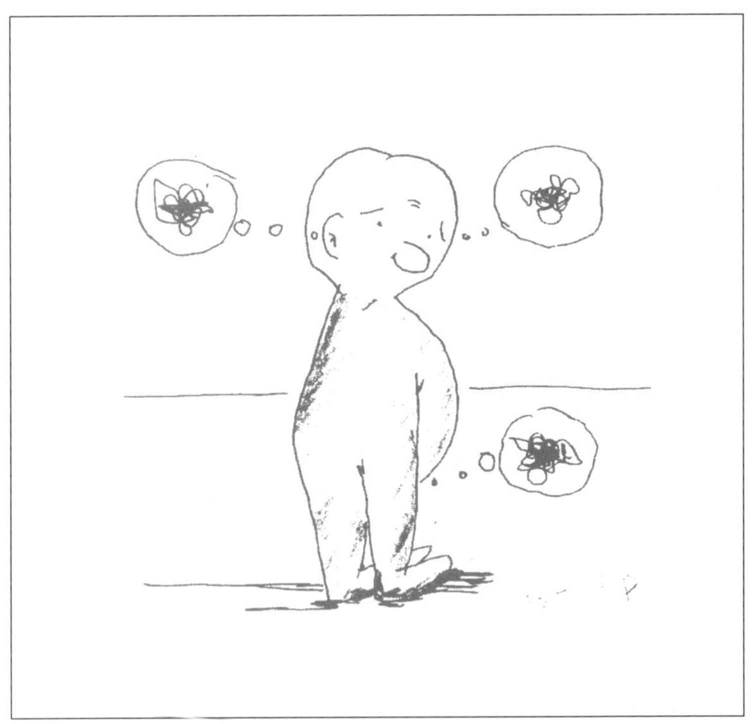

그런 점에서 같은 연령이라도 여성이 야간에 화장실을 가는 횟수는 적다.

안구 렌즈 노화의 대표격인 백내장과 전립선비대증 예방에 도움이 된다고 하는 팔미환, 또 원래 약제로써 한방제도 몇 가지 만들어져 있는 것이 있으나 그 효과를 통계적으로 정리한 서적이나 자료는 없어 임상학적으로 확인할 수 없다.

그렇다면 남성은 배뇨 빈도, 수면 장애 등에 대해 각자 나름대로 대처해야 할 것이라고 생각한다.

K박사의 경우 자택에서 집필하고 있을 때는 9시~12시 사이에 3번 정도 화장실에 가지만 환자를 돌볼 때는 '무아지경'에 있어 한 번도 화장실에 가지 않는다는 것이다.

2~3시간에 걸친 진료 중에는 그 전에 물을 마셨어도 화장실에는 가지 않는다. 그러나 밤에는 꼭 소변을 보기 위해 세 차례 가량 잠을 깬다는 얘기다.

전립선비대에 있어서는 개인차가 있고 상태가 진행되면 '배뇨 곤란'이 되어 수술을 필요로 하는 사람도 있다.

일례로 K박사도 그럴 가능성이 있는 사람 중 한 사람이지만 보통은 의사에게 정기 진찰을 받기를 권한다.

그 진료에서 결코 드물지 않게 '전립선암 조기 발견'의 가능성이 있는 것이다.

현대는 고령화시대라고 해도 과언이 아니다. 암의 조기 발견과 더불어 뇌, 심장, 동맥경화 대책을 세우는 것이 좋을 것이다. 또한 전신의 건강 관리를 위해 지식인으로서 배려하여 오래토록 실무현장에서 활약하기를 기대한다.

도인술(導引術)로 치료하는 법

최근 중국에서는 옛부터 전해지는 도인술이라는 건강법이 유행하고 있다.

≪도인술입문(導引術入門)≫이라는 책이 두 권으로 나와 있기도 하다. 그 책의 대강의 내용은 다음과 같다.

지압은 엄지로 급소를 누르고 침은 급소를 찔러 여기를 자극하고 뜸은 급소를 열로 자극하여 병을 치료하는 것이다.

그런데 이 급소라는 것을 일반인은 찾기가 쉽지 않다. 또 지압사나 침술사도 정확한 부위를 모르는 이가 적지 않다. 따라서 초보자가 그곳을 찾는다는 것은 어려운 일이다.

도인술은 몸을 움직여 근육의 움직임이 급소를 자극하는 것이다. 각 질환에 따라 팔이나 다리나 상체를 움직여 급소에 자극을 줄 수 있게 되어 있으므로 간단한 체조라고 생각하면 좋을 것이다.

거기에 또 한 가지 중요한 것도 호흡법이다. 호흡법의 포인트는 호흡은 모두 코로 들이마시고 입으로 뱉는 것, 숨을 들이마실 때는 입을 다물 것이며, 신선한 공기를 충분히 받아들일 때는 숨을 뱉을 때 요령이 따른다.

그것은 충분히 내뱉어야 한다는 것이다. 충분히 내뱉을 때 비로소 신선한 공기로 교환되는 것이다. 보통 사람의 호흡은 폐 입구에서만 공기를 출입시켜 폐 깊숙히 쌓여 있는 오염된 공기는 교환되지 않는다.

이 호흡법은 1회에 5~6회 실시하여 1일 여러 차례 실시하면 좋다. 이것이 각 행법에 동반되어야 한다고 한다.

이 체조의 행법은 각 병에 따라 달라지게 된다. 방광 관계에서는 다음과 같이 이야기하고 있다.

우선 옆으로 눕거나 바로 누워 편안한 포즈를 취하고 손을 비벼 따뜻하게 한 다음 그 손바닥으로 양쪽 방광을 직접 몇 차례 마찰한다.

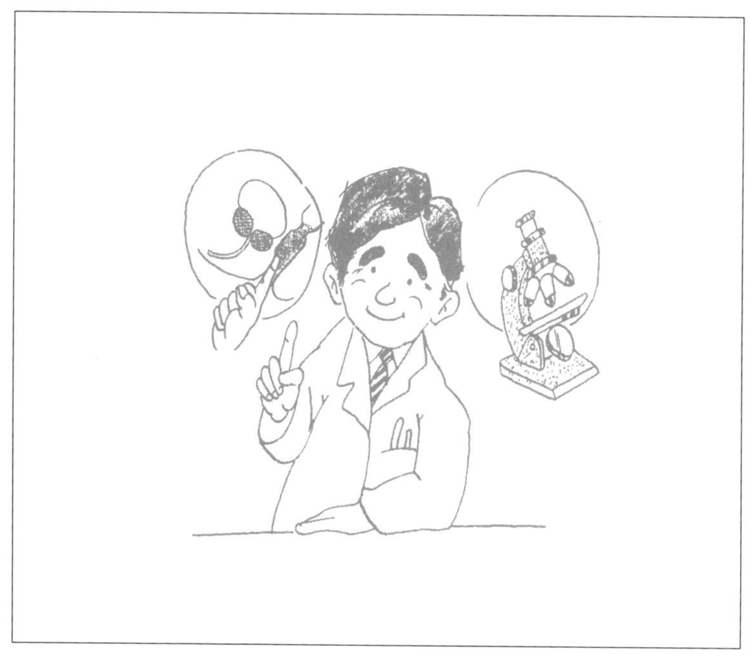

옆으로 누웠을 때는 윗쪽 방광을 문지른다. 이것을 번갈아 실시하면 좋다.

옆으로 누웠을 때는 안정되도록 아랫쪽 다리는 곧게 펴고 윗쪽 다리는 ㄱ자로 구부려 주는 것이 좋다. 이것을 1일 1시간정도 하면 몇 일 이내에 효과가 나타난다.

그 예로써 경제계의 거물급인 Y씨의 경우를 들 수 있다. Y씨는 81세가 되어 요통과 전립선비대로 고생했었다. 열 걸음쯤 걸은 뒤에는 잠시 쉬어야 하는 상태였다. 거기에다 전립선비대로 소변 상태가 안 좋아 힘을 주지 않고서는 일을 볼 수 없는 상황이었다.

그런데 도인술을 시작한 다음날부터 소변 나오는 상태가 좋아졌다는 것이다.

Y씨는 이것을 진지하게 받아들여 열심히 실행하기 시작했다. 손님이 찾아와도 이 행법을 실시하고 있는 동안에는 '손님 때문에 사는 것은 아니다' 라며 손님을 기다리게 했다고 한다.

1주일 뒤에는 30분씩이나 걸을 수 있게 되었고 반달이 지나자 소변 상태가 좋아지고 힘을 주지 않아도 일을 볼 수 있게 되었다. 시간도 짧아졌다.

잠을 자다가 화장실에 가는 일도 없어졌다. 안색도 좋아지고 전신에 생기가 돌았다.

1개월 후에는 소변에 힘이 생겨 소변에 거품이 생겼다고 한다. 소변에 거품이 있는 것은 건강하다는 증거이다. 1개월 반에 전립선은 완치되었다고 한다.

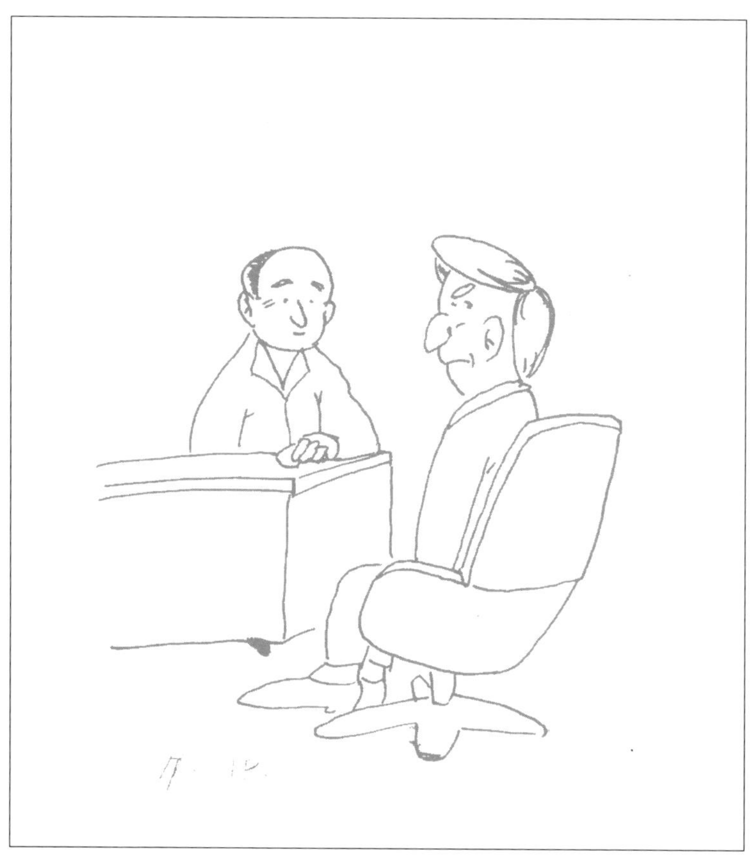

　이런 예를 보면 방광 마사지를 주장하는 의사의 소견들과 일맥 상통하다는 것을 느낄 수 있다. 이런 병이 생기면 여러 가지 대책을 힌트로 자신에게 적합한 방법을 고안하는 것이 좋다.

　손을 쓰는 것도 좋고 소변기는 어떨까? 재미있게 하는 방법은 없을까?

여러 가지 아이디어 중 하나를 선택하는 것이 단 한 가지 방법만을 강구하는 것보다 훨씬 좋은 방법이 될 수 있을 것이다.

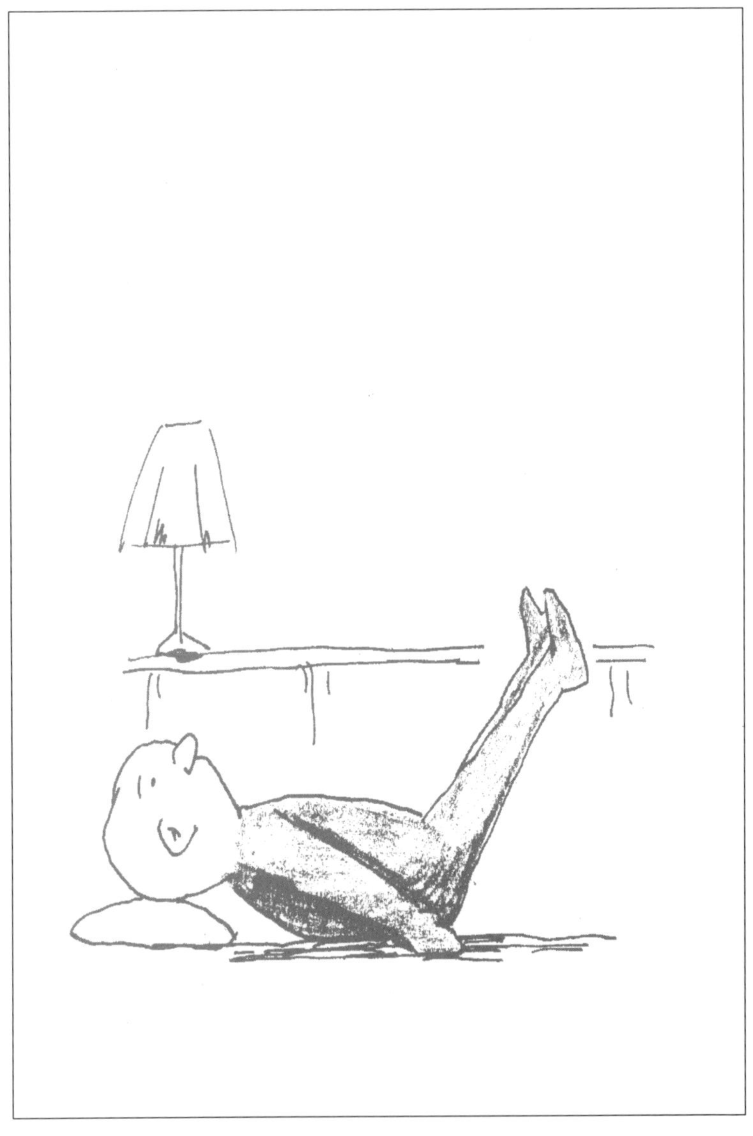

일본에서 인가한 7가지 묘약

(전립선비대증 치료를 위한 약물)

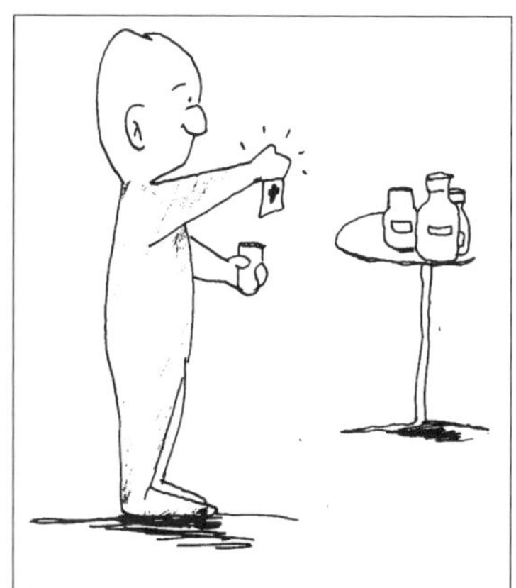

과음과 푹신한 의자는 금물

◆ '약이 없다'는 말에 실망하는 환자들

전립선비대증 환자들의 가장 큰 고민은 이것을 치료할 약이 없다는 사실이다.

가정의학책을 봐도 그렇다. 약국에 가서 약을 사려고 해도 한 군데도 파는 곳이 없다. 의사들도 현재, 전립선비대를 수술하는 것 외에는 치료할 방법이 없다고 한다.

그 때문에 절망적이 된다. 필자 자신도 그랬다. 하지만 곤란한 것은 환자 자신이다.

그렇다면, 단념하기보다는 스스로 찾아보는 것이다. 민간약이든 미신적인 것이든 뭐든지 좋다. 효과가 있다는 것은 빠짐없이 목록을 만들어 보는 것이다.

그것을 시험하느냐 마느냐는 나중 문제이고, 지적 도전을 시험해 보는 것이다.

그래서 필자는 우선 절친한 친구이자 일본에서 재일교포로서 비뇨기과의사로 명성을 날리고 있는 N박사를 통해서 일본 후생성의 자료를 조사하기에 이르렀다.

'전립선비대에 대해서 후생성이 테스트해서 심의회를 거쳐 인가한 약이 있는가, 없는가. 있다면 어떤 것들이 있는가. 그 제조회사는 어딘가' 라고 물어 보았다.

그에 따르면 반복 실험을 거쳐 데이터화해서 그 효과를 인정받아 허가된 것이 7종류나 있다는 것이었다. 일본 후생성이 인가한다는 것은 상당히 많은 임상실험결과, 정확한 것이 아니면 허가하지 않는다는 사실은 우리나라에서도 이미 잘 알려진 사실이다.

이러한 자료를 바탕으로 필자는 우리나라 비뇨기과 관련 의료팀들에 정보를 제공한다는 측면에서 그 후생성(일본)의 데이터를 소개하고자 한다.

전립선비대증에 관한 한 우리나라의 의술과 제약도 이미 상당한 수준에 이르렀지만 여러 가지 사정상 일본이 우리나라보다 앞선 면이 있기 때문에 일본 후생성의 자료가 적지 않은 도움이 되리라고 본다.

다음에 이 7종류의 약을 좀더 자세히 설명할 테니까, 전립선비대에 걸려 있는 사람, 혹은 그것에 관심이 있는 사람은 한번 읽어 보고 어느 것이 자신의 몸에 맞는 것 같은지 판단해 보기 바란다.

그리고 의사에게 이 약명을 들어 상담해 보는 것이다. 이것은 병에 대한 환자의 적극적인 자세이자 중요한 자세다(더우기 이들 전립선비대 치료약은 모두 전문의사의 처방에 준해서 나오기 때문에 보통의 약국에서는 팔지 않는다).

필자는 병원에서 받은 약이 처음에는 무엇의 어떤 약인지,

무엇을 위한 약인지 몰랐지만 그것이 프로스탈 25이며 그 성질, 용도, 효과 등을 알고 또한 연구논문을 통해 이와 같은 데이터가 나와 있다는 사실을 알자, 몰랐을 때의 몇 배의 효과가 있는 듯한 기분이 들었다. 마음에 확신과 같은 것이 용솟음쳤기 때문이다.

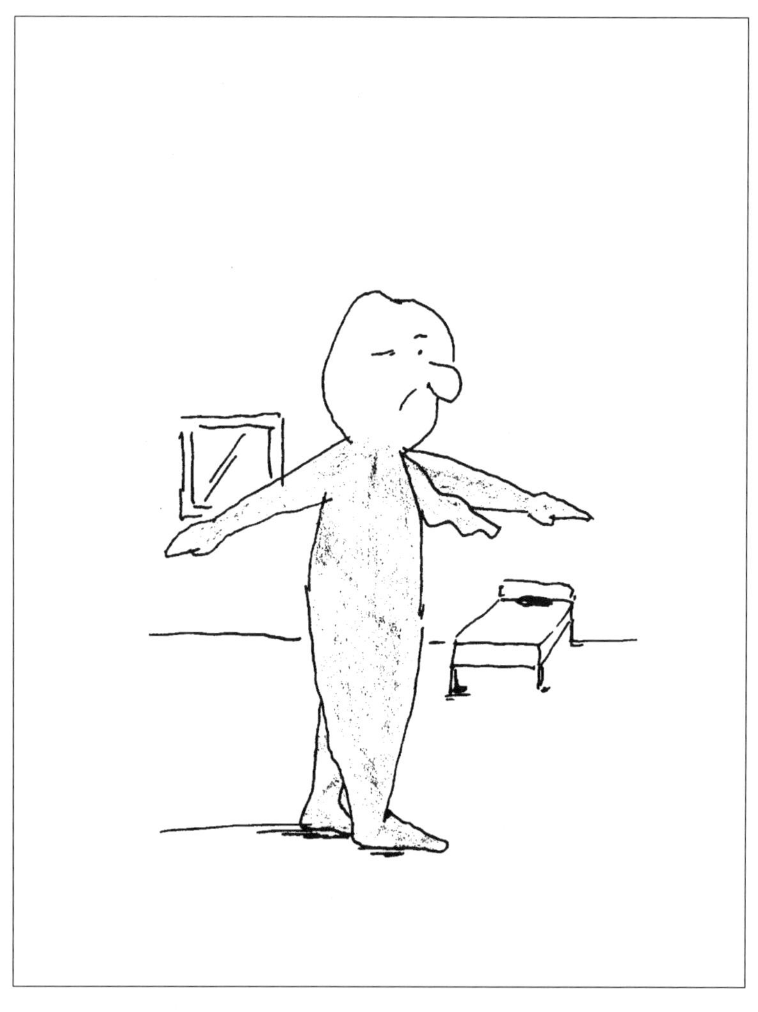

일본의 후생성에서 정식으로 인가한
전립선비대증 치료를 위한 7가지의 묘약

◆ 세르닐톤정

예로부터 스웨덴 남부에 재배되고 있는 8종류의 꽃가루에서 추출된 엑기스를 주성분으로 해서 이것이 감기약, 강장약 등에 이용되고 있었다. 1960년 그 연구자에 의해 전립선염에 그 유효성이 인정되어 그 후, 이중맹검법에 의해 확인되었다.

발매 이후 만성전립선염, 전립선비대 등의 여러 증상에 탁월한 효과를 나타내고 있다. 이것이 세르닐톤정이다.

세르닐톤은 배뇨 촉진과 항남성호르몬, 항염증, 이 세 가지의 약리작용에 의해 그 효과가 있다.

배뇨 장애에 대해서는 방광의 수축력을 높이는 사실이 방광압의 측정이나 근전도를 통해 밝혀졌다.

전립선비대가 남성호르몬에 의존하고 있고 세르닐톤은 남성호르몬에 대해 길항하는 사실이 확인되었다. 거세된 쥐의 실험결과, 남성호르몬만을 투여한 것은 전립선이 커지지만, 거기에 세르닐톤을 첨가해서 투여하면 전립선이 작아진다는 사실을 알게 되었다.

또한 전립선비대에 대해서 세르닐톤의 효과를 4곳의 병원, 65건의 사례(환자)를 대상으로 시험해 본 결과 배뇨 곤란, 빈뇨, 잔뇨, 잔뇨감, 요폐 등의 자각증상과 타각증상의 어느 증상에 대해서도 약 80%의 탁월한 개선이 나타났다.

이상은 일본의 세르닐톤을 제조하는 회사측이 후생성에 제출한 효과다.

이것에 대해 다음과 같은 대학의 연구데이타가 있다.

「전립선비대에 대한 세르닐톤의 치료효과에 관한 계량적 검토」(동경의과대학의학부 비뇨기과 교실, 다케우치 코코, 야마다 아키마사, 우에다 타다카즈 씨의 연구데이타)

이 논문은 매우 자세하게 25건의 사례를 선정해서 3개월간 1회 2정씩, 하루 3회, 복용시킨 상세한 실험내용을 발표하고 있다. 그것을 요약하면 자각증상에 대해서는 64%의 유효율을 보이고 있다.

또한 타각소견, 즉 잔뇨감을 측정하거나 요류(尿流)곡선을 만들거나 전립선 무게를 초음파단층법으로 측정하거나 배뇨량을 조사하는 등에 대해서는 36%의 결과였기 때문에 현저한 효과가 없었다. 하지만 요도 저항은 현저하게 감소시켰다. 따라서 유효성은 충분히 증명되었다.

이 논문은 이렇게 끝을 맺고 있다. 이것을 사용해서 유효율 64% 중에 속한다면 수술을 피할 수 있다.

또한 후자 36%중에 속한다면 타각소견이 증명하기 때문에 희망을 가질 수 있다(자각증상이라는 것은, 잔뇨감이 적어졌다든가, 배뇨가 편해졌다는, 자신의 감각상으로 좋아진 것을 말한다. 타각소견이라는 것은 기계를 사용해서 숫자적으로 비대가 작아졌다든가, 잔뇨량이 몇cc가 되었다고 하는 객관적인 소견을 말한다).

또한 히로시마대학 의학부의 니히라 주임교수 외 3명이 실시한 실험결과도 위의 논문에 실려 있는데 결과는 전자와 대동소이하다.

또한 오카야마의대의 오무라 교수 외 3명의 실험보고도 있지만 결과는 비슷하다. 쇼와대학의학부 주임교수 아카사카 씨 외 2명의 연구데이타에서는 그 결과가 91%라고 보고되어 있다.

또한 전립선이 계란 크기만하고 잔뇨 100㎖인 사람은 2개월 복용으로 잔뇨 제로가 되었다고 한다.

또한 교토대학 이나다 씨 외 3명의 실험에서는 그 중 한 사람, 67세의 노인은 요폐와 배뇨곤란으로, 그때마다 고무관(카테텔)을 넣어서 도뇨하고 있었는데 잔뇨는 420㎖나 되었다. 그 노인이 한 달만에 배뇨가 원활해져서 잔뇨가 제로가 되었다고 보고되어 있다.

이것 등은 모두 권위있는 학술잡지에 실려 있는 실험결과 보고이므로 어느 정도는 수긍을 할 수 있다.

그리고 결론적으로 비대의 크기와 증상과는 반드시 일치하지 않는다고 쓰고 있다. 따라서 타각소견에서 효과가 적어도 자각증상에서 효과가 나타나서 그대로 병원에 다니지 않고 일생을 보냈다는 사람도 매우 많다고 한다.

초기의 타각소견이 양호한 때에, 이런 약을 복용하면 수술에 신세를 지지 않고도 일생을 마치는 사람이 대단히 많아진다고 하겠다.

◆ 파라프로스트(細粒 ; 세립과 캡슐)

파라프로스트에 대해서는 일본의 L화학(주)에 근무하는 오가와 씨로부터 정중한 편지를 받았다.

'…남자가 늙으면 경증이냐 중증이냐의 차이는 있지만 누구나 전립선비대에 걸립니다. 따라서 당연히 잔뇨, 빈뇨, 배뇨 곤란 등의 불쾌한 자각증상이 나타납니다.

중증이 되면 수술밖에 없습니다. 수술이 아무리 간단하다고 해도 기분좋을 리는 없습니다. 가능하면 편하게 치료하고 싶어합니다.

비대증도 일종의 부종과 같은 것이기 때문에 약의 복용으로 자각증상의 개선은 얼마만큼 기대할 수 있습니다.

질문하신 당사의 파라프로스트는 3종류의 아미노산 배합제로 특별한 부작용은 없습니다. 고작 위장증상정도니까 안심하고 복용하실 수 있습니다.

이 파라프로스트는 항부종작용과 아울러 배뇨력 촉진 작용 등이 추측되며 실제로는 자각증상 개선에 매우 유용합니다. 그래서 선전물이라기보다도 후생성에 제출한 약의 개요를 동봉할 터이니 참고해 주시면 감사하겠습니다.'
라는 내용이었다. 그 자료에 의해 파라프로스트를 설명하자.

파라프로스트는 3종의 아미노산으로 구성된 배합제로 미국인 두 명의 학자에 의해 처음 전립선비대의 보존적 요법에 효과가 인정되어 일본에서도 병원이나 각 시설에서 치료 및 실험에 의해 전립선비대의 자각증상, 타각증상의 개선에 인정받게 되었다.

◑ 성분, 분량

파라프로스트에는, 캡슐과 세립형(細粒型) 2종류가 있다.

①캡슐　　　　1캡슐 속에

　　　　　　　L글루타민산　　　265mg

　　　　　　　L알라닌　　　　　100mg

　　　　　　　아미노초산　　　　45mg

　외형은 담황색, 캡은 붉은 캡슐이다.

②세립은　　　1g 속에

　　　　　　　L글루타민산　　　530mg

　　　　　　　L알라닌　　　　　200mg

　　　　　　　아미노초산　　　　90mg

　외형은 백색, 세립으로 약간의 단맛이 있다.

◑ 작용·특징

①3종의 아미노산의 독특한 배합으로 종합적인 작용에 의해 전립선비대의 빈뇨, 야간 빈뇨, 배뇨 시간의 연장, 배뇨력의 감퇴, 잔뇨감 및 잔뇨를 개선한다.

②본제 중의 3종의 아미노산의 배합 및 그 비율은 이중맹검법[1]에 의한 임상시험에 의해 증명되어 있다.

③본제는 전립선비대증으로 계속 올라간 방광 내압이나 요도의 저항치를 감퇴시키고 소변의 유량치를 개선해서 증

---

1) 이중맹검법이라는 것은 그 약만의 진짜 효과를 알기 위한 검사법으로 예를 들면 한쪽에는 약을 먹이고 다른 쪽에는 전분 등(동형동색의 것)을 먹인다. 의사에게도 간호사에게도 어느 쪽인지는 모르게 한다. 그 결과를 비교해서 데이터화하는 등의 방법을 말한다. 즉 인간의 마음이라든가, 그 외 일절의 조건을 배제하고, 약만의 효과를 검사하는 방법이다.

상을 완화한다.

④ 본제의 작용으로서 그 항부종(抗浮腫)작용에 의해 전립선
과 그 주위 조직의 부종성 조직을 감퇴시킨다는 설이 있
어 본제는 그 부종을 제거하기 위한 대사에 약간의 역할
을 하는 것으로 생각되고 있다.

⑤ 장기간 사용해도 부작용은 없었다.

◖ 용법·용량

캡슐은 보통 1회 2캡슐, 하루에 3회 복용한다. 더구나 증상
에 따라 적정량으로 더하거나 저하시킨다.

세립상의 것은 1회 1.1g, 하루 3회 먹는다.

※ 에비프로스타트는 별도의 내용이 없으므로 생략함.

◆ 브라다론

필자가 후생성을 통해 입수한 자료 중에는 일본신약(주)에
서 근무하는 이누야마 씨의 것도 있는데 그 편지에는 '우리나
라(일본)에서 최초로 전립선비대약으로 에비프로스타트를 개
발해서 발매했다. 그리고 브라다론은 가장 새로운 빈뇨(頻尿)
치료제다' 라고 쓰여 있었다.

따라서 에비프로스타트와 브라다론이라는 약은 전립선비대
중에서도 특히 빈뇨를 중심으로 그 효과를 나타내고 있는 것
으로 보여진다.

그 효과에 대해서는 『신약과 임상』(제30권 9호)에 쇼와대학

의학부 비뇨기과 의사인 이마무라 교수 외 6명의 연구발표가 「전립선비대증의 야간 빈뇨에 대한 브라다론정의 효과」라는 제명으로 실려 있다.

이번 실험은 에비프로스타트를 1~2개월 먹였지만 빈뇨가 개선되지 않았던 중증자에 대해 브라다론을 병용, 내복을 실시해서 주·야간의 신경성 빈뇨에 대한 효과를 검토해본 것이다.

먼저 52세~90세까지의 22명에게 에비프로스타트를 하루에 6정 먹이는 내복요법을 1~2개월 계속했지만 빈뇨의 개선을 볼 수 없었던 사람에게 브라다론 하루 6정과 에비프로스타트를 병용해서 8주간 계속하게 했다.

그 결과는 잔뇨 14례 중 감소한 예는 13례로 92%, 잔뇨가 완전히 없어졌던 예가 3례로 21%로 개선이 인정되었다.

이것을 종합하면 잔뇨량의 감소에 대해서는 59.1%의 효과가 있었고 잔뇨감의 감소에 대해서는 81%로 개선이 인정되었다.

빈뇨에 대해서는 주간은 50%의 개선이 인정되었지만 야간 빈뇨에 대해서는 72.7%의 개선이 있었다. 그리고 특이한 부작용은 없었다고 한다. 따라서 이 두가지 약제를 병용한 것은 빈뇨에 대해서 상당한 효과를 나타낸 것으로 결론지을 수 있겠다.

또 하나의 실험례를 들면 이것도 『신약과 임상』(제30권 8호)에 실려 있는 「전립선비대증에 대한 에비프로스타트와 브라다론의 병용에 의한 임상적 실험」이라는 제명의 연구발표다. 그 요지를 간단히 설명해 보기로 하자.

에비프로스타트는 전립선종(前立腺腫)의 연화, 축소에 의해 빈뇨를 촉진해서 잔뇨량을 줄이고, 배뇨 곤란 등의 불쾌감을 줄인다.

브라다론은 방광의 배뇨력을 유지하고 방광의 자극을 개선하며 방광의 용량을 늘려서 배뇨 횟수를 줄인다. 이 두 가지의 병용으로 인해 상승효과로서 큰 효과를 보이는 것으로 생각된다.

결론적으로 전립선비대증의 제1기와 제2기의 20건의 사례에 대해서 에비프로스타트 6정, 브라다론 3정을 하루 3회 투여한 결과 잔뇨량에 대해서는 50㎖ 이하가 되어 100% 유효, 잔뇨감에 대해서는 95% 유효, 배뇨 곤란에 대해서는 85%가 유효, 야간 빈뇨에 대해서는 95%에 유효한 것으로 나타났다.

하지만 이것은 조금 효과가 과장된 느낌이 들기 때문에 그 기준을 잡는 법에 대해서는 같은 논문의 통계표를 보고 판단하기 바란다. 그러나 어쨌든 효과가 있다는 사실은 틀림없다.

그와 같은 효과가 있었던 환자가 그 후 어떻게 되었는가 하는 추적조사가 없기 때문에 판단할 도리가 없지만 그 중 일부의 사람은 다시 재발해서 끝내는 수술로 치료한 사람도 있을 것이다. 또 어떤 사람은 현재도 그 상태로 80세, 90세까지 이대로 지낼 수 있는 사람도 있을 것이다.

노인이 되면 그 모든 사람이 전립선비대에 걸려서 불쾌감을 참다가 이 세상을 마감하는 것이 아닐까.

필자의 부친도 60세쯤 때는 이미 전립선비대에 걸려 있었지 않을까. 상당히 소변을 보는 시간이 길었던 기억을 갖고 있기 때문이다.

아버지는 70대가 되자, 밤에 자주 화장실에 가게 되었는데 겨울에는 추워서 요강을 머리맡에 두고 잠이 드신 모습을 기억하고 있다.

그래도 불쾌하다는 말씀도 없이 90세까지 사셨지만 아마도 지금 같았으면 전립선비대 3기 정도가 아니었나 싶다.

이것으로 미루어 봐도 전립선비대에 걸려 있으면서 수술을 하지 않고 살다가 죽는 사람이 상당수에 이르지 않을까 생각한다.

만일 60세정도에 조기 진단을 받고 1기정도 때에 보존요법 (약물치료법)을 해서 이 방면에 주의하고 있으면 상당수의 사람은 수술을 하지 않아도 되리라고 생각된다.

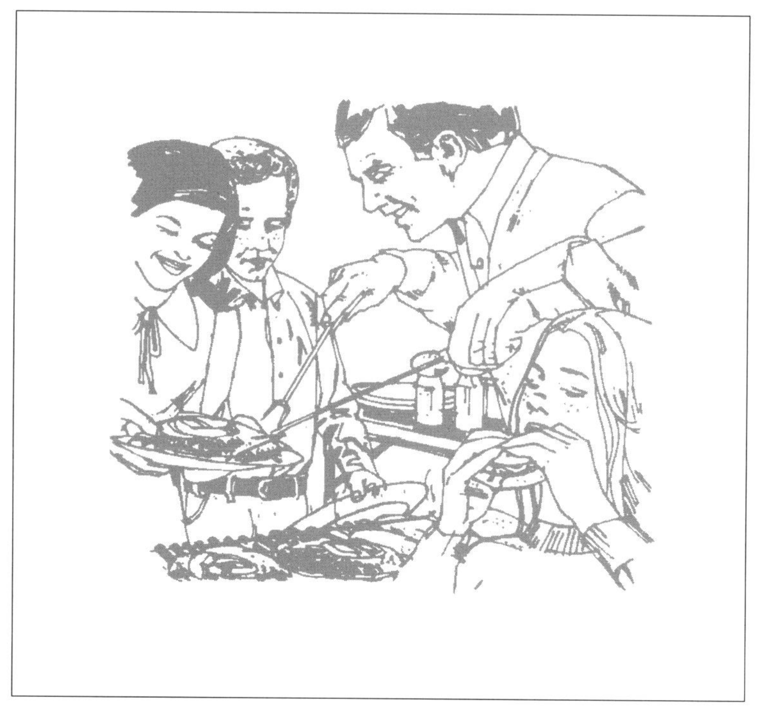

나이를 먹으면 시력이 나빠져서 불쾌감이 생긴다. 귀가 멀어져서 불쾌해진다. 이가 나빠져서 씹을 때마다 불쾌감이 생긴다.

이와 같이 모든 장기에는 고장이 발생한다. 따라서 이렇게 불쾌감이 생긴다고 해서 모든 것을 수술하면 온몸은 상처투성이가 된다.

인간은 불쾌감에도 익숙해지는 능력을 갖고 있다. 따라서 소변만이 '쏴—' 하고 나왔다고 해도 그저 고맙게 생각하게 되는 것이다.

모든 장기와 마찬가지로 전립선비대에도 신경쓰고 노화를 예방하면서 약간의 불쾌감을 익숙하게 견디면 수술까지는 가지 않겠지만 그것은 개인적인 차이에 근거를 두고 판단할 일이다.

◈ 로바베론

로바베론에 대해서는 일본의 TH제약회사에서 근무하는 요시가와 씨가 후생성을 통해 제공해준 자료를 참고로 한다.

단, 이것은 주사약이기 때문에 그 상세한 내용은 생략하고 여기서는 그 대강의 요지를 설명하자.

더구나 일본 후생성에 의학 정보를 제공한 모 대학병원에서 다음과 같이 배뇨 장애 치료제를 분류해서 도표로 만들었다.

매우 알기 쉽고 또한 환자 각 개인은 이 분류를 보고 자신에게는 어느 것이 적합한지를 판단하는데 참고가 되리라는 생각에 다음에 소개하였다.

각각의 약에 대해서 그 효능서(效能書)를 보면 모두 똑같아 보여서 상당히 정독하지 않으면 모르지만 이것은 비전문가용에 분명히 표시되어 있다. 더구나 전립선 질환 전문가들은 로바베론에 비교적 좋은 평가를 하고 있다.

로바베론은 스위스의 로바팔무사에서 개발된 것으로 돼지 수컷의 전립선에서 추출한 수용성 주사제로, 보통 하루 1㎖ 또는 격일 2㎖를 근육주사하는 것으로 되어 있다.

많은 임상데이타의 결과를 총괄하면 이하와 같은 결론을 얻을 수 있다.

① 임상적 작용

·배뇨력을 증강하고, 잔뇨량을 감소시킨다.

·방광 용량, 배뇨 횟수를 정상화하고 요실금, 빈뇨, 배뇨 곤란을 개선한다.

·요도전립부의 부종을 경감하고 야간 빈뇨를 감소시킨다.

② 임상효과

·본제의 임상효과는 비교적 조기에 인정되어 자각증상의 개선은 7~10㎖를 투여했을 무렵, 타각소견은 14~20㎖ 투여했을 무렵에 효과의 발현이 인정되고 있다.

·임상효과의 발현은 총 투여량에 따라서 얻을 수 있다. 즉, 총 투여량 20~30㎖로서 약 75%의 유효율을 얻을 수 있다.

◑ 배뇨장애 치료제의 작용

	제 품 명	주요 작용
1	로바베론 우브레티드	방광의 수축력을 증강한다.
2	에비프로스타트 세르닐톤 파라프로스트	요도전립선부의 부종을 제거한다.
3	프로스탈 프로스테틴 데포스타트	비대한 전립선을 축소한다고 생각되고 있다.

◑ 로바베론의 투여 형태

앞서 말했듯이 본제는 연일 혹은 격일 투여로 일상의 치료상 불편한 점도 있기 때문에 실제로는 아래와 같은 방법으로 투여되고 있다.

① 속효성을 기대할 경우는 매일 2㎖를 7~10일간 연일 투여한다.

② 다른 경구제의 임상효과를 높이기 위해 주 1회 2㎖를 약 1개월간 병용 투여한다.

③ 기타

주 2회, 2㎖ 또는 3㎖를 1회 약 1개월간 투여한다.

이 실험보고에서 고마운 점은 로바베론은 다른 내복약과 병용해도 괜찮다는 사실을 명확히 호소하고 있는 점이다. 그 효과가 탁월한 점은 사실이다.

의사의 진찰을 받고 있는 환자도 그저 의사가 말하는 대로, 하는 대로, 자신은 아무것도 모르고 또 아무런 생각도 하지 않는 치료보다는 이와 같은 사실을 말하고 자신이 납득하고 나서 치료를 받는 것이 훨씬 효과가 있다고 생각된다.

인간은 식물이 아니다. 식물이라면 질소비료를 주면 잎은 커진다. 그것은 식물 자신에게 마음이 없기 때문에 질소비료가 가진 효과가 그대로 나타난다. 그런데 인간은 마음을 갖고 있다. 그 마음의 작용으로 각종 호르몬도 분비된다. 내부활동도 변화한다.

큰 걱정거리가 있으면 위벽은 파르스름해지고, 위액의 분비는 적어져서 소화불량을 일으킨다. 이것은 생리의 초보 지식이다.

그런 때에 어떤 좋은 약을 먹어도 효과가 있을 리가 없다. 그 좋은 예는 좋은 약을 주면서 이것은 독약일지도 모른다고 생각하고 먹으면 효과가 없는 것과 같다.

그 반대로 좋은 약이라고 믿고 먹으면 그 효과는 인간의 정신작용이나 내분비 등을 수반해서 몇 배의 효과를 가져온다.

그런데 의사가 말하는 대로, 어디가 어떻게 되어 있는지, 이 약은 어디에 어떻게 효과가 있는지 전혀 모르는 채 치료를 받고 있는 환자가 대부분이다(의사로서는 설명해서는 안 되는 경우도 있겠지만).

즉, 환자는 식물인간으로서 치료를 받고 있다. 그래서는 효과가 별로 없다. 로바베론의 기초실험 성적에 따르면 그 작용은, '방광이 요근(尿筋)의 힘을 강화해서 그 힘으로 배뇨력을 높인다'고 되어 있다.

전립선비대에 대한 약으로는 로바베론, 식물엑기스 제제, 화분액기스 제제 등이 각각의 이름으로 이용되고 있는데 모두 토기 실험을 이용해서 검토되고 있다.

방광 내의 압력곡선에 대해서 말하자면 방광 내 최대의 수축압력과 방뇨 직전의 방광 내 압력의 차이를 방축진폭(放縮振幅)이라고 하는데, 그 차이가 가장 큰 것은 로바베론을 투여한 사람이라고 한다.

로바베론을 주지 않은 그룹은 9.6㎜Hg이었지만 로바베론을 준 그룹은 모두 18.5㎜Hg이였다.

또한 방광 이뇨근(利尿筋)의 근전도를 보면 전기적 활동의 증가가 인정되고 있는 것은 로바베론을 준 그룹뿐이었다고 한다. 따라서 본제는 방광벽의 탄력성을 증가시켜서 배뇨력을 증가시키는 것으로 추정되고 있다.

이상이 로바베론의 대강의 요점이다.

이 사실로 미루어 보면 요도가 전립선의 비대로 밀려 수축했다고 해도 전립선 자체가 부드러워서 그 압력은 그다지 크지 않을 것으로 생각된다.

따라서 만일 방광벽의 힘이 강하면 요도가 밀려 벌어져서 방뇨하는 것은 당연하다. 그 점에 초점을 맞춘 것이 로바베론이다. 그래서 환자 쪽에서 이것에 협력하는 방법은 없을까? 하는 생각을 할 필요가 있다.

근육이라는 것은 자극을 주지 않으면 수축한다는 사실은 누구나 알고 있다. 방광근을 의식적으로 사용한다는 것은 건강인에게는 있을 수 없는 일이기 때문에 강해지는 법은 없다.

다만, 신(神)은 전립선비대에 걸려서 배뇨가 어려워지면 자연히 아랫배에 힘을 주어 방광벽을 수축시키게 하는 생리작용을 부여했다.

그 운동으로 방광 근력은 점점 더 강해지고 있을 것이다. 이것이 신체가 가진 자연의 좋은 기능 중 하나이기도 하다(단, 완전히 나빠지면 방광근의 힘은 없어진다).

그렇다면 체조의 힘을 빌어 방광근을 강화할 수는 없을까?

소화기과 의사는 '위장병 환자는 그 위나 장벽의 힘이 약해져 있기 때문인데 그것을 강화하기 위해서 매일 조금씩 복부에 마사지를 하십시오. 그러면 그것이 자극이 되어 위장은 점점 더 좋아집니다'고 한다.

요가나 지압이나 마사지, 도인술과 같은 것은 모두 이것을 이용하고 있는 것이 아닐까?

필자는 두 번이나 십이지장궤양을 앓았는데 두 번째 입원했을 때 이것을 배워서 실험해 보았더니 확실히 효과가 있었다.

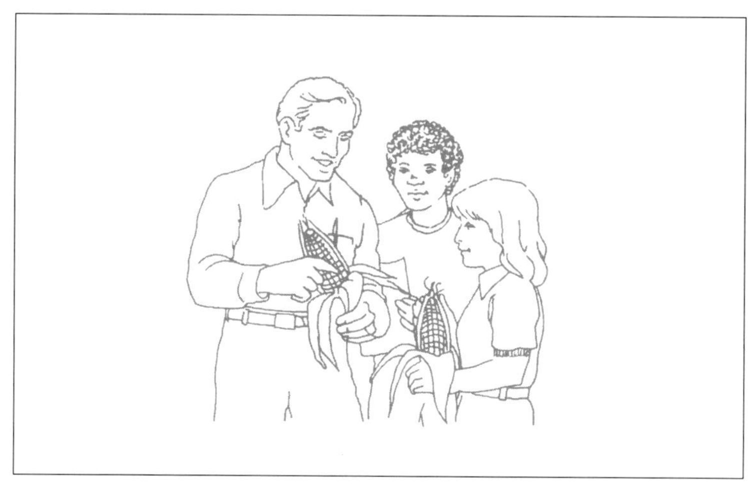

체육선생님들은 '똑바로 누워서 양다리를 가지런히 모으고 30㎝정도 들어 올린다. 그리고 하나, 둘, 셋하고 열까지 센 후, 내린다. 이것을 여러차례 반복하면 복근은 물론 내장의 모든 근육은 강해져서 건강의 근본이 된다' 고 강조하고 있다.

필자의 경험도 그렇다. 정신적인 것일지도 모르지만 방광벽의 힘이 로바베론 주사를 맞지 않았는데 강해진 것 같은 기분이 들고 소변의 방출력이 늘어난 듯한 기분이 든다.

그와 같이 생각하고 실험하는 자세는 훌륭한 삶의 보람을 낳는 근본도 된다. 그래서 이 책을 읽는 독자 여러분도 자신 나름대로 이 로바베론 이론을 활용해서 보다 효과적인 방법을 찾기 바란다.

그리고 만일 자발적으로 외부에서 로바베론만큼 효과적인 근력증강법을 발견하면 그것은 훌륭한 사회적 공헌을 한 셈이 된다.

또는 한걸음 더 나아가서 소기구(小器具), 소전기기구, 자석, 그 밖의 것을 이용해서 외부로터 방광 근력을 강화하는 방법을 발견해서 그것을 특허나 실용신안으로 내고 의사에게 임상실험을 받아서 입증하면 그것은 로바베론의 발견 못지 않은 대발명인 셈이다.

여러분이 전립선비대에 걸렸다면 그것은 어쩌면 신이 그것을 발명하도록 여러분에게 준 기회일지도 모른다.

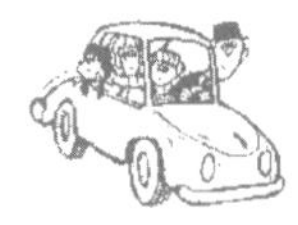

◆ 프로스테틴

프로스테틴에 대해서는, 일본의 D약품공업 의약영업본부 학술부로부터 다음과 같은 자료를 받았다. 이것을 중심으로 독자의 상상력을 펼쳐 보기 바란다.

「…프로스테틴은 전립선비대증 치료제로서 당사에서 발매하고 있는데 의사가 질병의 증상, 경과에 맞춰서 처방하는 의료용 의약품으로, 특히 사용에 있어서 전문적인 주의가 필요한 '요지시(要指示) 약물' 입니다.

당사에서는 생명, 건강에 직접 관련되는 의약품이라는 특성상, 의료용 의약품에 관한 학술정보에 관해서는 의사, 약제사에게 전달하고 있고 약제의 설명 등 자세한 사항은 증상을 잘 아는 담당의사에게 설명해주도록 하고 있습니다.」

주사약이니까 당연한 생각이라고는 하겠지만 이런 것은 특히 비밀 부분 이외는 외부인에게도 널리 알려져서 일반 환자의 정신적인 면에도 기여해 주었으면 하는 생각이다.

학문의 진보라는 것은 일부 전문가나 전문 업자에게만 알려서 연구를 시키기보다는 널리 대중에게도 알려서 다수의 지혜와 아이디어를 얻는 편이 보다 의외성 있는 것이 탄생해서, 그 방면의 진보 발전으로 이어지지 않을까 생각한다.

일본의 기술력이 세계를 압도해서 세계 제일의 상품이 몇 백, 몇 천개 탄생한 것은 실로 TQC의 덕분이라고 레밍상을 만든 레밍 박사도 칭찬하고 있다.

수천명의 의사나 약제사에게 알려서 이용시키는 것도 좋지만 그 사람들은 비교적 자신의 신체와는 관계가 없기 때문에 스스로는 그것에 대한 의견이나 창의를 발휘하는 경우는 적고 제약회사가 말하는 대로, 환자에게는 가능한 한 알리지 않는 주의로 지내고 있는 것이 현상이다.

그것보다는 몇 만명, 몇십 만명의 환자에게 그 내용을 알려서 의견을 구하고, 그들의 신체를 통해서 아이디어를 내고 연구하게 하는 것이 몇십 배의 학술연구 진보를 가져오지 않을까 생각한다.

의사도, 약제사도, 제약회사도 가능한 한 많은 부분의 의약적 지식을 환자나 대중에게 알려야 하지 않을까?

프로스테틴의 내용을 모르고, 효과를 알 수도 없다고 안타까워하고 있었을 때, 마침 일본 H대학 의학부, 비뇨기과 교실 K교수가 정중한 편지와 자료를 보내 주었다.

그것에 따르면,

'전립선비대증을 축소하기 위해서는 안드로겐에 대해 길 항성을 가진 약제가 아니면 안 된다. 프로스테틴은 그 안티 안드로겐제(항남성호르몬제)다.

따라서 본제를 일주일에 200~400㎖를 12주간 투여해서 그 효과를 시험한 결과, 자각증상에서는 현저하게 효과를 나타냈다.

배뇨 스타트의 지연, 시간의 연장, 배뇨 곤란 등이 매우 개선되었다. 더구나 촉진에 의한 비대부가 축소해 있음을 잘 알 수 있었다. 또한, 요도 엑스레이선상에 의해 요도의 변형도 개선되어 있었다. 따라서 본제는 단순히 병상을 호전시킬 뿐만 아니라 비대부 자체에도 작용한다는 사실을 알았다.

　더구나 본제는 일단 12주일이었지만, 1년 이상의 장기에 걸쳐서 투여했지만 부작용은 없었다. 따라서 효과가 있는 한, 12주일만에 중단할 필요는 없다고 하겠다.'

이상과 같은 자료를 받았다. 내용은 좀더 자세하고 학문적이라서 읽기 어렵지만 그것을 요약하면 앞서 말한 바와 같다.

◆ 프로스탈정 25

일본에서 재일교포로서 명성을 얻고 있는 K교수가 병원의 젊은 의사에게, '강연 약속을 취소할 수 없으니까 두 달정도 수술을 연기할 수 없을까요?' 라고 제의하자, 그 의사는 '지금은 좋은 약이 나와 있으니까, 그것을 복용하고 상태를 봅시다' 라고 대답했다. 그 약이 바로 프로스탈정 25다.

　작은 정제를 아침, 저녁으로 한 알씩. 지금까지 어떤 병이나

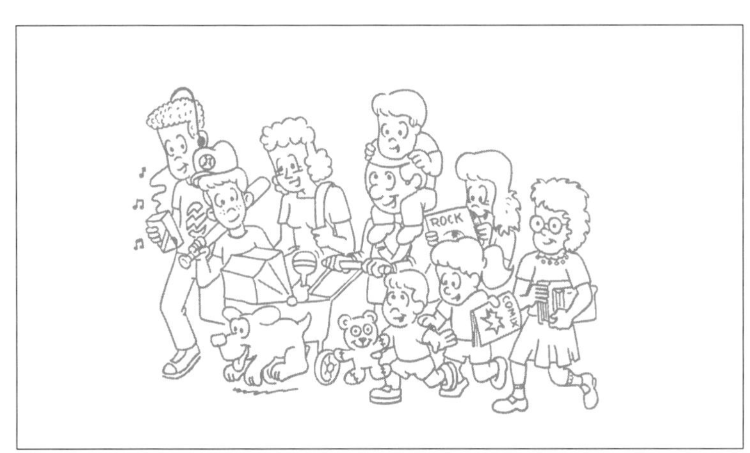

병원약은 4~5종류 우유를 마시는 것이 아닐까 생각될 만큼 많이 주었다. 그런데 이번 것은 2주일분이 작은 종이봉지에 달랑 들어 있을 뿐이어서, '이렇게 적게 먹고 효과가 있을까' 하고 불안한 기분도 들었다.

또한 그것이 무엇에 효과가 있는지도 몰랐으며 병원 약제사에게 물어봐도 '전립선약입니다' 라고 말할 뿐, 절대 설명은 해주지 않았다.

나중에 일본의 후생성에서 조사해 보고 나서야 그것이 프로스탈정 25라는 사실을 알았다고 한다.

후생성이 인가했으니까 조금은 효과가 있겠지……아니, 효과가 있다고 믿고 먹어야 한다고 생각하고 계속 복용했다. 그러자 증상이 매우 좋아졌다. 실 같은 가는 소변이 나왔는데 그것이 없어졌으며 밤에 3번 일어나던 것이 한두 번으로 줄었다. 낮에는 한 번의 소변 시간이 짧아지고 배출했을 때의 쾌감이 되살아났다.

그런 점으로 미루어 이 약은 효과가 있다는 생각이 들었다는 것이다(단, 마사지나 자기식 요법도 하고 있었기 때문에, 그것이 효과가 있었던 것일지도 모른다는 생각도 했다).

그런데 그 K교수에게 한가지 이상한 현상이 일어났다.

K교수는 퇴근길의 전철 안에서 자신이 기사를 제공하는 모 주간지의 신문을 사서 읽곤 했다고 한다. 그런데 그 신문에 약간 야한 포르노성 소설이 있어서 심심풀이 삼아 읽었는데 그 약을 복용하고 한두 달 지났을 무렵, 문득 깨달은 사실이 있다. 그 소설을 읽지 않았던 것이다. 이런……하고 억지로 그

것을 읽으려고 하자 도무지 내키지가 않았다.

그래서 이게 프로스탈의 영향인가, 하고 생각했다. 아니 75세나 되었으니 나이탓인가 하고 생각해 보았다. 의사에게 물어봐도 빙글빙글 웃고 대답해 주지 않았다.

그러나 상태가 좋아지고 있었기 때문에 별로 신경쓰지 않았다. 체중은 서서히 불고, 모두가 안색이 매우 좋아졌다고 했다.

그런데도 왠지 찜찜한 느낌이 있었기에 저명한 비뇨기과 의사와 상담을 하면서 조심스럽게 포르노소설 사건을 물어보았다. 그러자 '고환을 제거하면 전립선비대에 걸리지 않는다고 합니다. 즉 남성호르몬이 비대에 큰 관계가 있는 것입니다. 프로스탈 속에 포함되어 있는 안티안드로겐(항남성호르몬)은 이와 같이 세포 속에 들어가면 도중에서 남성호르몬과 결합해서 리셉터복합체가 됩니다. 따라서 포르노를 좋아하지 않게 되는 현상이 일어날 가능성은 있습니다. 하지만 약을 멈추면 곧 원래대로 됩니다. 걱정마세요' 라는 답변이었다.

어쨌든 그 K교수는 전립선비대를 내복약으로 축소할 수 있다는 사실은 과연 실험의학의 승리라는 기분이 들었다. 그리고 같은 질환을 앓는 사람들을 위해서도 마음이 든든해졌다. 이것이 점점 더 개량되어 수술처럼 100% 축소될 수 있기를 빌었다는 것이다.

K교수(재일교포)의 얘기 중에서 인상에 남은 것은 비뇨기과 의사가 해줬다는 다음과 같은 말이다.

"신약을 발명하는데는 아무리 작은 것이라도 1년에 1억 엔의 연구비가 필요하고 그러니까 10년은 걸립니다. 그리고 팔리는 기간은 5년정도일 거라고 합니다. 채산에 맞지 않는 발명입니다. 그런데 당신(K교수)의 경우, 가정용품이나 사무기 등의 작은 발명은 투하 자본없이 매달 수십만엔의 고안료가 들어오니까 액수는 작지만 훌륭한 것입니다."

이 말에 K교수는 다음과 같이 한 마디 해주었다고 한다.

"연구부 선생님은 추상적인 발명만 생각하고 있는 것 같은데 앞으로는 좀더 눈높이를 내려서 실용적인 발명도 하는 겁니다. 그 편이 편하고 빠르며 더구나 회사의 이익이 되는 발명품이 탄생하리라고 생각합니다. 실용적인 발명에 대해서 알면 좀더 추상적인 발명에도 큰 도움이 되리라 봅니다. 예를 들어 요도의 일부가 좁아져 있다고 하면 거기에 실리콘관을 만들어서 삽입해 접착해 둔다. 그러면 보통의 요도와 같은 굵기가 되어 전립선이 비대해 있어도 생활에도, 자각증상에도 전혀 상관없지 않을까요? 프로스탈을 발명하는 것도 뜻깊지만 이런 종류라면 자본도 필요없고 단시간에 해결해서 100% 효과가 있다고 할 수 있습니다.

어떻습니까? 선생님께서 한번 개발해 주지 않겠습니까? 가능하면 저도 그것을 넣고 싶은데요……"
라고 말했지만 의사의 뇌구조는 이런 발상에는 익숙치 않은 모양이었다.

그러나 크게 눈을 뜨고 가만히 책상 위의 재떨이 쪽을 바라보고 있는 모습은 뭔가를 생각하고 있는 모습처럼도 보였다.

전립선비대증에 관한 Q&A

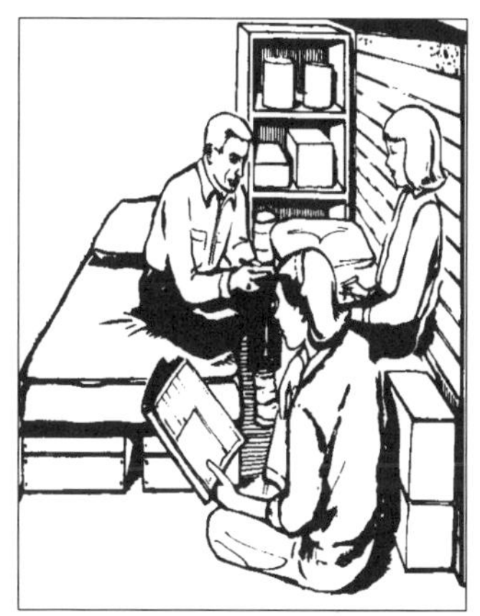

전립선비대증은 소변 트러블

[질문] 우선 묻겠습니다. 전립선비대증이란 어떤 병입니까?

[답변] 이 병은 소변과 관계가 있으므로 우선 이 점부터 설명하기로 한다.

소변은 우선 신장(腎臟)에서 만들어지고 요관(尿管)을 거쳐 방광으로 흘러간다. 이 방광에 쌓인 소변은 요도를 통해 밖으로 배출된다.

그럼 전립선은 어디에 있는가. 앞의 1장에서 그림으로 설명했듯이 전립선은 방광을 바로 나온 곳에 요도를 감싸듯 있다. 반대로 말하자면 전립선 속을 요도가 지나고 있다고 생각해도 좋을 것이다.

이처럼 요도는 전립선에 감싸여 있어 전립선이 점점 커지면 당연히 요도가 압박된다. 따라서 요도라는 파이프가 좁아지고 경우에 따라서는 요도 속의 벽이 눌려 소변이 전혀 흐르지 못하는 상태가 되는 것이다. 이렇게 전립선이 비대한 것에 의해 소변이 잘 흐르지 않거나 나오지 않거나 또는 멈춰버리는 것, 이것이 바로 전립선비대증이라는 병이다.

한밤중의 잦은 소변이
최초의 전립선 비대 증상

[**질문**] 어떤 증상이 있는지 구체적으로 알려 주십시오.

[**답변**] 전립선이 비대해지면 여러 가지 증상이 나타난다. 이것을 항목별로 들어보자.

우선 첫번째로 빈뇨(頻尿)가 있다.

빈뇨는 즉각 소변 횟수가 증가함과 동시에 밤중에 잠자리에 든 뒤 몇 번씩 화장실 때문에 일어나야 하는 야간 빈뇨라는 것이 있다. 전립선비대증에서 이것은 특징적인 증상이라고 할 수 있다.

다음에 요의(尿意)가 절박한 증상이 있다. 화장실에 가고 싶다는 생각이 들면 도저히 한순간도 참을 수 없는 상태를 말한다.

구체적인 예를 들자면 환자 중에는 수돗물 소리만 들어도 소변을 참을 수 없다는 사람이 있다. 이런 상태를 요의절박이라고 한다.

또 절박성(切迫性) 요실금(尿失禁)이라는 것이 있다. 이것은 소변을 보고 싶어 화장실에 달려가는데 화장실까지 채 가기도 전에 소변이 새버리는 상태이다.

이 외에도 천연성(遷延性) 배뇨가 있다. 이것은 요의를 느끼고 화장실에 가서 변기 앞에 서서 '자, 소변을 보자' 하고 마음먹어도 이내 소변이 나오지 않아서 개시까지 시간이 걸리는 것이다.

소변을 보는 시간이 보통 사람에 비해 긴 상태이다. 좀더 구체적으로 말하자면 소변의 선(소변 줄기)이 가늘고 힘이 없어서 졸졸 흘리는 소변이다.

뒤에 사람들이 잔뜩 기다리고 있는데 아직 끝나지 않은 ……. 그래서 소변을 제대로 보지 못하는 사람도 있다.

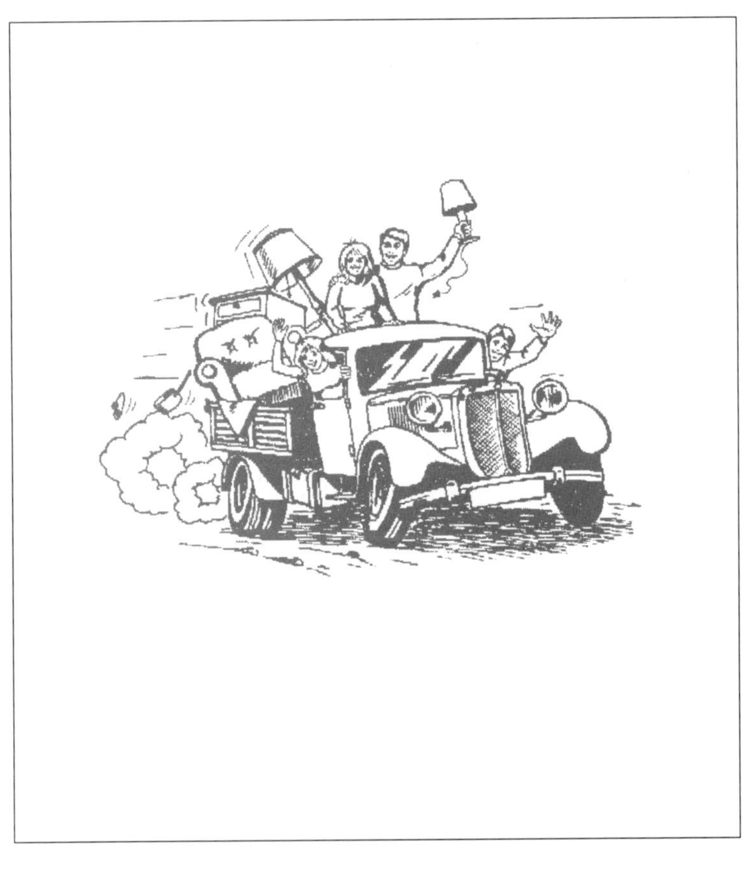

[**질문**] 요폐(尿閉)라는 것도 전립선비대증 증상 중 하나입니까?

[**답변**] 그렇다. 요폐에는 만성요폐와 급성요폐가 있다.

만성요폐(慢性尿閉)라는 것은 전립선이 비대해서 소변이 제대로 방광에서 흘러나오지 않는 것을 말한다. 이 때문에 방광 속에 잔뇨가 많아질 뿐만 아니라 항상 잔뇨가 있는 상태가 되는 것이다.

이 잔뇨가 계속 늘어나면 방광 속의 압력이 높아진다. 그러면 요도의 압력보다도 방광의 압력이 강해지고 소변이 방광에서 요도를 지나 줄줄 흐르게 된다. 이것을 일류성(溢流性) 요실금이라고 한다.

전립선비대증 때문에 원래는 소변이 나오지 않을 테지만 이렇게 방광에 잔뜩 쌓인 소변이 새어나오는 것이다.

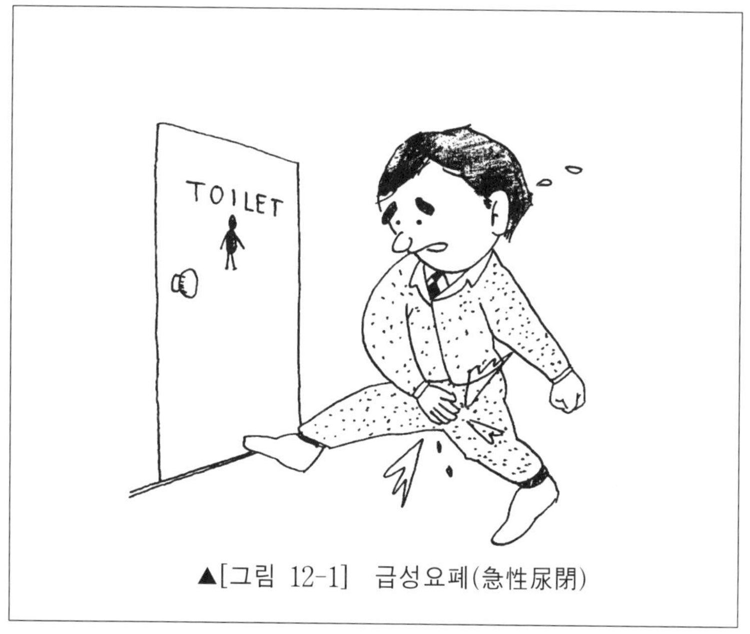

▲[그림 12-1]　급성요폐(急性尿閉)

이런 기묘한 현상은 기이성(奇異性) 요실금이라고 부르기도 한다.

한편 급성요폐(急性尿閉)는 갑자기 발생한다. 잘 나오지 않았지만 그래도 어떻게든 소변이 나오던 사람이 갑자기 전혀 나오지 않게 된다. 때문에 소변이 방광에 쌓여 팽창한다. 갑자기 소변이 쌓이면 방광이 매우 부풀게 되고 통증이 심해 고통스럽게 된다.

예를 들면 고속도로를 드라이브하던 도중 요의(尿意)를 느끼지만 도중에 화장실이 없어서 식은땀을 흘리며 꾹 참는다. 이런 상태를 상상해 보기 바란다. 화장실에 갔는데도 이런 상태가 계속되는 것이 급성요폐이다.

아무튼 전립선이 비대해지고 방광에 잔뇨가 남아 있는 상태이므로 이외에도 여러 가지 증상이 나타난다. 소변이 배출되지 않고 머무르기 때문에 세균이 침투되기 쉽고 이로 인해 만성방광염 또는 전립선염, 신우염(腎盂炎)이라는 요로감염증(尿路感染症)이 일어나기도 한다.

또 비대한 전립선은 혈관이 상당히 굵어짐으로 여기에다 충혈까지 되면 혈뇨(血尿)가 발생한다. 신장에서 만들어진 소변이 요관을 지나 방광으로 가는데 가득차 있으면 소변이 방광으로 들어갈 수 없다.

그렇게 되면 요관 속에 소변이 쌓여 굵어지는데 이 요관에도 소변을 담아둘 수 없게 되면 이번에는 소장 속에 있는 신우(腎盂)라는 곳에 소변이 쌓이게 된다. 그 결과 신우가 점점 넓어진다. 이것을 수신증(水腎症)이라고 한다.

수신증이 되면 신우에 쌓인 소변이 신장 조직을 압박하게 된다. 때문에 신장 기능이 악화된다. 따라서 최후에는 신장기능 장애가 발생하기도 한다.

이제까지 든 증상은 전립선비대증(前立腺肥大症)의 대표적인 증상인데 이들은 순서대로 나타나는 것은 아니다. 사람에 따라 여러 가지이다. 갑자기 급성요폐 증상이 나타나는 사람도 있고 빈뇨(頻尿)가 최초의 증상인 사람도 있는 것이다.

또 여러 가지 증상을 들었으나 이들 증상과 비대한 전립선의 크기와 비례하지 않는다는 점도 강조해 두고 싶다.

전립선비대가 극히 미약한 사람이라도 많은 증상이 나타날 수 있고 반대로 전립선이 크게 비대해 있으면서도 증상이 나타나지 않는 사람도 있다.

이와 같이 전립선의 크기와 증상은 일치하지 않는다는 것을 기억해 주기 바란다.

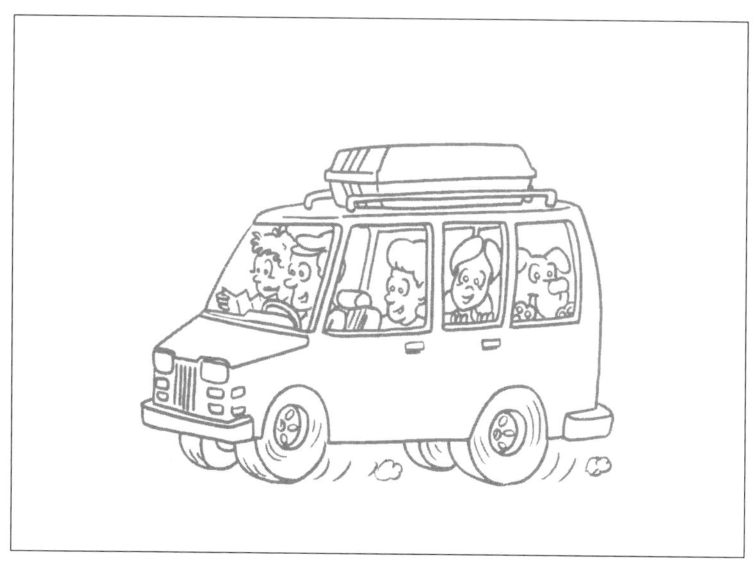

소변이 자주 마렵거나 소변을 보려고 해도 나오지 않는다

[**질문**] 진찰받으러 오는 사람은 어떤 증상을 호소하나요?

[**답변**] 구체적인 증상을 들어보기로 한다. 낮이나 밤이나 빈뇨 증상이 있다는 사람도 있기는 하지만 특히 야간 빈뇨를 호소하는 사람이 많은 것 같다.

잠자리에 든 뒤 3~4회가량 잠에서 깨어 화장실에 간다. 게다가 소변의 양이 극히 적으며 항상 잔뇨감(殘尿感)이 있어 기분이 나쁜 상태가 계속된다. 그 때문에 좀처럼 충분히 수면을 취할 수 없다.

또 자주 소변이 보고싶어지고 요의(尿意)가 느껴지면 잠시도 참을 수 없는 상태가 된다. 화장실에 달려가는 도중에 흘리기도 하고 막상 변기 앞에 서면 소변이 나오지 않거나 나오기까지 상당한 시간이 걸리기도 한다.

소변이 나오기는 해도 소변의 줄기가 가늘고 힘이 약하며 시간이 소요된다. 특히 공중변소에서는 사람들의 미움을 산다. 그래서 자신 뒤에 사람이 서 있거나 하면 더욱 난처해진다.

급성요폐인 사람도 있다. 급성요폐는 갑자기 일어난다. 오랜 시간 앉아 있거나 술을 마신 뒤, 장시간 소변을 참았을 때 갑

자기 일어나는 경우가 있다. 이것은 아랫배가 부풀어 참으로
고통스럽다.

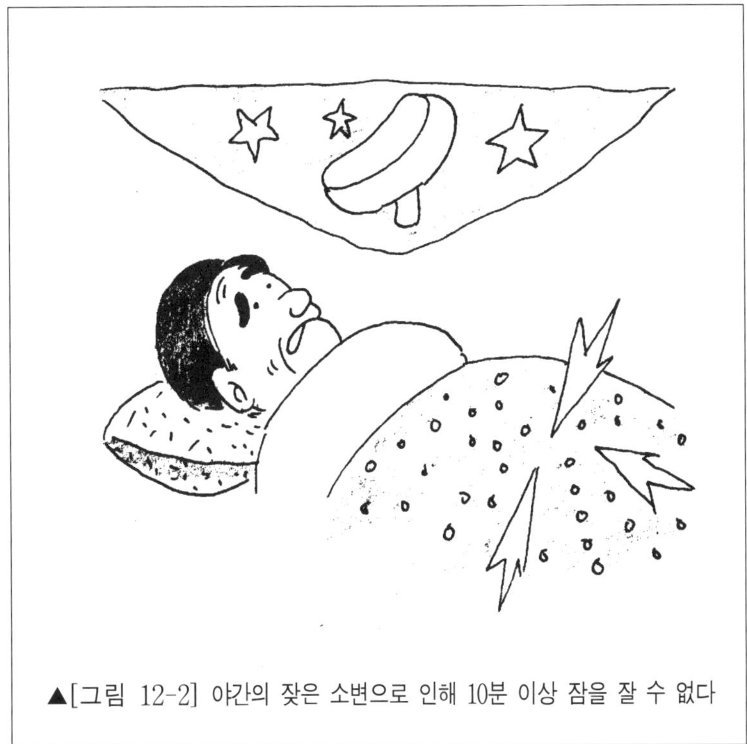

▲[그림 12-2] 야간의 잦은 소변으로 인해 10분 이상 잠을 잘 수 없다

만성요폐(慢性尿閉)인 할아버지 환자의 예이다. 왠지 아랫배
에 단단한 혹 같은 것이 부풀어 있었으며 할아버지는 요도에
서 소변이 흐르자 기저귀를 찼다. 본인은 느긋했지만 촉진해
보니 하복부에 혹 모양으로 부풀어 오른 것이 있었다.

그래서 환자에게 도뇨(導尿 : 카테텔)를 해보니 1,000㎖ 이상
의 소변이 나왔다. 아랫배에는 소변이 그만큼 저장되어 있었
던 것이다.

[**질문**] 전립선비대증은 약으로 치료할 수 없나요?

[**답변**] 비대한 전립선은 약으로 완치할 수는 없으나 전립선비대증에 의해 나타나는 여러 가지 증상은 약으로 완화시킬 수도 있다.

이들 약은 크게 네 가지로 나눌 수 있다. 식물 엑기스로 만든 약, 남성호르몬제, 교감신경차단제 그리고 한방약이다. 자세한 내용은 이미 앞에서 설명하였다.

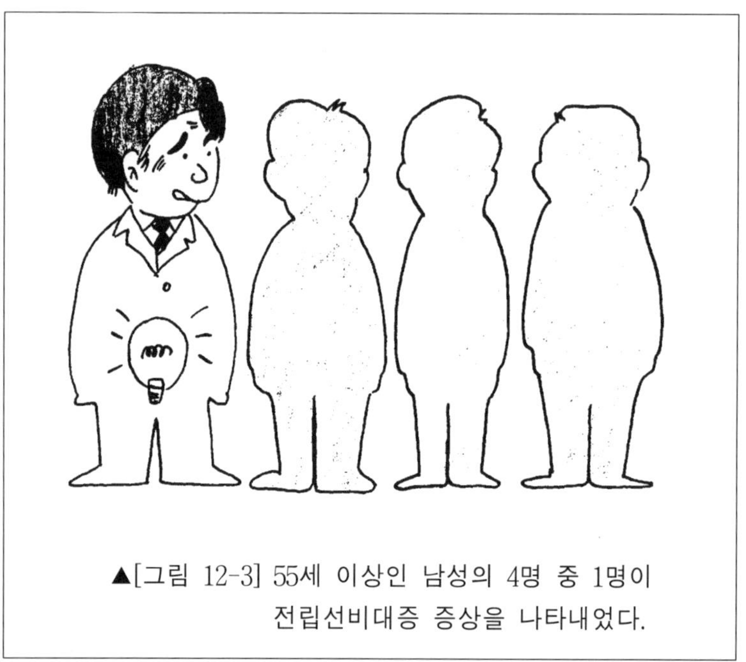

▲[그림 12-3] 55세 이상인 남성의 4명 중 1명이
전립선비대증 증상을 나타내었다.

[**질문**] 남성이 전립선비대증이 될 가능성은 80% 정도라고 하는데 이것이 사실인가요?

[**답변**] 전립선을 병리조직학적으로 연령별로 조사해 보면, 대략 50대가 50%정도, 60대가 60%, 70대가 70~90%정도, 80대

가 90~100%정도였다. 즉 고령이 될수록 병리조직학적인 전립선비대는 증가하는 것이다.

그러나 병리조직학적으로 전립선비대가 있다고 해도 모든 사람에게 전립선비대증상이 나타난다고 단정할 수는 없다.

확률상 증상이 나타나는 것은 55세 이상 남성 네 명 중 한 명 정도이다.

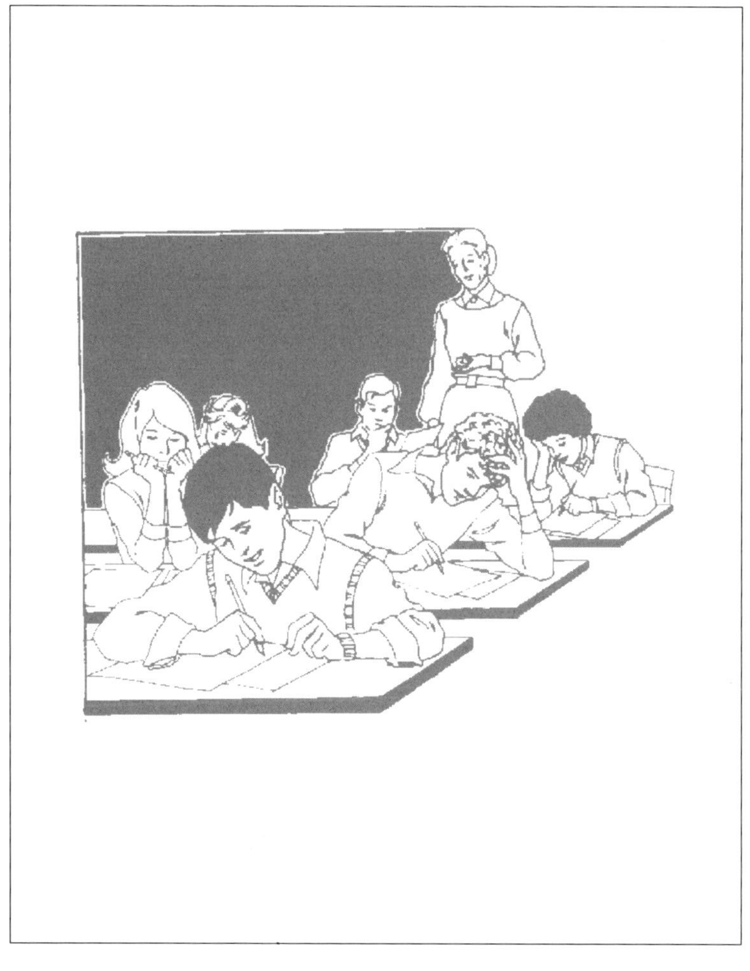

전립선비대증의 근원은 남성호르몬

[**질문**] 전립선비대증의 원인에 대해 알려주십시오.

[**답변**] 결론부터 말하자면 아직 그 원인은 해명되어 있지 않으며 다만 성호르몬이 관계되어 있다고 생각되어지고 있다.

예를 들면 일찌기 중국 궁중에서 일하고 있던 내관(內官)제도를 알고 있겠지만 그들은 양쪽 고환이 제거된 상태 즉, 거세된 상태로 궁중에서 일했다. 따라서 이들 내관들은 나이를 먹어도 전립선비대가 되지 않았다는 기록이 남아 있다.

남성호르몬이 원인이 되기 때문이라고 생각되고 있는데 그 자세한 사항은 아직 불분명하다.

이 밖에도 생각할 수 있는 원인으로써 혈액형이나 성생활, 사회적 환경 또는 기혼이나 미혼이냐, 경제적인 수준, 인종차 등 그런 사항도 관계된다는 설명도 있으나 현재까지는 진짜 원인에 대해서는 불분명한 부분이 많다고 할 수 있을 것이다.

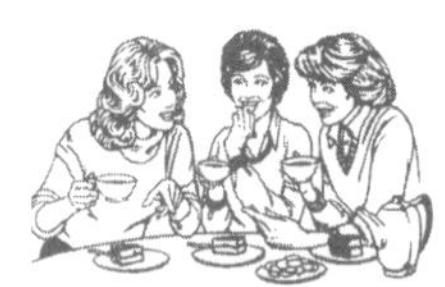

검사의 대부분은 직장진(直腸診)

[**질문**] 검사는 어떻게 실시되나요?

[**답변**] 문진(問診)이나 소변검사라는 일반 비뇨기과적인 검사도 실시하지만 특히 전립선비대증에거 중시되는 것은 직장(直腸) 검진이다.

이것은 의사가 손가락에 장갑을 끼고 인지를 항문 속에 삽입함으로써 직장의 벽을 통해 전립선을 촉진하는 것이다. 그러면 전립선의 크기 외에도 표면이 울퉁불퉁한지 또는 압통이 있는지를 조사할 수 있다.

이 검사만으로 전립선비대를 모두 진단할 수는 없다. 겨우 알 수 있는 것은 80% 정도일 것이다. 따라서 그 외의 검사가 필요하다.

다음에 실시되는 것이 엑스레이 검사이다. 엑스레이 검사는 정맥성 신우조영(腎盂造影)이나 요도방광조영(尿道膀胱造影) 등이 실시된다.

이런 검사를 통해서 상당 수준, 정밀하게 전립선비대증 진단을 할 수 있다. 또 필요에 따라서는 내시경을 이용하여 직접 요도에서 전립선부 요도를 조사하는 요도방광경검사(尿道

膀胱鏡檢査)가 실시된다.

초음파검사법은 가장 신뢰할 수 있는 검사법으로 최근에 발달된 것이다.

이것은 초음파의 탐촉자(探觸子)를 직장에 넣어 전립선을 조사하는 방법이다.

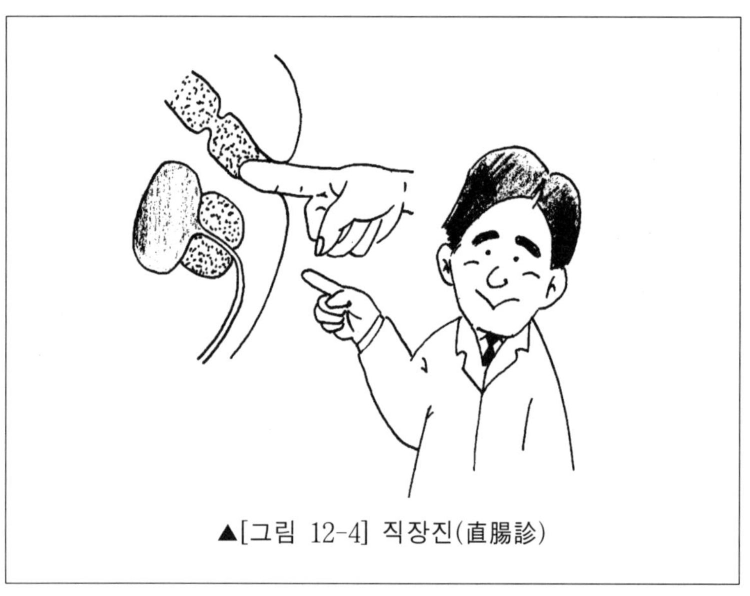

▲[그림 12-4] 직장진(直腸診)

또 요도에서 방광으로 관을 넣어 잔뇨가 어느 정도인지 조사한다. 그리고 방광이나 요도 기능에 이상이 의심될 경우에는 방광 내압(內壓) 측정이나 요도 내압 측정 등이 행해진다.

좀더 정밀한 검사를 할 경우도 있다. 그 방법은 직장쪽에서 전립선에 바늘을 삽입하여 조사하는 방법과 함께 넓적다리 뿌리쪽 즉, 회음부와 항문 사이에 바늘을 삽입하여 전립선 조직을 채취하는 방법이다.

[**질문**] 치료방법은 여러 가지 있는 것 같던데…….

[**답변**] 그렇다. 환자마다 증상, 검사 결과에 따라 치료법이 달라진다.

따라서 당장 수술을 해야 하는 케이스가 있고 우선 약물부터 시작하는 환자도 있다.

크게 나누어 전립선 치료방법은 3가지이다. 하나는 약에 의한 내복요법, 두번째는 수술요법, 세번째로써 그 외의 치료이다.

내복요법(內服療法)은 식물에서 취한 엑기스제, 항남성호르몬제, 교감신경차단제, 한방약의 4가지의 주류를 이룬다.

수술요법에는 복부를 가르고 전립선을 떼어내는 개복수술과 개복하지 않고 요도로 넣은 특수한 기구로 제거하는 경뇨도적 절제술(약칭 TURP) 두 가지 방법이 있다.

그 외 치료법으로써는 요도에서 기계를 넣어 전립선을 따뜻하게 하는 소위 온열요법이 있다.

극히 최근에는 레이저광을 비대해진 전립선에 직접 대어 조직을 파괴하는 방법도 개발되었다.

이와 같이 여러 가지 치료법이 있으나 환자의 전립선이 비대해진 정도나 증상에 따라 환자에게 가장 적합한 치료가 행해지는 것이 보통이다.

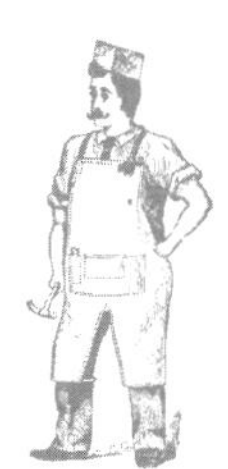

복부 절개를 피할 수 있는
신세대수술법, TURP

[질문] TURP에 대해 알기 쉽게 설명해 주세요.

[답변] TURP라는 것은 Transurethral Resection의 약자로 '경뇨도적 전립선 절제술'이다.

이 단어가 말해주듯이 배를 열지 않는 수술, 즉 개복(開腹)하지 않고 경뇨도적(經尿道的)으로 수술하는 방법이다.

TURP는 직경 0.8~0.9㎝의 둥근 연필보다 조금 굵은 원통형 모양의 내시경을 이용하여 실시한다. 내시경 선단(先端)에는 렌즈가 부착되어 있다.

또 내시경 속에 금속성 반원형을 한 루프라는 특수한 전기메스가 있고 이것으로 전립선 조직을 절제한다. 수술자는 렌즈를 통해 병이 생긴 부위를 보면서 루프를 조작하여 전립선 조직을 잘라내는 것이다.

[질문] TURP는 실제로 어떻게 행해지나요?

[답변] TURP도 수술이므로 마취가 필요하다. 환자의 희망에 따라 다르지만 전신마취로 시술하는 경우는 거의 없다. 보통은 등(척추뼈)에 가는 바늘을 찌르는 요추(腰椎)마취 또는 경

막외(硬膜外) 마취로 실시한다. 하반신 완전마취이므로 수술 중 환자는 이야기를 할 수도 있다.

수술실의 소리도 예를 들면 수술 기기들의 소리나 전기메스에서 나는 소리도 들을 수 있다.

환자 중에는 자고 있는 동안 끝내주기를 바라는 이도 있다. 이 경우에는 가볍게 잠재운 뒤 수술을 끝낼 수도 있다.

마취가 되면 드디어 수술하게 되는데 수술은 앞에서 이야기했듯이 내시경을 요도에서 넣어 실시한다. 그 전에 정관을 파이프컷트(pipe cut)하는 경우도 있다.

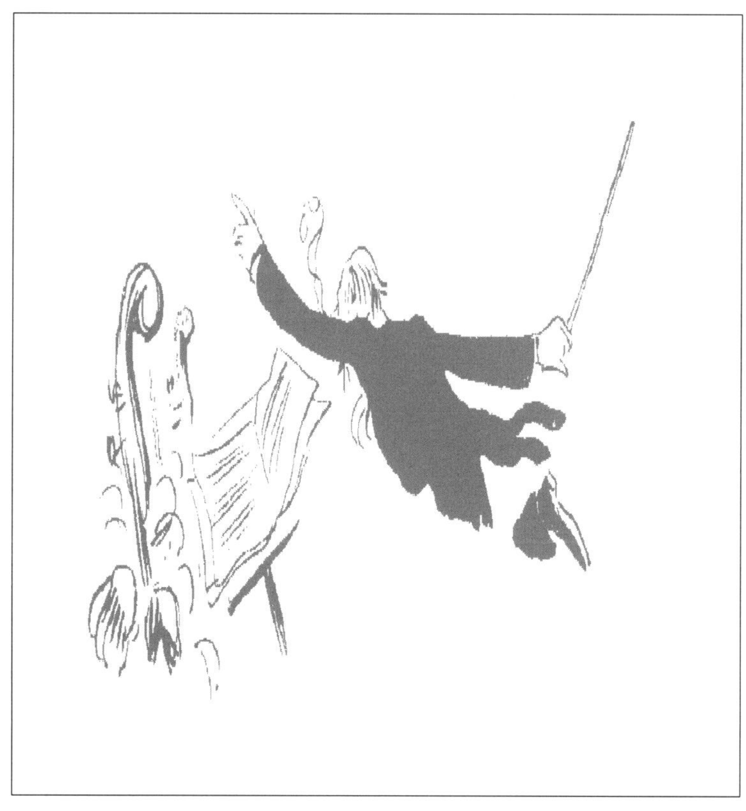

정관(精管)은 부고환에서 방광 뒤를 지나 전립선부 요도에 개구(開口)되어 있다. TURP를 실시한 뒤 그 개구된 정관을 통해 세균이 부고환으로 들어가 부고환염이 일어나지 않도록 파이프커트를 실시하는 것이다. 이것은 어떤 병원에서나 실시하는 것은 아니다.

다음은 내시경에 의한 절제술(切除術)이다. 요도에 내시경을 삽입하고 전립선부의 요도 방광 속도 잘 관찰한 다음 수술하게 되는 것이다.

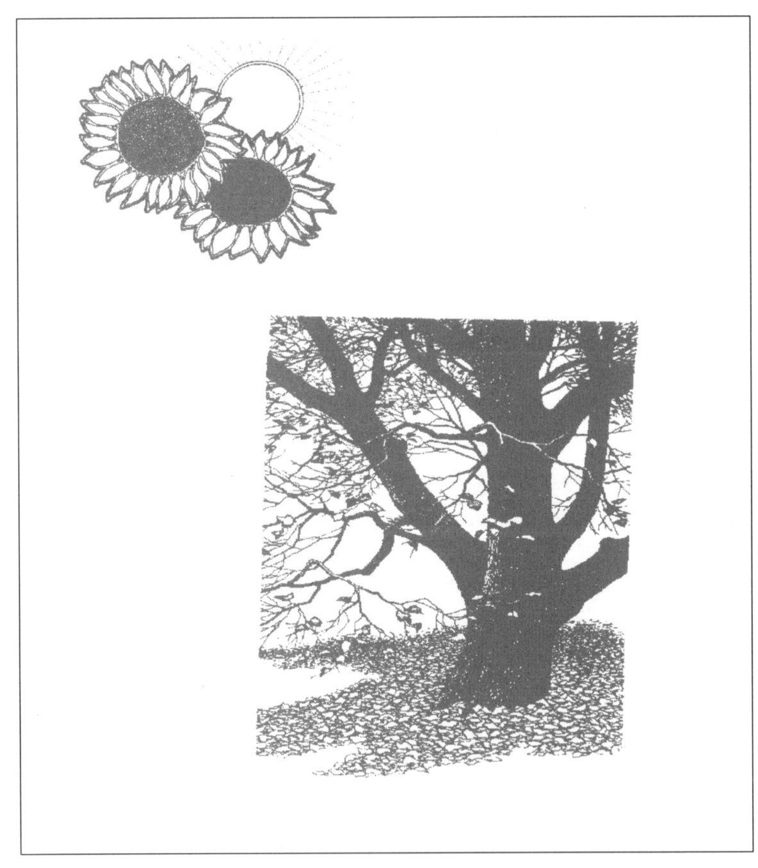

수술 시간은 1시간 안팎이며
다음 날에는 걸을 수 있다

[질문] TURP는 어떻게 실시되며 수술 시간은 얼마나 됩니까?

[답변] 이것은 내시경에 의한 수술이므로 수술실을 어둡게 하면 내시경을 통해 환부를 잘 볼 수 있다. 그래서 수술실 전체가 어두워지는데 그렇다고 걱정할 것은 없다.

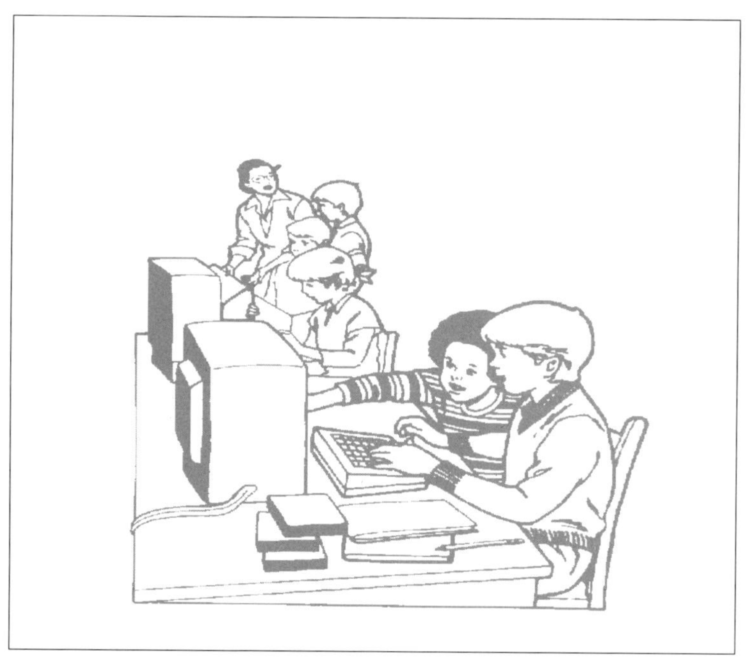

수술자에 따라서는 밝은 조명 밑에서 실시하는 사람도 있다. 내시경을 통해 전립선 절제술(切除術)을 실시하는 시간은 전립선 크기와도 관계가 있으나 대략 30분에서 1시간 전후이다.

비대한 전립선을 깨끗이 잘라내고 그 수술 부위에서의 출혈도 전기메스로 응고시켜 지혈해주면 수술은 끝난다.

마지막으로 내시경을 뺀 뒤 요도를 통해 고무관을 넣어둔다. 그 이유는 수술 중 혈뇨(血尿) 남은 것이나 응고물이 다소 쌓여 있으므로 그것과 방광을 씻어 체외로 내보내기 위해서이다. 이 방광에 넣은 관(管)도 대략 3일 후에는 빼낸다.

TURP를 행한 다음날에는 아침부터 식사할 수 있고 일어나 걸을 수도 있다. 3일째에는 방광에 넣은 관을 빼내는데 그 시점부터 자신이 배뇨(排尿)를 시작하는 것이다.

젊을 때와 같은 소변의 쾌감을 맛볼 수 있다. 퇴원은 보통 수술 후 1주일이다.

[질문] TURP로 완치되는가? 재발할 가능성은 없는가?
[답변] TURP는 단단한 피막(被膜)만을 남기고 비대한 전립선 조직을 전부 제거해 버리는 것이므로 특별한 케이스를 제외하고 우선 재발하는 일 없이 완치된다고 생각해도 좋을 것이다.

합병증을 갖고 있는 환자, 예를 들면 심장이 나쁘기 때문에 장시간 수술할 수 없는 경우는 우선 소변이 조금 나오는 정도만의 절제로 수술을 멈추야 한다. 이런 케이스는 재발하는 경우가 있다.

TURP후에 성(性)생활은 어떤가

[**질문**] TURP를 하면 더 이상 아기는 만들 수 없나요? 그리고 성 생활의 영향은?

[**답변**] 앞에서 설명했듯이 TURP를 실시할 경우, 파이프커트(pipe cut)하는 케이스가 있다. 이것은 불임수술과 같아 사정된 정액 중 정자는 함유되어 있지 않다.

파이프커트를 하지 않았던 사람의 정액에는 정자가 함유되고 있는 경우도 있다.

그러나 TURP로 전립선을 절제하면 방광과 전립선요도 경계(이곳을 방광경부라고 한다)가 이미 절제되어 있으므로 방광과 요도의 경계 저항이 없어진다.

따라서 전립선이 절제된 뒤 사정된 정자는 요도를 통해 밖으로 내보내지지 않고 그 저항이 없어진 방광경부에서 방광 안으로 역류해버린다. 이것을 '역류성 사정(射精)'이라고 한다.

정액 중에 정자가 있어도 이것은 요도에서 나오지 않으므로 이런 경우는 임신되기가 어렵다.

방광으로 역류한 정액에 대해서는 전혀 염려 없다. 방광에 쌓인 소변과 함께 배출된다.

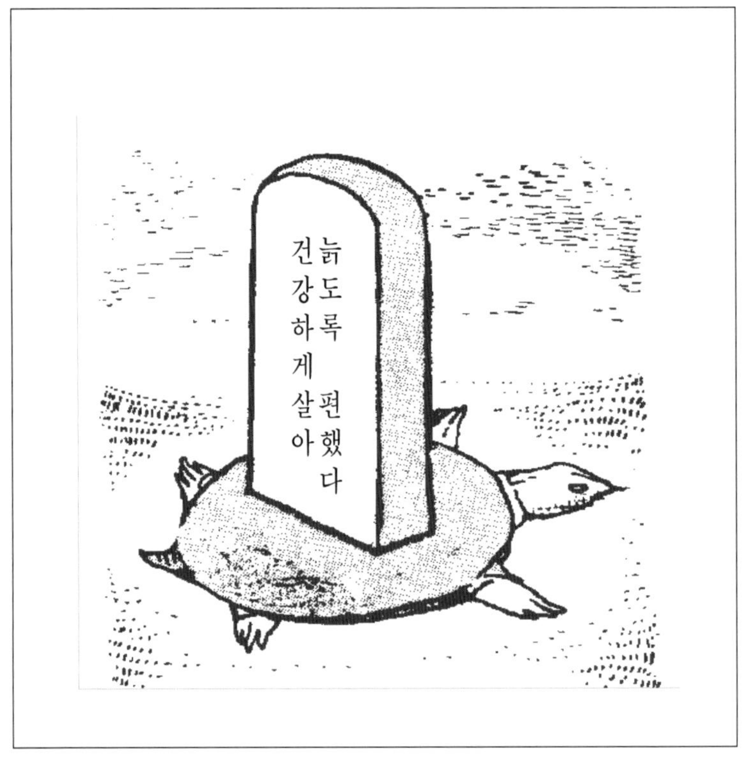

성생활에 어떤 영향이 있는가 하는 점인데 우선 사정과 발기는 전혀 별개의 것이라고 생각하기 바란다.

흔히 TURP를 실시한 뒤 발기력이 강해졌다거나 약해졌다는 이야기를 듣는다.

그러나 TURP 수술 후 발기력의 증강이나 저하는 직접적으로 아무런 관계가 없다. 이것은 다분히 정신적인 요인에 의한 것 같다.

발기력이 저하된 경우에는 노화에 의한 나이탓이 아닌가 하고 생각된다.

수술 후 3일째는 스스로 상쾌한 소변

[**질문**] TURP를 권하는 가장 큰 이유는 어떤 점일까요?

[**답변**] 배를 가르고 실시하는 개복수술에 의한 전립선절제술에 비해 TURP에 의한 수술의 최대 이점은 통증이 적고 출혈이 적다는 점을 들 수 있다.

예를 들면 복부를 절개하는 수술을 하면 몇 일씩 아랫배에 힘을 줄 수 없고 어지간히 노력하지 않으면 걸을 수도 없으나 TURP 경우에는 다음날 아침부터 식사를 할 수 있고 일어나 걸을 수도 있다. 그리고 3일째에는 방광에 넣은 고무관도 빼고 스스로 배뇨할 수 있다.

이렇게 수술 후 증상도 가벼우므로 당연히 입원 기간도 짧아진다.

통상은 수술 후 1주일정도만에 퇴원한다. 전립선비대증으로 고민하는 사람에게 있어서 이 TURP라는 획기적인 요법은 대단히 기쁜 소식이 되리라고 믿고 있다.

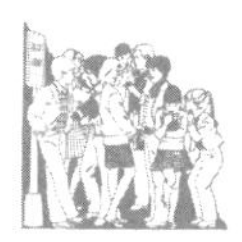

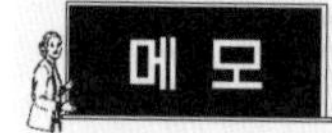

▶소변이 잘 나오지 않는 이유는?

갑자기 소변이 마려워서 화장실에 갔으나 속 시원히 나오지 않을 때는 몹시 불쾌하다. 이런 증상이 있을 때는 전립선비대증(前立腺肥大症)·방광결석·방광종양·항경련제의 과용(過用)의 네 가지가 생각된다. 그 중에서도 전립선비대증·방광결석일 확률이 많다.

가장 많은 전립선비대증은 대개 50세 이상의 노인에게만 일어나는 병이다. 전립선은 방광과 요도 중간에 있으며 크기는 밤톨만하다.

이 전립선의 한복판을 요도가 관통하고 있다. 전립선은 남자에게만 있고 여자에게는 없다. 성가신 것은 전립선은 나이를 먹음에 따라 점점 커지는 점이다.

전립선비대증의 특징은 소변이 나오기 시작하는 것도 더디고 끝나는 것도 시간이 걸린다는 점이다. 이것은 전립선이 비대해져서 요도를 압박하기 때문이다.

전립선이 비대해지기 시작할 때는, 그 자극으로 소변이 자주 마려우므로 방광염(膀胱炎)과 비슷한 점도 있으나 전립선비대증으로 소변이 자주 마려울 때는 통증도 없으며 소변도 탁하지 않으므로 방광염과는 구별할 수 있다.

이 병에 걸린 사람이 기억해 둬야 할 일은, 술을 마시고 있을 때 갑자기 소변이 마려운데 나오지 않아 몹시 고통을 받는다는 점이다.

이런 때는 당황하지 말고 즉시 전문의를 찾아야 한다. 관(管)을 요도(尿道)에 넣어 소변을 빼내면 당장 고통은 없어진다.

자연치유력과 아이디어로 승부

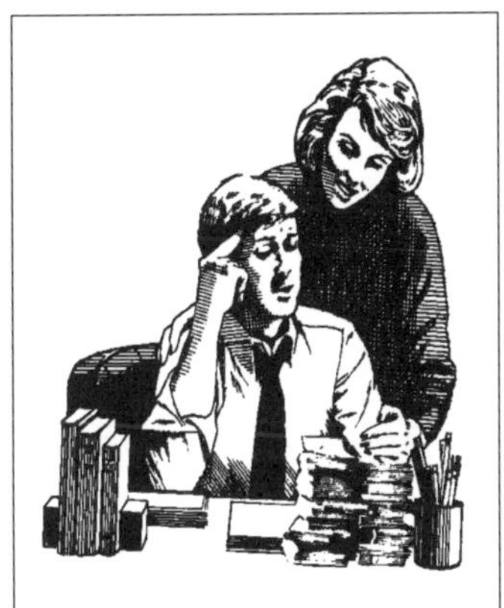

자신의 병은 스스로 치료한다

◆ 자연치유력을 의식하라

자동차도 5년, 10년 사용하면 여기저기가 고장나서 덜컹거린다. 하지만 이 경우는 부품교환이 가능해서 수명을 연장시킬 수가 있다.

인간의 몸도 60~70년 쓰다 보면 눈이 침침하다, 이가 아프다 등, 각 부분이 나빠지는 것은 당연한 일이다.

더구나 인간의 신체 부위는 교환이 불가능하다. 그런데 신은 좋은 능력을 신체에 내려 주셨다. 그것이 자연치유력이라든가, 자연치유양생력이라는 능력이다.

외부로부터의 충격이라든가 내부로부터의 불양생 등으로 부품이 고장난다. 그러면 그것은 자각증상이 되어 본인이 알 수 있다. 자연치유력이 작용해서 세포를 새로 만들어서 부품 수리에 들어간다.

거기에 자신의 의지로 영양분을 공급하거나 자극을 주거나 혹은 약을 먹는다. 그러면 이들의 도움으로 자연치유력은 점점 더 강하게 작용해서 마침내 원래의 부품으로 재생하는 것이다.

이 자연치유력은 모든 병을 치료하는 근원이 된다. 그것을 끊임없이 의식해 둔다.

신은 모든 병에 대해서 체내로부터 이것을 정상적인 상태로 만들려는 힘을 항상 작용시키고 있다.

그것을 잘 이용하는 것이 의술이나 그 밖의 요법의 가장 중요한 점이다.

◈ 치조농루 이야기

필자가 아는 사람 중에는 단 것을 굉장히 좋아해서 많이 먹는 사람이 있다. 그런데 양치질은 싫어해서 치아는 잘 안 닦는다. 그런 일이 계속되다 보니 좌우 어금니 4대가 상해서 음식물을 씹을 수가 없다. 닿으면 아프다고 하소연을 하곤 했는데 어느날 의사에게 가서 엑스레이를 찍었더니, '치조농루'인데 이미 때가 늦었으니 이를 뽑자는 것이었다

그러나 이는 뽑으면 다시 나지 않는다. 의심이 많은 그 사람은 이런 수술 같은 것은 두세 사람의 의사가 같은 진단을 내리지 않으면 하지 않겠다고 다짐했다. 그래서 다음 치과 의사에게 갔다. 같은 소견이었다. 그리고 마지막 세 번째 의사에게 갔더니 역시 마찬가지였다.

그래서 단념하고 이를 뽑을까, 하고 생각했을 때, 문득 예전의 치과의사 불신 사건이 떠올랐다.

그것은 어린 시절, 여섯 살 무렵에 양쪽의 구치(유아기의 치아)가 빠지고 나서 새 치아가 나면서 몇 군데가 빠지더니 나

지 않는 것이었다. 그래서 치과의사에게 갔더니 '이제 나지 않
으니까, 이를 해넣지 않으면 양쪽 이가 몰려서 전체가 덜그덕
거리게 된다'고 했다. 그러나 그것이 싫어서 의치를 하지 않
았다. 그 후 수십년이 지나서 오늘에 이르게 된 것이었다. 하
지만 전체가 몰리는 일은 없었다. 따라서 덜그덕거리지도 않
았다.

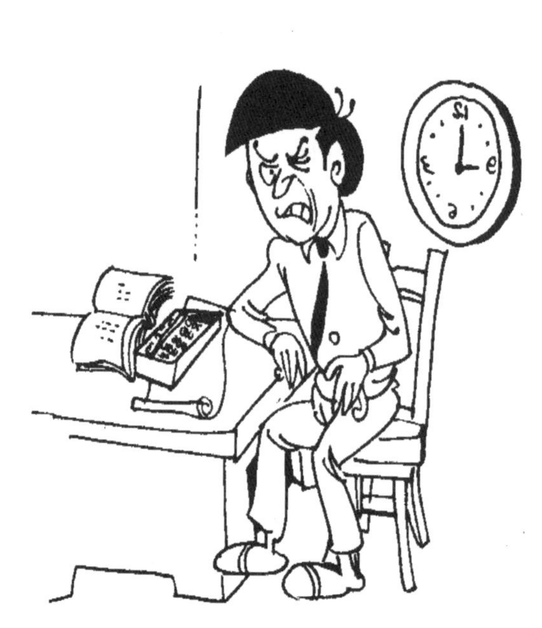

▶ 전립선 질환에 시달리는 남성이야말로 가장 불행한 남성(?)이다....

이 일로 의학의 일반론은 개인에게는 적용되지 않는 경우가 있다는 사실을 알게 되었고 그 기억을 떠올린 것이었다.

그래서, '좋아, 나의 자연치유력이 아직 어느 정도 남아 있는지 시험해 보자'라고 생각하고 원인이라고 생각되는 단음식을 삼가했다. 그리고 뼛가루가 필요하다고 생각하고 아침, 저녁식사 후에는 칼슘정제를 3알씩 먹었다.

다음은 치조농루에 효과가 있다는 칫솔을 사와서 천천히 닦았다.

잇몸의 울혈을 제거하기 위해서 얼굴 표면에서 지압하거나 시간이 있을 때마다 힘을 주어 마사지를 했다.

또한 알로에즙이 좋다는 소리를 듣고 그것을 아침, 저녁으로 씹어서 이 사이에 그 즙이 스며들도록 했다. 그리고 그것을 하고 있을 때는 항상 '낫는다', '낫는다'고 마음 속으로 생각했다.

그런데 나이를 먹어도 자연치유력이라는 것은 있는 것 같다. 왜냐하면 반년이 지난 지금은 치아 3개는 딱딱한 것이라도 씹을 수 있게 되었기 때문이다.

아마도 이뿌리가 썩어 있었던 부분이 새로운 세포로 교체되어 버렸으리라.

역시, 가끔은 자신의 몸은 자신의 지혜와 아이디어로 노력을 거듭해서 치료해 볼 일이다.

다만, 이 경우 무엇이 효과적인지, 그것은 모른다. 아마도, 그 어느 것이 치아를 회복시키는데 맞았던 것이리라.

452

◆ 귀 이야기, 울혈을 제거하는 법

K씨는 최근 들어 귀가 조금 안 들리는 듯했다. 하지만 75세니까 무리도 아니라고 생각했다.

그래서 의사의 검사를 받아보니 청력이 30%쯤 떨어졌다고 했으며 '사람과의 얘기에는 별 지장은 없으니까, 가끔 와서 마사지 받으세요. 그 이상으로 나빠지는 일은 없습니다. 하지만 그대로 놔두면 점점 더 나빠집니다' 라고 했다.

그래서 몇 번인가 다녔는데 어느 날 의사가 말하기를, '귀 고막이나 그 주위의 근력은 거의 쓰지 않습니다. 즉 자극이 전혀 없는 셈입니다. 그 때문에 나이를 먹으면 노화해서 민감성이 떨어지며 또한, 그곳을 지나는 피도 울혈해서 막혀 있습니다. 그래서 마사지로 자극을 주어 새로운 세포로 만들어 주면 좋아질 것입니다' 라는 것이었다.

귀 마사지는 고무관을 양쪽 귀에 꽂고 실시하게 된다. 모터가 돌아가고 진동이 귀 안에 전달된다. 우르르……하는 소리가 나는데 그것을 3분간……걸치고 있는 것이다. 그러고 나면 분명히 기분이 좋아진다. 모터의 진동으로 귓고막 주변의 근육을 마사지해서, 울혈을 제거하고 자극을 주어 세포를 소생시키고 있는 것이다.

'이것과 같은 방법을 집에서 할 수 없을까?'

K씨는 곧 그런 생각을 했다.

어느 날, 손가락을 양 귓구멍에 꽂고, 상하, 좌우, 직각으로 움직여 보았다. 그러자 병원에서 했던 것과 같은 소리가 났다.

그리고 고막이나 근육이 확실히 진동하고 있다는 느낌이 들었
으며 잠시 후 '펑' 하고 손가락을 빼자, 매우 상쾌해졌다.

그 이후 그것을 하루에 몇 번인가 실시하고 있다. 요즘은
기분 탓인지 전보다 약간 잘 들리게 된 것 같다. 이와 같이
귀조차 자극을 주는 것이 좋다.

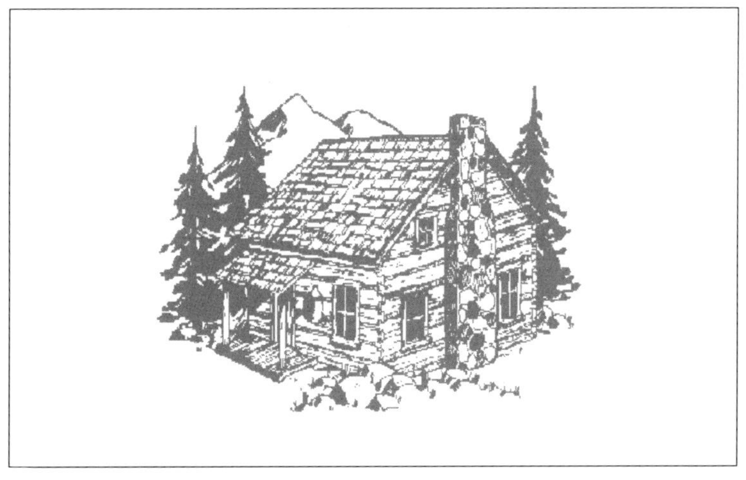

'눈이 침침하면 세수할 때 조용히 눈동자 위로 마사지하십
시오. 안구나 그 속 쪽의 울혈을 서서히 풀어주기 때문에 침
침한 것이 사라집니다' 라고 도인술 책에도 쓰여 있다.

60세를 지나면 이상의 간단한 마사지를 실행해 보기 바란
다. 절대 손해는 보지 않을 것이다. 지압으로 여러 가지 난치
병을 치료한다고도 하는데, 과연 납득이 간다.

이렇게 울혈을 푸는 마사지, 지압이나 탁탁 가볍게 두드리
는 방법은 필자를 포함한 일반인 모두의 질환 치료에도 뜻깊
은 일이다.

◈ 자신에게 좋은 치료법을 스스로 찾아내자

같은 병으로 같은 의사에게 치료받았는데 나은 사람도 있지만 치료되지 않는 사람도 있다. 같은 약을 먹어도 마찬가지다. 그것은 각자 체질이 다르기 때문에, 그 체질에 맞는 방법이나 약이 있기 때문이다.

필자는 젊을 때부터 무좀으로 고생했다. 매년 6월경 발생해서 10월말경까지 도무지 견딜 수가 없다. 가려움과 통증으로 심신이 다 지쳤다.

매년 다른 병원을 찾아 보았지만 아무 소용이 없었다. 모든 약을 써봐도 치료가 안 되었으며 그렇게 한 30년 보냈을까.

그러던 어느 해, 이웃집 아주머니가, '선생님 속았다 생각하고 비닐봉지에 식초를 넣고 그 안에 5분정도 발을 담가두는 겁니다. 이것을 매일 해보세요. 나을 거예요. 우리집 남편도 그걸로 고쳤으니까요' 라고 하는 것이었다.

필자는 실험의학의 숭배자이기 때문에, 민간요법이나 동양의학과 같은 소문의 방법은 믿지 않는다. 하물며 식초에 담근다니, 그런 말도 안 되는 소리가 어딨냐고 웃고 있었다.

그런데 그 부인이 비닐봉지와 일부러 식초를 1리터 가져다 주었다. 이 친절함에 못 이겨 그날 밤부터 시작했다. 그리고 일주일 계속했다.

그러자 놀랍게도 30년이나 온갖 방법에도 끄덕 않던 무좀이 거짓말처럼 싹 나아 버렸다.

그런 일이 있은 후에 이제는 가끔씩밖에 재발(再發)하지 않는다. 재발해도 식초에 담그면 곧 낫는다. 나의 체질에는 이것이 가장 잘 맞기 때문일 거라고 생각된다.

이후, 민간요법이나 동양의학에 대해서도 반드시 실험해볼 일이라고 다시 생각하게 되었다.

이 사실로 미루어 봐도, 자신의 병에 대해서 어느 것이 가장 체질에 맞는지는 스스로 시험해보고 찾아내는 것 외에는 방법이 없다는 것을 알았을 것이다.

◆ 목욕건강법

필자는 젊을 때부터 1년에 두세 번은 감기에 걸린다. 그것이 연중행사처럼 돼버렸다.

'바람에 약할 뿐만 아니라 감기가 유행하기 시작하면 가장 먼저 걸리고 낫기는 제일 늦게 낫는다.'

그런 체질이었다. 따라서 그것을 치료하려고 여러 가지 비타민도 섭취해보고 건포마찰도 했다. 추운 겨울 아침 상의를 벗고 골프도 쳐보았다. 해수욕장에 가서 시커멓게 태워도 보았다.

감기에 좋다는 것은 일단 뭐든지 해보았다. 하지만 유감스럽게도 효과는 별로 없었다.

그런데 가깝게 지내고 있는 제자 중에서 이과대학 강사로 근무하는 J군이 감기에 효과가 있을 거라며 양쪽에 끈이 달려 있는 휜털 수세미를 주었다. 그러면서 '이걸로 피부가 빨개질 정도로 문질러 주세요' 라는 것이었다. 해보니, 아파서 도저히 참을 수가 없었다. 그래서 그만둬 버렸다. 그리고 생각했다.

'욕조에 들어가서 비누칠하고 문지르면 덜 아프겠지……'

나 스스로도 좋은 아이디어라고 생각했다.

한 달이나 계속 했더니 이제는 아프지 않았다. 그래서 이번에는 비누칠을 하지 않고 물만으로 해보았다.

그렇게 해서 그 건강수세미가 망가질 때까지 사용한 결과, 그 해는 감기에 걸리지 않았다.

이런 일련의 과정을 거치면서 필자는 이 방법이 자신의 몸에 맞는지도 모르겠으며, 그렇다면 의학적으로 타당한 하나의 가설을 세울 수 있으리라고 생각하게 되었다.

'감기에 강한 사람은 피부가 강하기 때문이다. 피부가 강하다는 것은 추워지면 피부의 혈관이 수축해서 따뜻한 피를 몸 속으로 보내기 때문이다.

바깥 공기가 더워지면 혈관이 팽창해서 땀을 흘린다. 혈관의 신축작용이 온도 변화에 따라 민감하게 작동될 수 있는 사람은 감기에 걸리지 않는다. 따라서 피부 단련의 열쇠는 그 혈관을 신축시키는 것에 달려 있다.'

라고 의학책에 쓰여 있는데 이 일반론을 힌트삼아 생각해 보았다.

'목욕탕에 들어가서 따뜻해지면 피부의 혈관은 팽창한다. 그래서 밖으로 나와서 이 수세미에 냉수를 묻혀 문지른다. 차가와서 깜짝 놀란다. 그러면 혈관이 수축한다. 그것이 피부의 단련이 되는 것이 아닐까……?'

그 사실을 깨닫자, 갑자기 뛸 듯이 기뻤다. 이후로는 이 수세미건강법을 매일 하게 되었다. 그러자 그해 겨울은 감기 한 번 걸리지 않았다.

지금은 감기에는 강한 몸이 되었다. 건포마찰보다도, 그 무엇보다도 나의 신체에 적합한 방법이었던 것이리라.

필자의 친구 중에 감기에 강한 것이 큰 자랑거리인 친구가 있는데, 이런 방법을 자주 권했다.

'뜨거운 탕에 들어가서 따뜻하게 한 다음에 찬물을 끼얹어 봐. 감기는 걸리지 않을 테니'라며 한겨울에도 그것을 실행하고 있었다. 나도 해보았지만 냉수를 끼얹는 것은 부르르 떨려서 내게는 무리였다.

'나이 든 사람은 오히려 타올에 냉수를 묻혀서 몸을 문지르는 정도가 적당하지 않을까?' 하는 생각에 수세미에 냉수를 묻혀서 하게 된 것이다.

지금은 제자가 준 수세미가 낡아서 버렸기 때문에 수세미외 모양의 타올처럼 긴 것으로 대용하고 있다. 이 편이 수세미보다는 훨씬 효과적이다. 냉수를 듬뿍 묻힐 수 있기 때문이다.

이 방법은 나이가 좀 든 사람에게 권한다. 가격도 저렴하고 가벼운 운동도 된다. 그런데 최근 인간의 수명과 관련된 해외의 훌륭한 기사를 신문에서 보았다.

'옛날에는 인생이 불과 50년이라고 했다. 그런데 2차대전 후 일본인의 평균 수명은 차츰 늘어났다. 이것은 생활이 서양화되어 영양이나 주거가 위생적이 되었기 때문일 것이다. 그런데 서양 외국인이 이상하게 생각하는 것은 그 평균수명이 각국을 추월해

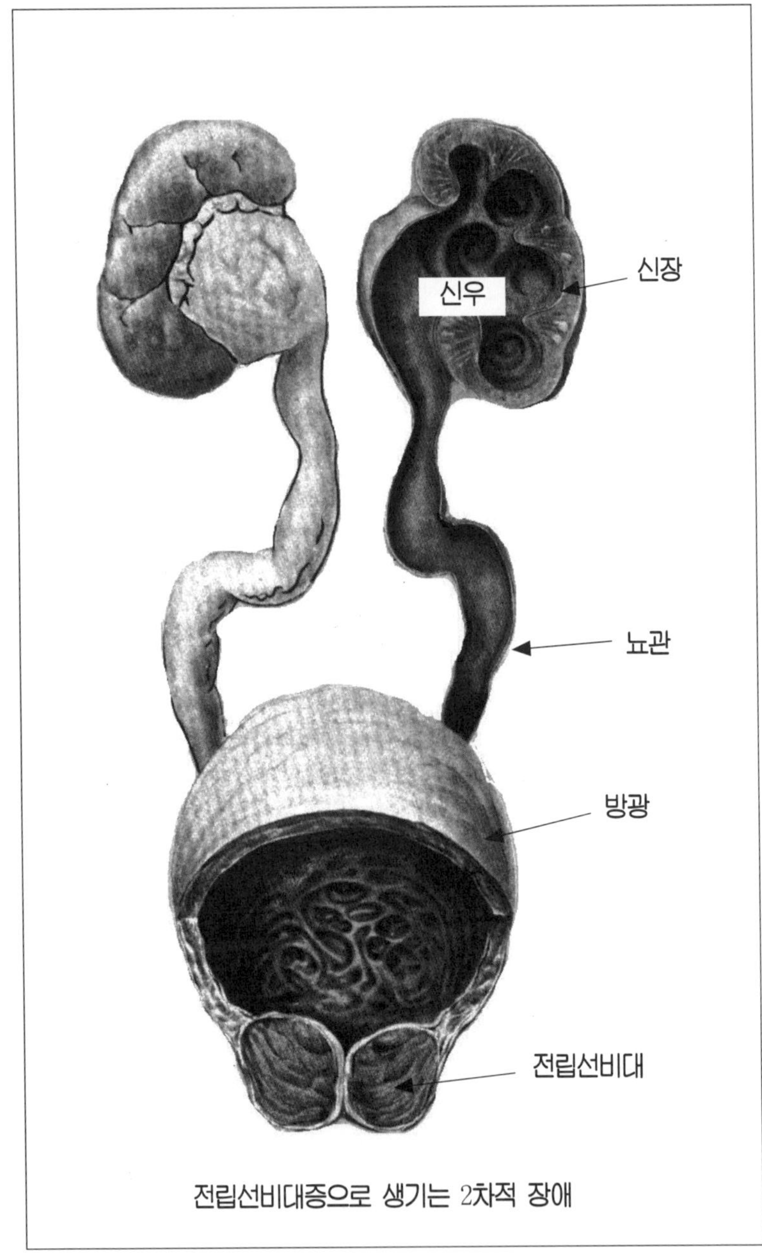

전립선비대증으로 생기는 2차적 장애

서 마침내 세계 제1위가 된 점이다. 남자는 75세, 여자는 78세가
되었다.

그것은 또한 어떤 이유에서 비롯된 것일까. 설마 '저팬 애즈
넘버원(Japan as number one)'의 영향은 아니겠지.

그래서 세계 학자가 연구해 본 결과, 그것은 일본인의 목욕을
좋아하는 습성이 원인이 아닐까? 라는 결론이 나왔다.

구미인은 목욕을 별로 좋아하지 않는다. 약간의 뜨거운 물로 그
속에 들어가서 비누칠을 하고, 샤워를 한 다음 감기에 걸리지 않
도록 침대 안에서 담요를 덮고 30분정도 몸을 따뜻하게 한다'는
식이다.

그런데 일본인은 뜨거운 물에 푹 담그고 5분이나 10분정도 오
래 있어서 몸이 벌개질 정도다. 혈액순환이 좋아지는데 그것이
장수의 비결이 아닐까……'

이 신문기사를 읽은 후 필자는 매일밤 목욕을 하는 습관의
장점을 의식하고 매우 건강에 유익한 것 같은 기분이 들기 시
작했다. 그래서 이 방면에 대해서 나름대로 의학적으로 상상
해 보았다.

운동이 왜 건강에 좋은지, 조깅이 왜 좋은지 등등.

필자가 우연히 읽게 된 어느 체력단련 책자에는 다음과 같
은 내용이 쓰여 있었다.

'근육운동으로 호흡은 빨라지고, 혈액순환이 좋아진다. 그렇게
하면 폐나 심장이나 전신 어느 기관의 벽의 모세혈관에도 혈관
이 두루 미쳐서 항상 울혈해 있던 부분이 새로운 피로 바뀌어
그곳에 산소와 영양물을 공급하므로 몸 구석구석까지 신선해지

기 때문이다.

 그러나 노인이 3~4킬로 조깅하는 것은 심장이나 근육에 주는 부담이 너무 크다. 따라서 일시적으로는 건강해질지도 모르지만 단명으로 이어질 우려가 있다. 따라서 적당히 조금 땀을 흘리는 정도가 좋을 것이다.'

 그 두 가지의 일반론을 힌트삼아 생각해 보면 목욕은 매우 적당하다. 보통 한 번의 목욕은 1.5킬로의 조깅과 같은 정도의 효과가 있다고 한다.

 이 경우, 근육에는 조금의 부담도 주지 않는다. 심장도 그 부담은 매우 적다. 더구나 전신의 혈관은 팽창해 있기 때문에 혈액 공급이 어려운 모세혈관에도 신선한 피가 계속 흘러간다. 그리고 영양과 산소를 공급한다. 그 때문에 새로운 세포가

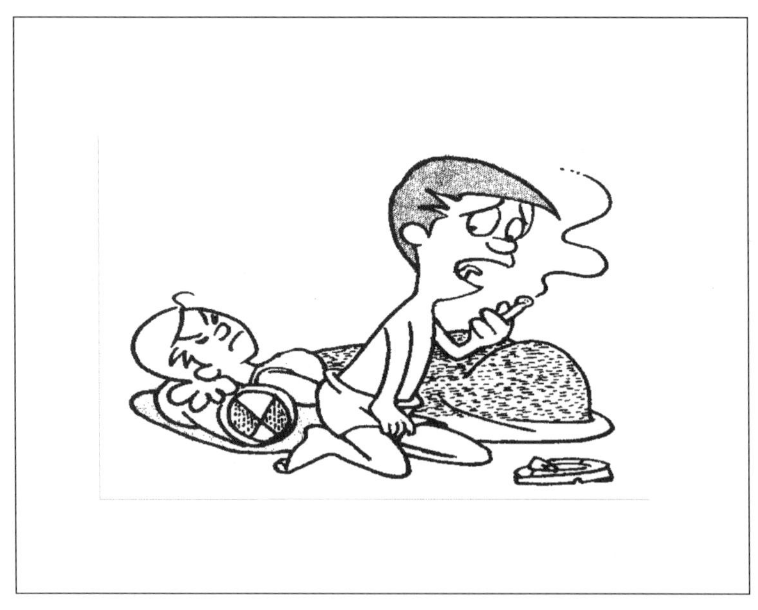

속속 탄생한다.

이렇게 되면 안구 속의 모세혈관도, 고막 부근도, 뇌세포의 모세혈관도, 폐 속의 세관(細管)도, 혹은 전립선 속의 혈관에도 울혈해 있던 피는 씻겨 내려간다. 그래서 전신이 건강해진다. 독자 여러분도 한번 눈을 감고 이 현상을 상상해 보기 바란다. 그리고 이것이 옳다고 생각한다면 자신에게 적합한 방법을 생각해내서 실행해 보길 바란다.

세계의 학자가 일본인의 장수비결을 '목욕건강법'에 있다고 결론내린 것은, 그 때문이 아닐까?

나이가 들면 조깅도 좋지만 목욕건강법을 실행하는 것이 다른 운동과 함께 중요해 보인다. 필자는 시간이 없어서 산책을 할 수는 없지만 그 대신 아침에 따뜻한 욕조에 몸을 담그고 하루를 시작하고 있다.

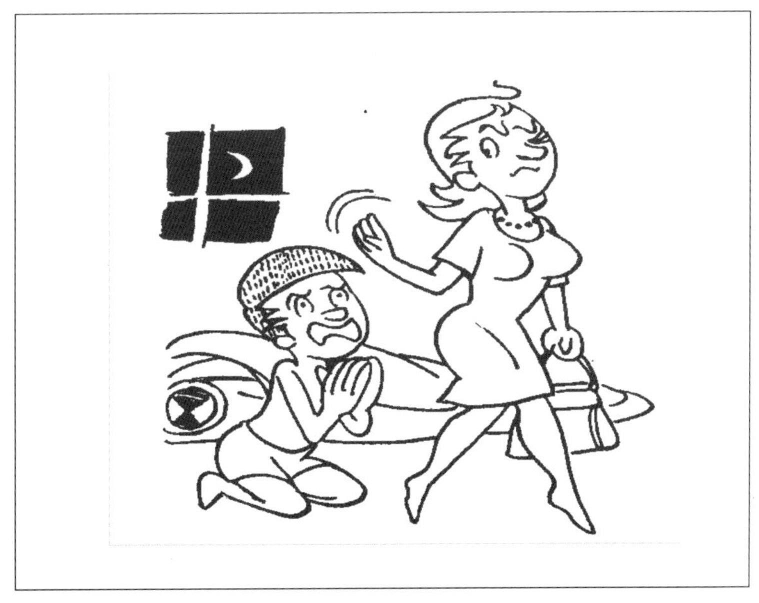

병(病)이 삶의 보람을 낳는다

◆ 고생 끝에 낙이 온다

우리 선조들은 삶의 희망과 용기에 관한 훌륭한 말을 많이 남겼다.

가령 '고생 끝에 낙이 온다'거나 '전화위복(轉禍爲福)'이라는 말이 그런 것들이다.

병은 고통이고 재앙이다. 이것을 즐거움으로 바꾸고, 그리고 나중에는 행복을 되찾는다. 그런 일이 사실 가능할까? 결과론적으로 말하자면 가능하다.

그러기 위해서는 자신의 고통이나 재앙에 대해서 아이디어를 내야 한다. 그리고 그 아이디어를 실행하기 위해서 노력하는 것이 중요하다. 그러면 병에 걸린 경우에도 그것을 해결하기 위한 아이디어의 재료를 제공하게 되고, 아이디어를 내는 것은 인간의 본능이기 때문에 어떤 작은 아이디어라도 내면 속이 후련해지니 상쾌해진다.

그리고 마침내 문제를 해결하면 아무리 작은 일이라도 속에서 절실한 충실감이 솟는다. 그것이 삶의 보람이라는 것이다. 병이 삶의 보람을 낳는 것이다.

이하, 그 구체적인 예를 들어보기로 하겠다. 다만, 유감스럽게도 의료기구의 발명과 관련된 우리나라의 사례 수집에는 한계가 있어 필자의 일본 친구나 지인(知人)을 통해서 그쪽의 자료를 주로 하였음을 독자 여러분께 미리 밝혀두고 싶다.

그러나 일본의 발명 사례들을 참고삼아 우리나라에서 좀더 유용한 의료기구들이 만들어진다면 필자는 더할나위 없는 기쁨으로 받아들일 것이다.

◆ 요통을 계기로

필자의 일본 친구 중에 학구적인 사람이 있는데 수십년 전, 자석연구를 하고 있었다. 집은 가난했지만 연구하기를 좋아했다.

그런데 밤늦게까지 실험하는 것이 화근이 되어 요통을 얻게 되었다. 이것은 일종의 난치병과 같아서 의사의 진찰을 받아도 신경통과 마찬가지로 약이 없었다.

그런데 이 사람은 연구를 하는 한편 요통책을 읽으면서 자신에게 맞는 약이 없을까 궁리하게 되었다. 자신의 몸을 실험대(?)로 사용하니까 어렵지 않았다.

더구나 그 때문에 통증이 사라지면 이보다 더 좋은 일이 없었다. 뽕나무를 달여서 먹어 보거나……, 하니하나의 실험은 희망으로 가는 이정표였다. 그래서 멈추지 않았다. 그러나 반년이나 계속했지만 그다지 효과를 보이는 것을 만나지 못했다. 그러나 이런저런 생각을 하는 일은 즐거웠다.

이와 같이 문제의식을 가지면 뭐든지, 그것에 걸려든다.

어느 날 문득 깨달은 사실은, '매주 수요일에는 만든 자석을 주머니에 넣고 시험장으로 테스트하러 가기로 되어 있다. 그런데 그날만은 요통을 잊는다. 그것은 실험결과에 대한 생각으로 머리속이 가득차 있기 때문일 것이다.'

그런 일이 계속되고 있었다.

어느날 밤, 부인이 '당신 시험장에 가는 날은 허리가 아프다는 소리를 안 하네요, 앞으로 매일 가는 게 어때요?' 라고 농담처럼 연구를 좋아하는 남편을 놀렸다.

그런데 그 한마디가 가슴에 와 닿음과 동시에 '자석이 효과가 있지 않을까' 라고 생각하게 되었다. 이것은 대단한 발견이었다. '요통을 치료하는 방법이 없을까' 하고 항상 적극적으로 생각하고 있었기 때문이다.

의식적으로 실험을 해보기에 이르렀다.목요일에 주머니에 자석을 넣고 낚시하러 가보았다고 한다. 그러자 역시 허리가 아프지 않았다.

'자석에서 나오는 자력선이 체내로 들어가기 때문이 아닐까?'

그래서 다음으로 반창고에 자석을 여러 개 붙여서 팔에 감고 시험해 보았다. 그러자 그것이 효과가 있었다.

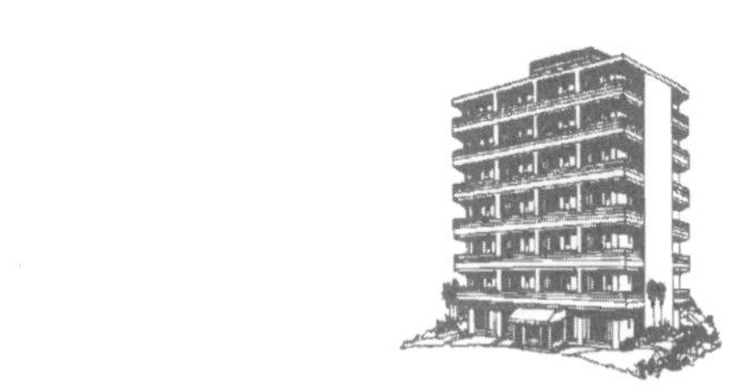

그는 즉시 시계줄에 자석을 여러 개 넣어서 노상에서 판매를 시작했다. '어깨결림이나 신경통이 치료되는 밴드'라고 문구를 새긴 플래카드를 걸고서.

그러자 그것이 날개 돋친 듯 팔려 나갔다. 효과가 있다는 사람이 두 명에 한 명은 나왔기 때문이다.

그래서 그는 이것을 특허출원했다. 그리고 이것에 아망떼라는 이름을 붙여서 대대적으로 팔기 시작했다. 이것이 붐을 일으켜서 그는 순식간에 큰 빌딩을 세울 만큼 큰 돈을 벌었다.

이것이 자기(磁氣) 목걸이, 자기 반지 등이 세상에 선을 보이게 된 경위이다.

요통이라는 병을 소재로 해서 병을 치료하는 방법을 발견하고, 그 때문에 몇 억이라는 재산이 생긴 것이다. 그는 지금 발명회사 이사를 하고 있다.

◆ 점적이 낳은 정맥확대기의 고안

재일교포로서 저명한 비뇨기과 의사로 일하는 P박사의 제자 중에서 A라는 젊은 여성이 빈혈이 심해서 병원에 입원하게 되었다고 한다.

그런데 A에게는 또 한 가지 난처한 일이 생겼다. 그것은 매일 하는 점적(點滴) 주사였다. 정맥에 바늘을 꽂는데, A의 경우는 정맥이 잘 보이지 않았다. 따라서 간호사가 두세 번 바늘을 꽂는 경우가 있었다.

A는 그 시간이 오면 끓는 물에 타올을 넣고 뜨겁게 뎁히고

있었다.

하지만 이것은 성가신 일이었다. 그리고 간호사한테서 자신처럼 바늘을 꽂기 힘든 환자가 많이 있다는 얘기를 들었다.

그래서 A는 생각했다. '스팀타올을 대신할 것이 없을까…….'

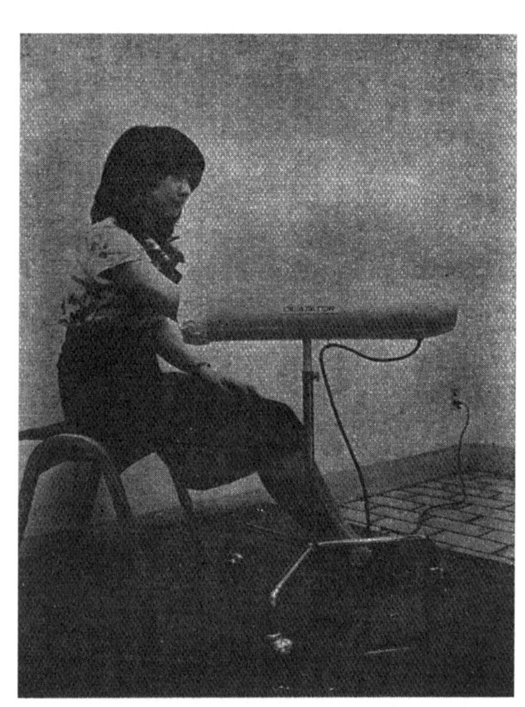

▲[그림 13-1] 제품이 된 팔커버

그것을 계기로 하여 '전기담요로 팔커버를 만들면 어떨까' 하는 생각을 했다.

즉시 만들어서 거기에 팔을 넣고 전류를 통과시키자, 곧 따뜻해졌다. 더구나 열이 식지 않아서 정맥은 곧 굵게 부풀어

올랐다. A는 이것을 사용하게 된 후부터 점적이 고통스럽지 않게 되었다.

이 얘기를 들은 일본의 발명단체에서 A씨 대신 실용신안으로 제출해 주고 마침내는 발명콩쿠르에까지 출품하게 되었다.

이것이 멋지게 입선해서 상금을 받았다. 그러자 의료기구 제조회사가 꼭 만들고 싶다고 제의해 왔다. A는 경사가 겹쳐서 병도 완쾌되었으며 다달이 수십만엔이 넘는 고안료(考案料)가 들어올 거라며 즐거운 꿈을 꾸고 있다는 것이다.

◈ 세안기 고안

동경에 거주하는 H씨는 60세가 될 무렵부터 눈이 침침했다고 한다. 의사의 검진 결과, '노인성 백내장이 될 우려가 있으니 매일 눈을 씻어 내도록 할 것' 이라는 얘기였다.

눈이 보이지 않게 되면 큰일이라고 생각하고 가정의학서를 뒤적이다가 뭔가 좋은 방법이 없을까, 생각하기 시작했다.

눈동자 위로 마사지를 하기 시작했다. 하지만 뭐니뭐니해도 세안(洗眼)이 의사의 권고였기 때문에 세면기에 물을 받아놓고 거기에 얼굴을 담그고 눈을 깜박깜박거렸다. 이것은 상당히 번거롭고 더구나 충분히 세안을 할 수가 없었다.

그래서 이번은 수도물에 눈을 대고 씻으려고 했다. 하지만 물이 너무 세게 흐르고 더구나 얼굴을 비스듬히 해서 수도 밑으로 가져가는 것이 보통 일이 아니었다.

그래서 여러 가지로 궁리하고 있는 사이에 고무관을 사용한 기구를 생각해냈다. 수도물을 받는 관을 굵게 해서 그것을 5 센티정도의 길이로 해서 옆으로 'ㄱ'자 모양으로 구부렸다.

그리고 다른 출구는 2센티정도 벌려서 마치 눈 모양처럼 만들었다. 그러면 낙차가 있어서 완만하게 분출할 것이고 거기에 눈을 대는 것이었다.

상당히 좋은 방법이었기에 H씨는 이 생각을 실용신안에 제출했다. 그러자 업자가 이것을 사업화해 주었다.

따라서 H씨의 경우에는 매달 고안료가 들어오게 되었다. 더구나 이 세안기를 통해 세안하면서 눈도 좋아졌다. 그러나 H씨는 더 나아가 '같은 병을 앓고 있는 사람을 위해서, 또 한 가지 뭔가를 만들고 싶다'며 인생에 보람을 느끼고 있다.

전화위복의 좋은 사례인 셈이다.

◆ 아이디어 전성기

◑ 수정란(受精卵)

이와 같이 병에 걸렸기 때문에 그것을 치료하려는 생각으로 아이디어를 내고, 그것으로 병도 치료되고 돈도 번다는 얘기는 수백, 수천건이나 된다.

그래서 누구나 병에 걸리면 끙끙거리지 말고 돈벌거리가 생겼다고 생각하고, '어떻게 하면 자신의 병이 나을까…'를 중심으로 아이디어를 내보는 것이다. 의사한테만 맡겨서는 지루하기 이를 데 없다.

앞에서 얘기한 P박사(재일교포로서 비뇨기과의사)의 친구 S씨가 당뇨병에 걸렸다고 한다. 그 S씨는 당뇨병에 걸리면 양질의 단백질이 필요하다고 해서 달걀을 먹고 있었다.

매일 달걀을 먹으면서 좀더 좋은 달걀은 없을까, 하고 영양 서적을 읽고 있었다. 그러자 유명한 서양의 하우저 박사도, 동양의학자도 한결같이 '살아 있는 것을 먹어라, 종자는 생명을 갖고 있다. 콩이나 현미도 생명을 갖고 있다. 잔생선은 머리째 먹어라. 달걀은 무정란은 생명이 없으니까 유정란을 먹어라' 고 강조하고 있는 것이었다.

특히 현대의학의 권위자로 명성을 날린 문화훈장을 받았던 L선생의 책에는 '젖은 종이 위에 백미와 현미를 놓아 봐라. 백미는 2~3일사이에 썩지만 현미는 싹을 틔운다. 이것은 백미는 씨눈이 잘려서 죽어 있지만, 현미는 살아 있기 때문이다. 따라서 나는 현미를 먹고 있다. 그것과 마찬가지로 옛날 달걀은 암수 놓아 길러서 모두 유정란이었다. 품으면 병아리가 태어났다. 따라서 옛날은 달걀을 먹으면 기운이 났다. 경기가 있는 날 아침, 달걀을 먹으면 힘이 났다. 그런데 요즘은 암컷 없이 닭장 안에서 한 마리씩 기르는 부자연스런 무정란이다. 생명이 없다. 따라서 먹어도 기운이 나지 않는다. 비싸도 유정란을 먹어라' 고 주장한 글이 쓰여 있었다.

그리고 유명한 금언, '생명이 없는 음식은 생명의 양식이 안된다' 라고 덧붙이고 있었다.

그 사실을 안 S씨는 즉시 가족에게 암수닭을 놓아서 기르도록 부탁하고, 그 알을 하루 한 개씩 먹기 시작했다. 그러자 순식간에 기운이 나서 의사도 깜짝 놀랄 만큼 완쾌했다. 그 후, 그는 스스로 수정란을 만들어서 여기에 생명란이라는 이름을 붙여서 팔기 시작했다.

이것은 매일 생명을 마시기 때문에 기운이 난다는 식으로 광고되어지기에 상당히 잘 팔린다고 한다. S씨는 병에 걸렸기 때문에 부자가 된 것이다.

독자 여러분도 한 번, 생명란을 먹고 기운을 내보기 바란다. 전립선에도 효과가 있을지 모른다.

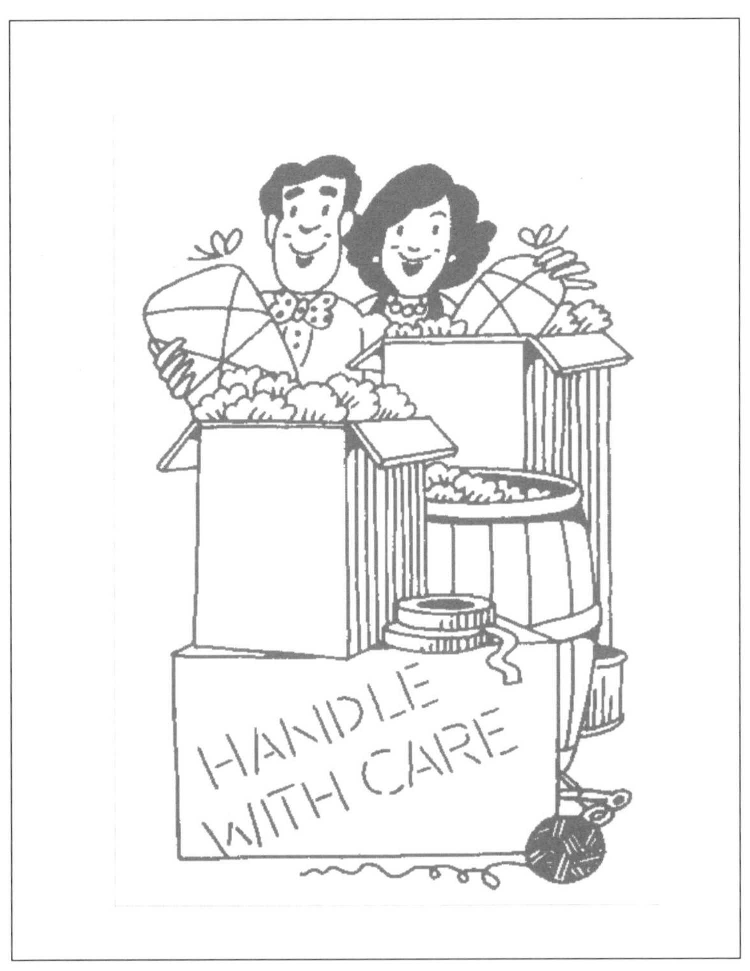

그런데 그 이야기를 들은 동경시내 모 자동차회사의 사장이 몹씨 들떠서 S씨를 찾게 되었다. 그 사장은 당뇨병을 앓고 있었기에 초란(酢卵)이 당뇨병에 좋다고 해서 만들고 있는 중이었는데 S씨의 생명란 소식을 듣자 곧 '생명란을 사용해서 만들자, 틀림없이 굉장한 약이 된다'고, 생명란을 식초에 담가서 먹고 있다고 한다.

만일 이것이 효과가 있게 되면 이것은 특허가 되어 큰 돈벌이가 될 것이다. 지금 S씨와 손을 잡고 연구 중이라고 한다.

또한 최근에는 모든 병에 적용될 수 있는 '1일 단식 건강법'이라는 것이 일본에서 유행하고 있다. 즉 현대인은 폭음폭식으로 내장이 지쳐 있다. 그래서 하루 휴간일을 만들어서 쉬자고 하는 것이다.

하루라면 누구나 가능하다. 그러니까 여러분도 거기에 사용할 수 있는 음료를 생각해내면 건강도 지키고 돈도 벌 수 있는 것이다.

이와 같이 자신의 병에 대해서 효과가 좋은 음식이라든가 민간약으로 자기가 그것을 믿으면, 음식물 특허를 내두면 뜻밖의 돈을 벌 수도 있다.

돈을 벌지 않더라도 어떻게 하면 자신의 병이 나을까 적극적으로 아이디어를 내는 것은, 정신위생상으로도 매우 바람직한 일이다.

◗ 누워서 갈아입을 수 있는 잠옷

나이를 먹으면 뼈가 약해진다. 그래서 '나이 든 사람은 칼슘을 섭취하라'고 말한다.

U씨도 계단을 잘못 디뎌서 골반에 금이 갔다. 입원해서 몸을 움직일 수가 없었다. 그런데 문제는 잠옷(환자복)을 갈아입는 것이었다. 두 사람이 부축해서 몸을 들어 올려서 갈아입을 수밖에 없었다. 하지만 이것은 서로 고통이었다.

가족은 기꺼이 고생을 아끼지 않지만 혼자서 할 수 있는 방법은 생각해 줄 수 없는 것이었다.

그래서 U씨는 직접 연필과 노트를 들고 잠옷 개량을 연구하기 시작했다. 그것은 병원에서의 지루한 시간을 매우 즐거운 시간으로 바꿔 주었다.

그리고 노트에 그린 것이 뒤를 두 쪽으로 갈라서, 매직테이프로 연결한 잠옷. 더구나 양소매 모두 착탈이 가능하도록 한 것이다. 이것을 가족에게 보여 주고는, '이런 잠옷을 만들어 줬으면 해'라고 부탁했다. 환자의 부탁이니까 뭐든지 들어 주었다.

그것을 몇차례 거듭한 결과, 누워서 스스로 갈아 입을 수 있는 잠옷이 탄생했다.

이것을 본 간호사가 감탄해서 의료의류상에게 얘기했고 그것이 지금 일본시장에 출시되어 있다고 한다.

이렇게 생각해 보면 병에 걸리면 누구나 힘들고 곤란하지만 그럴 때일수록 그 곤란함을 중심으로 아이디어를 내는 것이 필요하며 그러면 작아도 좋은 생각이 나온다는 것을 느꼈을 것이다.

◗ 핑크 속옷도 안 보이게 말릴 수 있는 행거

건강할 때는 별로 걱정하지 않은 일도 아프고 보면 걱정이 된다. 나가노현에 거주하는 K양도 이런 경우에 해당된다. 누워 있는 창너머로 빨아 넌 속옷이 눈에 들어왔다. 핑크색이며 코발트색의 속옷이 펄럭이고 있었다.

그것은 부끄러웠다. 어머니가 간병하러 오자, '실내에 말리세요'라고 졸랐다. 하지만 그것도 보기는 안 좋았다.

그래서 모녀가 묘책을 냈다. 그리고 그 엉뚱한 묘안에 무심코 웃음이 터져 나왔다.

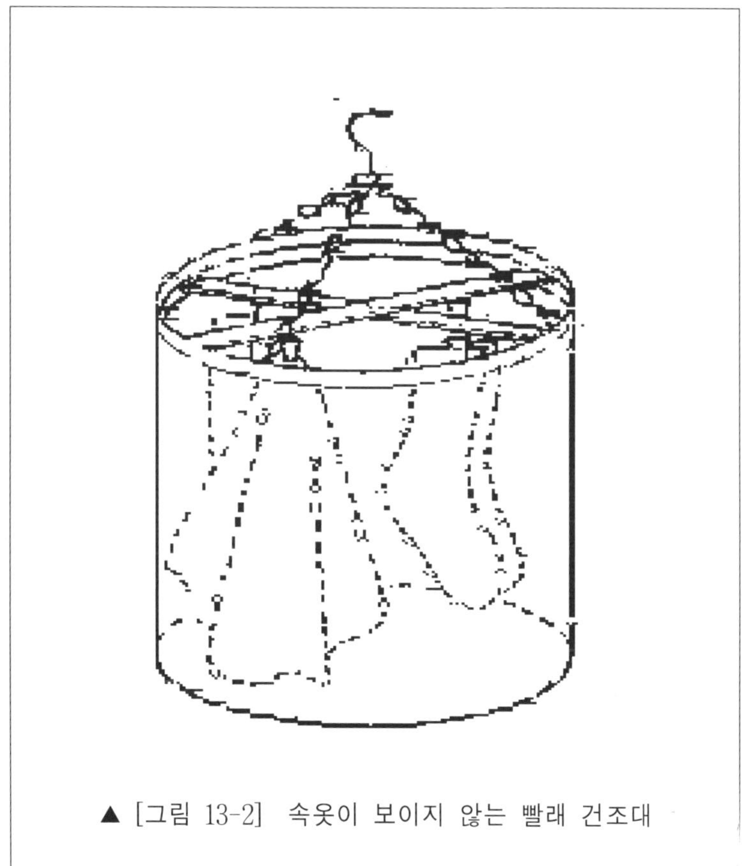

▲ [그림 13-2] 속옷이 보이지 않는 빨래 건조대

그 하나가 세탁행거 주위에 빙그르르 막을 치게 하는 것[그림 13-2 참조]이었다. 그렇게 하면 핑크색 속옷은 보이지 않게 되었다. 더구나 원통모양으로 되어 있기 때문에, 바람은 아래에서 위로 굴뚝의 연기처럼 올라가므로 잘 마른다고 나름대로 이론을 세워 놓고 사용하고 있었다.

그런데 이 얘기를 전해들은 친구에게 '텔레비전에서 유머발명을 하고 있는데 응모해 보지 그래?' 하는 권유를 받았다.

그것이 계기가 되어 예선을 통과해서 그 무렵의 인기가수와 함께 출연하게 되었고 더구나 출연료까지 받게 되었다. 유머발명이 낳은 걸작이다.

◑ 80세에 얻은 200만엔짜리 보자기

80세의 T씨는 젊은이들과 함께 벚꽃구경을 갔다가 소나기를 만났다.

젊은 사람은 일찌감치 비를 피할 수 있었다. 하지만 나이가 많은 T씨는 힘없이 걸으며 비닐 보자기를 머리에 뒤집어 썼지만 온몸이 흠뻑 젖었다.

그 때문에 열이 나서 입원했다. 입원해서도 다른 사람은 지루해하고 있었지만, 할아버지는 발명을 좋아했기 때문에 침대 위에서 그림을 그리며 아이디어를 즐겼다.

그러던 어느날 제목으로 채택한 것이 '비닐 보자기를 머리에 뒤집어쓰고, 온몸이 흠뻑 젖은 사건'이었다.

'이 보자기, 우비와 겸용이 안 될까……' 하면서 매일 그림을 그리며 묘안을 생각해내고 있었다. 끈을 달아 보거나 옆에 두건을 달거나. 그러는 사이에 보자기 한 구석을 이중으로 해서 두

건으로 만든다는 아이디어가 탄생했다. 정말 좋은 생각이었다.

그것을 스스로 원서를 써서 특허청에 제출해두었다. 그러자 이웃의 비닐 도매상이 '꼭, 만들어 보고 싶다. 한 개당 1엔을 줄 테니까……' 라고 부탁해서 승낙했다.

이 보자기가 3년째에는 200만개나 팔렸다. 따라서 80세에 200만엔의 큰 돈을 번 것이다. 침대 위에서의 돈벌이였던 셈이다.

◑ 흡종(吸鍾)에 대해서 생각한다

치바현에 거주하는 T씨는 근래 들어와 갑자기 어깨가 몹시 결리면서 어깨에 안마해도 견딜 수 없을 정도의 통증을 느끼게 되었다.

그래서 T씨도 진지하게 생각한 끝에, 떠오른 것이 옛날 흡종이라는 것이었다. 유리로 만든, 공기와 같은 것이다.

이 속에 솜을 넣고 성냥불로 솜을 순간적으로 태우면 공기가 팽창해서 흡종 밖으로 튀어 나온다. 그때 피부에 대고 누른다. 그러면 흡종 속은 압력이 낮아져 있기 때문에 착 달라붙어서 피부가 떡처럼 부풀어 오른다. 그러면 어깨에 고인 거무스름한 울혈이 거기에 집중한다. 그 뒤로 좋은 피가 들어가는 식이었다.

그래서 이 흡종을 서너군데 했더니 어깨결림이 풀렸다. 선인들의 지혜를 빌어 온 것이었다. T씨는 그것을 생각해냈다. 그리고 유리공장에 부탁해서 흡종을 만들도록 했다.

하지만 요즘 젊은 사람 중에서 솜에 불을 붙여서 재빨리 누르는 것 같은 곡예를 할 수 있는 사람은 한 명도 없었다. 그래서 모처럼 만들었지만 아무 소용이 없었다. 하지만 어떻게든 빨리 어깨의 결림을 풀지 않으면 불구가 될지도 몰라 마음이 급해졌다.

그래서 다시 그 흡종연구에 착수했다. '압력을 낮추면 된다……'고 여러 가지 그림을 그리고 있는 사이에 흡종 위에 통을 만들고 이것에 고무관을 통과시켜서 그것을 어깨에 누르고 고무관은 젊은 사람의 입으로 공기를 빨아 들이면 어떨까? 라는 아이디어를 냈다.

사람이 입으로 빠는 힘이 어느 정도인지 확신이 들지 않았지만 불구가 될 수는 없는 문제였기 때문에 그것을 만들도록 부탁했다.

그리고 실제로 해보았다. 놀랍게도 인간이 빠는 힘이라는 것은 무서운 것이어서 피부가 떡처럼 부풀어 올랐다[그림 13-?? 참조].

이것을 다섯 군데정도 했다. 어깨 주변의 울혈은 전부 거기에 모여서 보라빛으로 변한다. 울혈이 없어진 다음에는 신선한 피가 들어가기 때문에 어깨가 가벼워졌다.

T씨는 또 아이디어를 냈다. '입으로 빠는 부분을 소형펌프로 빨아내면 좋겠다'고 생각했다.

이 생각을 진보적인 의료제조회사가 채용해서 사업화가 이루어졌다. 이 흡종을 하고 나서 어깨결림이 완전히 풀렸다고 한다.

이것은 지금 일본내 시장에서 상품화되어 판매되고 있지만 모든 부위의 울혈을 빨아내기 때문에 그 용도가 다양해서 앞

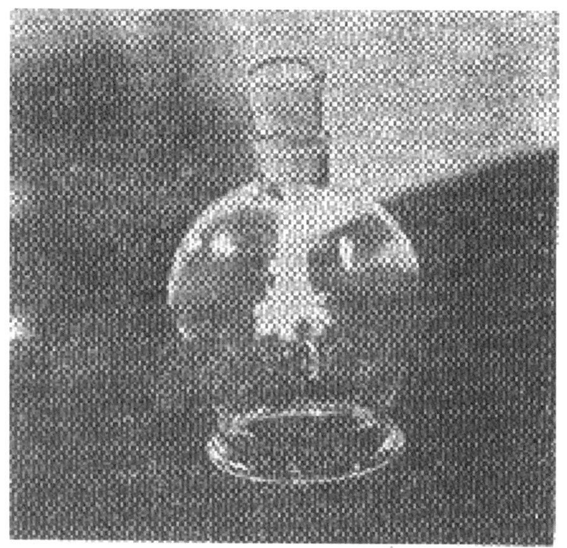

▲이 흡종에 관을 달아서 빨아들인다.

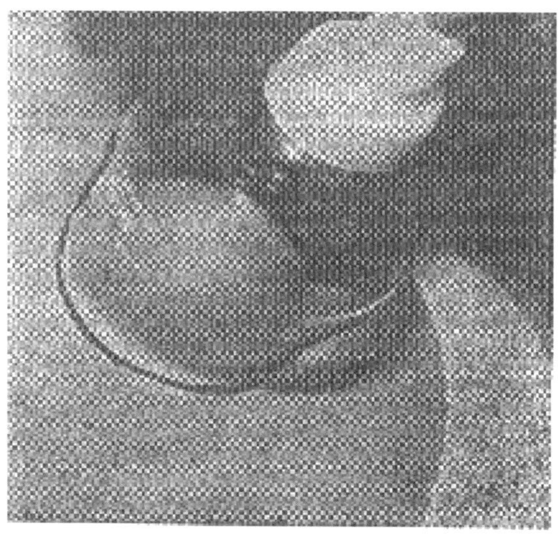

▲[그림 13-3] 어깨에 흡착시킨 흡종

478

으로 시장성이 좋다고 한다.

필자의 일본인 친구들 중에서도 하복부의 울혈을 제거하기 위해서 사용하고 있는 사람이 있다.

T씨의 경우는 고안료가 상당히 들어올 것이다. 이와 같이 나이가 많은 사람은 병에 걸리면 그것을 소재로 해서 연구해 볼 필요가 있다.

다행히 인생의 체험은 풍부하고 지혜도 있다. 따라서 아이디어를 내려고 하는 의지만 있으면 얼마든지 묘안은 나오는 법이니 마음껏 해보기 바란다.

◐ 침상 발명콩쿠르를 열자

마지막으로, 일본 발명학회의 책임자였던 M선생이 후배들에게 해준 말이다.

그는 50여세의 젊은 나이에 폐암에 걸렸다. 그리고 오랜 병원생활을 보냈다. 그때 지인(知人)들이 병문안하러 가면,

"나는 병원생활에서도 조금도 쓸쓸하다고 생각한 적이 없습니다. 그것은 작은 발명이 계속 떠올라서 그것이 구름처럼 퍼져서 무지개 같은 아름다운 발명으로 변해가기 때문입니다.

D씨, 대중발명에 종사한 사람에게는 제 이름으로 포상해 주지 않겠습니까. 그리고 마음껏 대발명을 위해서 종사하게 해야 합니다. 그것이 일본이 사는 유일한 길입니다. 또한 병에 걸려서 특히 느끼는 점은 병원생활을 하고 있는 사람들에게 이 즐거움을 가르쳐 주고 싶다는 것입니다. 전

국의 병원이 공동으로 백만엔정도의 상금을 걸고 '침상 유머발명 콩쿠르'를 열면 틀림없이 환자분들에게 즐거움이 되리라 생각합니다."

그 두 가지 유언 중 전자는 이미 일본에서 실행되고 있지만 후자는 아직 고려하고 있는 중이라고 한다.

이상을 종합해 보면 신기한 생각이나 유머발명으로 웃음과 명랑함을 되찾으면 이윽고 거기에서 얼마 안 되는 명안(明案)도 나와서 세상에 도움이 된다고 할 수 있다.

그래서 필자는 우리나라의 병원이나 요양원 등에 입원하고 있는 환자분이나 혹은 자택에서 요양하고 있는 분들에게 일본의 사례를 참고삼아 말하고 싶다. 그것은 우선 신기한 생각이나 유머발명이라는 좋은 약(?)을 먹으면 창백한 얼굴이 밝아진다는 사실을!

또한 병문안하러 가는 다정한 분들에게 부탁하고 싶다. 병문안에 꽃도 좋고, 과자도 좋고, 속옷도 좋다. 하지만 가장 좋은 것은 환자에게 '웃음과 명랑함을 주는 아이디어책을 보내는 것'이다.

그것은 병을 빨리 완쾌시키는 근본이 되어, 오래토록 그 사람을 위해서 기쁨을 주게 되기 때문이다.

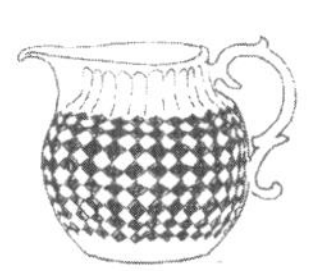

전립선 치료를 위한 공동의 아이디어

◆ 자신이 직접 참여하는 공동치료

이 책을 읽으시는 분이 전립선비대 초기인지, 2기, 3기인지는 모르지만 어쨌든 전립선 질환에 걸려 있는 분들이라고 생각된다. 그리고 이 책은 여태껏 없었던 잘 정리된 전립선책임에는 틀림없다.

그래서 이것을 발판으로 해서 필자도 배워 가면서 자신의 몸에 맞는 치료법을 생각해낼 필요가 있다고 강조해온 것이다.

의사한테 다니고 있는 사람은 그 의사의 지도를 따른다. 하지만 의사에게만 맡기는 수동적인 치료뿐만이 아니라 거기에는 자신도 참가하는 공동치료가 필요하다. 그 편이 정신위생상으로도 좋다.

필자의 경우도 그렇다. '비대가 상당히 크니까 수술을 하십시요' 라고 의사는 말한다. 하지만 수술은 무섭다. 더구나 일이 산더미처럼 쌓여 있어서 그것을 취소할 수 없다.

'선생님 두 달정도 연기해 주지 않겠습니까' 라고 제의한다. 의사쪽에서도 하는 수 없다고 생각했던지, '지금은 좋은 약도 나와 있으니까, 그것을 복용하면서 상황을 봅시다' 라고 양보해 준다.

그렇게 되면 자신도 어떻게든지 해서 좋아지고 싶다는 생각을 하게 된다. 가능하면 이 두 달 사이에 좋은 생각이 떠올라서 두 달 더 연기시키자.

그러면 보고 듣는 것 모두가 병을 치료하는 아이디어의 소재가 된다.

◈ 전신을 단련하고 부분을 치료하자!

노인이 되면 귀가 어두워지거나, 눈이 침침하다, 허리가 아프다 등 여기저기 아픈 곳이 나타난다.

그래서 그 이유가 뭘까 생각해 본다.

눈이 나쁜 것도, 이가 나쁜 것도, 심장이 나쁜 것도, 모두 몸 전체가 약해져 있기 때문이다. 그것이 눈에 오거나 심장에 오거나 하는 것이다.

그렇다면 눈 치료를 하면서 몸 전체의 힘도 기르자. 젊을 때라면 그런 배려는 필요없다. 하지만 노인의 경우는 그것이 중요하다. 몸 전체가 튼튼해지면 눈 치료도 빨라지고, 심장도 치료가 빠르다.

'그래, 내 경우(전립선 질환자)는 그 쇠약이 마침 전립선에 온 것이다. 그렇다면 의사는 그곳을 치료하려고 전력을 다해 주겠지만, 내 스스로는 몸 전체를 단련하자' 라고 생각하면 된다.

그러면 평소의 무절제한 생활이 떠올라서 식사에도 신경쓸 것이며 여러 가지의 건강법도 실시하게 될 것이다.

자연요법이라든가 민간요법이라면 중장년 이상의 나이가 되면 자연히 여러 가지 알고 있기 마련이니까, 그것을 실행하면 된다.

필자의 경우는 목욕건강법, 마사지건강법은 이전부터 하고 있지만, 체조는 하고 있지 않다. 따라서 전신운동이 없다.

그래서 이것을 욕실에서 해보려고 간단한 라디오체조를 생각해내고 3분간 실행한다.

골반 내의 울혈이 좋지 않다고 생각되면 욕조에 양손을 걸치고 하지의 굴신운동을 한다.

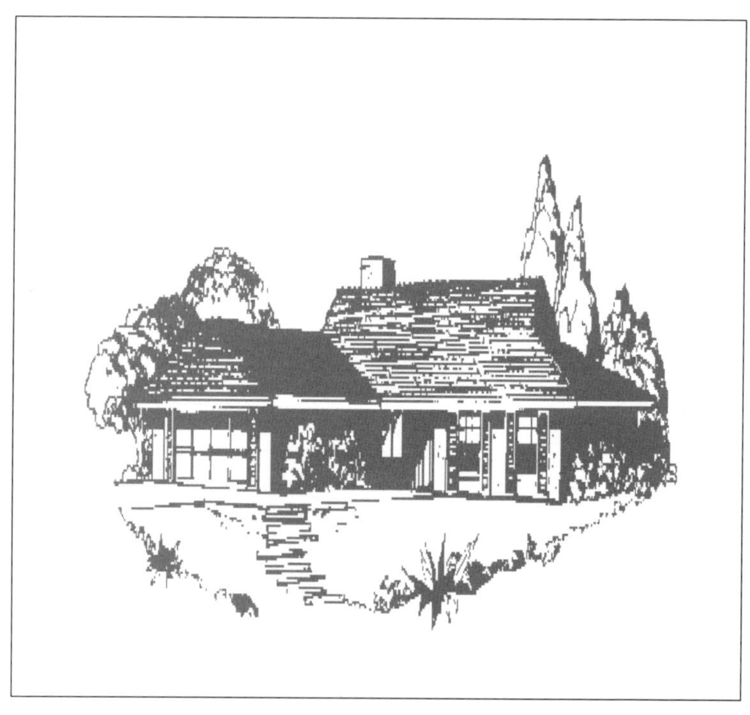

가랑이가 벌어졌다, 오므라들었다 하기 때문에 골반 내의 근육도 운동을 하게 된다.

그러면 전립선의 율혈이 전신운동, 온욕(溫浴), 하지의 운동 세 방면에서 좋아질 것이라고 생각한다.

이 '좋아지고 있을 것이다' 라고 믿는 것, 그것이 무엇보다 큰 힘이 된다.

나는 얼마전까지 신장 170㎝에 체중 60㎏이기 때문에 어떻게든 65㎏으로 살을 찌우고 싶었지만 잘 되지 않았다.

그런데 '수술하자' 는 의사의 말을 듣고 나서는 위와 같은 전신건강법을 실시하기 시작했다.

그리고 5개월째, 문득 욕실 안에서 스스로의 다리를 보니 조금 살이 붙은 것 같았다. 기뻐서 밖으로 나와 몸무게를 재보니 63㎏이었다.

그리고 7개월 후인 지금은 7㎏이나 불어서, '건강해졌다' 는 부러움 섞인 찬사를 받는다.

지금은 '이제 이 이상 찌면 큰일' 이라고, 거꾸로 걱정을 하게 되었다.

그런 일이 전립선에도 영향을 미치고 있는 것일까, 약도 잘 듣고 있으며 매우 상태가 양호하다.

이 다음은 누가 뭐래도 수술을 받지 않고 보존요법(保存療法)으로 치료하고 싶다는 욕심이 생기게 된다.

우선 전신의 노화를 예방하기 위해 아이디어를 내고 이것을 향해 노력하는 것이 중요하다.

◆ 전립선 마사지는 불가능한 것인가

지금 필자가 생각하고 있는 것은 전립선 마사지라는 것이 불가능할까? 라는 문제다.

이 부위는 골반 속에서 전혀 움직이지 않는다. 자극은 성욕 감퇴와 함께 섹스의 횟수가 줄어든다. 그러면 그 부위가 정체하는 것은 당연하다.

그래서 방광 밑이라고 생각되는 부위를 복부에서 지압해보거나 혹은 항문 쪽에서 두드려 보거나 눌러보거나 하고 있다.

요즘은 손가락이 지치기 때문에 바이브레이터를 사용하고 있다. 이것은 매우 사용이 간단하지만 가볍게 이용하는 것이다. 따라서 전립선 전용의 것을 발명하면 매우 유용하리라고 본다.

또한 필자는 직장(直腸) 속에 손가락을 넣어 안에서 마사지하는 방법을 생각해냈다. 이것을 시작하고 나서 잔뇨감이 없어졌다. 특별히 어려운 점은 없으니까 해보도록 한다.

그리고 성인용 장난감 전동목각인형(손발이 없는 원통형 인형)은 아니지만 만일 직장 속에 삽입해서 거기에서 전립선 마사지를 할 수 있는 기구를 생각하면 훌륭한 발명이 되지 않을까 한다.[1]

---

[1] 마사지는 비뇨기과에서도 주로 만성전립선염 치료에 이용하고 있다. 방법은 얇은 비닐로 된 고무장갑을 낀 손가락을 항문으로 넣어서 손가락으로 문지르는 것이다. 자기 혼자서 할수 있게 된 환자도 있다. 단, 남용은 금물. 만일 전립선암이 생겨 있는 경우, 그곳을 문지르면 암이 여기저기로 흩어질 우려가 있다. 마사지를 해도 좋은지, 위험한지를 일단 전문의사와 상담해야 한다.

◆ 복근(腹筋)과 방광근을 강화하자

또 하나 필자가 실행하고 있는 것은 배(복부)의 근육, 즉 복근을 강화하는 것이다.

요도가 압박되어 가늘어져 있어도 만일 방광근의 수축력이 강하면 요도를 밀어 벌려서 소변은 튀어나오게 되어 있다. 그러면 그 탄력을 강화하는 것이 된다.

그러기 위해서는 복근을 강화해야 한다. 복근이 강해지면 그것에 따라서 방광근의 힘도 강해진다. 그리고 이 복근과 양쪽에서 소변을 눌러 내보내면 부드러운 요도압박은 아무것도 아니다.

그런 기분이 들어서 복근 단련을 시작했다. 이것도 잊어버리기 쉬우므로 가장 하기 쉬운 것은 잠자리 속에서 아침, 저녁 한 번씩 자신과 약속하는 것이다. 그 방법은 다음과 같다.

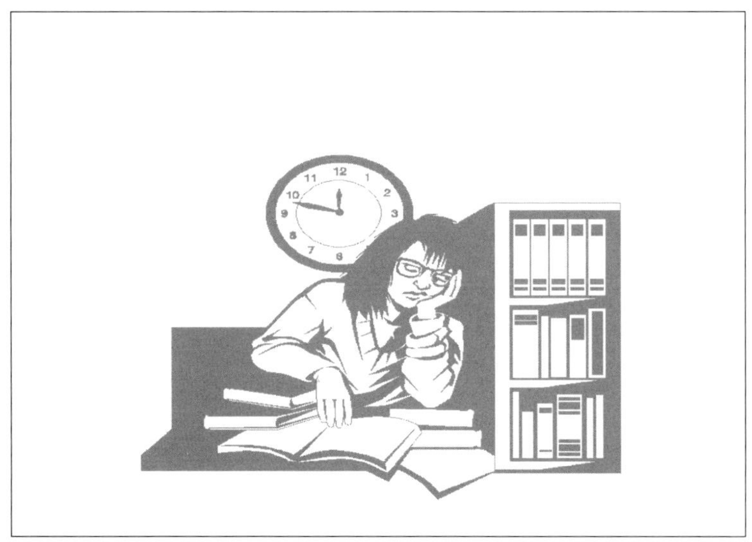

우선 똑바로 누운 채로 양다리를 가지런히 모아서 뻗고 발끝을 30센티정도 들어올린다. 그러면 상당히 복근에 힘이 가해진다. 그렇게 하고 1, 2, 3……10을 셀 때까지 들고 있다가 내린다.

다음은 11, 12, 13……20까지는 휴식, 그리고 21, 22, 23……30까지 다시 다리를 들어올린다.

그것을 80까지 반복한다. 81부터는 다리를 들어올리고 90, 91……92, 가능한 한 버틴다. 가능하면 100까지 들어올리고 있다가 끝낸다.

이것은 유명한 체육학과 교수가 가르쳐 준 복근단련법이다.

처음에는 하기 힘들지만, 몇 개월 하다 보면 아무렇지 않게 20을 세는 정도는 들어올리고 있을 수 있다.

이것은 방광근(膀胱筋)만 강화하는 운동이 아닌 것 같다. 왜냐하면 위(胃)가 대단히 강해진 점으로 봐서, 즉 위벽(胃壁)이나 장벽(腸壁)도 강해졌을 것이다.

그뿐만이 아니다. 항문괄약근도 강해진 듯이, 완전히 치질도 나아 버렸기 때문이다.

전립선용 복근단련용 소기구를 생각해내면 같은 병을 가진 사람들이 기뻐할 것이다. 단순히 다리를 들어올리는 것처럼 조금도 재미있지 않으면 곤란하다. 간단하고 더구나 별 의지력없이 할 수 있는 것이 나온다면 이것도 훌륭한 발명의 소재가 될 것이다.

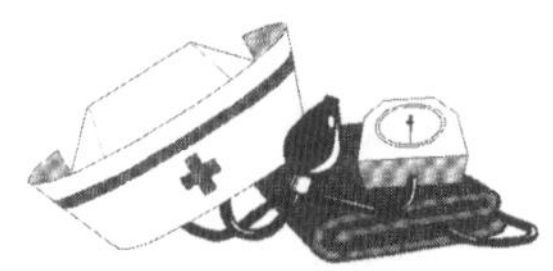

◈ 전립선용 음식물 특허

전립선에는 미네랄의 아연을 다량으로 함유하고 있어서 그것이 결핍하면 비대해진다. 따라서 이것을 함유하고 있는 시금치라든가 조개, 간을 먹어으면 좋다고 충고하고 있다.

하지만 그것 등에 함유되어 있는 것은 극히 미량이다. 그러면 칼슘을 보충하기 위해서 칼슘제가 있듯이 아연을 함유한 먹을 수 있는 아연약을 만들어서 팔면 모두 기꺼이 사줄 것이다. 매우 필요로 하기 때문이다.

그리고 이 알갱이 약을 만드는 것은 그다지 어렵지 않다. 혹은 전립선용 음료수를 만들어도 괜찮지 않을까 생각한다.[2]

이와 같이 생각해 가다 보면 전립선비대(前立腺肥大)에 걸린 것은 매우 다행이라고 할 수 있다. 왜냐하면 많은 발명의 소재를 갖고 있을 뿐만 아니라 그것을 잘 파악해서 각자가 자신의 몸으로 시험해 볼 수 있기 때문이다.

자, 독자 여러분의 창의력을 확실하게 사용할 기회가 주어졌다. 아울러 그것이 유일한 회춘과 장수의 묘약이라는 점을 강조하고 싶다.

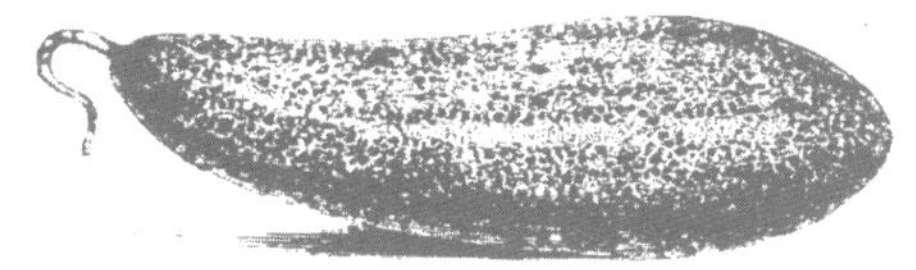

---

2) 아연 중독이라는 것도 있으므로 적당히 해야 할 것이다. 아연 중독은 주로 아연을 함유한 분진 흡입으로 인해 발생한다. 발한, 오한, 발열, 구역질, 갈증, 사지의 근육통, 피로감 등의 증상을 일으키는 경우가 있다. 단 대부분은 일과성(一過性)이다.

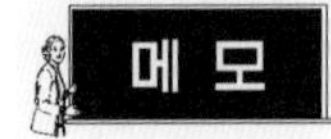

▶소변이 자주 마려운 이유 ①

우리는 하루에 소변을 몇 번 보는가? 하루에 섭취하는 수분의 양과 기온의 변동에 의해 영향을 받지만 보통의 경우 5회에서 7회 정도다. 밤에 잘 때는 전혀 안 누지만 눈다고 해도 1회 정도이다. 여성쪽이 남성보다 얼마간 횟수가 적다.

정상적인 사람은 300~350ℓ 정도의 소변이 방광에 차면 요의(尿意)를 느낀다. 소변이 자주 마려운 병의 대부분은 방광염(膀胱炎)이다.

이 병은 남성보다 여성이 더 많다. 20~30대 말기의 사람들이 대부분을 차지하고 있다 해도 과언이 아니다. 원인은 방광에 세균이 침입했기 때문이다. 그런데, 왜 여성쪽이 방광염에 걸리기 쉬운가 하면 항문과 요도 사이가 짧고, 더욱이 요도가 굵고 짧으므로 외부에서 세균이 침입하기 쉬우며, 또 월경 때 더러워지기 쉬운 여러 가지 불리한 조건이 있기 때문이다.

방광염에 걸리면 소변이 자주 마렵고 탁해진다(때로는 피가 섞이는 수도 있다). 그 밖에 소변을 눈 뒤에 심한 통증이 일어난다. 이 세 가지 증상이 있으면 방광염에 틀림없다.

소변이 자주 마려운 것은 끊임없이 방광이 자극을 받고 있기 때문이다. 방광염의 통증은 소변을 누고 난 뒤에 아리는 듯한 느낌이 심하며 또 송곳으로 찌르는 듯한 심한 통증이 올 때도 있다.

제 **14** 장

. . . .

전립선 주변과 남성 생식기의 질환

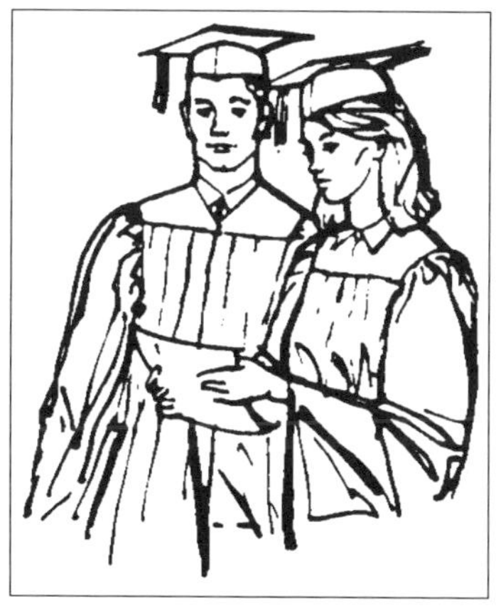

신장병(腎臟病)의 증세와 치료법

이제까지 설명한 내용들을 통하여 전립선(前立腺)의 기능에 문제가 생기면 점점 주변의 관련 기관들을 잠식하여 염증, 기능 상실 등으로까지 확대된다는 점을 알았을 것이다.

특히 치명적인 것은 잔뇨(殘尿)가 계속 증가함으로써 신장(腎臟)의 기능이 천천히 떨어져 요독증(尿毒症)을 유발한다는 점일 것이다.

따라서 전립선의 질환을 예방하여 건강한 노년을 보내기 위해서는 전립선뿐만 아니라 주변의 관련 기관들에 대해서도 어느 정도의 의학 상식은 지니고 있어야 하겠기에 여기에서는 신장을 비롯하여 방광, 요로(尿路) 등에 대해서 기본 구조와 기능, 질환 등을 간략하게 설명하기로 한다.

◆ 신장(腎臟)이 하는 일과 질환

◑ 신장의 위치와 모양

신장은 척추 바깥의 제11흉추에서 제3요추(腰椎)의 양측, 즉 후복막강(後腹膜腔; 복강의 뒤쪽 상부)에 있으며 좌우로 한 쌍이다. 모양은 누에콩이나 완두콩 모양이며 적갈색을 띠고 있는데 한 쪽의 무게는 130g~150g쯤이다.

크기는 성인의 주먹보다 약간 작은 정도이며 오른쪽에 있는 신장이 왼쪽보다 약간 낮게 위치하고 있다.

신장의 중앙쯤에 만처럼 움푹 들어간 부분이 있는데 이 부분을 신문(腎門)이라고 하며 이 신문에 신동맥이나 신정맥, 요관, 신경, 임파관이 드나들도록 되었다.

◑ 신장의 기능

신장(腎臟)은 혈액 중에서 소변(오줌)을 거르는 기관인데 주된 기능은 소변을 만들어서 신체에서 생긴 불필요한 물질을 배설하고 체액(體液)의 양과 그 조성(組成)을 일정하게 유지하는데 있다.

체액이란 체내의 세포를 둘러싸고 있는 액체 성분을 말하는 것으로, 세포의 대사(代謝)에 필요한 물질을 공급함과 아울러 세포의 대사에 따라 생긴 불필요한 물질을 방출하기도 한다.

따라서 체액의 조성이 달라지거나 불필요한 물질이 모여 한데 엉기거나 하면 세포는 정상적인 기능을 발휘할 수가 없게 될 뿐만 아니라 생존할 수도 없게 된다. 세포가 살아서 끊임없이 활동을 계속하기 위해서는 체액이 일정한 상태로 유지되지 않으면 안 된다.

신장은 이와 같은 신체 내의 내부 환경, 즉 세포를 둘러싼 환경을 일정한 정상 상태로 유지하기 위해서 신장으로 흘러들어 오는 혈액에서 불필요한 물질을 제거하고 필요한 물질이 결핍되지 않도록 유지, 조절하기 위해 소변을 만든다.

◐ 신장의 내부 구조

신장은 크게 나누어 표면을 둘러싼 피막(被膜), 소변을 만드는 신실질(腎實質) 및 소변 배설도(排泄道)로서의 신배(腎杯), 그리고 신우(腎盂)로 구분된다.

신장의 단층 그림을 보면 작은 입자가 돋아 있듯이 보이는 가장자리의 부분과 내층(內層)의 방사선 모양을 하고 있는 신추체(腎錐體)라고 하는 부분으로 구성되어 있다.

전자를 피질(皮質), 후자를 수질(髓質)이라 하는데, 이것이 곧 신실질이다.

신배는 그것이 모여 신우를 형성하는데, 아랫쪽으로 내려감에 따라 깔때기 모양으로 오므라들어 요관으로 이어진다.

◐ 신장의 혈관 계통도

복부 대동맥에서 갈라진 신동맥(腎動脈)이 신장으로 들어오면 그 안으로 흘러 들어가는 동안 여러 번 갈라져서 차츰 작은 혈관을 이루고, 피질에서는 다시 더 많은 모세혈관으로 나뉜다. 이 모세혈관은 독특한 하나의 방상(房狀) 또는 수많은 사구체(絲球體)를 이루고 있다.

사구체를 이룬 혈관은 거기서 한층 뻗어나 피질의 요세관(尿細管)에 영양을 공급하는 모세혈관망이 되기도 하고 또는 수질(髓質)을 머리핀 모양으로 흐르는 모세관으로도 되어 수질의 요세관에 영양을 공급하면서 정맥계의 혈관이 되어 신정맥(腎靜脈)에서 대정맥으로 옮겨진다.

◐ 소변이 만들어지는 경로

심장(心臟)은 1분마다 전신에 4~5ℓ의 혈액을 보내고 있는데, 그 중 약 1/4 (1.2 ℓ)이 신동맥에서 신장으로 들어가서 신장의 혈관계로 흘러간다. 이 혈액은 신장의 크기에 비추어 본다면 상당히 많은 양인데, 이것은 신장의 활동이 얼마나 중요한가 하는 점을 설명하는 것이기도 하다.

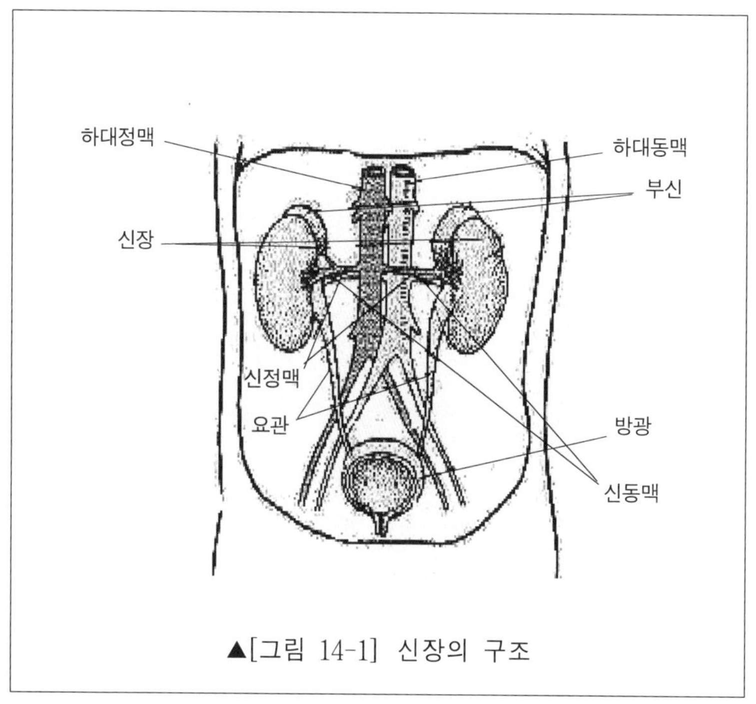

▲[그림 14-1] 신장의 구조

신장에 공급된 혈액은 사구체를 통과할 때 이 부분의 압력이 높으며, 모세혈관 벽이 물질을 통과시키기 쉬운 구조로 되어 있는 탓으로 혈관 밖으로 밀려 나가게 된다.

이 모세혈관 벽이 물질을 잘 통과시켜 주는 까닭은 그 곳에 가느다란 구멍이 뚫려 있기 때문이다. 이 구멍의 크기에는 한도가 있어 일정한 크기의 분자를 가진 물질 외에는 통과시키지 않는다.

따라서 혈구나 단백질과 같이 분자가 큰 물질은 통과할 수 없게 되고, 그 밖의 성분(血漿)만이 혈관 밖으로 여과된다. 이 현상을 사구체여과(絲球體濾過)라고 한다.

이 여과된 액, 즉 사구체여액(絲球體濾液)은 혈장과 같은 조성을 갖고 있으나, 이 액은 사구체를 둘러싸고 있는 보우만낭이라는 주머니에 괴어 그곳으로부터 그 주머니에 연결된 요세관(尿細管)이라는 가늘고 긴 파이프 속을 흘러간다.

이 파이프는 직경 20~50μ(1μ은 1/1000mm), 길이 50mm의 작은 관인데, 처음에는 피질 속을 우회하여 흐르고(이 부분을 근위뇨세관이라 한다), 이어 곧장 수질(髓質)로 뻗고 다시 U턴한 다음 피질로 되돌아와 피질 속을 우회하여(이 부분을 원위뇨세관이라 한다) 마침내 집합관(集合管)으로 합류해서 다시금 수질 속을 흘러 신유두(腎乳頭)에서 신배(腎杯)로 통하게 된다.

소변을 만드는 사구체와 요세관의 이와 같은 일련의 작업을 하나의 기능 단위라고 생각할 수 있다.

이 기능 단위를 네프론이라고 하는데, 1개의 신장 속에는 이 네프론이 약 1백만 개쯤 포함되어 있다. 두 신장의 네프론을 모두 연결해 보면 113km라는 엄청난 길이이다.

이들 사구체에서 여과되는 액의 양, 즉 원뇨(原尿)는 1분간에 120cc로서, 1분간에 신장을 통과하는 혈액량 1.2ℓ의 약 1/10인데 이것은 24시간에 대하여 약 180ℓ라는 양인 셈이다.

그러나 소변량은 1,000~2,000cc정도이며, 여과된 액의 약 99%는 요세관을 통과하는 동안 흡수되어 버리고 만다. 사구체에서 여과된 원뇨는 혈장과 같은 성분을 갖고 있는데, 신체에 필요한 물질과 수분은 요세관에서 다시 흡수되고 그 찌꺼기, 즉 불필요한 물질 및 수분의 일부만 소변으로 되어 방출된다.

그밖에 요세관은 주위를 흐르는 혈액에서 이물(異物)을 적극적으로 제거하여 요세관 속으로 분비하는 기능도 갖고 있다.

소변은 신배 → 신우 → 요관 → 방광 → 요도를 통해서 몸 밖으로 배설된다.

이상과 같이 신장, 요관, 방광, 요도는 소변을 만들고 그것을 배설하는 일련의 기관인데, 이를 총칭하여 비뇨기(泌尿器)라 한다.

◑ 신장병의 주요 증세

배뇨기관인 신장이나 요관, 방광, 요도 등에 문제가 생기면 당연히 그 증세로서 배뇨(排尿)의 이상, 소변의 이상이 나타난다.

그런데 신장병은 소변의 이상 외에는 별다른 자각증상이 없는 경우가 많아서 몸이 붓고 천식의 증세가 나타나서 병원을 찾을 때는 이미 병세가 악화되어 있는 수가 대부분이다.

신장병이 심해지면 구토감, 식욕부진 등이 나타나는데 이 경우, 검진을 받으면 요독증(尿毒症)으로까지 악화되어 있는 것을 알 수 있다.

따라서 자각증세에 의존해서 신장병을 발견한다는 구태의연함을 버리고 정기검진(종합건강진단)을 실시하면서 소변 검사를 적극적으로 받도록 하는 것이 유리하다.

신장병의 주요 증세는 신장 관련 질환에 따라 조금씩 다르게 나타나지만 대체로 다음의 9가지 정도가 신장 질환을 판단할 수 있는 근거이므로 꼼꼼하게 살펴보기 바란다.

① 단백뇨

단백질은 우리들의 몸에 있어 가장 중요한 영양소 중의 하나인데, 이것이 소변 속에 섞여 나오면 정상적인 상태라고 할 수 없다.

단백뇨(蛋白尿)가 신장병의 중요한 증세라 함은 이미 널리 알려진 사실이며, 의사로부터 단백뇨가 있으니 신장병이라고 진단받는 경우가 종종 있다.

그러나 단백뇨가 곧 신장병이라고 속단할 수는 없다. 가령 신장에 아무런 장애가 없어도 신우 이하의 요로(尿路)의 염증이나 출혈, 종양 등에 의해서 혈액이나 농즙 또는 삼출액(滲出液) 등이 심하면 검사에서는 단백뇨가 양성으로 나타날 수도 있다.

또 어떤 종류의 혈액 질환에서는 사구체를 통과하기 쉬운 작은 분자의 단백이 혈액 중에 늘어나서 소변 속에 나타날 경우도 없지 않다. 그 밖에 운동, 발열, 자율신경의 긴장, 추위, 신장의 마사지, 심부전(心不全) 등의 경우에 있어서도 단백뇨는 나타난다.

이 경우의 단백뇨는 신장 그 자체에 별다른 이상이 없기 때문에 양성단백뇨(良性蛋白尿)라는 이름이 붙어 있다. 문제가 되는 것은 신장병에 의한 단백뇨이다. 그 정도는 질환에 따라 다르지만, 가장 많은 단백이 배설되는 질환으로는 네프로제 증후군(症候群)이 있다.

소변 속에 들어 있는 단백의 다소에 따라 이 질환의 경중이 결정되는 것은 아니다. 요단백이 적으면서도 신장병이 상당히 중증인 경우도 있고, 반대로 요단백이 많으면서도 중증이라고는 할 수 없는 경우도 있기 때문이다. 한편 요단백이 음성이라는 것은 신장병이 아니든가, 아니면 신장병이 치유되었다는 것을 뜻한다.

② 혈뇨(血尿)

소변 속에 혈액의 세포 성분인 적혈구가 많이 나타나는 경

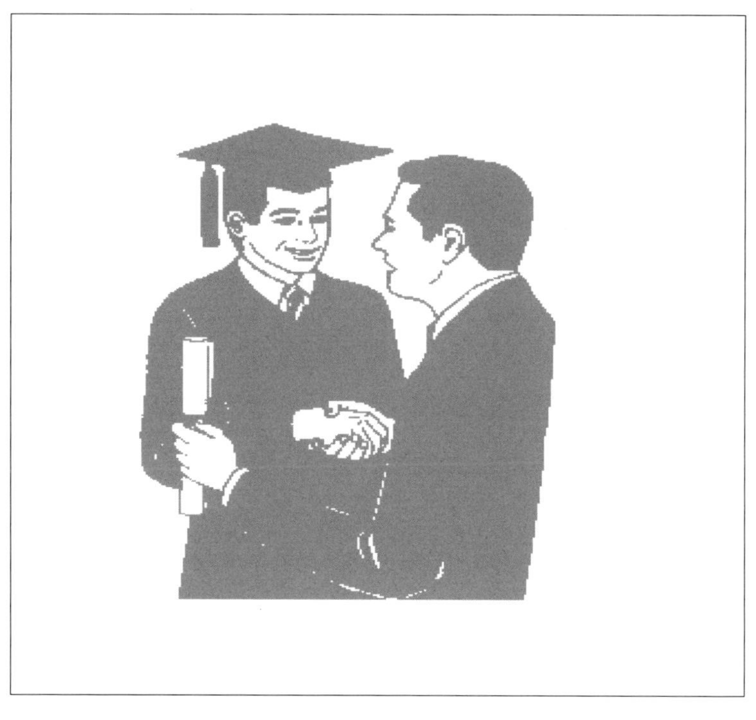

우를 혈뇨라고 한다. 이것은 신장 및 그 이하의 요로(尿路) 어딘가에 출혈이 있었다는 것을 나타내는 것이다.

혈뇨의 정도는 현미경을 통해서 관찰될 수 있을 정도의 미량에서부터 소변이 육즙형(肉汁形) 또는 적색이나 적갈색을 띠고 있어 육안으로도 혈뇨라고 알아볼 수 있는 정도에 이르기까지 여러 가지이다.

혈뇨는 신장병의 대부분에 반드시 생기는 증세라고 할 수 있으나, 그 정도는 질환에 따라 일정하지 않다. 내과 영역에서 혈뇨가 나타나는 경우는 사구체신염, 그 중에서도 특히 급성 사구체신염의 경우이다.

그러나 육안으로도 식별할 수 있는 혈뇨는 오히려 비뇨기과적 질환(방광염, 종양, 결석, 요로 통과 장애 등)에서 많이 나타난다.

③ 농뇨(膿尿)

소변 속에 백혈구가 많이 나타날 경우가 있는데 이것을 농뇨(膿尿)라고 한다.

그 대부분은 신장이나 요로계(尿路系)의 세균 감염에 의한 염증의 결과로서 나타난다.

농뇨의 현상이 두드러지면 소변이 하얗게 보인다. 급성신우신염(腎盂腎炎), 방광염 등의 경우에 이런 현상을 종종 볼 수 있다. 농뇨가 나타날 때에는 발열을 수반하는 경우도 있다. 그러나 효과적인 내복약을 복용하면 농뇨는 저절로 없어진다.

④ 다뇨(多尿)

하루의 소변량이 3,000cc 이상이 되면 이를 다뇨(多尿)라고 한다. 이것도 섭취 수분량, 체내의 수분 대사 여하에 따라 증감되는 것은 물론이다.

다뇨의 증세가 나타나면 대부분 목이 마르는 구갈증(口渴症)이 수반되는데, 신장 자체의 병으로 현저한 다뇨를 보이는 경우는 흔하지 않다. 위축신(萎縮腎)의 초기, 신성요붕증(腎性尿崩症)의 경우에도 다뇨의 증세가 나타난다.

신장 질환 이외의 경우로서 다뇨의 증세가 나타나는 때는 하수체성요붕증(下垂體性尿崩症), 당뇨병 및 부종, 흉수(胸水), 복수(腹水) 등의 회복기에 볼 수 있다.

⑤ 핍뇨(乏尿)와 무뇨(無尿)

하루의 소변량은 우리가 섭취하는 수분의 양과 체내에 있는 수분의 양에 따라 증감된다.

우리가 마시는 수분의 양이 적으면 소변량도 감소되고, 땀을 흘리는 등 신장 이외의 경로를 통해 수분이 체외로 빠져나가게 되면 배설되는 소변량도 적어지기 마련이다.

건강한 성인의 경우 1일 소변량은 500~2,000cc 정도이다. 소변량이 하루 400cc 이하인 경우는 분명히 몸에 이상이 있는 징조이며, 이 경우를 핍뇨(乏尿)라고 한다. 한층 더 감소해서 하루 100cc 이하가 되면 이를 무뇨(無尿)라고 한다.

이러한 상태는 대부분의 경우 신장이 소변을 만들어 낼 기능을 상실했을 때 발생하게 된다. 이런 증세는 신부전(腎不全)의 증세라고 해야 타당할 때가 많다.

단, 신장이 소변을 만들 기능을 상실하지 않고 있을 때라도, 신우 이하의 요관이 암이나 결석 등으로 폐쇄되어 소변을 통과시키지 않으면 소변 정지, 즉 무뇨의 증세가 나타난다.

또 방광에 소변이 괴어 있는 데도 요도의 장애로 소변이 체외로 배설되지 않을 경우도 있다. 이것을 요폐(尿閉)라 한다.

⑥ 빈뇨(頻尿)

방광의 용량은 1,200cc이므로 건강한 성인이라면 하루에 여러 차례의 배뇨로 소변을 체외에 배설하게 된다.

소변량이 증가하면 할수록 배뇨 횟수도 늘어날 것은 뻔한 일이다. 한편 방광에 병이 생겨 용량이 적어질 경우에는 소변량에 변동이 없을 때라도 배뇨 횟수는 많아진다.

그 밖에 세균의 감염 등으로 방광염을 일으켜 방광 점막에 자극을 받으면 수시로 배뇨하고 싶어지는데, 이를 빈뇨(頻尿)라 한다. 다뇨의 경우 소변은 투명하지만 방광염 등의 질환에 걸렸을 때는 탁하게 되는 수도 있다.

⑦ 고혈압

신장은 고혈압 발생의 원인과 밀접한 관계가 있어서 신장병의 대부분은 고혈압과 병발하기 쉽고, 고혈압의 증세가 있으면 신장도 나빠지는 경우가 종종 있다.

신장 질환의 경우에 고혈압이 계속되면 병세가 상당히 악화되고 있다고 생각해도 무방하다. 가령 사구체 신염에서는 요단백의 양보다도 고혈압의 유무가 병세의 경중(輕重) 및 진행도와 더 밀접한 관계가 있는 것이다.

⑧ 부종(浮腫)

신체의 조직 사이에 체액이 괴는 상태를 부종이라고 한다.

자각적으로는 아침에 눈이 부어 무겁다거나 발이 부어 구두를 신는데 곤란을 느낀다거나, 살이 쪘다는 말을 듣는다거나, 손을 쥐려면 뻑뻑해서 여의치 않다거나, 발에 쉽게 피로를 느긴다는 점 등을 들 수 있다. 또 체중의 증가, 소변량의 감소 등에서 느껴질 때도 있다.

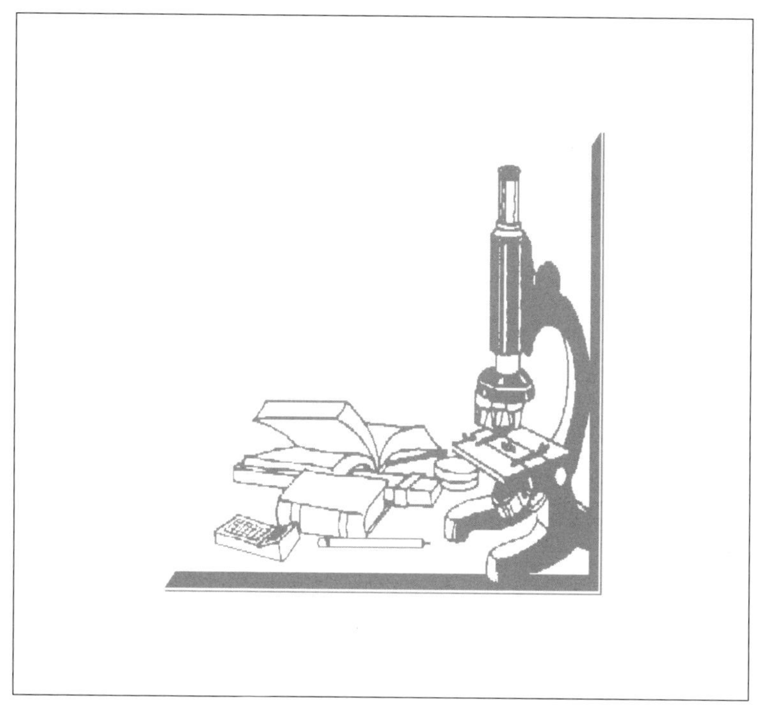

부종의 증세가 나타나면 손가락으로 피부 표면을 눌렀을 때 움푹 들어간 곳이 쉽사리 원상태로 회복되지 않는다.

이 원인은 상당히 복잡하지만 크게 나누어 심장병으로 인한 경우와 신장염으로 인한 경우, 다량의 요단백으로 인한 경우 (네프로제 증후군), 간장 질환으로 인한 경우(腹水), 영양 실조 및 호르몬의 이상으로 인한 경우가 있다.

이 중에서 신장병의 부종은 급성사구체신염의 초기에 나타 나는 신장병의 부종과 네프로제 증후군에서 볼 수 있는 네프로제 부종(浮腫) 등이 대표적인 것이라고 하겠다.

전자는 모세관의 투과성이 높아지는 것이 원인이며, 윗눈꺼풀 주위의 피부에 우선 나타나게 되는 것이 특징이다.

후자는 다량의 단백뇨로 인하여 혈액 중의 단백이 감소한 결과 생겨나고, 부종의 정도는 상당히 심해서 전신이 붓게 된다.

단, 신장병의 부종 중에도 심장성 부종이 병발될 경우도 있다. 중한 급성사구체신염의 극기(極期), 고혈압을 수반하는 신장 질환, 만성신부전(慢性腎不全) 등의 경우에도 이러한 부종의 증세가 나타나게 된다.

⑨ 신부전(腎不全)과 요독증(尿毒症)

신장의 생리 기능이 상실될 만큼 신장의 침해 범위가 넓어서 그 작용을 거의 잃어버린 경우에 이를 신부전이라고 한다.

그런데 이에는 급격히 발생하는 급성신부전과 만성적으로 신장병이 진전해서 발생하는 만성신부전이 있다.

어느 편이든 일단 신부전의 증세가 나타나면 체내의 모든 세포는 정상적인 기능을 잃고 갖가지 증세를 초래하게 된다.

위에서 열거한 신장병의 주요 증세 중 ⑦~⑪까지는 거의 전부가 요독증의 증세라 해도 좋은데, 이는 조기 발견과 조기 치료가 가장 중요하다.

즉, 체액의 이상을 정상적으로 되돌리기 위한 치료를 받고 몸 전체의 세포가 원활히 활동하도록 해주지 않으면 생명의 위험도 따르게 된다.

◑ 신장병의 일반적 검사

일반 검사에서는 다음과 같은 것을 검사한다.

① 소변 검사 : 소변량과 소변의 성질 및 상태를 분석하고 또한 세균학적인 검사도 병행한다.

② 혈액 검사 : 빈혈에 관한 검사, 생화학적인 검사를 실시한다.

③ 순환기계의 검사 : 심장, 혈관계에 질환이 있는지의 여부를 검사한다.

신장병에서 **소변검사**가 중요하다는 것은 누구나가 알고 있다. 그리고 이 검사만큼 진단하는데 있어 결정적인 열쇠를 제공해 주는 것도 없다. 소변의 분석을 되풀이하여 실시함으로써 질환의 종류와 신장 기능의 추정 및 예후(豫後)의 추정도 어느 정도 가능해진다.

일반적으로 소변의 분석은 다음과 같은 네 부문에 걸쳐 실시된다.

첫째, 단백이나 당분이 포함되어 있는지의 여부를 살피기 위하여 화학 반응을 분석한다.

둘째, 소변의 물리적 성질을 조사하는 것으로 비중 및 삼투압을 검사한다. 이것은 신장의 수질(髓質)에서 행해지는 소변의 농축 기능을 살피는 중요한 검사이다.

셋째, 소변을 원심분리기(遠心分離器)에 의해 그 침전물을 검사하는 방법이다. 이것은 현미경을 사용해서 직접 관찰하거나 염색을 해서 관찰하기도 하는데, 이에 의해서 신장병 중의 어떤 질환인지 판정될 경우가 있다.

넷째, 소변을 배양해서 세균의 유무를 검사한다. 이것은 신장에서 요도에 이르는 기관의 세균 감염에 대하여 알 수 있는 열쇠가 되는 것인데, 특히 최근에 이르러 주목되어 온 질환으로, 신장병 중에서 상당한 비중을 차지하는 세균 감염에 의한 신우신염의 진단에는 중요한 검사이다.

위에서 살펴본 것 외에도 소변의 분석 중에서 특수한 경우이지만 소변 속의 질소, 크레아티닌, 그 밖의 전해질(電解質)이라고 불리는 나트륨, 칼륨 등의 배설량을 측정하여 진단의 참고로 하는 경우도 있다.

혈액검사는 주로 두 가지 부문으로 나누어 실시된다.

첫째, 빈혈의 경우인데 신장병이 진행되어 가면 신성(腎性) 빈혈이라고 하는 빈혈증이 일어난다. 이것은 철제(鐵劑)의 복용 등으로는 결코 회복될 수 없으며 신장병에는 감초처럼 따라다니는 합병증의 하나이다.

둘째로는, 혈액 생화학적 검사이다. 이것은 혈액 속에 대사(代謝)되어 생긴 물질이 신장의 배설 기능의 저하 때문에 과잉 상태에 이르렀는지의 여부를 살펴보기 위한 것과 소변 속에 중요한 물질이 지나치게 배설되지 않았나 하는 것을 살펴보기 위해 실시하는 것이다.

순환기계의 검사는 신장에 문제가 생겼을 경우, 심장이나 혈관이 직접적으로 영향을 받기 때문에 꼭 받게 되어 있다.

미만성의 신장병이 진행하고 있거나 활동성이거나 또는 신장으로 통하는 혈관에 질환이 생기거나 하면 혈압이 올라간다. 신장병에 고혈압이 병발하느냐 안 하느냐 하는 것은 중요한 문제이다.

안저검사는 눈의 수정체를 통해서 직접 망막이나 망막에 분포하는 동맥의 변화를 조사하는 것이다. 만성의 신장병이 있으면 안저에 이상이 나타날 경우가 많으므로 반드시 이 검사를 받아야 한다.

심전도(心電圖)는 신장병에 수반되는 고혈압의 결과로 일어나는 심장의 변화를 살펴보거나 심한 전신의 부기(浮氣) 때문에 일어나는 심장의 변화를 살피거나, 또 신장 장애 때문에 직접 심근이 침해당하여 진단을 받아야 할 경우 등에 이용된다. 심장의 비대 또는 폐수종(肺水腫)의 유무를 알기 위해 가슴의 엑스레이 검사도 병행한다.

◗ 신장병의 신기능검사(腎機能檢査)

한 종류의 검사법으로 신장의 모든 활동을 알 수 있는 방법은 아직까지 없다. 따라서 몇 가지 검사를 병행해서 실시하며, 그 결과를 보아 종합적인 판단을 내려야 한다.

이 신장 기능검사에는 간단한 것에서부터 체내에 약물을 주입하여 그 배설 상태를 살펴보는 것, 엑스레이를 사용하는 것, 동위원소를 이용하는 것 등의 여러 가지 방법이 있다. 최근에는 보다 완전한 검사를 목표로 해서 현저한 진보가 이루어지고 있다.

◗ 신장병의 형태학적 검사

이 검사에는 다음과 같은 것이 있다.

① 엑스레이 검사

복부의 단순한 엑스레이 사진을 비롯해서 조영제(造影劑)를 정맥에 주입하여 신장이 이를 배설할 때의 신우(腎盂)의 모양을 살펴보는 신우 조영(腎盂造影), 신장의 주위에 공기를 넣어 촬영하는 방법, 신동맥에 직접 조영제를 주입해서 촬영하는 신동맥 조영, 요관에서 카테텔을 넣고 조영제를 주입해서 신우를 촬영하는 역행성 신우촬영 등이 있다.

② 조직학적 검사

신장의 조직 일부를 채취하여 현미경으로 세포의 변화나 세균의 유무를 검사하는 것인데, 신장병의 종류와 장애의 정도를 결정하는 데 있어 아주 중요한 검사이다. 이 검사법은 특히 사구체 신염과 같은 미만성 신질환의 진단, 병세의 판정, 예후(豫後)의 추정, 치유법의 결정 등에는 결정적인 검사법이다.

이에는 주사침을 사용해서 등에서 채취하는 방법(신생검법 ; 腎生檢法)과 피부를 절개해서 신장의 일부를 절취하는 방법의 두 가지가 있다.

이에 따라 신장이 악화되거나 다량의 출혈을 하게 되는 경우는 거의 없기 때문에 현재는 안전하게 이 방법을 사용할 수가 있다.

◆ 신장병의 치료 방법

신장병은 크게 두 가지로 나뉜다. 하나는 미만성 질환이라고 해서 사구체신염(絲球體腎炎), 신경화증(腎硬化症), 양측성 신우신염(兩側性腎盂腎炎)이 여기에 해당된다.

또 하나는 편측성 질환이라고 해서 신결핵(腎結核), 신장암, 신장결석, 일측성 신우신염(一側性腎盂腎炎)을 여기에 포함시킨다.

이 가운데서 편측성 질환은 주로 비뇨기과나 외과에서 취급하는데 그 대부분은 외과적 치료로 치유될 수 있는 편이다.

미만성 질환은 일반적으로 이른바 신장병이라고 하는 질환으로서, 좌우의 신장이 같은 정도로 침해되는 경우이다. 이는 주로 내과적 요법으로 치유될 수 있다. 특히 이 질환은 장기적인 질환이기도 해서 치료는 극히 힘들 때가 많다.

◑ 현대적인 신장병 치료법

신장병의 치료라고 하면 종래에는 식이요법(食餌療法), 특히 염분과 단백질의 엄중한 제한이 필요하다고 생각해 왔다.

그러나 오늘날에 있어서는 의학의 발달에 따라 이것은 잘못된 생각이라는 것이 판명되고 있다. 뿐만 아니라 이와 같은 그릇된 치료법 때문에 신장병을 점점 더 악화시킨 경우도 없지 않았다.

따라서 신장병의 치유를 생각할 때 일반적인 식이요법에 대해 말한다는 것은 잘못된 치료법을 소개하는 셈이 된다.

신장병 있어서는 일괄해서 규정된 치료법을 사용할 것이 아니라 하나하나 그 증세에 따라 여러 가지 검사를 실시한 다음 그 결과를 바탕으로 해서, 즉 그때그때의 경우에 따라서 치료법을 강구해야 한다.

그 증세에 맞추어 그에 알맞는 식사나 안정도 등이 결정되면, 이것을 잘 지키는 것만으로도 병세는 훨씬 호전되고 어느 정도까지의 사회 복귀가 가능해질 수도 있다.

그러므로 현재에 있어서의 신장병의 치료는 그저 식이요법만을 엄격히 지키거나 안정을 취하는 것만을 능사로 삼지 않고 좀더 적극적인 방법, 즉 병세가 가벼운 것은 가벼운 대로, 또 중한 것은 중한 대로 그에 알맞는 적절한 치료 방법을 강구하고 있다.

① 식사법

적절한 식사 지도는 치료의 근본이 되는 것이므로 담당 의사로부터 충분한 지도를 받아 잘 이행하지 않으면 안 된다. 단백질 및 염분의 제한이 그릇되게 실시되면 이 때문에 여러 가지 장애에 봉착하게 된다는 것은 전술한 바와 같다. 그렇다고 해서 식사에 전혀 주의를 기울이지 않아도 좋다고 생각한다면 그것 또한 잘못이다.

일반적으로 신장병에 있어 식이요법의 기본은 탄수화물과 지방질이 중심이 되며, 이에 덧붙여 그 병세에 따라 단백질의 섭취량이 결정되는 정도라고 생각해두면 틀림없다. 염분에 대해서는 고혈압이나 부기(浮氣), 심장 장애 등이 없고, 소변의 배설이 하루 500㎖ 이상일 경우에는 그 제한에 상당히 융통성이 있어 하루에 8~10g 정도의 염분 섭취는 무방하다.

② 약물요법

아직까지는 유감스럽게도 신장 자체를 좋게 하는 약물은 없는 편이다.

그러나 교원병이나 네프로제증후군에 쓰이는 부신피질(副腎皮質) 스테로이드제나 면역억제제(免疫抑制劑), 요로 감염에서 유래하는 신우신염에 대한 항생제, 고혈압에 대한 혈압강하제

(血壓降下劑), 심장의 장애를 해소하기 위한 강심배당체(强心配糖體), 빈혈에 대한 수혈 등은 의학적인 견지로 보아 사용할 가치가 있으며 효과가 있는 경우도 적지 않다.

③ 투석요법

최근에 이르기까지는 신장의 기능이 완전히 마비되면 요독증이 되어 환자의 호소에만 대처하는 미봉적인 치료가 고작이었다.

그러나 오늘날에 있어서는 정기적(또는 간헐적)인 투석요법(透析療法)에 의해 사회 복귀도 가능해졌을 뿐만 아니라 생명을 연장할 수도 있게 되었다.

이와 같이 중증의 신장병 치료가 크게 진전된 것은 이 투석법의 발달에 힘입은 바 크다고 하겠다. 현재 쓰이고 있는 투석법에는 복막관류법(腹膜灌流法)과 인공신장의 두 가지 방법이 있다.

전자는 복강 내에 1~2ℓ의 관류액(灌流液)을 몇 번이나 주입해서 복막을 통해 혈압과 접촉시켜, 넓은 면적을 갖는 복막의 투과성을 이용하여 체내에 축적된 과잉 질소와 전해질(電解質), 물 및 유독물질을 제거해서 병세를 호전시킨다.

인공신장은 신장과 비슷한 기능을 갖춘 기계 같은 것을 체내에 이식하는 것이 아니라, 동맥에서 흘러 들어오는 혈액을 탱크 안에서 인공투석막(人工透析膜)을 통해 투석액(透析液)과 접촉시켜 혈액 내의 불필요한 물질을 제거한 다음 그 혈액을 정맥 속으로 보내주는 장치이다. 한마디로 말한다면 혈액을 깨끗하게 세탁해 주는 것과 같은 장치이다.

④ 신장 이식

투석요법에 의하여 말기(末期)의 환자를 연명시킬 수도 있게 되었는데, 나빠진 신장을 좋은 신장으로 대체하는 수단이 신장 이식이다.

오늘날에는 전 세계를 통하여 성공한 케이스가 수천에 이르고 있으나, 모든 환자에게 이용될 수 있도록 보급되어 있지는 않다.

이것은 경제적인 문제도 물론 있지만, 이식하는 신장의 공급 문제, 이식한 신장과 이식을 받은 개체 사이에 일어나는 조직 부적합성의 문제, 이를 억제하려는 방법 등 여러 가지 곤란을 야기하는 문제가 산적해 있기 때문이다. 그러나 언젠가는 신장의 이식이 만성신부전의 치료에 있어 가장 큰 비중을 차지하게 되고 가장 널리 이용되는 치료법이 될 날이 올 것이라고 기대하고 있다.

◆ 신장염(腎臟炎)의 종류와 치료

신장은 배의 옆쪽에 위치하여 척추의 좌우에서 마주보고 있는 장기로서, 혈액을 여과하고 소변을 걸러내는 역할을 한다.

신장염이란 이 좌우 신장에 있는 사구체가 동시에 평등하게 침해되는 것이 특징이며, 이를 사구체신염(絲球體腎炎)이라고도 한다.

신장염은 크게 나누어 급성신장염과 만성신장염의 두 가지로 나뉜다.

급성신장염은 세균이 원인이 되어 발생한다. 그러나 일반적인 세균성의 질환과 같이 직접 세균이 신장에 붙어 질환을 일으키는 것은 물론 아니다. 우선 세균이 목에 있는 편도(扁桃) 등 신장에서 떨어진 신체의 어느 부분에 염증을 일으키고 그로부터 얼마 후에 2차적으로 신장에 염증을 일으킨다.

가령 편도에 염증이 생겼다고 하면 그곳으로부터 독소가 신체의 곳곳으로 퍼지게 되며, 신체 내부에서는 그 독소에 대항하여 항체가 만들어진다. 그리고 그 항체와 침입해 온 독소가 반응을 일으키고 그 결과로서 신장염이 발생하게 된다.

만성신장염은 급성신장염이 완전히 치유되지 않았기 때문에 그것이 연장되어 발생하는 경우와 급성신장염과는 관계없이 자연히 발생하는 경우가 있는데, 만성신장염 중 적어도 50% 정도는 후자에 속한다.

◗ 신장염이 미치는 영향

급성신장염은 식이요법 등의 진보에 따라 옛날과는 달리 거의 사망하는 일이 없게 되었다. 그러나 완전하게 치료하지 않으면 만성신장염이 될 우려가 있다.

따라서 고혈압을 일으키거나 뇌졸중(腦卒中) 또는 심부전(心不全)을 일으키기도 하고 위축신, 즉 속발성위축신(續發性萎縮腎 ; 신장이 변성, 위축되어 그 기능을 발휘하지 못하게 되는 것)으로 발전해서 마침내는 요독증을 일으켜 죽게 될 위험성이 있다.

급성신장염은 어린이와 젊은 층에 많고 40세가 넘어서 걸리는 일은 거의 없다. 성별로 보면 여성보다는 남성에게 더 많다. 걸리기 쉬운 유전적인 체질도 있는 듯하지만, 확실한 것은 아직 밝혀지지 않았다. 또 신장염은 신장병 전체에서도 발생률이 꽤 높다.

◑ 급성신장염의 증세와 치료

급성신장염은 세균이 원인이 되어 감기, 편도염, 화농성의 피부병 등에 걸린 다음 2~3주일이 경과한 후에 발생하는 것이 일반적이다.

급성신장염에 걸린 어린이의 경우에는 감기가 나을 무렵인데도 원기가 없어 보이고 아무래도 이상하다고 느껴지며, 얼굴이 붓기 시작하면 대개 이 증세라고 생각할 수 있다.

또 몸이 노곤해서 맥이 없고 두통이 수반될 때도 있으며, 소변이 붉어지고 소변량이 적어지는 증세로 미루어 짐작될 경우도 있다.

그 밖에 현기증, 구역질, 구토 등의 증세가 나타나기 시작할 경우도 있다. 이런 경우에는 혈압이 올라가고 아주 심하면 경련을 일으킬 수도 있다.

이러한 급성신장염이 처음 시작될 무렵의 증세는 모두가 한꺼번에 나타나는 것이 아니며, 어떤 증세는 아주 미미해서 거의 주의를 끌지 못할 정도로 가볍게 끝나버릴 수도 있다. 이렇게 해서 알지도 못하는 사이에 만성신장염으로 옮겨가는 일도 있다.

급성신장염을 완전히 낫게 하는 특효약은 현재까지 발견되지 않았다. 따라서 이 질환에 걸리면 대증적(大症的)인 치료를 해야 한다.

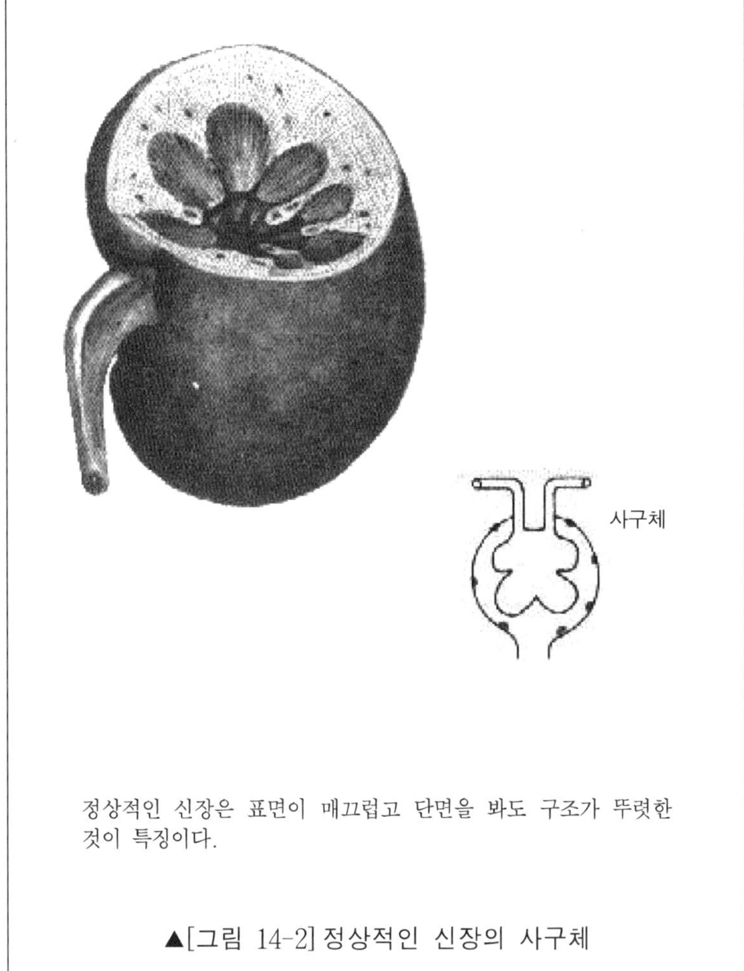

정상적인 신장은 표면이 매끄럽고 단면을 봐도 구조가 뚜렷한
것이 특징이다.

▲[그림 14-2] 정상적인 신장의 사구체

대증 치료의 효과는 상당한 것이어서 치유도가 높다. 이 질
환은 만성으로 발전하기 쉬우니 의사의 지시에 따라 입원을
하여 치료를 받는 것이 가장 안전한 방법이다.

만일 급성신장염에 걸린다면 처음의 7~10일간은 푹 쉬면서

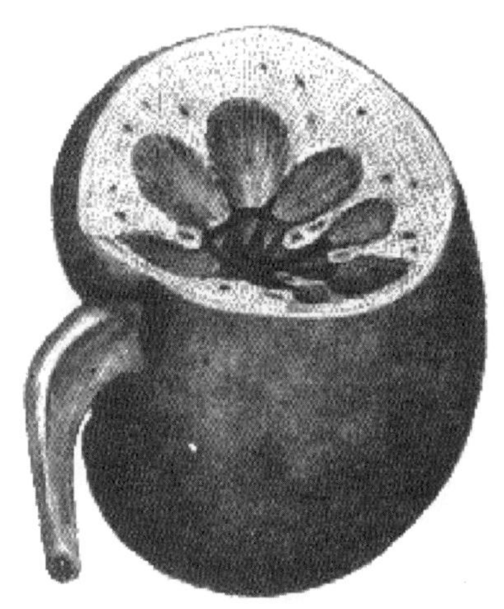

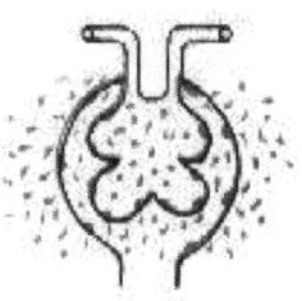

신장이 붉게 부어 오르고 표면 전체에 점 모양의 발적(發赤)이 생긴다. 사구체는 세포가 막혀서 커진다.

▲[그림 14-3] 급성사구체신염

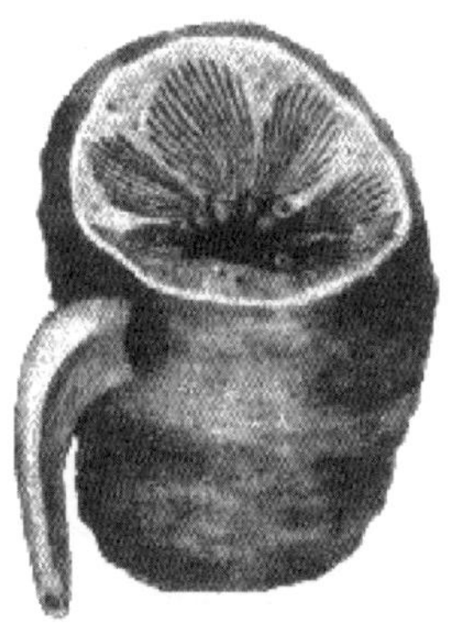

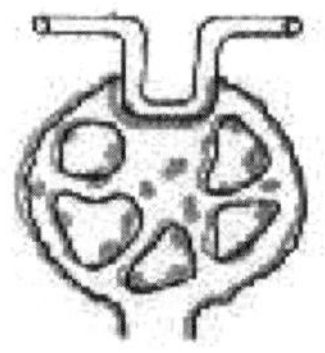

신장 전체가 축소되고 표면은 딱딱해진다. 사구체의 대부분은 반흔화하거나 하여 막힌다.

▲[그림 14-4] 만성사구체신염

안정을 취해야 한다. 용변이나 식사도 되도록 침상에서 하며, 식사는 찬 것을 피하고 잘 익힌 것을 적당하게 취하며, 약화된 신장에 혈액이 잘 순환되도록 해야 한다.

① 식이요법

급성신장염의 치료 중에서 가장 중요한 것이 식이요법이다. 식사는 혈액의 공급이 적어진 신장에 부담을 주지 않도록 부드러운 것을 조금 들고 특히 단백질, 염분은 되도록 제한하는 것이 좋다. 그러나 소변량이 아주 적지 않으면 수분은 지나치게 제한할 필요가 없다.

② 보 온

겨울은 신장염의 발생이 가장 많은 때이다. 온도가 내려가면 신장의 혈관도 피부의 혈관과 마찬가지로 수축된다. 이 때문에 회복이 늦어지기 쉬우므로 보온을 위하여 충분한 배려가 필요하다.

③ 제한의 완화

식사나 안정의 제한을 너무 오랫동안 계속할 수는 없다. 신체의 상태, 혈압, 소변, 혈액의 변화, 신장의 기능 등을 참고로 해서 점차 제한을 완화해 가야 한다.

④ 치 유

대다수의 급성신장염은 2~3개월로 완치된다. 특히 어린이의 경우는 치유가 빠르다.

◗ 만성신장염의 증세와 치료

만성신장염(慢性腎臟炎)에는 급성신장염에서 옮겨지는 경우와 급성신장염에 관계없이 발생하는 경우가 있다.

① 급성신장염의 이행형

이 형은 다시 두 가지로 나뉘어진다. 그 하나는 급성신장염이 진행해서 만성화하는 것이며, 또 다른 하나는 급성신장염의 여러 가지 증세가 없어지고 소변 검사에서도 이상이 없어진 다음에 상기도(上氣道 ; 코, 인후 등의 상부 호흡기도)에 세균의 감염이 일어나기 때문에 만성신장염이 되는 경우이다.

② 만성신장염으로 되는 경우

본인은 의식하지 못하고 있었는데 회사나 학교의 정기건강진단이나 생명보험에 가입하려고 할 때의 건강진단에서 우연히 단백뇨나 고혈압이 발견되어 알게 되는 경우가 종종 있다.

③ 증 세

만성신장염 환자의 증세는 여러 가지이며, 일반적으로 나타나는 증세는 다음과 같다.

· 부기(浮氣)는 없으나 혈압이 높은 고혈압형.
· 부기가 나타나고 소변 속에 단백이 많이 섞여 나오는 네프로제형(네프로제증후군 참조).
· 증세가 별로 뚜렷하지 않은 잠복형.
· 상기도감염(上氣道感染)과 요소견(尿所見)이 나오는 재연형(再燃型) 등으로 분류된다.

만성신장염은 말기가 되면 요독증을 병발하여 마침내 생명을 뺏기게 된다. 이것은 신장의 기능이 저하했기 때문에 신체 전체의 혈액 중에 노폐물이 쌓여 그 결과 필연적으로 발생하는 현상이다. 혈압이 높아지고 두통, 구토, 구역질, 천식 등의 증세가 나타나며 마침내는 의식이 없어지고 경련을 일으켜 사망하게 된다.

이때의 신장은 위축신, 즉 속발성위축신(續發性萎縮腎)이라고 해서 조그맣게 오므라들어 굳어진다.

그 밖에 고혈압이나 동맥경화 때문에 심장의 기능은 저하되고, 협심증이나 심근경색(心筋梗塞)을 일으킨다. 또 뇌의 혈관에 변화가 일어나고, 뇌졸중(腦卒中)을 일으키기도 한다.

④ 치 료

만성신장염은 완전히 치유되기가 매우 어려운 질환이다. 그러나 낙담할 것은 없다. 이 질환의 진행을 억제시키고 신부전이 되지 않도록 치료를 받아야 한다.

특히 편도선염을 자주 앓는 경우에는 적출수술(摘出手術)을 실시하는 것이 좋다. 또 고혈압의 경우에는 신장 기능의 저하 정도에 따라 다르기는 하지만, 다른 장기에의 부담을 가볍게 하기 위하여 혈압강하제(血壓降下劑)도 사용한다.

그 밖에 심장에 장애가 있을 경우에는 강심제나 심장의 혈액을 더 원활하게 순환하도록 하기 위해 그에 알맞는 약물을 쓰기도 한다.

또한 만성신장염은 평생 가는 지병이므로, 식사의 칼로리나 염분 및 단백에 대해서 급성신장염의 경우처럼 엄중한 제한을 오래 계속하면 체력을 유지할 수 없게 되고, 그에 따라서 오히려 나쁜 결과를 초래하게 된다. 환자에 따라 신장의 기능이 다르므로 그 증세와 작용에 맞추어 식사의 단백이나 염분의 양이 결정되어야 한다.

한편 다음과 같은 경우에는 입원해서 치료를 받도록 해야 한다.

· 부기(浮氣)가 있을 때.

· 소변에 다량의 단백이 나올 때.
· 고혈압의 증세가 심할 때.
· 신부전(腎不全), 심부전(心不全)의 증세가 있을 때.

◈ 네프로제 증후군의 특징과 치료

네프로제 증후군이란 다음과 같은 각종의 증후가 나타나는 질환을 말한다.

① 소변에 단백이 다량으로 나온다.

② 전신에 부기(浮氣)가 나타난다.

③ 혈액 속의 단백이 희소해진다.

④ 혈액 속에 콜레스테롤이 증가한다.

다시 말하자면 네프로제 증후군이란 어떤 일정한 병명이 아니라 이상에서 열거한 바와 같은 증후가 다양하게 나타나는 질환의 총칭이다.

◗ 네프로제 증후군의 종류와 증세

질환으로 말미암아 나타나는 증세는 한결같지 않다.

① 일반적인 증세

처음에는 부기를 보고 알아차린 경우가 많은데, 그 부기는 우선 얼굴이나 발에 나타나고 차차 전신으로 확대된다. 심해지면 얼굴의 형태가 완전히 달라져 보이는 수도 있다.

부어오른 곳을 손가락 끝으로 누르면 움푹 들어가는 증세를 보인다. 그 부기가 한층 심해지면 흉부나 복부 또는 음낭부에도 물이 괴어 부어오르는 현상이 나타난다.

이렇게 되면 숨이 가쁘고 피로하기 쉬우며 안색이 창백해진다. 소변량도 하루 500cc 이하(건강체에서는 1,500~2,000cc정도)로 줄어들 경우가 많고, 소변 속에는 단백이 대량으로 섞여 나온다.

단백은 많을 때는 하루에 20~30g에 이르기도 한다. 그러면서도 적혈구는 거의 나오지 않는다는 점이 신장염과는 다르다. 매일매일 다량의 단백이 소변으로 소실되므로 혈액 중의 단백은 희소해지고, 따라서 부기는 한층 더 심해진다.

② 진성 네프로제의 경우

부기는 상당히 심한데 혈압은 별로 오르지 않는다. 또 신장의 기능을 조사해 보아도 기능의 저하는 발견되지 않는다. 이 질환은 어린이들에게 많으며, 상당히 장기적인 질환이어서 수개월에서 수년에 이르기도 한다.

③ 만성신장염의 네프로제형

이 질환은 성인들에게 많은데 혈압도 높아지기 쉽고, 소변에는 단백 이외에 적혈구도 섞여 나오며 그 밖에 신장 기능도 저하된다.

④ **당뇨병에 의한 것**

당뇨병이 오래 계속된 다음에 신장에 질환이 생기면 혈압이 높아지며, 단백뇨가 현저하게 많아지고 부기가 나타난다. 뿐만 아니라 신장기능이 저하된다. 이를 치료하지 않고 방치해 두면 요독증으로 발전한다.

⑤ 교원병에 수반되는 것

교원병 중의 전신성홍반성낭창(全身性紅斑性狼瘡)이라고 하는 질환으로, 신장이 침해되면 다량의 단백뇨 및 신장 기능의 저

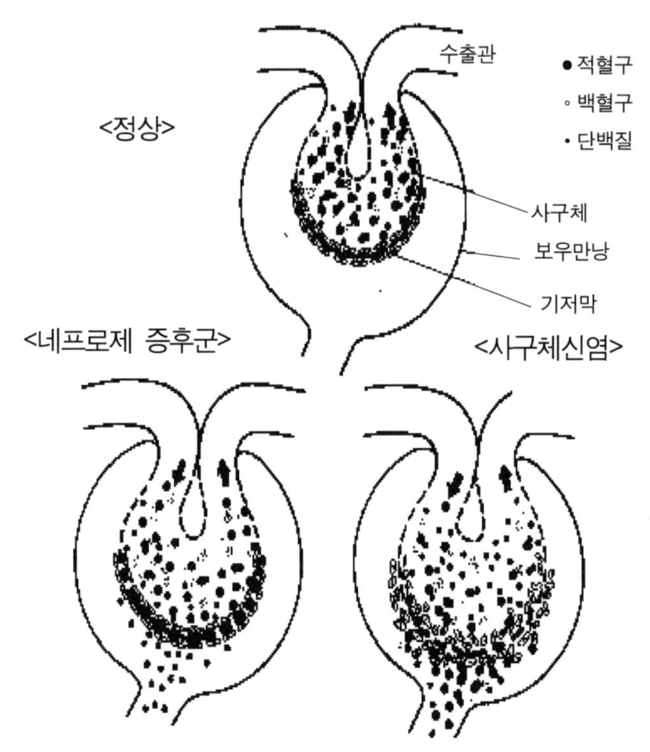

신장의 사구체는 혈액을 여과해서 소변을 만드는 곳이지만 정상 시에는 적혈구와 백혈구, 단백질은 통과시키지 않는다. 신장염이 되면 사구체에서는 적혈구와 단백질을, 네프로제에서는 다량의 단백질을 통과시키게 된다. 이것은 사구체가 염증으로 파괴되거나 모세관 기저막에 변화가 생겨 여과하는 능력이 변하기 때문이다.

▲[그림 14-5] 사구체 여과작용의 이상 여부

하현상이 나타나고 요독증으로 발전할 가능성이 있다.

⑥ 교 원 병

주로 혈관의 구성 조직의 하나인 결합 조직에 생기는 질환이다. 대표적 질환으로서는 홍반성낭창(에리테마토우데스), 전신성경피증(全身性硬皮症), 다발성동맥염 등이 있다.

⑦ 발생하기 쉬운 합병증

네프로제가 되면 신체의 저항력이 저하되어 있는 탓으로 세균이 감염될 위험성이 많아진다. 따라서 폐렴이나 패혈증, 피부병 등에 걸리기 쉬운 상태가 된다. 한때는 그것이 생명에 관계되는 경우도 많았다.

그러나 최근에는 우수한 항생물질의 발견으로 조기 치료만 받으면 쉽게 치유될 수 있게 되었다.

◗ 네프로제 증후군의 치료

다른 신장병의 경우와 마찬가지로 안정과 보온, 식이요법 등이 기본적으로 요구된다. 이러한 기본적인 요법을 무시하거나 그것을 올바로 실천하지 않으면 치료 효과는 결코 만족스럽지 못할 것이다.

① 호르몬 요법

네프로제 증후군에는 부신피질(副腎皮質) 호르몬이라는 특효약이 있다. 이 약을 복용하면 소변으로 상실되는 단백의 양이 줄어들고 부기도 내리며, 나아가서는 혈액 성분도 정상화된다. 이 약으로 큰 효과를 거두지 못할 경우에는 ACTH(부신피질 자극호르몬)라는 약을 주사할 경우도 있다.

또 혈액의 단백이 저하되는 것을 막기 위해 단백동화 호르몬을 사용할 경우도 있다.

② 기타 약물요법

부기가 심할 경우에는 다이아지드제제(製劑), 항알도스테론 제제 등의 이뇨제(利尿劑)를 사용할 때도 있다.

감염에 의해 다른 질환이 합병되었을 때는 페니실린, 에리드로마이신 등을 사용한다.

◈ 신우염(腎盂炎)·신우신염(腎盂腎炎)

신우염(腎盂炎)이란 신장의 신우(腎臟에서 만들어진 소변이 모이는 곳)에 세균이 붙어 그 점막에 염증을 일으키는 질환이다. 염증이 한층 위로 올라가서 신장의 실질에까지 이르렀을 때는 신우신염(腎盂腎炎)이 된다. 일반적으로 신우염에 걸리면 거의 신실질에까지 확대되므로 이 두 가지 질환은 항상 병발하는 것으로 여겨지고 있다.

이 질환에도 급성과 만성이 있는데, 급성과 만성은 그 경과나 치료법이 서로 다르다.

◑ 급성신우염·급성신우신염

오한과 함께 39℃를 넘는 고열이 나고 허리에 통증이 생긴다. 뿐만 아니라 허리 부분에 힘이 없고 소변을 방출할 때는 불쾌감이 따른다. 소변은 아주 탁한데, 이를 현미경으로 조사해 보면 백혈구가 다량으로 나와 있는 한편, 이 질환의 원인이 되는 세균도 보인다.

소변의 흐름을 악화시키는 결석(結石)이나 선천성의 기형,

협착부 등이 없으면 1~2주일 후에는 완쾌된다. 그러나 거듭 재발하게 되면 만성신우신염으로 발전한다. 그러한 경우에는 소변의 흐름을 저해하는 원인이 있는지 없는지 잘 조사해 볼 필요가 있다.

병이 발생하면 우선 다음과 같이 안정, 보온, 식사 등에 주의를 기울이고 약물요법을 쓰는 한편, 경우에 따라서는 수술을 받아야 한다.

◑ 만성신우신염

이 병은 급성의 신우신염에 걸린 다음, 그 회복이 늦어지거나 회복된 다음에라도 재발하면 발생하기 쉽다. 한편 드문 일이기는 하지만, 급성신우신염에 걸려 본 적이 없는 사람도 걸리는 수가 있다.

만성신우신염의 증세에는 특징적인 것이 없기 때문에 이 질환을 빨리 발견하기가 어렵다. 급성신우신염의 증세(고열·요통·탁한 소변 등)가 되풀이되어 만성이 될 때에는 특징이 두드러지므로 발견하기 쉽지만 일반적으로 증세가 명확하지 않을 때가 많다.

이 병이 진행하면 목이 마르거나 소변량이 많아지는 한편, 혈압이 높아지고 때로는 소변에 단백질이 섞여 나오기도 한다.

그 밖에 몸이 노곤하고(특히 허리에 기운이 없어진다) 빈혈이나 식욕 부진, 체중 감소 등 다른 질환과 구별하기 어려운 증세를 나타내는 경우도 있다.

이 병의 진행은 퍽 더디고 발견되지 않은 채 부지불식간에 신부전으로 발전할 수도 있으므로 특히 주의해야 한다.

치료법으로서는 병세에 따라 외과적 요법과 내과적 요법이 실시된다.

① 수　술

소변의 흐름을 악화시키는 질환이 있거나, 방광에서 요관으로 소변이 역류하기 쉬운 상태가 되었을 때에는 수술을 해야 하는 경우가 있다. 또 만성신우신염 때문에 한쪽의 신장이 위축신(萎縮腎)이 되어 그것이 고혈압의 원인이 되어 있을 때에는 나쁜 쪽의 신장을 적출(摘出)하는 경우도 있다.

② 약물요법

이 질환은 세균의 감염에 의하여 염증을 일으키는 것이므로 그 세균에 잘 듣는 항생물질을 쓴다. 그러나 약에 따라서는 세균에는 효과가 있어도 신장에 대해서는 독성이 있는 것도 있으므로 반드시 의사의 지시에 따라야 한다.

③ 식　사

일반적으로 음식을 제한할 필요는 없다. 칼로리가 풍부한 음식을 취하도록 하고 염분의 섭취에는 특별히 신경을 쓸 필요가 없으며, 수분은 많이 취하는 것이 좋다.

그러나 증세가 진행되어 신장의 활동이 악화되었을 때에는 그 기능이나 혈압의 고저에 따라 음식물의 단백이나 염분의 양을 적절히 조절해야 한다. 또한 당뇨병이 있는 환자로서 만성신우신염을 병발하고 있는 경우에는 우선 당뇨병의 치료부터 서둘러야 한다.

◈ 신경화증(腎硬化症)의 증세와 치료

고혈압인 사람의 경우에는 그것이 원인이 되어 신장 혈관 중의 가느다란 동맥에 경화 현상이 일어나고, 따라서 신장 전체가 점차로 굳어져서 그 기능이 약화된다. 이 동맥의 경화가 한층 진행되면 신장은 작게 오므라들어 기능도 아주 저하된다. 이것을 위축신 또는 원발성위축신(原發性萎縮腎)이라고 한다.

신경화증은 크게 나누어 양성(良性)신경화증과 악성(惡性)신경화증의 두 가지로 분류된다.

양성신경화증은 병세의 진행이 급속하지 않으나 악성신경화증은 진행이 급격해서 신부전(腎不全)을 일으키며, 마침내는 그것으로 말미암아 사망하게 되는 것이 특징이다. 악성이라는 것은 이와 같은 증세의 성격을 말하는 것이다.

양성신경화증은 중년의 남녀에게 많으나 악성신경화증은 비교적 젊은층, 그 중에서도 여성보다 남성에게서 많이 볼 수 있다. 양성신경화증에서 악성신경화증으로 발전되는 경우는 60대의 고령자들에게 흔히 나타난다.

◑ 양성신경화증의 치료

중년 이상의 남녀 중에 어깨가 뻐근하고 쑤시며 두통이나 현기증, 천식, 가슴의 동계(動悸), 불면 등의 증세가 나타날 때에는 양성신경화증일 가능성이 짙다.

이 질환이 진행되면 소변 때문에 밤중에 여러 차례 일어나야 한다. 또한 이러한 증세가 전혀 없을 경우라도 건강진단이나 생명보험에 가입할 때의 진단에서 뜻밖에 소변의 변화가 발견되는 수도 있다.

고혈압이 있어도 그것이 유동적인 시기에는 흥분이나 과격한 운동, 과로 등을 피하면 혈압이 정상화되므로 특별한 치료는 필요하지 않다. 그러나 그렇게 하여도 혈압이 저하되지 않을 경우에는 진정제를 복용하는 정도로도 증세가 호전되는 수가 있다.

◑ 악성신경화증의 치료

일반적으로 두통(후두부, 때로는 이마에 느끼는 상당히 심한 통증)이나 시력 장애, 심한 탈력감(脫力感), 체중 감소, 야간 다뇨(多尿) 등의 증세가 일어난다.

악성신경화증이라는 진단을 받으면 빨리 입원해서 치료를 받아야 한다. 종전에는 이 질환으로 진단을 받으면 1년 이내에 대부분이 사망하는, 실로 두려운 병이었다. 그러나 최근에는 우수한 혈압 강하제가 여러 가지로 개발되어 치료 효과도 크게 호전되고 사망률도 낮아졌다.

한편 이 질환과 똑같은 증세가 나타났을 경우라도 면밀히 검사해 보면 다른 질환인 경우도 종종 있다. 이러한 경우는 젊은층의 고혈압 환자에게 흔히 있는 일이며, 수술로써 치유가 가능하다. 따라서 악성신경화증과 그에 유사한 다른 병과는 잘 구별해야 한다.

◆ 신결핵(腎結核) · 요로결핵(尿路結核)

결핵은 인간의 신체 곳곳에 질환을 일으킨다. 그 중에서도 가장 일반적인 것이 호흡기이지만 비뇨기계 요로(尿路 ; 신장-요관-방광-요도)도 결핵균에 의해 침해를 받을 수 있다.

요로계(尿路系)의 결핵균 감염의 특색은, 호흡기계 결핵에 걸린 사람이 호흡기계 결핵에 이어 2차적으로 침해된다는 점이다. 그러므로 요로계가 제일 먼저 결핵에 침해되는 경우는 거의 없다.

그 대부분이 폐 등의 호흡기계의 결핵에 걸린 다음에 일어나는 것이 보통이다.

결핵이라면 우리는 흔히 영양 상태가 나쁜 수척한 사람을 연상하기 쉽다. 그러나 요로 결핵의 환자는 외관상으로는 일반인들에게 결핵 환자라고 생각되지 않을 만큼 당당한 체격을 가진 사람들이 많다.

또 한번 결핵에 걸린 경험이 있은 이후로 오랜 세월이 흘렀거나, 자신이나 가족들은 전혀 알지도 못하는 사이에 결핵에 걸렸다가 자연적으로 치유되는 경우도 있다. 이렇듯 신결핵은 뚜렷한 증세가 나타나지 않는 경우가 많으므로 신결핵이라는 진단을 받으면 환자 자신이나 주위의 사람들이 놀라게 되는 것은 당연하다.

요로계만을 생각해 본다면 신장이 최초로 침해되고, 이어 신장에서 아랫쪽의 요관이나 방광으로 진전하는 것이 일반적인 경로이다. 대부분의 경우, 좌우의 신장이 한꺼번에 침해되기보다는 어느 한쪽이 침해되는 수가 많고(약 90% 정도), 양쪽이 동시에 침해되는 경우는 극히 드물다.

◑ 신결핵·요로결핵의 증세

신장결핵의 초기 증세는 앞에서도 살펴본 바와 같이 결핵균뇨, 농뇨, 신장 기능 장애 등인데 직접적인 고통이 없기 때문에 진찰도 받아보지 않고 무심히 지내는 예가 허다하다.

환자 자신이 최초에 자각하는 증세로서는 병변이 신장에서 요관 및 방광에 이르기까지 확대되어 요로결핵이 완성될 때에 자주 나타난다. 그 증세는 결핵성방광염의 증세로서 배뇨통, 빈뇨, 혈뇨 및 탁한 소변이 나오는 것 등이다.

따라서 청장년이 일반적인 치료로 좀처럼 치유되지 않는 방광염을 앓고 있다면 결핵에 침해된 것이라고 추정할 수 있다. 이 시기에는 신장부의 통증은 없고, 발열을 수반하는 경우도 흔하지 않다.

신장부의 압통(壓痛)이나 신장의 종대(腫大) 등을 알 수 있는 시기는 병변이 진행해서 결핵성농신(膿腎)이 될 무렵이다.

신장 결핵의 치료에는 스트렙토마이신, 파스티비온 등의 약제를 병용하는 내과적 요법과 외과적 수술요법 등이 쓰여지고 있다.

◑ 신장결핵과 혼동하기 쉬운 질환

신결핵의 경우에는 방광 염증이 나타나서야 비로소 병원을 찾게 되므로 일반적인 방광염과 혼동할 경우가 있다. 그러나 결핵의 증명은 항상 쉬운 것만은 아니며, 그 증세가 나타나지 않으면 검사를 해 보려는 생각조차 갖지 않게 되는 것도 무리는 아니다.

방광경 검사에서도 정형적인 결핵 증세가 나타날 경우는 예외이지만, 그렇지 않을 경우에는 확실하지 않을 때가 많다. 특히 비뇨기 전문의사에게 진찰을 받기 전에 스트렙토마이신의 주사 등을 맞으면 질환의 발견은 상당히 어렵게 된다. 그 까닭은 이 약제가 점막에 있어서의 병변을 비교적 미세하게 개선하기 때문에 방광경에 의해서도 결핵이라고 판정하기 어렵기 때문이다.

한편 약의 불충분한 투여량 때문에 치료가 불완전하게 되어 결핵균 증명이 어렵게 되거나, 경과가 일정하지 않아서 진단이 혼선을 빚는 경우도 있다. 이러한 예가 최근에는 많아지고 있다.

신장 기능의 저하나 요관폐색의 결과로 인하여 신우상(腎盂像)이 엑스레이 사진 위에 나타나지 않을 경우에는 선천적인 신장의 결여가 추정된다.

또 신장의 종대(腫大)와 혈뇨에서는 신종양(腎腫瘍)을 추정할 수 있고, 동통을 수반하면 결석 등의 증세가 나타나고 있음을 알 수 있다. 그러나 진보된 최근의 비뇨기과의 검사 기술을 동원하면 오진은 극히 적다.

◆ 신종양(腎腫瘍)의 증세와 치료

암의 경우에 증세는 종양이 상당히 발육한 다음에 나타나지만 그 주요한 증세는 혈뇨, 신부(腎部)의 종류(腫瘤) 형성, 신부의 동통 등 세 가지이다.

◐ 혈뇨(血尿)

신종양 환자의 60~70%가 혈뇨를 최초의 증세로 인정하고 있다. 이 혈뇨의 특징은 전신이나 국부에 아무런 고통이 없는데 돌연 혈뇨가 나타나는 점이다. 전문적으로는 무증후성 혈뇨(無症候性血尿)라고 한다.

이 혈뇨는 한 번 나오기 시작하면 그치지 않고 계속되는 것이 아니라, 한 번 나온 뒤로는 그치는 경우도 있고, 2~3회 또는 1~2일 계속되고는 정상적으로 되돌아오는 경우도 있는 등 여러 가지이다. 그리고 이러한 증세가 계속 되풀이된다.

사람에 따라서는 다음의 출혈까지 1년 이상 아무런 이상이 없는 경우도 있다. 그러나 날이 감에 따라서 출혈하는 기간이 길어지고 그 대신 출혈하지 않는 기간이 짧아진다.

때로는 출혈이 심해서 방광 속에 응혈이 충만한 탓으로 소변이 나올 수 없는 상태에 이르기도 하고, 그에 따라 견디기 어려운 통증을 일으키는 경우도 있다. 환자는 혈뇨를 보면 깜짝 놀라 불안해지는데, 일단 그 혈뇨가 그치게 되면 별로 대단한 고통도 없기 때문에 심각하게 생각하지 않게 되어 진찰을 1~2일 미루기가 보통이다. 그 결과 치료가 너무 늦어 치명적이 되기도 한다.

그런데 10세 이하의 어린애의 경우, 신종양은 혈뇨가 나오는 일이 드문 반면에, 종양의 발육은 아주 빠르므로 신부(腎部)에 커다란 종류가 생기고, 단기간에 복부 전체를 차지할 정도로 커지는 것이 특징이다.

◑ 신부(腎部)의 종류(腫瘤) 형성

환자의 20~30%가 처음에는 신부의 종류 형성을 의식한다. 종류가 신장 내부에 머물러 있는 동안에는 특별히 종류가 느껴지지 않지만, 일단 종양이 커져서 신장의 외부로 돌출하게 되면 손으로 감촉할 수 있게 된다.

특히 종양이 신장 아래에 생길 경우에는 비교적 작은 종양도 감촉되고, 상단에 생겼을 때는 상당히 커도 좀처럼 감촉되지 않는다.

◑ 신부(腎部)의 동통

이것도 환자의 20~30%에 초발 증세로 나타난다.

동통에는 출혈 때문에 일어나는 결석 때와 같은 동통이 있고 종양이 커져서 신장의 외부에까지 발전하여 인접한 장기나 신경을 압박하거나, 거기에 종양이 침해하여 일어나는 자발통과 압통 등이 있다. 어쨌든 신부에 동통이 일어나는 것은 대부분의 경우 종양이 커져서 신장의 외부에까지 발전한 증거이며 예후는 대체로 좋지 않다.

한편 신종양이 있음에도 불구하고 전혀 증세가 없는 경우가 5~10% 정도라는 것도 알아두지 않으면 안 된다.

◑ 신종양의 치료

다른 장기의 악성종양의 치료법과 똑같다. 되도록 빨리 종양이 있는 곳을 발견해서 신장을 수술로써 적출(摘出)해 내야 하며 이렇게 수술하는 것이 치료의 유일한 방법이다.

① 수 술

완전히 치료하려면 종양과 그 전이를 완전히 적제하거나 파괴해 버려야 한다.

그러나 신종양의 증세가 나타났을 때는 종양이 내부에만 있는 일은 드물고, 대부분의 경우는 신장의 피막 밖에까지 뻗어 있다. 따라서 신종양이 생겼을 때의 신장 적제는 주위에 있는 지방 조직과 임파절도 동시에 전부 도려내어 후환을 없애야 한다.

신우 종양일 경우에는 종양이 신우(腎盂)에만 국한되어 있더라도 요관과 요관의 출구를 포함해서 방광의 일부까지 적제하지 않으면 재발할 위험이 있다.

② 방사선 요법

방사선 요법도 물론 실시되고 있지만, 신종양은 대체로 방사선에는 영향을 받지 않는 편이어서 별다른 효과는 기대하기 어렵다. 다만 수술 후에 방사선 치료를 실시하는 것이 더 유효하다.

어린애의 윌름스 종양은 방사선에 민감한 것이 많아서 수술이 어려울 정도로 커진 것도 방사선 치료를 실시하면 작아져서 수술이 가능해지는 경우가 있다.

③ 화학요법

아직까지는 이렇다 할 효과가 있는 화학요법은 개발되지 않고 있다.

◆ 수신증(水腎症)의 증세와 치료

신장에서 만들어진 소변은 수뇨관(輸尿管), 즉 요관을 통해서 방광, 요도의 경로를 거쳐 배설된다. 소변이 통과하는 길에 무슨 장애가 생기면 소변의 흐름이 방해를 받으며 소변이 괴게 된다. 그 때문에 신장의 신우나 신배가 확장되어 신실질(腎實質)이 압박을 받아 위축되고 신장의 기능 장애를 일으키게 된다. 이 상태를 수신증(水腎症)이라고 한다.

수신증이 발생하는 주요한 원인은 선천적인 요로(신우-요관-방광-요도)의 기형에 의한 경우와 후천적인 원인에 의한 경우가 있다.

신우와 요관의 이행부(移行部)에 협착이 생겨 아주 큰 수신을 형성하고, 신실질이 극히 얇아져 있는 경우가 선천적이라면 후천적인 경우는 다음과 같은 여러 가지 경우에 발생한다.

요관결석(요관에 돌이 생긴다)으로 오랫동안 결석이 요관을 막고 있을 경우, 신하극부(腎下極部)의 이상 혈관에 의해서 요관이 압박될 때, 결핵이 침해되어 요관에 반흔성 협착을 일으키고 있을 때, 요관에 종양이 생겼을 때, 폐쇄성 요관주위염(요관의 주위에 염증을 일으켜 요관이 막힌다)이 생겼을 때.

이상은 한쪽의 신장이 수신(水腎)이 되는 경우인데, 양쪽의 신장이 동시에 수신증에 걸릴 경우는 다음과 같은 질환이 있을 때 발생한다.

위축 방광이 되어 양쪽 요관구가 협착해 있을 때, 하부 요로의 통과 장애가 일어날 때(전립선비대증, 전립선암, 요도협착 등의 질환이 있으면 소변의 통로가 막힌다).

◑ 수신증의 증세

증세는 수신증을 일으킨 원인에 따라 각기 달라진다.

① 선천적인 경우

수신증의 발생이 선천적이거나 또는 극히 완만하여 요정체(尿停滯)가 계속해서 생길 때에는 신장부, 측복부에 가벼운 둔통과 불쾌감을 일으키는 정도이다. 그러나 수신이 커지면 신장부 전체에 비교적 부드러운 종류(腫瘤)를 감촉하게 된다.

② 후천적인 경우

요관결석이나 이상 혈관에 의한 요관의 내강 폐쇄(內腔閉鎖), 압박성 통과장애(요관 속에 돌이 가득차 관을 막거나 다른 곳에서 요관을 압박하기 때문에 관이 가늘어져서 소변이 통하지 않게 된다) 등이 급격히 심하게 일어날 때에는 천통(穿痛; 꿰뚫는 듯한 통증) 발작을 일으키는 수가 있다.

천통과 함께 신장의 종류는 증대하고, 통증이 사라지면 신장은 축소된다. 이 상태를 간헐적 수신증이라고 한다.

③ 경 과

요도 통과장애가 장기간에 걸치게 되면 신우나 신배에 계속적으로 자꾸 소변이 괴고, 이 때문에 신실질(腎實質)은 압박을 받아 위축된다. 그 결과 신실질 속에 있는 요세관의 요농축작용(尿濃縮作用)이 나빠지고 하루의 소변량이 늘어나 요비중은 저하되며 때로는 혈뇨가 나타나기도 한다.

한쪽만의 수신(水腎)으로는 직접 생명을 위협받는 일은 거의 없다. 그러나 양쪽의 신장이 다 함께 수신이 되면 신장 기능이 전체적으로 저하되어 하루 2ℓ 이상(정상적인 소변량은 하루에 1.5~2ℓ)의 다뇨(多尿)가 되고 갈증이 심하며 식욕 부진, 위장 장애 등의 전신 증세가 나타난다.

이 시기에는 소변에 세균의 감염을 일으키기 쉽고 농뇨(膿

尿)가 되어 신우신염을 일으켜 열이 날 때도 가끔 있다. 이와 같은 상태가 되면 신장 기능장애는 더 한층 진전되어서 혈액 중의 전해질(電解質)의 불균형, 질소 혈증 등 이른바 요독증이 되어 생명이 위험해진다.

◑ 수신증의 치료

수신증 치료의 핵심은 수신증을 일으킨 요류장애(尿流障碍)의 원인을 발견하고 소변의 통과 장애를 제거함과 아울러 신실질 위축에 의한 기능 저하를 방지하는 것이다.

수신증이 심해져서 신실질이 크게 위축되었을 경우에는 신장을 수술해서 적출한다.

요관결석, 이상(異狀)혈관, 염증성 요관협착 등에 의해서 생겨난 수신에서는 그 원인인 요관협착부만을 제거하거나 성형수술(成形手術)을 실시하면 회복된다. 이와 같은 수신증의 보존적(保存的) 수술 후에는 정기적(3~6개월)으로 신장 기능 검사를 받을 필요가 있다.

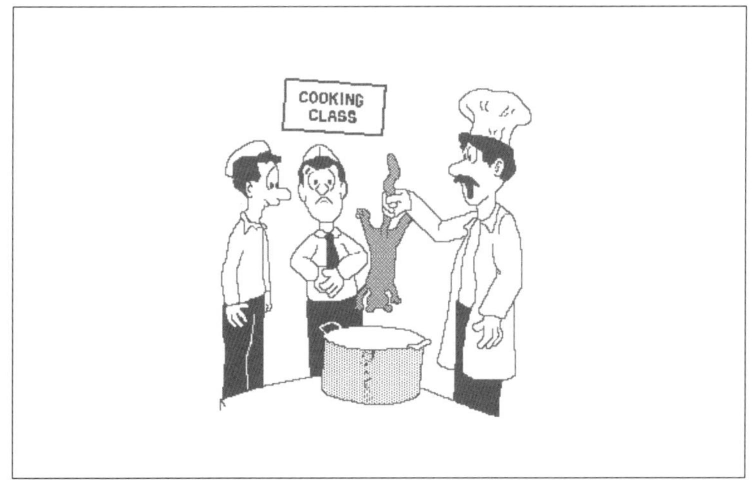

요로(尿路 ; 요관 · 방광 · 요도) 질환의 증세와 치료법

◈ 요로(尿路)의 구조와 기능

◑ 요로(尿路)

일반적으로 요로라고 하는 것은 비뇨기(泌尿器)라는 말과 같은 뜻으로 쓰인다. 그러나 정확하게 말한다면 비뇨기는 소변을 만들고 분비하는 신실질이라는 부분까지 포함하고 있다.

이에 대하여 요로는 신실질에서 만들어진 소변을 운반하고 체외로 배출하는 통로라는 뜻이다. 즉, 요로는 신배(腎杯), 신우(腎盂), 요관, 방광, 요도 등의 내강(內腔)을 갖는 일련의 기관 계통을 통칭하는 것이다[그림 14-6 참조].

◑ 신배(腎杯) · 신우(腎盂)

신실질에서 만들어진 소변은 신집합관(腎集合管)이라는 가느다란 관의 다발로 된 신유두(腎乳頭)에서 신배로 배출된다.

신배는 5~10개가 있는데, 이것들은 모두 신배보다 더 크고 깔때기 모양을 한 신우로 흘러 들어간다. 이 깔때기의 가늘게 된 부분은 신장의 바로 외측에 있고 여기에서 요관에 연결되어 있다. 신배나 신우의 내강표면은 점막으로 둘러싸여 있다.

◑ 요관(尿管)

척추의 양측을 아래로 내려가서 골반강(骨盤腔)으로 들어가고 방광의 기저부가 있는 곳에서 방광벽을 비스듬히 꿰뚫고 방광 내에 개구(開口)되어 있다.

요관의 길이는 약 27~30㎝이며 관의 외측(外側)은 근층(筋層), 내측은 얇은 점막으로 덮여 있다. 요관은 주기적으로 1분간에 1~5회정도 수축 운동을 해서 신우에서 요관으로 들어온 소변을 방광 속으로 보낸다.

따라서 소변은 수돗물이 수도관을 흐르는 것처럼 연속적으로 흐르는 것은 아니며, 요관이 주기적으로 요관구에서 소변을 분출하는 것이다. 요관은 방광벽을 비스듬히 통과하여 방광 속에 개구되어 있으며, 밸브와 같은 구조를 하고 있으므로 배뇨시에 방광이 수축해도 이 방광 속의 소변이 역류해서 요관 속으로 들어가는 일은 없다.

◑ 방광(膀胱)

요관에서 흘러 온 소변을 저장해 두는 역할을 하는 한편, 소변이 일정량에 달하면 이것을 자유로이 배출하는 역할도 한다.

방광의 내강 표면은 점막으로 덮여 있고, 외측은 두꺼운 근층(筋層)으로 되어 있다. 방광은 비어 있을 때는 오므라들고, 소변이 차면 점차적으로 부풀어 오른다.

어른의 경우 700~800㎖로부터 그 이상의 소변도 저장할 수 있으나 소변이 너무 많이 차면 심한 통증과 함께 심한 요의(尿意)를 느끼게 된다. 보통 300㎖ 정도의 소변이 차면 요의를

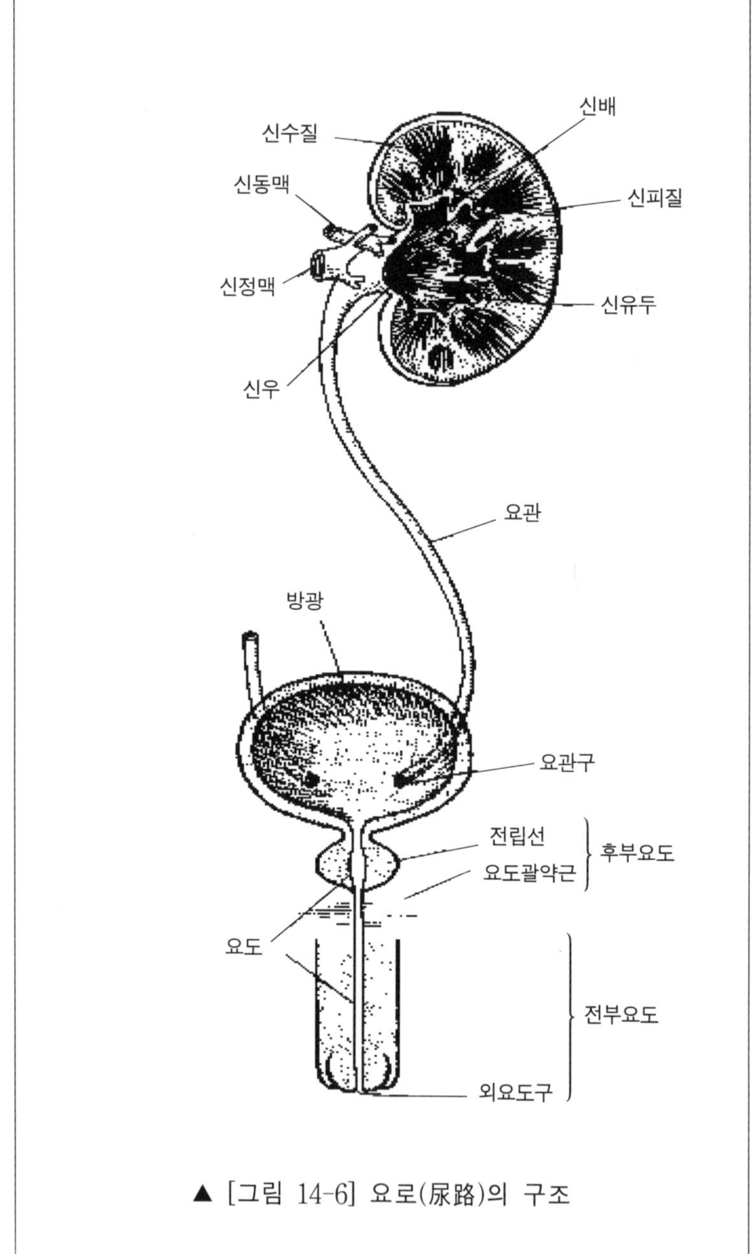

▲ [그림 14-6] 요로(尿路)의 구조

느끼게 된다.

방광은 요도에 연결되어 있는데 이 부분을 방광경부 또는 내요도구부(內尿道口部)라고 하며, 이 부분의 근층은 아주 교묘한 장치로 되어 있다.

즉, 방광 전체가 수축할 때 방광경부가 있는 곳은 역으로 열리도록 되어 있다. 또한 양쪽의 요관구부를 연결하는 삼각형의 부분을 방광삼각부라고 하며, 방광이 수축할 때에 이 부분이 내요도구를 밑으로 내리누르듯 하면서 개구(開口)를 돕는 작용을 한다.

방광은 소변이 굄에 따라서 부풀고 근육은 긴장된다. 어느 정도 이상 근육이 긴장하면 이 자극이 대뇌에 이르러 요의(尿意)를 느끼게 한다. 방광근(膀胱筋)의 수축으로 시작되는 배뇨라는 운동은 원래 반사 운동으로서 반사 중추는 선수(仙髓)에 있다.

이것은 불수의 운동이지만, 대뇌의 작용으로 억제할 수가 있다. 이는 일종의 조건반사 운동이라고도 할 수 있는 것으로, 자의에 따라 이 불수의의 배뇨 운동이 자제(自制)될 수 있는 것은 대략 1~2세가 될 때이다.

◑ 요도(尿道)

남성의 경우 후부(後部) 요도와 전부(前部) 요도로 구별되고, 이 경계에 요도괄약근(尿道括約筋)이 있어 소변이 불수의적으로 새는 것을 막도록 되어 있다. 전부요도는 음경부에 해당하는 부분을 말한다.

여성의 요도는 남성의 전부요도부에 해당되는 기관이 없고,

외요도구(소변의 出口)의 속이 요도괄약근으로 되어 있다. 한편 남성의 요도는 정액의 통로 역할도 겸하고 있다.

◆ 요로질환(尿路疾患)의 특징

요로의 질환은 여러 가지가 있지만 그 주요한 특징은 소변의 통과 장애에 의한 신장 기능의 저하와 장애를 받는 신장의 대부분은 한 쪽이라는 점을 들 수 있다.

요로에 결석이나 종양, 협착 등의 병변이 일어나면 때때로 소변의 흐름이 방해를 받는다. 소변의 흐름이 저해되면 소변은 자꾸 괴게 되고, 요도관이나 신우가 확장되어 마침내는 신실질을 압박하게 된다(수신증 ; 水腎症).

이렇게 되면 신실질의 기능은 저하되고 마침내는 정지하게 된다. 신장 기능이 정지하면 소변이 만들어지지 않게 되거나 체내에 불필요한 성분이 괴어 전신적 장애를 일으키게 된다.

다행히 신장은 2개가 있기 때문에 그 중 하나의 기능이 정지된다 해도 다른 하나가 그 대신 작용하므로 생명의 위험은 없지만 양쪽이 다 건강한 경우와 비교될 수는 없다.

또 소변의 흐름이 정체되면 세균의 감염을 일으키기 쉽고 염증을 병발하여 질환을 악화시키는 경우도 있다.

◗ 요로 질환의 증세와 치료

요로 질환의 증세에는 여러 가지가 있으나 주요한 것은 배뇨곤란과 빈뇨 및 요실금(尿失禁) 등이며, 소변 자체에도 특징적인 변화가 일어난다.

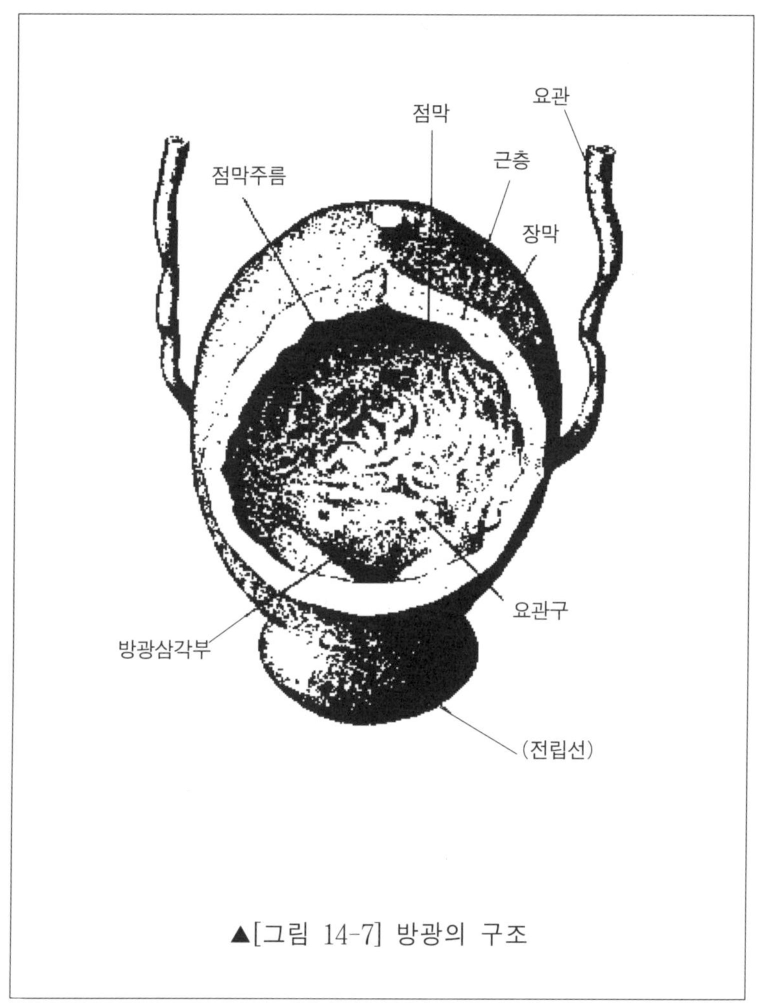

▲[그림 14-7] 방광의 구조

① 배뇨 곤란

방광, 전립선, 요도 질환의 특징적 증세이다. 소변이 나오기
힘들고 소변의 줄기가 가늘어지며 배뇨 도중에 요선이 그쳐
버리는 등의 증세로서 요의(尿意)를 느끼고 아무리 배뇨에 힘

을 써도 좀처럼 소변이 나오지 않는 등의 증세가 나타난다(요폐; 尿閉). 한편 방광에 소변이 괴지 않기 때문에 소변이 나오지 않는 경우(무뇨; 無尿)도 있고, 이 상태가 오래 계속되면 요독증이라는 위험한 상태에 이르게 된다.

② 빈뇨

보통 건강한 사람의 배뇨 횟수는 하루에 5~6회이지만, 방광염이나 요도염 등에서는 빈뇨라 하여 배뇨 횟수가 굉장히 늘어나고 배뇨를 하고 나서도 금방 다시 요의를 느끼며, 밤중에도 두세 번이나 깨어 배뇨를 하게 된다. 빈뇨에는 통증도 수반된다.

③ 기타

요실금이라고 하여, 배뇨 곤란과는 반대로 무의식적으로 소변을 누게 되는 경우도 있고 혈뇨, 농뇨, 요혼탁 등의 증세도 나타난다.

요로 질환의 검사법에는 신장 기능 검사, 소변의 검사, 소변의 배양, 엑스레이에 의한 요로의 검사, 방광염 검사, 조직의 일부를 채취해서 조사하는 조직검사 등의 여러 가지 독자적인 검사 방법이 있다.

요로 질환의 대부분은 원칙적으로 수술 치료가 실시되고 있다. 그런데 증세가 악화되면 신장도 적출해 내야 한다. 그러나 신장의 적출은 되도록 피해야 하므로 재빨리 정확한 진단을 내려 적절한 치료를 실시하는 것이 중요하다.

◆ 요폐(尿閉) 증세와 처치

요폐라고 하는 것은 소변을 볼 수 없는 상태를 말한다. 무뇨와는 달라서 방광에 소변이 충만해 있기 때문에 요의는 강하고 하복부가 긴장해서 마침내는 통증을 느끼게 된다.

요폐를 일으키는 원인에는 다음과 같은 것이 있다.

첫째, 요도의 통과 장애를 들 수 있는데 질병으로서 전립선 비대증, 전립선암, 요도협착, 요도외상, 요도결석 등이 여기에 해당한다.

둘째, 방광의 배뇨 기능 장애를 들 수 있는데 뇌졸중, 척수외상, 골반내 장기의 수술 후나 방광외상 등의 경우에 나타난다.

그 밖의 경우에는 아주 심한 혈뇨 때문에 혈액이 방광에 괴어 그로 말미암아 요폐가 되기도 한다.

요폐는 별안간 일어나는 일이 많지만, 그 중에는 소변이 잘 나오지 않는 상태가 서서히 심해져서 배뇨 후에도 매회 대량의 소변이 방광에 남게 되고, 마침내는 기이성요실금(奇異性尿失禁)을 일으키는 수가 있다.

요폐의 경우에는 몹시 고통을 받게 되므로 가정요법이나 민간요법 등을 전연 생각하지 말고, 곧 의사를 방문해서 고무관(카테텔)으로 소변이 나오도록 하는 도뇨(導尿)의 처치가 필요하다.

그러나 카테텔이 들어가지 않을 경우에는 하복부의 방광에 주사침을 꽂아서 소변을 배출시키도록 한다. 이와 같은 응급 처치가 실시되면 곧 기분이 좋아지고 고통도 없어지지만, 요폐란 어떤 질환의 한 증세에 지나지 않는다는 사실을 잊어서는 안 된다. 그러므로 전문의사와 상의해서 원인을 명백히 하고 치료를 받아야 한다.

요폐와 무뇨(無尿)는 종종 혼동되는데, 일반적으로 요폐의 경우에는 하복부가 긴장되어서 부풀어 오르고 그것을 누르면 심한 요의가 생긴다.

◆ 요실금(尿失禁)의 종류와 치료

요실금이란 무의식 중에 소변이 새어 나오는 상태를 말한다. 밤낮의 구별이 없이 줄곧 소변이 새는 심한 경우도 있으며, 요의를 참고 있을 때만 소량의 소변이 새어 나오는 경증도 있어 그 정도는 여러 가지이다.

요실금을 일으키는 경우로는 다음과 같은 것을 들 수 있다.

첫째, 소변을 저장하는 방광의 기능이 장애되고 있거나 선천성 기형 또는 외상이나 수술 등에 의해서 요로에 누공(漏孔)이 생겼을 때에 요실금이 일어나게 된다.

둘째, 배뇨 곤란이 진행되어서 잔뇨가 방광 용량을 상회할 때에 소변이 넘쳐나서 계속 새어 나오게 되는 경우가 있다. 이것을 기이성요실금(奇異性尿失禁)이라고 한다.

셋째, 야뇨증도 요실금의 일종이다.

넷째, 경산부(經産婦) 등이 기침을 하거나 무거운 것을 들었을 때 또는 큰 소리로 웃을 때, 별안간 배에 힘이 주어질 때에 소량의 소변이 새어 나오는 수가 있다. 이것을 급박요실금(急迫尿失禁) 혹은 절박성요실금(切迫性尿失禁)이라고 한다.

이것은 출산할 때 방광 출구의 상태가 이상해지거나 괄약근의 힘이 약화되어서 일어나는 증세이다. 또한 방광, 요도, 전립선, 자궁, 질, 직장 등의 수술 후에 일어나기도 하고, 뇌나 척수의 질환이나 외상으로 신경계가 장애를 받아 일어나기도 하는 증세이다.

다섯째, 태어나면서부터 한쪽의 요관이 질이나 외음부에 직접 개구되어 있는 탓으로 소변이 새게 되는 경우도 있다. 이것을 요관성요실금(尿管性尿失禁)이라고 한다.

◑ 요실금의 증세

요실금이 있으면 외음부나 요로 중 어느 한 부분의 피부가 소변으로 진무르고 악취를 발산하여 감염을 일으키기 쉬울 뿐만 아니라, 본인의 정신적 고통도 커진다.

요실금은 어떤 질환의 증세이므로 그 원인이 되고 있는 질환을 치료하지 않으면 사태는 상당히 심각해진다. 가령 자궁암 수술 후에 소변이 질에서 새게 된 경우, 그것을 방치해 두어도 소변이 자연히 새지 않게 되는 수도 있다.

이것은 요실금을 일으킨 요관이 메워져 버리기 때문이다. 그 결과 신장의 기능은 아주 없어져 버리고 만다. 특히 이것이 양쪽의 신장에서 일어날 경우에는 무뇨증을 일으켜 생명의 위협을 받게 된다.

◑ 요실금의 치료

요실금이 있을 경우에는 먼저 그 원인을 밝혀 근본적인 치료를 받는 것이 원칙이다. 따라서 비뇨기과 전문의사의 진단을 받아 치료를 계속해야 한다.

첫째, 전문의사에게서 병의 원인을 검사 받아 원인이 밝혀지면 그다지 중증이 아닌 경우에는 약물요법으로 치료를 받도록 한다.

둘째, 약물요법과 함께 본인도 괄약근에 힘이 생기도록 하루에 여러 차례 항문에 힘을 주어 훈련을 거듭해야 한다.

셋째, 치료를 해도 좋아지지 않을 경우나 처음부터 근치요법이 필요할 경우에는 수술을 받아야 한다. 기이성요실금이나 뇌척수질환(腦脊髓疾患) 등의 신경계 장애에 의한 요실금에는 유치(留置) 카테텔법이 실시될 경우도 있다.

◆ 혈뇨(血尿)의 분류와 치료

소변에 피가 섞여 있을 때 이것을 혈뇨라고 한다. 혈뇨의 정도는 거의 혈액에 가깝도록 심한 것으로부터 현미경으로 검사하지 않으면 알 수 없을 정도로 경미한 것도 있다.

◑ 혈뇨의 분류
배뇨 중의 혈액이 나타나 있는 모양에 따라 다음과 같이 분류된다.

① 배뇨 초기의 혈뇨
처음 배뇨하기 시작할 때 피가 약간 섞이는 경우이다. 전부요도(前部尿道)의 질환에서 이 증세를 볼 수 있다.

② 배뇨 말기의 혈뇨

배뇨가 끝날 때쯤 혈뇨가 특히 심해지는 증세이다. 후부요도나 방광의 출구 부근의 질환에 나타나는 증세이다.

③ 전혈뇨(前血尿)

배뇨를 하기 시작할 때부터 끝날 때까지 한결같이 나타나는 혈뇨를 말하는데 이는 신장, 요관, 방광에서 나오는 출혈이라고 간주되고 있다.

◗ 혈뇨의 치료

혈뇨를 일으킨 원인이 되는 질환을 발견해서 그 질환을 근본적으로 치료해야 한다. 그 밖에는 증세에 따라 지혈제나 증혈제를 사용하고, 경우에 따라서는 수혈을 해야 할 때도 있다. 혈뇨가 있을 때에는 역시 안정이 제일이며 음주를 피해야 할 것은 말할 나위도 없다. 전부요도(前部尿道)에서 출혈할 때는 회음부의 요도를 약 5분간 지속적으로 압박하고 있으면 그치는 수도 있다.

◆ 요로결석(尿路結石)의 증세와 치료

요로결석에는 상부(上部) 요로결석과 하부(下部) 요로결석으로 구분되며 다음과 같은 특징적 증세와 치료법이 있다.

◗ 상부 요로결석의 증세

결석(結石)에 의한 소변통(배뇨통)과 장애의 증세, 요정체(尿停滯)에 의해 생기는 감염의 증세, 신장 장애의 증세가 나타난다.

일반적으로 신장결석에서는 요감염과 신장 장애의 증세가

나타나고 요관결석에서는 소변통(배뇨통)과 장애에 의한 증세가 현저하다.

◑ 하부 요로결석의 증세

하부 요로에 있어서는 방광결석의 경우와 요로결석의 경우가 있는데 각기 다음과 같은 증세가 나타난다.

첫째, 배뇨통(排尿痛), 배뇨 장애와 혈뇨 등이 주된 증세로 나타나며 때로는 발기시에 동통을 느낄 때도 있다.

배뇨통은 방광부뿐만 아니라 외음부와 항문 등으로 번지고, 방광염을 병발시키기도 하며 신체의 격동에 의해 강하게 된다.

배뇨 장애는 빈뇨와 요선중절(결석이 방광 경부에 쌓이기 때문에 소변이 중도에서 끊어진다) 또는 방광괄약근 부전(膀胱括約筋不全)을 일으키고 요실금을 나타내는(어린이의 경우는 야뇨증) 일이 있다.

혈뇨는 육안으로 알 수 있는 혈뇨와 영속성의 현미경적 혈뇨가 나타난다.

둘째, 요도결석의 경우, 요도 출혈과 요도의 통과 장애증세가 나타난다. 요도에 결석이 오랫동안 머물러 있을 때에는 부패성의 농성요도분비물(膿性尿道分泌物)이 있다.

또 결석으로 인한 요침윤, 방요도염(旁尿道炎), 농양(膿瘍) 등이 일어나 그곳에 피부의 통증을 수반한 종창, 발적(發赤) 등이 있고, 농양이 터지면 요루(尿瘻)를 만드는 일이 있다.

그 밖에 남자는 사정 장애, 여자는 성교시에 동통을 느끼는 경우가 있다.

◐ 요로결석의 치료

요석증은 병세가 심한 속발증을 일으키므로 되도록 빨리 전문의사에게 치료를 받아야 한다. 전문의사의 치료를 받는 동안 비전문가에 의한 응급 처치라는 것은 있을 수 없다.

치료의 원칙은 되도록 빨리 결석을 체외로 배출하고 요로의 통과 장애를 제거하여, 결석에 의한 속발적 장애, 특히 신실질(腎實質)에 주는 영향을 방지하는 것이다. 치료법으로서는 결석을 용해시키려는 방법도 시도되지만, 아직 그 용해에는 이상적이라 할 만한 방법이 없으므로 일반적으로 다음과 같은 요법이 실시되고 있다.

상부 요로결석의 경우, 먼저 보존적(내과적) 요법을 들 수 있다. 내과적 요법에 있어서는 산통(疝痛)의 발작을 진정시키는 것과 아울러 요관의 연동(蠕動)을 높여 주고, 결석의 하강을 용이하게 해주어야 한다.

환자는 적당한 운동이나 산보를 하고 수분을 많이 취해서 요관의 연동을 높여주는 것이 좋은 방법이다. 이렇게 하여 결석이 자연히 배출되었다는 진단이 나올 때는 자택에서 의사의 지도하 에 투약을 할 수도 있다.

또, 요관 하단부의 결석에서는 따뜻한 식염수 등으로 방광세척(洗滌)을 실시하면 요관의 연동이 높아지고, 그에 따라 결석이 방광으로 낙하하는 경우도 있다. 이 방법으로도 낙하하지 않을 경우에는 방광경적 요법을 실시한다. 이것은 요관 카테텔을 삽입해서 약제를 주입하거나 요관구의 절개, 요관 확장, 결석 포획기(捕獲器) 등의 사용을 말한다.

그 밖에 증세에 따라 신장 적제수술, 신장 절석수술, 신우 절석수술, 신장 부분 적제수술, 요관 절석수술 등의 외과적 요법을 실시하기도 한다.

하부 요로결석의 경우, 작은 방광결석은 소변과 함께 체외에 배출된다. 그러나 큰 것은 이물겸자(異物鉗子)로 제거하거나 쇄석수술(碎石手術), 방광 절석수술 등이 실시된다.

요도결석이 자연적으로 배출되지 않을 경우에는 요도겸자로 제거한다. 하부요도의 결석은 부우지라는 기구를 사용해서 방광 내에 결석을 떨어뜨려 처리하거나 외뇨도 절개법을 통해 제거한다.

◆ 방광염(膀胱炎)의 증세와 치료

방광에 일어나는 염증을 방광염(膀胱炎)이라고 한다. 방광염의 일반적인 증세로는 배뇨 횟수의 증가(빈뇨; 頻尿), 배뇨에 수반되는 동통, 소변의 혼탁(때로는 가벼운 혈뇨를 수반한다) 등의 세 가지가 거의 동시에 나타난다.

같은 방광염이라도 증세나 경과에 따라서 차이가 있고, 크게 나누어 보면 급성형과 만성형이 있다. 급성형은 증세가 급격하고 두드러지게 나타나며 경과는 짧다. 만성형은 증세는 비교적 가벼우나 경과가 장기적인 현상을 나타낸다. 일반적인 증세를 수반하는 것은 급성형에 많이 나타난다.

◑ 급성방광염의 증세와 치료

방광염 중에 가장 일반적인 것은 급성방광염(急性膀胱炎)이다. 급성방광염에서는 다음과 같은 세 가지 특징적 증세가 동시에 나타나거나 전후해서 나타난다.

첫째, 빈뇨(頻尿)를 들 수 있다. 정상적인 성인이라면, 주간에는 3시간은 배뇨를 억제할 수 있고, 야간 취침 후에 배뇨를 위해 깨는 일은 거의 없다. 하루의 배뇨 횟수는 10회 이하가 정상인데, 방광염을 일으키면 배뇨 횟수가 10회를 넘고 낮이나 밤을 가리지 않고 요의(尿意)가 자주 일어나며, 취침 후에도 배뇨를 위해서 몇 번이나 깨게 된다.

두 번째로는 배뇨시의 통증을 들 수 있다. 방광에 정상 용량 이하의 소변이 괴어도 요의와 함께 방광부의 불쾌감을 느끼게 되고, 배뇨시에는 통증을 느낀다. 특히 배뇨가 끝날 무렵 통증이 심해진다.

세 번째로 소변의 혼탁이 나타난다. 소변은 정상시와 비교하면 두드러지게 탁하게 되고, 때로는 혈뇨(血尿)를 수반하기도 한다. 이와 같은 증세가 나타나면 곧 전문의사의 진찰을 받아야 한다.

단순한 형의 급성방광염의 치료를 위해서는 우선 안정을 취하고, 자극성의 음식을 피하며 다량의 수분을 섭취하여 요량을 많게 하는 한편, 소변의 농도를 희박하게 하도록 힘써야 한다.

또 하복부를 따뜻하게 해주고 중조(重曹)를 다량으로 섭취해서 소변의 알칼리화를 도모하면 증세가 경미해지는 수도 있다.

일반적으로 방광염은 치료 개시에서 1주일 전후, 길어도 2

주일 정도로 증세가 없어지고 경쾌해진다. 그래도 좋아지지 않을 때에는 병원균에 대해 적당한 약물이 투여되지 않은 때문이라 생각하고 다시 검사를 해서 균에 유효한 약물로 바꾸어야 한다.

또, 방광염의 치유 기구를 저해하는 요소가 있기 때문이라고 생각될 수 있으므로 그 방면의 검사를 철저히 할 필요가 있다.

◑ 만성방광염의 증세와 치료

만성방광염(慢性膀胱炎)에는 처음부터 만성인 형과 급성에서 만성으로 이행하는 것의 두 가지 형이 있다. 증세는 일반적으로 급성보다는 가볍고 빈뇨, 배뇨통, 소변 혼탁 등의 세 가지 특징 중에 처음 두 가지는 나타나지 않을 경우도 있다. 그 반면 가벼운 증세가 급성화해서 심한 증세를 나타낼 때도 있다.

대부분의 만성방광염은 자연히 치유되거나 적당한 치료를 받기만 하면 비교적 간단하게 치유되는 질환이므로 그다지 걱정할 필요는 없다. 그러나 일부에는 좀처럼 치유되지 않는 경우도 있고 몇번이고 반복되는 경우도 있다.

이런 경우에는 철저하게 비뇨기과 분야의 검사를 받아 그 원인이 무엇인가를 발견해서 치료하지 않으면 완치가 힘드는 일이 종종 있으므로 주의해야 한다.

◈ 요도염(尿道炎)의 종류와 증세

요도염이란 요도에 생기는 염증인데, 남자와 여자는 요

도의 구조가 다르므로 요도염은 남녀에 따라 각기 그 성격이 다르다.

남자의 요도는 그 길이가 약 20㎝ 내외이다. 외요도괄약근에 의해 긴 전부요도와 짧은 후부요도로 구분된다.

성인 여자의 요도는 길이가 약 4㎝로 남자보다 훨씬 짧고, 구조도 간단하며 질전정(膣前庭)에서 질과는 별도로 개구되어 있다.

남자의 요도염은 그 부위에 따라 전부요도염(前部尿道炎), 후부요도염(後部尿道炎)으로 나누어진다. 그리고 양자를 합병하면 전요도염(全尿道炎)이 된다. 원인별로는 임균성요도염과 비임균성요도염으로 나뉘어지는데, 전자는 성병의 일종이라 할 수 있다.

요도에는 입구 근처에 다소의 상재균(常在菌)이 있는데, 속에는 균이 없는 것이 보통이다. 우연한 세균의 감염이나 도뇨(導尿) 등에 의한 이물의 침입 결과 요도염을 일으켜도 하루에 몇 번이나 내강(內腔)을 힘차게 흐르는 소변이 자연히 청정(淸淨)작용을 하므로 저절로 치유되는 수가 많다.

요도염 중에서 문제가 되는 것은 임균성의 경우이다.

◗ 임균성요도염의 증세와 치료

원인은 임균(그람 음성 쌍구균)으로, 성행위에 의해 보균자로부터 감염된다. 요도 내에 침입한 임균이 3~7일 동안의 잠복기간 중에 증식해서 우선 요도에 불쾌감을 주고, 마침내는 배뇨시에 동통을 느끼는 것과 아울러 희박한 농즙이 나오며 이어 고름이 짙은 황색을 띠게 된다.

차츰 그 고름은 배뇨와 관계없이 다량으로 배출되고 배뇨통도 심해지며, 외요도구(外尿道口)도 두드러지게 붉어지고 팽창한다.

오늘날에 있어서는, 임균성 급성전부요도염의 시기에 페니실린 등의 항생물질을 사용해서 치료한다. 이렇게 하면 수일 내에 염증이 없어지고 자연 치유되기 시작하므로 안정을 취하기만 하면 거의가 완치된다.

이 질환은 안정이 제일이며 음주, 성행위 및 과격한 운동은 절대로 피해야 한다. 또 농즙이 묻은 속옷은 끓는 물이나 그 밖의 방법으로 잘 소독해야 한다. 환자는 자신의 치료에 힘쓸 뿐만 아니라 다른 사람에게 전염시키지 않도록 해야 한다. 염증이 없어진 후에도 유발 시험이나 배양 시험을 여러 번 되풀이해서 음성이란 진단이 나올 때까지는 다른 사람에게 옮겨질 성행위를 해서는 안 된다.

또 남편이 다른 곳에서 감염되어 온 후에 아내에게는 비밀로 하면서 치료를 받아도 이미 아내에게 전염된 후라면 본인이 치유되어도 소용이 없을 것이다. 그러므로 숨김없이 양해를 구하고 부부간의 불행을 피해야 한다.

◆ 요도협착(尿道狹窄)의 증세와 치료

요도협착이라는 것은 요도의 내강이 좁고 가느다랗기 때문에 요선(尿線)이 가늘고 약하게 되어 배에 힘을 주지 않으면 배뇨가 원활하지 못한 상태를 말한다.

이 질환은 선천적으로나 후천적으로도 일어날 수 있다.

선천성 요도협착은 외요도구(外尿道口)에 가장 많이 나타난다. 출생시에 발견될 경우도 있는데, 이 때는 외요도구 절개 수술이 행해진다. 외요도구 이외의 요도협착은 드물지만, 그 대신 발견이 곤란하기 때문에 적시에 치료를 할 수 없으며, 여러 가지 장애를 병발해서 사망하는 수도 있다.

후천성 요도협착은 외상 후에 생기는 것과 염증성인 것이 비교적 많다.

외상성은 요도에 외상(外傷)을 받고 자연 치유 또는 수술에 의해 치유된 후 비교적 조기에 발생하는 경향이 있다.

염증성은 임균성요도염의 후유증이나 결핵성요도염에 수반해서 일어난다.

일반적으로 염증을 일으킨 후 한참 있다가 나타나는 경우가 많다. 이러한 협착은 대부분 한 곳에서 일어나는데, 외상성은 일반적으로 협착 부위가 짧고 염증성은 약간 길다.

협착의 발생 부위는 남자에 있어서는 요도구부 및 막상부(膜狀部)에 많고, 여자의 경우는 요도가 짧으므로 외요도 부근에서 전장(全長)에 걸쳐 일어나기 쉽다.

◑ 요도협착의 증세

요도협착이 일어났을 때의 증세로서는 배뇨 곤란, 요선(尿線)의 세소(細小), 방출력의 감퇴, 요임력(尿淋瀝 ; 소변이 한 방울, 한 방울씩 떨어지는 것) 그리고 때로는 요실금, 급성요폐 등을 일으킨다.

소변은 감염이 없으면 맑고 배뇨통도 없다. 그러나 방광염을 병발하면 소변이 탁해지고 빈뇨, 배뇨통이 수반된다.

남자의 경우는 가끔 사정이 원활하지 못할 때도 있다.

◑ 요도협착의 치료

치료로서는 요도 확장, 협착부의 적제(摘除) 등을 실시한다.

요도 확장법은 부우지라는 기계를 사용하여 협착부를 확장한다. 보통 부우지가 쉽사리 요도에 삽입되지 않으면 먼저 사상(絲狀) 부우지를 사용한다. 이와 같은 방법으로 협착부를 확장해도 오래지 않아 재발할 염려가 있으므로 계속해서 일정한 간격으로 확장을 반복하든가, 지속 확장법을 계속하여 재발을 막도록 한다.

지속 확장법이라는 것은 일단 확장된 협착 부위를 통해 고무 카테텔 등을 장시간 유치시키는 방법이다.

만약 위에서 말한 지속확장법을 이용했는데도 충분한 효과가 없을 때에는 협착 부위를 절제해서 건강한 요도의 끝과 연결시키는 수술(협착부 적제)을 한다.

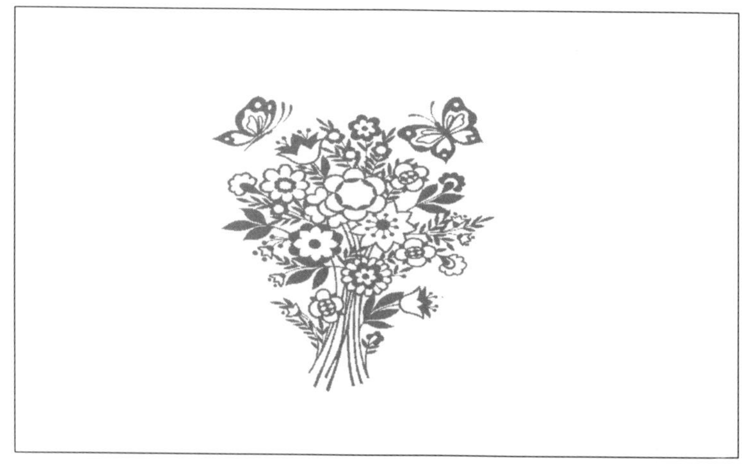

남성 생식기(男性生殖器)의
질환과 치료법

◈ 남성 생식기의 구조와 질환의 특징

남성의 생식기는 정소(精巢) 또는 고환이라고 하는 남성 생식선(生殖腺)과 부생식기(副生殖器)로 구성되어 있는데 고환에서는 정자의 형성과 남성호르몬의 분비가 이루어지며 부생식기는 형성된 정자의 통로 역할을 하는 동시에 정자가 여기를 통과하는 동안 활동력을 마련하기도 한다.

부생식기는 부고환(副睾丸) 및 정관(精管), 정낭(精囊), 전립선(前立腺), 사정관(射精管), 요도선(尿道腺), 요도 및 음경(陰莖) 등으로 이루어진다.

남성 생식기의 질환은 대체적으로 두 가지 특징적인 성격을 띠고 있다. 그 하나는 비뇨기로서의 장애이며, 또 하나는 생식 기능의 이상이다.

◑ 비뇨기로서의 장애

남성 생식기는 비뇨기로서의 기능을 갖고 있으므로 당연히 비뇨기의 질환에서 나타나는 것과 같은 장애가 있을 수 있다.

558

부생식기인 정낭이라든가 전립선은 방광의 출구가 있는 곳에 근접하여 있는 까닭에 특히 이 경향이 두드러지게 나타나고 있다.

예를 들면, 앞에서 설명한 전립선비대증은 전립선에 선종(腺腫)이 생겨서 비대해지는데 이 때문에 요도는 압박되고 배뇨 곤란을 일으키게 된다. 처음에는 배뇨 횟수가 늘어나고(빈뇨;頻尿), 점차적으로 배뇨 곤란의 증세가 나타나게 된다.

그런 다음 방광 내에 소변이 남게 되어(잔뇨;殘尿) 마침내 요폐(尿閉) 현상이 일어나, 드디어는 소변이 한 방울도 나오지 않게 된다. 심한 경우에는 괴어 있는 잔뇨 때문에 소변이 새어 나오는 경우도 있다. 이것을 요실금(尿失禁)이라고 한다. 한편 소변이 괴어 있기 때문에 신장의 신우에 소변이 충만해서 신실질을 압박하게 되는데 이를 수신증(水腎症)이라고 한다. 이렇게 되면 신장의 기능이 저하되어 마침내 폐절(廢絶) 현상과 함께 요독증을 일으켜 생명을 위협하는 결과가 된다.

이러한 증세는 요도협착(尿道狹窄), 결석, 외상(外傷)과 같은 질환에서도 일어난다.

◗ 생식 기능의 이상

발기나 사정 등 생식에 관계되는 기능은 여러 가지 원인으로 이상을 초래한다. 그러나 그 중에서도 정신적, 심리적인 요인이 상당한 비중을 차지하고 있다.

보통 생식기능 장애의 원인으로서는 선천성 기형(先天性畸形), 신경계 장애, 당뇨병, 노화 등이 있다. 이것은 원인을 알 수 있어 치료 방법을 강구하기 쉽지만 실제로는 아무 데도 이

상이 없는데 정신적, 심리적 작용 때문에 생식기능 장애가 일
어나는 경우가 허다하다. 흔히 말하는 임포텐스(性交不能症) 중
에는 이 정신적, 심리적 요소에 의한 장애가 의외로 많다고
알려져 있다.

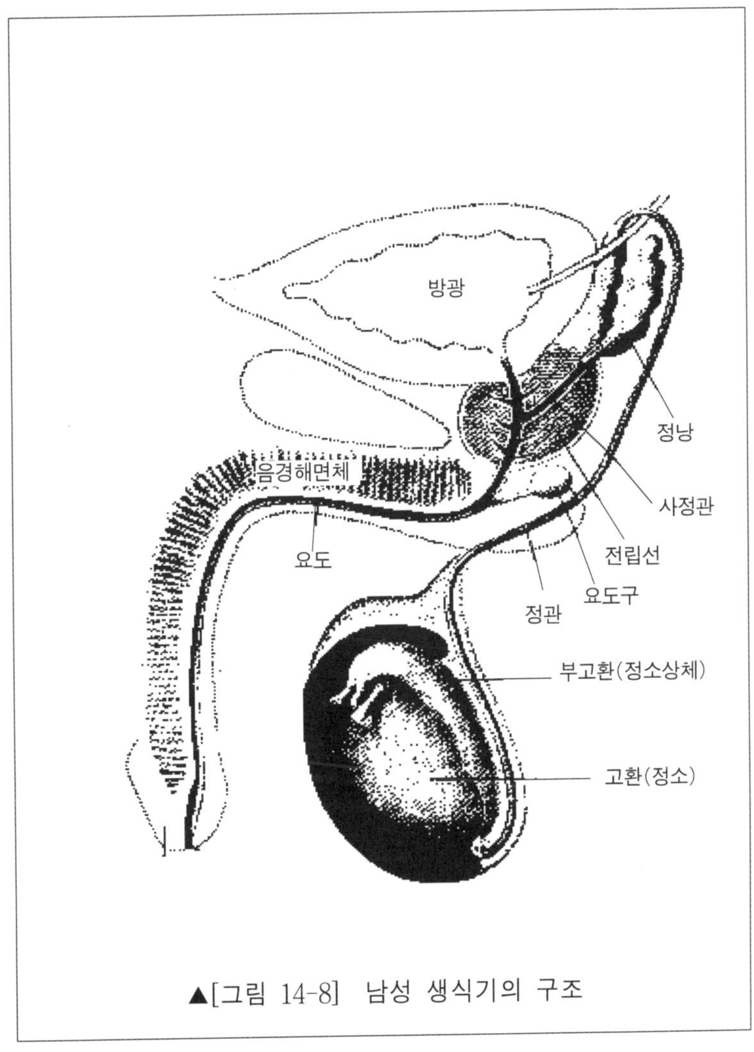

▲[그림 14-8] 남성 생식기의 구조

다음에서는 앞에서 이미 설명한 전립선 관련 질환들을 제외하고 남성들의 생식기 질환으로 자주 등장하는 것들만 요약하여 각 질환별 증세 등을 살펴보고자 한다.

◈ 혈정액증(血精液症)

혈정액증(血精液症)이란 정액 속에 혈액이 섞여 홍색 또는 암적색(暗赤色)으로 되는 하나의 증세지만, 일반적으로 독립된 질환으로 간주되고 있다.

이 질환은 내생식기(정낭, 전립선)나 요로(신우, 요관, 방광, 요도)에 출혈 병소가 있어 일어나는데, 그 대부분은 정낭에 있는 것으로 추측된다.

혈정액증은 정액에 혈액이 섞인다는 것이 가장 두드러진 증세이다.

하복부나 회음부, 요도 등의 불쾌감이나 동통을 느끼는 수도 있지만, 대개의 경우 자각 증세는 전혀 없다. 따라서 수음이나 피임의 목적으로 콘돔을 사용했을 때나 몽정 등으로 우연히 발견되는 것이 고작이다.

일단 이 질환에 걸렸다는 것을 의식하면 본인은 정신적으로 상당한 영향을 받아 노이로제 증세를 나타내는 수가 있다. 그 결과 성욕의 감퇴, 성교 횟수의 감소, 발기부전 등의 증세를 나타내기도 한다. 정자에는 별로 영향을 미치지 않는 것으로 보여지나 이 질환 중에는 임신이 잘 이루어지지 않는 예도 자주 볼 수가 있다.

◆ 결핵성 부고환염(結核性副睾丸炎)

결핵성 부고환염은 만성부고환염의 대표적인 질환이다. 결핵과 매독은 만성질환의 대표적인 쌍벽이라고 하는데, 결핵은 부고환을 침해하려는 경향이 강하고, 매독은 고환을 침해하려는 경향이 강하다. 물론 결핵이 진행되면 고환에도 파급되지만 고환에 결핵이 초발(初發)하는 일은 없다.

이 질환은 비뇨, 생식기결핵의 부분 현상으로 일어난다. 따라서 부고환만 발병하는 경우는 거의 없고 전립선이나 정낭이 동시에 발병하게 되는 경우가 많다. 좀더 정확하게 말한다면 전립선이나 정낭이 결핵에 걸린 다음 2차적으로 부고환도 발병하게 된다.

발병은 아주 완만하다. 처음에는 통증이 거의 없기 때문에 환자 자신도 의식하지 못하는 수가 많고, 목욕을 할 때 우연히 부고환을 만져보고 발견하는 경우가 많다. 그러나 이따금 급성으로 발병하는 수도 있다.

고환을 만져보면 정상인데, 부고환만은 딱딱하고 크게 부풀어 있으므로 이를 명확히 구분할 수 있다. 부고환은 손가락 끝의 크기 또는 계란만큼 크게 부풀어 오른다. 표면은 딱딱하고 누르면 통증을 느낀다. 대부분의 경우에는 단단한 응어리가 부고환의 두부(頭部)나 미부(尾部)에 초발하고, 그 다음에 체부(體部)로 파급된다.

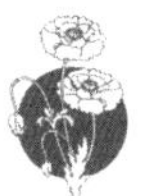

◆ 비특이성 부고환염(非特異性副睾丸炎)

다른 급성염증과 마찬가지로 동통이나 종창, 발열 등의 증세를 나타내며 발병한다.

부고환이 현저하게 부어 올라 때로는 전체가 주먹만한 크기로 되는 수가 있다. 고환과의 구별이 분명하지 않다.

가끔 음낭 피부에 병변이 미쳐 벌겋게 부어 오른다. 또, 통증이 매우 심하고 가만히 있어도 서혜부(鼠蹊部)나 허리에까지 통증이 퍼지는 경우가 있으며, 약간 손을 대기만 해도 몹시 심한 통증을 느끼며 보행이 곤란해지는 수가 있다.

비특이성 부고환염이 발생하면 정관(精管)도 동시에 나빠지는 수가 많고(서혜부의 통증은 이 때문에 일어남), 또한 경과 중에 음낭수종을 수반하는 경우도 있다. 이것은 고환을 싸고 있는 막의 내부에 물이 괴기 때문이다.

염증이 진행되어 고환에도 파급되면 농양을 만든다. 그러나 이것이 음낭 피부를 뚫고 밖으로 나오는 예는 결핵성 부고환염의 경우만큼 많지 않다.

대개는 어느 한쪽만 나빠지며, 임질인 경우에는 요도염의 통증 등의 급성증세가 멈출 무렵에 발병한다.

보통은 2주 정도 지나면 쾌유되지만 뒤에 딱딱한 응어리를 남기는 수가 있다. 특히 양쪽의 부고환이 이 병을 앓고 난 후에는 정관의 내강(內腔)이 막혀 정자가 통하지 못하게 되므로 남성 불임증의 원인이 된다.

◈ 고환염(睾丸炎)과 이하선염성 고환염

고환염(睾丸炎)에는 급성과 만성이 있다. 급성은 장티푸스, 파라티푸스, 유행성이하선염(耳下腺炎), 디프테리아 등에 잇달아 발생하는 병이다. 만성에는 매독성고환염이나 결핵성고환염 등이 있다.

그러나 고환염은 부고환염에 비해서 그 발생이 적다. 여기서는 유행성이하선염에 의한 고환염에 대해서 살펴보기로 한다.

◑ 이하선염성고환염(耳下腺炎性睾丸炎)

유행성이하선염에서 볼 수 있는 고환의 급성염증으로, 약 20%가 병발된다고 한다. 바이러스가 이하선에서 혈행성으로 고환에 이르러 발병한다. 대개는 일측성(一側性)이며, 양쪽이 걸리는 경우는 약 30% 정도이다.

일반적으로 심한 급성의 증세로 발병한다. 때로는 오한과 떨리는 증세를 수반하며 40℃에 가까운 열이 나는 수도 있고 오심(惡心), 구토가 일어나는 경우도 있다.

고환 전체가 딴딴하게 부어 커지며, 음낭도 빨갛게 부어 오른다. 통증이 매우 심하며 만지거나 누르면 격렬한 통증을 느낀다. 통증은 정색(精索)을 따라 하복부나 회음부 쪽으로 퍼진다. 질환 경과 중에 음낭수종(水腫)을 일으키는 경우가 흔히 있다.

고열은 며칠 사이에 서서히 떨어지며, 따라서 고환의 부기도 빠져 10~20일 사이에 낫는다. 염증이 심할 때에는 병이 나아도 고환 그 자체가 위축하게 된다.

양쪽의 고환이 침범되었을 경우에는 정자 형성이 불가능하게 되어 남성 불임증의 원인이 된다. 그러나 소아기에 걸린 것은 본인이 기억하지 못하기 때문에 원인 불명의 불임증으로 간주되는 수가 많다.

◆ 귀두염(龜頭炎) · 귀두포피염(龜頭包皮炎)

음경의 귀두나 포피에 세균이 묻어 염증을 일으킨 것이다. 이것은 포경인 소아나 성인들에게서 많이 볼 수 있는 병이다.

귀두와 포피 사이에 소변이 치구가 되어 자극하거나 불결한 성교가 유인이 된다. 또한 강한 약제, 마찰, 질(膣)의 이상 분비물 등도 유인이 된다. 다음에 기술할 특수한 스피로헤타에 의한 것 이외의 대부분의 것은 구균, 간균(桿菌)의 감염이 원인이 된다.

가벼운 경우에는 귀두와 포피의 부종이나 발적(發赤), 가려움증과 같은 증세가 나타난다. 병세가 진행되면 진무름, 농즙 분비와 같은 증세가 나타나며 서혜부의 임파절도 붓고 그 위에 발열을 수반한다.

포경 때문에 몇 번 반복하여 발생할 경우에는 병이 나은 다음 포경 수술을 해야 한다. 또한 당뇨병과 같이 온몸이 세균에 감염되기 쉬운 병에 걸려 있는 경우에는 그 검사와 치료를 받아야 한다.

귀두포피염은 여러 경우가 있어 진행되면 패혈증(敗血症)이나 음경의 변형 등의 위험에 빠지는 수가 있다. 따라서 조기에 의사의 진단을 받아 적절한 치료를 해야 한다.

치료 중에는 성교를 삼가고 국소를 청결하게 해 두어야 한다. 이는 이 병뿐만 아니라 요도염이나 나아가서는 부인병까지도 예방하기 위해 중요하다.

예방으로는 우선 포경을 고쳐야 하며, 건강에 유의하고 평소에 성생활이 과도, 난폭, 불결해지지 않도록 조심해야 한다.

◈ 음경암(陰莖癌)

음경의 귀두 또는 포피의 상피에 발생하는 암이다. 이 병에 걸린 대부분의 사람에게서 진성포경을 볼 수 있는데, 그것에 수반하기 쉬운 만성의 귀두포피염과 커다란 관계가 있다고 생각된다.

30세부터 걸리기 시작하며 40세 전후에 특히 많이 볼 수 있다.

음경암(陰莖癌)에는 평지꽃 모양으로 커지는 유두상암(乳頭狀癌)과 궤양암의 두 종류의 형이 있다.

궤양암은 표면보다 주위가 약간 융기되고, 그 중앙에 움푹한 궤양이 생겨 이것이 깊은 부분 및 주위를 향해 침윤하여 널빤지 모양의 응어리를 만드는 것이다.

이들 암은 음경의 임파관을 통해 얕은 부분 및 심부(深部) 서혜임파절, 대퇴(大腿) 임파절, 대동맥 분기부 임파절, 대동맥 주위 임파절에까지 침범한다. 최후에는 혈액 속으로 들어가 뼈에도 암이 옮겨지는 치명적인 질환이다.

음경암은 처음에는 귀두 또는 관상구(冠狀溝) 부분에 작은 응어리나 궤양이 생긴다. 그러나 전혀 통증이 없는 것이 특징이다. 또한 작으면서도 딴딴하며 주위가 아무렇지도 않으면서 심부로 퍼지는 경향이 있다. 진행되면 표면이 썩어서 악취가 나는 분비물이 나오게 된다.

아주 초기인 경우에는 라듐 요법만으로 낫는 수도 있으나 그러한 초기의 예는 거의 없다. 암이 분명할 때에는 즉시 수술을 받는다.

음경의 절단과 함께 반드시 암세포가 흘러가는 임파절도 넓게 제거한다. 보통은 천부(淺部)서혜 임파절과 대퇴 임파절을 충분히 제거하고 그곳에 암세포가 발견되면 심부(深部)서혜 임파절과 대동맥분기부 임파절을 2차적으로 제거한다.

만약 암이 음경의 밑뿌리까지 퍼져 있을 때에는 음경, 음낭의 전적제수술(全摘除手術)을 행한다. 이것은 음경을 방광 부근까지 도려내고 음낭도 제거하는 것이다. 이때 고환도 제거해야 할 경우, 즉 전제정수술(全除精手術)을 할 때도 있다.

수술 후에는 양쪽 임파절 부분에 충분한 방사선 요법으로 치료하는 것이 필요하다. 수술의 효과는 매우 크며 이로 인하여 목숨을 건진 사람도 적지 않다. 회복 후에도 보통 사람과 마찬가지로 일하는 사람이 많다.

성병(性病)의 증세와 치료법

성병은 임질(淋疾), 매독(梅毒), 연성하감(軟性下疳), 서혜임파육아종(鼠蹊淋巴肉芽腫)의 4가지 종류가 있는데 그 각각의 특징적인 증세와 치료법은 다음과 같다.

▣ 임질(淋疾)의 증세와 치료

임질은 4가지 종류의 성병 중에서 가장 많은 질환에 속하며 성교에 의해 감염되는 전염병이다. 성교시에 임균이 요도나 여성의 질, 자궁 점막에 부착하여 염증을 일으켜 발병(發病)한다.

◑ 증상

증상은 불결한 성교가 있은 후 빠르면 2~3일, 늦으면 7일쯤 지나서 나타난다.

남자의 경우 처음에는 요도에서 묽은 농이 조금씩 나오다가 날이 갈수록 농이 짙어지고 양도 많아진다. 이때쯤 되면 소변을 볼 때 요도 끝에 작열통(灼熱痛)을 느끼며 요도구(尿道口)도 붉게 부어오른다. 이것을 전부요도염(前部尿道炎) 증상이라 한다.

심한 운동·승마·자전거타기·음주·그 밖의 성교 과잉 등의 불섭생(不攝生)으로 후부요도염(後部尿道炎)·전립선염(前立腺炎)·방광염 따위를 일으키는 경우도 있다.

이런 경우 소변이 자주 마렵고, 회음부에 중압감이 일어나며 때로는 열이 나기도 한다. 염증이 더욱 가속화되면 정낭(精囊)으로 침범, 정관을 통하여 부고환염을 일으킨다.

부고환과 고환이 한데 뭉쳐서 거위알만하게 부어올라 통증이 심해지면 걸을 수도 없는 상태가 되는 것을 임균성 부고환염이라 하는데 근래에는 드물어졌다.

여자의 경우는 사람에 따라 중증과 경증의 차이가 있다. 보통 질염(膣炎)·자궁내막염을 일으켜 냉(백대하)이 심해지고 하복부에 통증이 일어난다. 또 요도염이나 방광염이 생겨서 소변을 볼 때 동통(疼痛)을 느끼며 빈뇨 증상을 일으킨다. 심할 경우는 하복부복막염·난관염(卵管炎)을 일으켜 심한 하복부통이 일어나며 아랫배가 당기고 고열이 난다.

증상이 가벼울 때는 냉이 약간 많아지는 정도로, 자신이 병에 걸린 것을 모르고 지날 때가 많다. 그러나 분비물 속에는 많은 임균이 있으므로 매춘부 등의 경우는 여러 사람에게 병을 옮긴다. 분비물이 손에 묻어 눈에 들어가면 결막염을 일으키며, 혈액 속에 들어가면 심내막염(心內膜炎)이나 관절염을 일으키나 요즘은 그런 일이 드물다.

남자의 경우 임질을 그대로 두면 전부요도염만으로 다른 합병증이 없다면 6개월쯤 후에는 자연히 나을 가능성이 있다고 한다. 그러나 요도주위염(요도 주위에 딴딴한 멍울이 생겨서 화농한다)을 앓으면 수년 후에 요도협착(尿道狹窄)을 일으키는 수가 있다. 소변발이 나이를 먹을수록 가늘어지고 소변을 누는 시간이 길어지며 감염이나 결석의 합병증을 유발시키고 음주 후에 요폐(尿閉)를 일으켜 고생하기도 한다.

전립선염, 특히 부고환염을 앓은 후 정관이 막혀서 남자불임증이 된다. 여자의 경우는 난관염(卵管炎)의 후유증으로 불임증이나 자궁외임신의 원인이 된다.

진단은 분비물이나 농의 도말 표본(塗抹標本)을 염색해서 임균을 조사함으로써 발견되는데 여자의 경우 의심이 나면 바로 배양검사를 하도록 한다.

◑ 치료

일반적으로 페니실린 60~90만 단위를 하루 1~2회 2~3일 계속 주사하면 쉽게 낫는다. 요즘은 페니실린의 내성균(耐性菌)이 증가해서 이것으로 낫지 않는 경우가 있다. 이때는 테트라사이클린이나 클로로마이세틴을 1일 1.5g씩 2~3일 쓰면 완전히 낫는다. 이렇게 해서도 낫지 않으면 일단 비임균성요도염으로 간주해야 한다.

임질뿐만 아니라 성병에 걸렸을 때는 반드시 의사의 정확한 진단을 받아 병이 완치될 때까지 치료를 계속해야 한다.

요양상 주의할 점은 음주·성교·목욕·심한 운동(특히 승마나 자전거)을 금해야 한다. 농(膿)이나 분비물 속의 임균은 열과 건조에는 특히 약하므로 내의는 뜨거운 물에 빨도록 하고 분비물이 손에 묻었을 때는 잘 소독해야 한다.

임균은 세균 중에서도 극히 생활력이 약한 균으로 다른 동물에게서는 병을 일으키지 못한다. 사람에게만 대단히 잘 붙는 병균이다. 목욕탕에서 전염되었다는 사람이 가끔 있는데 남자의 경우는 믿을 수 없는 이야기다. 그것은 40도 이하의 목욕물에서는 임균이 생존하지만 42도 이상이면 못 살기 때문이다. 그러나 미지근한 목욕물에서 여자아이의 경우에는 있을 수 있는 일이다.

미성숙의 여자의 성기에는 임균이 감염되기 쉽고 일단 전염되면 외음질염(外陰膣炎)이라는 심한 증상이 나타난다.

◑ 비임균성요도염(非淋菌性尿道炎)

비임균성요도염은 임질 이외의 요도염의 총칭이었으나 최근에는 성병외의 요도염이 임질의 3~4배나 많아졌다. 원인은 여러가지 화농균·디프테로인드균 등에 의한 것도 있으나 대개는 병원체를 알 수 없는 요도염이다.

잠복기는 1주일 전후로 묽은 농성(膿性)의 분비물이 나온다. 처음 1주일간은 분비물이 약간 많으나 차차 적어진다. 다 나은 것 같이 생각되나 피로했을 때나 음주 후 또는 성교 후에는 다시 약간의 분비물이 나온다. 증상에 있어 소변을 볼 때 화끈거리는 느낌이 있고 요도가 근지럽다. 통증은 심하지 않으나 이같은 가벼운 요도염이 몇 번이고 거듭되면서 완전히 낫지 않는 것이 특징이다.

처음에는 분명히 임질이어서 항생물질 요법을 사용, 임균은 없어졌는데도 가벼운 요도염이 남아있는 경우는 처음부터 임균 아닌 잡균성의 요도염이 합병했다고 생각해야 한다. 치료는 단순한 임균의 경우와 달라서 좀 복잡하다.

클로로마이신이나 테트라사이클린 등 각종 항생물질을 1주일 써 본다. 그것으로 낫지 않을 때는 약을 바꾸는데 트리코모나스의 검사를 하고 그 치료를 하는 것도 필요하다. 아울러 전립선염의 유무를 조사하고 요도세척도 아울러 한다. 임질만큼 심한 합병증은 없으므로 꾸준히 치료할 필요가 있다.

◗ 임질에 걸리면 곧바로 의사에게 간다

임질 감염의 태반은 건전치 못한 성행위, 다시 말해 소위 창녀들에게서 옮는다.

감염 초기에는 본인도 약간 이상하다는 정도로 대수롭지 않게 여겨 약방에 가서 적당한 항생물질을 몇 알 사먹고 잊어버리기가 일쑤다. 또한 그 후에도 음주·과로 등 무절제한 생활을 계속하다 염증이 완전히 소실되지 않게 되면 이때 별 수 없이 의사를 찾게 된다.

이런 때의 증상은 아침에 일어나면 묽은 고름과 같은 분비물이 나오거나 소변을 볼 때 불쾌감이 있으며 때로는 견디기 어려우리 만큼 따갑고, 항문 언저리에 압박감을 느낄 수 있다.

이 시기에 소변의 배양검사를 해도 임균은 나타나지 않으며 다른 세균으로 인한 2차감염이 증명되기도 한다. 이 병에 걸리면 창피한 생각이 앞서 혼자 고민하다가 급기야는 다른 장기에 합병증을 일으키게 되는데 이전에 다른 질병과 마찬가지로 조기 발견과 조기 치료가 첫째 조건이다.

◗ 매독(梅毒)의 증세와 치료

매독은 트레포네마·파리둠이라는 일종의 스피로테타(나선상균<螺旋狀菌>)의 감염으로 일어난다.

이 병은 원래가 서인도 제도의 지방병으로서 16세기말 컬럼버스의 탐험대에 의해 따라 스페인으로 옮아갔다고 한다. 그 후 전쟁과 더불어 전구라파에 만연되었으며 세계 일주 항로의 개발후 10년도 채 못 되어서 전세계에 퍼졌다.

매독은 독특한 만성 경과를 거치는 전염병으로서 초기에는 자각적 고통은 적으나 전염성이 강하고 해가 갈수록 중한 병상(病床)을 띠게 된다. 처음에 병을 대수롭지 않게 생각하여 그대로 두면 나중에 비참한 경우까지 이르게 되는데 이것이 매독의 무서운 점이다.

◑ 매독 재1기(初期哽結)

감염된 후 2~5주일, 평균 3주일을 전후해서 병이 침입한 장소에 경결(哽結=단단한 멍울)이 생긴다. 이것이 초기 경결(初期哽結)이다.

이때 약간 붉거나 암적색(暗赤色)을 띠고 표면이 약간 헌다. 크기는 녹두 알에서 엄지손가락 끝만한 것도 있고 때로는 더 큰 것도 있는데 수는 대개 한 개가 난다. 그것이 가운데가 헐어 깊이 패여 궤양이 생긴 것이 경성하감(硬性下疳)이고 이때는 꼬집어도 아프지 않은 것이 특징이다.

점차 양쪽 서혜 임파선의 여러 곳이 부어 오른다(가래톳). 그 중 큰 것은 비둘기 알이나 계란만하게 되지만 통증이 없어서 이것을 무통횡현(無痛橫痃)이라 한다.

경결이나 횡현도 1개월쯤 지나면 자연히 적어진다. 가래톳은 완전히 없어지지 않으나 겉보기에는 나은 것처럼 보인다. 이것을 잠복매독(潛伏梅毒)이라 한다.

제1기 증상은 잘 주의해서 관찰하면 누구나 알 수 있으나 통증이 없으므로 감염을 모르고 지나는 일도 적지 않다. 3분의 2는 하감(下疳)을 모르고, 3분의 1일은 제1기 증상을 모르고 지난다. 여자의 경우는 3분의 2 이상이 감염된 것도 모르고 있다가 혈청반응으로 비로소 알게 되는 경우가 많다.

◑ 매독 제2기(매독성장미진 · 구진 ; 梅毒性薔薇疹 · 丘疹)

감염하고 3개월쯤 지나서 흔히 제1기 증상이 아직 남아 있을 무렵에 몸에 장미색의 작은 반점이 나타나는데 이것은 알몸으로 바람을 쐬면 더 확실히 볼 수 있고 점차 그 일부가 부풀어서 구진(丘疹)이 된다. 이마나 머리털이 난 가장자리, 코나 입 가, 음부나 항문 근처에 많이 생기고 손바닥이나 발가락에 나는 것도 있다.

음부나 항문 근처 발진의 표면이 허는 것을 편평(扁平)콘딜로마라 한다. 구강점막(口腔粘膜)에 우유빛의 반점이 생기고 머리칼이 빠지는 것도 이 시기다.

제2기 발진 역시 가렵지도 아프지도 않은 것이 특징이나 딴 피부병과의 구별은 할 수 있다. 이들 발진은 그냥 두어도 자연히 없어진다. 이것을 조기잠복매독(早期潛伏梅毒)이라 한다.

◑ 매독 제3기(고무종 ; 腫)

감연 2~3년이 지나면 피부나 뼈 또는 내장 어느 한 곳에 딴딴한 종양이 생긴다. 점점 커져서 나중에는 표면의 피부색이 암갈색이나 갈색을 띠고 그 일부가 헐어서 큰 궤양이 생기는데 이 궤양은 한쪽에서는 반흔(瘢痕)을 남기고 나으면서 또 다른 한쪽으로는 새것을 생성한다.

통증은 심하지 않지만 뼈를 침식할 때는 심한 통증을 수반하고, 고무종이 코로 오면 코가 떨어진다. 일반적인 치료로는 잘 낫지 않는다.

◑ 매독 제4기(중추신경매독·심혈관 매독)

감염 후 10년 또는 10수년 후에 아주 서서히 중추신경이나 심장·동맥을 침해한다. 척추에 오면 척수로(脊髓癆)가 된다. 발에 송곳으로 찌르는 듯한 심한 통증이 있고 이것이 위장에 올 때도 있다. 따라서 서서히 마비되어 보행이 불가능해지고 피부의 감각도 없어지며 마침내 하반신이 완전히 마비된다.

진행성 마비는 뇌에 왔을 때 일어난다. 혈기 완성하던 사람이 갑자기 성격의 변화를 나타낸다. 과대 망상증형(誇大妄想症型)이 되고, 말을 더듬거리며, 글씨를 제대로 못 쓰고 사물을 제대로 판단하지 못하게 된다. 이것은 동맥경화증이나 노쇠현상과 비슷하나 나이에 비해 지나치게 나타나며 수년 후에는 완전히 미쳐 버려서 비참한 일생을 마감하게 된다.

심장의 혈관이나 근육에 오면 약년성 심근경색(若年性心筋哽塞)이나 협심증상(狹心症狀)을 나타내어 급사한다. 또 동맥 벽에 오면 동맥류(動脈瘤)를 일으켜 파열해서 위험한 상태에 빠진다. 중추신경이나 심혈관(心血管)의 매독은 수액검사(髓液檢査)나 X선 검사를 하면 증상이 나타나기 수년전에 확실히 이상의 유무를 알 수 있고 병의 진행을 저지할 수도 있다.

◑ 선천성 매독

모체에 매독이 있으면 임신 5개월에 태아에게 감염되나 그 전에는 감염되지 않는다. 반면 전신이 매독에 침해당한 상태로 조산되거나 제2기 발진(發疹)을 갖고 태어나는 아기, 조기 잠복 매독으로 겉보기에는 아무 이상없이 태어나는 아기도 있는데 심하면 사산(死産)하기도 한다. 선천매독의 우려가 있을 때는 골단부(骨端部)의 X선 사진을 찍고 혈청 검사를 한다.

3살쯤 부터 제3기 증상이 나타나 얼굴이 문드러지며 코가 떨어져 나가는 아이도 있고, 10세경까지는 수재(秀才)였던 아이가 진행성 마비를 일으켜서 바보가 되는 일도 있다. 후천성 매독의 제1기 이외의 모든 증상을 나타낼 가능성이 있다.

◑ 매독의 진단

매독의 확실한 진단은 암시야 장치(暗示野裝置)의 현미경으로 병원체를 찾아내는 것과 매독 혈청반응(梅毒血淸反應)에 의한다. 암시야 검사는 제1기와 제2기의 발진에서 채취한 조직액(組織液)을 검사하는 방식이다.

잠복매독은 혈청반응(바세르만반응 유리판법·응집법)으로 검사하고, 신경매독과 심혈관(心血管) 매독은 X선 촬영을 병용한다.

임질과 매독이 동시에 걸렸을 때 임질 치료에 쓴 항생물질 때문에 매독증상이 나타나지 않거나 반응의 양성화(陽性化)가 늦어질 때가 있다. 이때는 3~6개월 후에 검사를 해야 한다.

임신이나 어떤 병으로 매독이 없는데도 위양성(僞讓性)으로 나타나는 경우는 특수반응 방법으로 판별할 수 있다.

◑ 매독의 치료와 바세르만반응

매독 치료의 주안점은 조기에 발견해서 몸 조직에 파괴현상이 나타나기 전에 완전 치료를 하는 데 있다.

불행히 치료 시기가 다소 지연되었더라도 제3기 증상이 나타나기 전에 즉 감염 후 2년 이내에 치료를 시작해야 한다.

◑ 매독의 치료제

병원체인 트레포네마는 페니실린에는 감수성이 강하고 여태까지 20여년의 치료 성적으로 보아 내성(耐性)도 없다. 따라서 페니실린은 가장 좋은 매독 치료제이다.

페니실린에는 많은 종류가 있으나 흔히 쓰이는 것은 유성 페니실린이다. 그 밖에 각종 항생물질도 효과가 있으므로 부작용으로 페니실린을 쓸 수 없을 때, 또는 병용제(倂用劑)로 쓴다. 흔히 쓰이는 것은 에리스로마이신 등이 있다.

옛날부터 쓰여 온 구매제(驅梅劑)인 살바르산·마펄졸(비소제), 살라실산 창연제(蒼鉛劑)도 때로는 같이 쓰인다.

◑ 매독의 치료방법

유성 페니실린 60만 단위를 10일간 계속 주사하는 방식을 필요에 따라 반복한다. 왜냐면 페니실린 단독 요법이 가장 일반적이고, 특히 조기의 매독은 이것으로 충분하기 때문이다.

병용 요법은 혈청반응이 좋아지지 않는 만기 잠복(晚期潛伏)이나 신경매독 또는 혈관매독일 때 사용한다.

이 병용 요법으로는 페니실린 주사와 항생물질의 내복, 페니실린제와 비소(砒素)·창연(蒼鉛), 또는 페니실린제와 창연을 병용하는 것 등이 있다.

주사와 약의 복용을 동시에 하는 일도 있고 또는 교대로 하기도 한다. 또 약을 쓸 때도 한번에 같이 복용하거나 전후해서 따로 복용하는 방법이 있다.

무엇보다 치료는 규칙적이어야 하며 중단하지 않고 예정된 치료량(治療量)을 끝까지 마쳐야 한다.

◗치료효과의 판정

제1·2기의 조기 증상은 치료를 시작한 다음날부터 치료 효과가 바로 나타나며 수일 후에는 완치 상태가 된다. 발진부의 트레포네마는 2~3일 동안에 없어진다. 제3기 고무종궤양은 조직 결손과 반흔(瘢痕)을 남기고 치유된다. 제4기 증상은 병의 진행 정도에 달렸으나 통증은 서서히 없어진다. 이 경우, 현재 상태에서 증상을 저지할 수 있다면 성공으로 보아야 한다. 이로 보아 조기치료가 얼마나 중요한지를 알 수 있다. 증상이 나타나지 않는 잠복매독의 효과 판정은 혈청반응의 항체가(抗體價)의 움직임을 지표(指標)로 한다.

현재 일반적으로 쓰이고 있는 혈청반응은 바세르만 반응, 유리판(板)법, 응집법(應集法) 따위가 있다. 이는 항체가(抗體價)를 나타내는 정량법(定量法)이다.

제1·2기의 감염, 2년 이내의 조기 잠복은 9할 가까이가 1년 이내에 반응은 음성으로 된다.

만기매독(晚期梅毒)의 경우는 반응항체가 반드시 치료와 병행해서 순조롭게 내려가지는 않는다. 치료 중에도 상하로 오르내리며 1년 또는 2~3년 후에 비로소 하강 경향을 나타낸다. 수년 또는 십여년을 경과해도 완전히 음성이 되지 않는 경우도 적지 않다.

선천매독(先天梅毒)도 치료 개시가 늦으면 만기매독과 같은 반응항체가곡선(曲線反應抗體價曲線)을 나타낸다.

이와 같은 예에서는 아무리 강력한 치료를 해도 반응에는 영향이 나타나지 않는다. 충분한 치료를 해서 반응이 고정되면 설령 반응이 음성으로 되지 않더라도 치유한 것으로 간주해도 무방하다.

반응 양성에 구애될 것은 없다. 10여년에 걸쳐 관찰하고 있는 예에서도 수액(髓液)검사나 X선상(像), 그 밖의 검사에서 아무런 이상을 찾아볼 수 없었다.

◑ 임산부의 매독과 태아의 상관성

임신 5개월에 들어서면 임부의 혈청반응을 검사한다. 이 시기부터 출산할 때까지 충분한 치료를 하면 어머니의 혈청 반응이 양성으로 나타나더라도 태어나는 아기의 매독은 예방할 수가 있다. 어머니의 반응항체가(反應抗體)가 높은 경우 아이의 출산 시의 제대혈(臍帶血)을 검사해 보면 반응이 양성으로 나타날 때가 있으나 이것은 치료하지 않아도 1~2개월 지나면 자연히 음성이 된다.

◑ 약의 부작용

페니실린의 부작용은 알레르기 체질인 사람에게 일어나기 쉽다. 흔히 주사 자리가 붓고 피부에 발진이 생기지만 무서운 것은 쇼크이다. 이런 현상은 전에 페니실린 주사를 맞은 경험이 있는 사람이 오래간만에 맞을 때 흔히 일어나는 반면 매독 치료의 경우처럼 매일 맞는 사람에게는 잘 일어나지 않는다. 보통 피부에 감수성 시험을 미리 해 쇼크 치료의 준비를 사전에 하면 안심할 수 있다. 살바르산은 알레르기성 발진을 일으키는 경우가 있다. 간장장애가 일어나므로 임산부에게는 사용하지 않고, 드문 일이기는 하지만 속립세포감소(粟粒細胞減少)라는 심한 부작용이 있다.

창연(蒼鉛)은 사용량이 축적(蓄積)되면 치육염(齒肉炎)이나 구내염을 일으키나 사용을 중지하면 낫는다.

■ 연성하감(연성하감)의 증세와 치료

연성하감은 성교시에 연성하감균의 감염으로 인해 발병(發病)한다.

◑ 증상

감염 2~3일 후 외음부(남자의 경우는 귀두·포피 등, 여자의 경우는 음순이나 구강 등)에 불규칙적이고 약한 통증이 있는 궤양이 생긴다. 2~3주 지나면 서혜부(鼠蹊部) 임파선이 붓는다. 그러다가 자연히 터져서 궤양이 생겨 심한 통증이 따른다. 궤양의 부분에서 연성하감균을 확인할 수 있지만 진단은 정확하나 일반적으로 진단이 어렵다.

◑ 치료

각종의 화학요법제(설퍼제·스트렙토마이신·클로람페니콜·테트라사이클린 등)가 효과적이나 이전에 성교·음주·자극성이 강한 음식물을 삼가고 국소를 청결히 하며 안정을 취하는 것이 최선이다.

▣ 서혜임파육아종의 증세와 치료

서혜임파육아종(鼠蹊淋巴肉芽腫)은 제4의 성병이라고도 하며 성교에 의해서 감염된다.

병원(病原)은 일종의 바이러스이다.

◑ 증상과 치료

감염 후 1~3주일 후에 서혜부의 임파절이 여러 개 부어오르고 나중에는 오리알만한 가래톳이 선다. 2~3주일 후에 이것이 화농하여 터지면서 누공(瘻孔)이 생긴다. 그 곳에서 나오는 분비물이 그치지 않고 수개월 또는 그 이상 가는 수가 있다.

임파절이 부어오르는 초기의 1주일간은 열이 38도나 오르고 관절의 통증 또는 발진(發疹)이 따를 수도 있는데 하감(下疳)은 거의 알 수 없다. 때로는 가볍게 끝나는 수도 있다. 특히 여자의 경우는 전혀 무증상의 경우도 적지 않다.

그러나 수년 후에 나타나는 만기 증상은 여성에게 많고 음부에 만성궤양상피증(慢性潰瘍象皮症), 직장협착(直腸狹窄)을 일으킨다.

프라이씨 피부반응·보체결합반응(補體結合反應)등으로 진단한다. 특히 설퍼제, 클로로마이신 등이 효과적이다.

▣ 성병의 효과적인 예방법

성병은 전염병의 일종이므로 감염된 당사자만이 아니라 가정에까지 불행을 초래하고 다시 매춘부 등을 거쳐서 널리 사회에까지 영향을 미친다.

그래서 국가에서도 행정적인 예방조치를 취하고 있다.

성병이 있는 사람은 이것을 완전히 고쳐야 하고 남에게 옮겨서는 안된다는 도의적 책임감을 가져야 한다.

반면 이 병의 치료를 맡은 의사는 끝까지 책임지고 치료를 완수해서 다시는 다른 사람에 옮지 않도록 해야 한다.

그 밖에 결혼하는 사람은 서로 건강 진단을 교환하고 임신부는 혈액검사를 하며, 매춘부에게는 강제 검진을 하는 등 여러 가지 예방 조치도 취해야 한다.

예로부터 전쟁과 성병은 끊을 수 없는 관계를 가지고 있는데 제2차 대전도 그 예외는 아니다. 대부분 성병은 군인·여행자·행상인·선원 등 가정을 떠나서 돌아다녀야 하는 사람에게 많고 불량 소년, 소녀에도 이환율(罹患率)이 높으며 범죄자나 매춘부 따위는 말할 것도 없다. 성도덕이 문란해진 세상에서는 성병이 만연하고 많은 사람을 상대로 하는 난교자(亂攪者)에게 성병이 많은 것은 당연하다.

문화 수준이 낮은 나라나 지방, 또는 지능이 낮고 위생 관념이 희박한 사람들에게 걸리기 쉽다.

모든 전염병의 예방을 위해서는 감염원을 없애는 것과 감염의 경로 차단, 예방 접종의 실시, 위생 관념의 보급 향상이 무엇보다도 중요하다.

일반적으로 감염원인 환자나 보균자(保菌者)를 치료하면 된다고 하지만 전부를 찾아내기가 어렵고 또 강제 격리도 할 수 없는 일이니 실현 불가능한 이야기다.

◑ 경로차단

이것은 성병 예방의 유일한 수단이다. 유해성 감기같은 전염병은 곤란하나 성병의 경우는 매춘부나 불량 여성과의 불결한 성교를 하지 않는 한 감염은 되지 않는다.

이론상으로는 이와 같이 예방이 간단하나 실제로는 성본능과 결부되어 있어 곤란한 점이 많다.

◑ 개인적 예방

장려할 만한 것은 콘돔의 사용이다.

세정(洗淨)도 어느 정도의 예방 효과가 기대된다. 보통의 물과 비누로도 좋고 소독액을 탄 물도 좋다. 단 세정은 접촉 후 1~2시간 이내가 아니면 의미가 없다. 콘돔과 세정의 병용이 최선의 방법이다.

내복약으로써 성병을 예방할 수도 있다. 그러나 이것은 의사의 지도하에 하지 않으면 실패한다. 예를 들면 매독의 예방에 불충분한 약을 사용하면 감염이 안으로 숨어 부지중에 감염되는 경우가 있기 때문이다. 감염의 위험을 느끼면 3~6개월 후의 매독혈청반응을 조사할 필요가 있다.

보통 임질의 예방에는 항생물질 1g를 접촉 후 2시간 이내에 복용한다. 연성하감(軟性下疳), 제4 성병도 같은 양의 내복과 세척을 병용한다. 매독의 예방에는 120만 단위 이상의 페니실린 주사와 앞에서 말한 반응검사를 한다.

성병 예방에는 예방 접종이 없다. 결국 성병의 예방에는 콘돔에 의한 경로 차단이 가장 간편하고 확실한 방법이기는 하나 요는 이것을 실행하느냐 안 하느냐가 문제다. 병을 무서워

하는 마음은 병에 대한 지식이 있어야 비로소 생기는 것이다.

국민의 한사람 한사람이 성병이라는 전염병을 인식하고 이것에 걸리지 않도록 해야 할 것이며, 불행히 감염되었을 때는 신속히 이것을 치료해서 딴 사람에게 전염이 안 되도록 하는 것이 성병 예방의 가장 효과적인 방법일 것이다.

◐ 성병이 의심되면 전문의사에게 치료를

성병의 예방법으로서는 콘돔을 사용할 것과 예방약을 음부를 중심으로 해서 고루고루 바를 것, 사후에 소변을 본 뒤 손과 음부를 비누를 더운 물로 충분히 씻을 것, 취중에는 성교를 피할 것 등이다.

매독과 임질에는 페니실린이 효력이 있으므로 감염의 의심이 나면 미리 이 주사를 맞는 것도 좋다. 요는 이런 일을 귀찮게 생각하지 말고 실행하는 데 있다.

또 다같이 성에 대한 도덕을 지켜서 매춘부나 감염원이 될 만한 사람에게 접근하지 말아야 한다. 만약 불행히 감염되었을 때는 지체없이 또 병을 경시하지 말고 전문 의사의 치료를 받아야 한다. 병은 한 시간에 걸리지만 고치는 데는 100일이 걸린다는 것을 명심해야 한다. 치료는 빠를수록 고치기 쉬우므로 감염이 되면 매약 따위로 가정요법에 의존하지 말고 전문 의사의 치료를 받는 것이 좋다.

권사유
판본소

전립선 질환의 예방과 치료법

2018년 7월 20일 인쇄
2018년 7월 30일 발행

지은이 | 황　종　찬
펴낸이 | 최　원　준

펴낸곳 | 태 을 출 판 사
서울특별시 중구 다산로38길 59(동아빌딩내)
등 록 | 1973. 1. 10(제1-10호)

■ **주문 및 연락처**
우편번호 04584
서울특별시 중구 다산로38길 59 (동아빌딩내)
전화 : (02)2237-5577　팩스 : (02)2233-6166

ISBN　978-89-493-0528-8　　　13510